Langenbecks Archiv
für Chirurgie

Supplement 1973

Chirurgisches Forum

für experimentelle und klinische Forschung

90. Kongreß der Deutschen Gesellschaft für Chirurgie
München 30. Mai–2. Juni 1973

Forum-Kommission

O. Boeckl, Salzburg
H. G. Borst, Hannover
W. Brendel, München
F. W. Eigler, Essen
F. Largiadèr, Zürich
F. Linder, Heidelberg
H. D. Röher, Heidelberg
J. Schmier, Heidelberg
L. Schweiberer, Homburg

Schriftleitung

F. Linder, H.-D. Röher, H. Rudolph

Springer-Verlag Berlin Heidelberg GmbH

ISBN 978-3-540-06272-1 ISBN 978-3-662-01079-2 (eBook)
DOI 10.1007/978-3-662-01079-2

Library of Congress Catalog Card Number: 73-77097
Ursprünglich erschienen bei Springer-Verlag Berlin Heidelberg New York 1973.

Vorwort

Das zur 100 Jahr Feier der Deutschen Gesellschaft für Chirurgie durch F. Linder eingerichtete Forum für aktuelle Ergebnisse klinischer und experimenteller Forschung unseres Faches hat eine gute Resonanz gefunden.
Durch das Erscheinen des Forum-Bandes zum Kongreßbeginn werden die Informationen über die Vorträge vertieft. Die Diskussionen verlaufen flüssiger und fundierter.
Die Erfahrungen mit dieser erweiterten Möglichkeit der Kommunikation zwischen den verschiedensten Teilnehmern im Forum prägen die „Richtlinien" und „Geschäftsordnung", die dem Präsidium der Deutschen Gesellschaft für Chirurgie vorliegen. Forum und Forum-Band sollen feste Bestandteile künftiger Kongresse der Deutschen Gesellschaft für Chirurgie bleiben und zur Effizienz der Münchener Tagungen beitragen.

Heidelberg, im März 1973 — Für die Forum-Kommission
J. Schmier

Inhaltsverzeichnis

Herz- und Gefäßchirurgie

Endokrinologie

Traumatologie

Contents

Cardiac and Vascular Surgery

Endocrinology

Traumatology

Gastro-Intestinal Surgery

Liver, Bile Duct, Pancreas

Pre- and Postoperative Therapy

1. Die Zuverlässigkeit der intramyocardialen und epicardialen pH-Messung als Indikator für die Wiederbelebbarkeit des künstlich stillgestellten Herzens bei einigen klinisch angewandten Formen der Cardioplegie*

D. Knoll, Ch. Fuchs, K. Kalbow, F. Kohl, B. Lohr, H. Nordbeck, P. G. Spieckermann und H. J. Bretschneider

Physiologisches Institut, Lehrstuhl I der Universität Göttingen (Direktor: Prof. Dr. H. J. Bretschneider)

Die Wiederbelebbarkeit des Herzens ist eng mit dem Gehalt des Myocards an energiereichen Phosphaten und indirekt mit dem pH-Wert des Myocards korreliert (1, 4, 5). Auch unter klinischen Bedingungen kann der pH-Wert im Gewebe ohne allzu großen Aufwand gemessen werden (3). Die Zuverlässigkeit dieses Parameters sollte bei unterschiedlichen Formen eines induzierten Herzstillstandes geprüft werden.

Methodik: Bei insgesamt 29 Bastardhunden wurden 5 unterschiedliche Herzstillstandsformen durchgeführt: 1. Reine normotherme Ischämie in Piritramide-N_2O-Narkose (n = 7), 2. normotherme CARDIOPLEGIN-Cardioplegie (n = 2), 3. normotherme Cardioplegie nach BRETSCHNEIDER (n = 5), 4. hypotherme (15°C) Perfusionscardioplegie (n = 7) und 5. hypotherme (15°C) Infusionscardioplegie nach BRETSCHNEIDER (n = 8).
Die Ischämie wurde durch Querdurchtrennung der Aorta, der CARDIOPLEGIN-Stillstand durch Injektion von 150-250 ml einer modifizierten Originallösung (s. Tab. 1) in den abgeklemmten Aortenbulbus eingeleitet. In den Gruppen 3 und 4 erfolgte die Cardioplegie nach dem beschriebenen Perfusionsverfahren (1), in der Gruppe 5 nach einem Infusionsverfahren (2).
In regelmäßigen Abständen wurden Gewebsproben aus dem Myocard des linken Ventrikels zur Bestimmung von Pkr, ATP und Lactat entnommen. Parallel dazu wurden intramyocardialer und in den meisten Fällen auch epicardialer pH-Wert mit Hilfe von Glaselektroden vom Typ der Einstabmeßkette bestimmt.

Ergebnisse: Das zeitliche Verhalten der intramyocardialen pH-Werte bei allen Versuchsgruppen ist in der Abb. 1 wiedergegeben. Die eingezeichneten Abszissenparallelen entsprechen den Grenz-pH-Werten für Ischämie (6, 31) und Cardioplegie (6, 17), bei denen - entsprechend den Befunden früherer Untersuchungen - ein Gewebsgehalt von 4 gmol/g FG ATP erreicht wird (4). Die Zeitdauer bis zum Erreichen dieser Grenzwerte entspricht daher der sogen. "praktischen Grenze der Wiederbelebungszeit".
Diese Zeitdauer ist bei reiner normothermer Ischämie verhältnismäßig kurz. Durch Anwendung der cardioplegischen Lösungen kann

+Mit Unterstützung der Deutschen Forschungsgemeinschaft im Rahmen des SFB 89 - Cardioplegie Göttingen

Tab. 1: Zusammensetzung der zur Coronarperfusion verwandten Lösungen

Lösung	Na^+ (mval/l)	K^+ (mval/l)	Ca^{++} (mval/l)	Mg^{++*} (mval/l)	Pharmaca-zusatz	osmot. Träger	Osmolal. (mosmol / kg H_2O)	pH-Wert
1) Cardioplegin[R]	10	(4-5)**	-	80	0, 2 % Procain	Sorbit	560	5, 8 (7, 4)**
2) Cardioplegische Lösung nach BRETSCHNEIDER	10	10	-	2	0, 2 % Procain	Mannit	300	7, 4
3) "Infusions"-Cardioplegie								
a) Blut-Glucose Gemisch	55-60	1, 5-2, 0	1, 0-1, 5	0, 5-1, 0	0, 2 % Procain 5 mg Isoptin[R]	-	320	7, 3-7, 4
b) Cardiplegische Lösung nach BRETSCHNEIDER	10	5	-	2	0, 2 % Procain 5 mg Isoptin[R]	Mannit	330	7, 3

* bei 1 als Asparat, sonst wie die übrigen Kationen als Chlorid gelöst
** nach Einstellen des pH der Originallösung mit n/10 KOH

sie jedoch - bei der gleichen Temperatur - bedeutend verbessert werden.
Durch Kombination von Cardioplegischen Lösungen mit tiefer Hypothermie (15°C) werden die ermittelten Zeiten weiter erheblich verlängert. Beachtenswert in diesem Zusammenhang ist die Tatsache, daß mit dem auf klinische Belange ausgerichteten, einfachen Infusionsverfahren nur gering schlechtere Zeiten erzielt werden als mit dem aufwendigeren Perfusionsverfahren.
In Tab. 2 sind Mittelwerte und Standardabweichungen der ATP-Zeiten (t_{ATP}) den pH-Zeiten (t_{pH}) gegenübergestellt. In allen Gruppen finden wir eine gute Übereinstimmung der ATP- und der pH-Zeit, obgleich die Zeiträume insgesamt über mehr als eine Zehnerpotenz variieren.
In Abb. 2 sind die Messungen mit der Oberflächenelektrode und der Einstichelektrode bei den unterschiedlichen Bedingungen der Versuchsgruppen 2 bis 5 gegeneinander aufgetragen. Die gemeinsame Regressionsgerade entspricht praktisch der Identitätslinie. Der Korrelationskoeffizient beträgt 0, 990.
Die pH-Messung im Gewebe darf daher als eine zuverlässige Methode zur Erfassung der Wiederbelebbarkeit des künstlich stillgestellten Herzens angesehen werden. Die besonderen, bei klinischen Messungen u. U. auftretenden Probleme werden an anderer Stelle diskutiert (3).

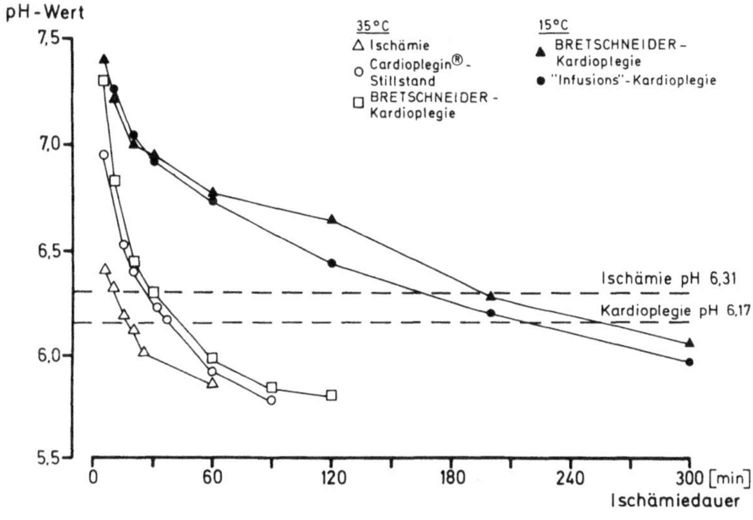

Abb. 1: Zeitliches Verhalten der intramyocardialen pH-Werte in allen Versuchsgruppen. Die gestrichelten Abszissenparallelen kennzeichnen die Grenz-pH-Werte für die Ischämie und Cardioplegie. Bei diesen Grenz-pH-Werten wird im Myocard ein ATP-Gehalt von 4 µmol/g Feuchtgewicht erreicht, der als kritischer Wert für die praktisch erreichbare Grenze der Wiederbelebbarkeit anzusehen ist. Die entsprechenden pH-Werte können analog als kritische pH-Werte definiert werden, die zugehörigen Zeiten werden als t_{pH} bezeichnet.

Tab. 2: Mittelwerte und Standardabweichungen der ATP- (t_{ATP}) und pH-Zeiten (t_{pH})

Stillstandsform	t_{ATP} min	t_{pH} min	n
35°C-Versuche			
1) Ischämie	19 ± 5	17 ± 7	7
2) Cardioplegin[R]-Cardiplegie	50 ± 1	45 ± 5	2
3) Cardioplegie nach BRETSCHNEIDER	53 ± 13	48 ± 11	5
15°C-Versuche			
1) Cardioplegie nach BRETSCHNEIDER	281 ± 32	271 ± 34	7
2) "Infusions"-Cardioplegie	236 ± 42	230 ± 45	8

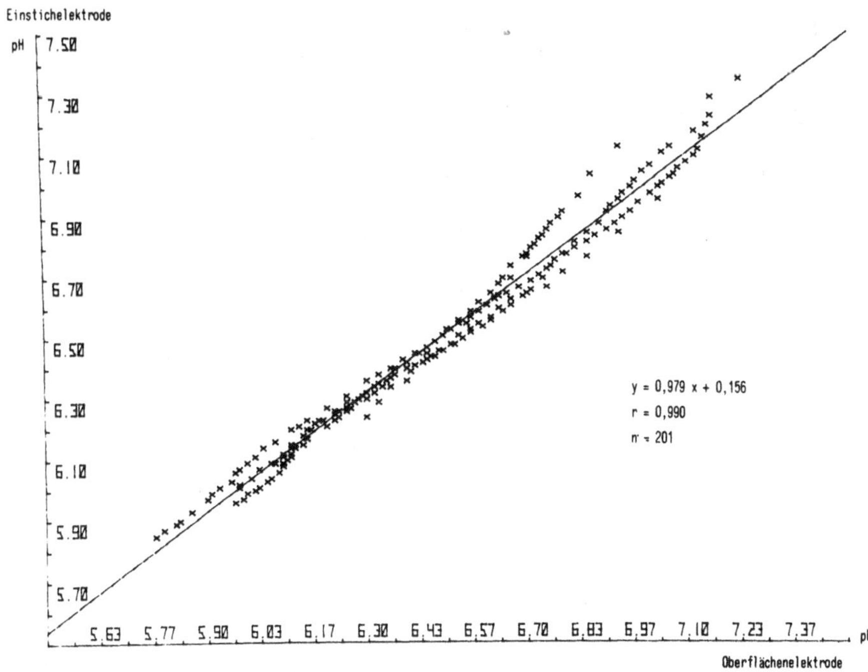

Abb. 2: Vergleich der mit Hilfe einer Oberflächen- und einer Einstichelektrode bestimmten pH-Werte bei 200 Einzelmessungen. Die Einzelwerte stammen aus den Versuchsgruppen 2 und 5

Zusammenfassung: Die Zuverlässigkeit der intramyocardialen und epicardialen pH-Messung als Parameter für die Wiederbelebbarkeit des künstlich stillgestellten Herzens wurde bei normothermer Ischämie, beim CARDIOPLEGIN-Stillstand, bei der normothermen und hypothermen BRETSCHNEIDER-Cardioplegie und bei einer neueren Infusionscardioplegie geprüft. Die nach biochemischen Kriterien ermittelten Wiederbelebungszeiten stimmen in einem weiten Bereich gut mit den anhand der pH-Messungen erhaltenen Zeiten überein. Dabei findet sich kein Unterschied zwischen intramyocardialer und epicardialer Messung. Die pH-Messung im Myocard kann daher beim induzierten Herzstillstand gerade während der Phase der aufgehobenen Funktion als ein einfach und zuverlässig meßbarer Parameter für das Ausmaß der durch den Sauerstoffmangel eingetretenen Schädigung des Myocards herangezogen werden.

Summary: The reliability of intramyocardial and epicardial pH-monitoring in various forms of induced cardiac arrest was prooved. In normothermia - ischemic arrest. CARDIOPLEGIN-arrest, cardiac arrest with BRETSCHNEIDER' s solution - and in hypothermia - perfusion and infusion method according to BRETSCHNEIDER - intramyocardial and epicardial pH were very well correlated to the myocardial metabolism of rich energy phosphates. In a wide range (20-280 min) t_{ATP} and t_{pH} corresponded very well. It is concluded that pH-monitoring of the artifically arrested heart may be usefull to prevent myocardial damage due to oxygen debt.

Literatur

1. BRETSCHNEIDER, H. J.: Überlebenszeit und Wiederbelebungszeit des Herzens bei Normo- und Hypothermie. Verh. dtsch. Ges. Kreisl.-Forsch. 30, 11-34 (1964)
2. BRETSCHNEIDER, H. J., KALBOW, K., KNOLL, D., KOHL, F.-V., NORDBECK, H., SAKAI, K., SPIECKERMANN, P. G.: Anpassung des künstlichen Herzstillstandes mit einer Ca^{++}-freien, Na^{+}-armen, Procainhaltigen cardioplegischen Lösung an klinische Bedingungen. 2. Jahrestagung der dtsch. Ges. Thorax-, Herz- und Gefäßchirurgie, Bad Nauheim, Febr. 1973
3. KALBOW, K., BRETSCHNEIDER, H. J., BRUNNER, L., HELLBERG, K., KIRCHHOFF, P. G., KNOLL, D., KOHL, F., KONCZ, J., NORDBECK, H., STAPENHORST, K., SPIECKERMANN, P. G.: Die intramyocardiale und epicardiale pH-Messung, ein auch in der Klinik intraoperativ erfaßbarer Parameter für die Wiederbelebbarkeit des künstlich stillgestellten Herzens. 2. Jahrestagung der dtsch. Ges. f. Thorax-, Herz- und Gefäßchirurgie, Bad Nauheim, Febr. 1973
4. KNOLL, D., FUCHS, Ch., GETHMANN, J. W., HÜBNER, G., LOHR, B., SPIECKERMANN, P. G., BRETSCHNEIDER, H. J.: Energiereiche Phosphate im Herzmuskel und intramyocardialer pH-Wert bei einigen klinisch angewandten Formen der Cardioplegie (normotherme Ischämie, normotherme Cardioplegie durch Na^{+}- und Ca^{++}-Entzug, kombiniert mit Procaingabe, normotherme Cardioplegie mit Cardioplegin[R]-Lösung). Langenbecks Arch. Chir. Suppl. Chir. Forum 89, 289-292 (1972)
5. SPIECKERMANN, P. G.: Überlebens- und Wiederbelebungszeit des Herzens. Anaesthesiologie u. Wiederbelebung 66, 1972 (im Druck)

Dr. D. Knoll
Physiologisches Institut der
Universität Göttingen,
Lehrstuhl Physiologie I
3400 Göttingen
Humboldtallee 7

2. Servo-gesteuerte Langzeitperfusion

M. Turina

Chirurgische Klinik A, Kantonsspital Zürich, University of California, San Diego

Der totale cardiopulmonale Bypass ist in der Klinik noch auf wenige Stunden limitiert. Die Traumatisierung des Blutes in Scheiben- und Bubble-Oxygenatoren ist die Hauptursache der hohen Mortalität bei längerer Perfusionsdauer (2). Der direkte Blut-Gas-Kontakt wird in Membranoxygenatoren eliminiert, womit die Blutschädigung wesentlich reduziert wird. Der partielle cardiopulmonale Bypass für die Unterstützung der respiratorisch insuffizienten Patienten kann für die Dauer von mehreren Tagen bis 2 Wochen mit Erfolg durchgeführt werden (1). Eine solche Perfusion bringt jedoch keine energetische und hämodynamische Entlastung des Herzens zustande, welche im cardiogenen Schock erwünscht wäre. Da die Kandidaten für eine langdauernde Herzunterstützung (Myocardinfarkte mit Schock) in der Klinik wesentlich häufiger anzutreffen sind als diejenigen mit einer isolierten, therapierefraktären Lungeninsuffizienz, haben wir ein Perfusionssystem für Langzeitperfusion im totalen cardiopulmonalen Bypass entwickelt und experimentell getestet. In seinem Aufbau stellt dieses System eine Weiterentwicklung unserer Säuglings-Herz-Lungen-Maschine (3) dar.

Methodik: Das Perfusionssystem besteht aus venöser Pumpe, welche einen steuerbaren Unterdruck im venösen Schenkel des Perfusionssystems erzeugt, Membran-Oxygenator, Wärmeaustauscher und Filterentschäumer. Die venöse Pumpe dient gleichzeitig zur arteriellen Reinfusion. 3 Servosysteme steuern die Perfusion (Abb. 1). Das 1. basiert auf Druckmessung im venösen Schenkel, Die venöse Pumpe verursacht einen Unterdruck, welcher innert -20 bis -50 mmHg gehalten werden muß, um einerseits den totalen Bypass zu ermöglichen, andererseits einen Kollaps der Vv. cavae zu verhindern. Der aktuelle ("Ist"-) Druck im venösen Schenkel wird im Komparator mit dem gewünschten ("Soll"-) Druck verglichen. Die automatische Steuerung stellt die Geschwindigkeit der venösen Pumpe so ein, daß der Ist-Druck dem Soll-Druck entspricht. Das 2. Perfusionssystem mißt den Perfusionsdruchfluß mit elektromagnetischen Flow-Meter. Wenn der Durchfluß ober- oder unterhalb der Soll-Grenze liegt, wird eine Volumentransferpumpe aktiviert, welche das zirkulierende Blutvolumen mit einer Transfusion aus dem Blutreservoir erhöht oder das Blutvolumen mit einer Exfusion herabsetzt. Im totalen cardiopulmonalen Bypass ist der Perfusionsdurchfluß eine Funktion des zirkulierenden Blutvolumens. Das 3. Servosystem dient als Sicherheitsstop bei übermäßigem Druckanstieg auf der arteriellen Seite des Perfusionssystem. Das Perfusionssystem wurde bei 10 Hunden zwischen 5-9 kg Körpergewicht in Hypothermie (30°C) und Hämodilution (30 % Hämatokrit) erprobt. Eine dünnwandige Metallkanüle wurde durch die V. jugularis in den rechten Vorhof eingeführt. Ein Sog von -30 bis -50 mmHg konnte den gesamten venösen Rückstrom in das Perfusionssystem ableiten.

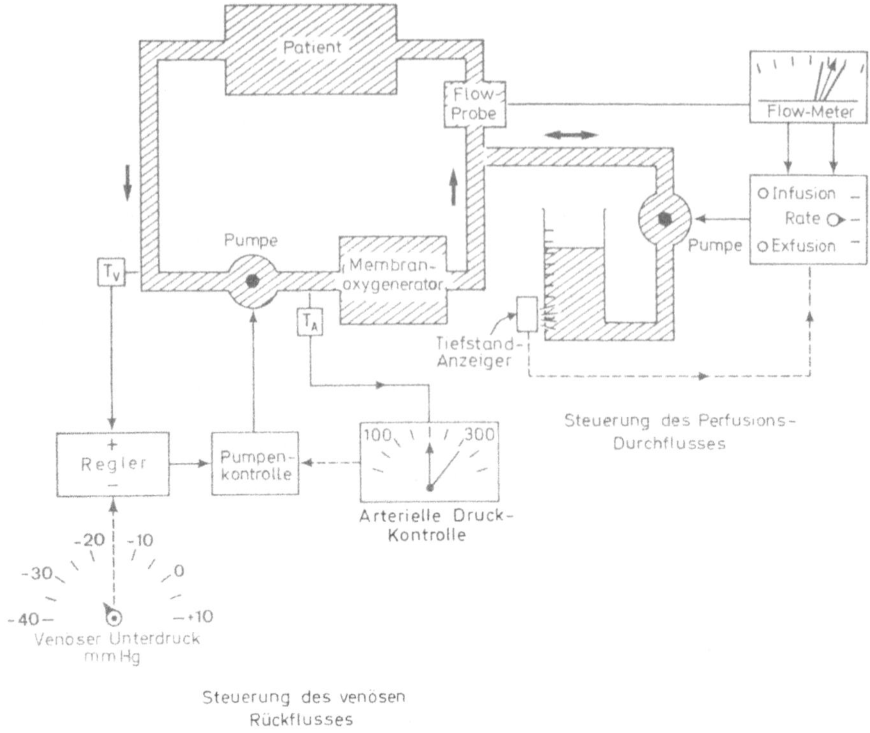

Abb. 1: Schematische Ansicht der Langzeitperfusion. Das venöse Blut wird durch aktiven Pumpensog dem Membranoxygenator und Wärmeaustauscher zugeführt und dann in eine Arterie zurückgepumpt. Das 1. Servosystem ("venous return feedback system") hält den Sog im venösen Schenkel konstant und verhindert venösen Kollaps. Das 2. System ("perfusion flow feedback system") hält den Perfusionsdurchfluß in gewünschten Grenzen mit gezielten Verschiebungen des zirkulierenden Blutvolumens. Das 3. Servosystem ("arterial pressure limiter") hält den Bypass an bei übermäßigem Anstieg des Perfusionsdruckes

Arterialisiertes Blut wurde in die A. femoralis zurückgepumpt. Das zirkulierende Blutvolumen wurde im Bypass so eingestellt, daß ein Pulmonalarteriendruck von 0-5 mmHg resultierte. Die Durchflußmenge betrug 140-150 ml/kg/min in Normothermie und 100 ml/kg/min in Hypothermie.

Ergebnisse: 6 Hunde überlebten einen 12-stündigen und 4 Hunde einen 24-stündigen totalen Bypass. Während der gesamten Perfusion waren die Blutgase normal. Es konnte keine metabolische Acidose beobachtet werden. Das Plasma-Hämoglobin stieg nach 24 Stunden bis 150 mg% an, die Hämolyse wurde jedoch gut toleriert. Der progrediente Abfall von Serum-Eiweißkonzentration und onkotischem Druck des Plasmas konnten durch Einschränkung der Flüssigkeitszufuhr und wiederholte Gaben von Plasma verhindert werden. Während Perfusion kam es zuerst zum Abfall und dann zum langsamen Anstieg von Thrombocyten und Leukocyten. Die LDH-Konzentration stieg am Ende der Perfusion bis 330 E an, wahrscheinlich als Ausdruck der Hämolyse. Das Funktionieren der automatischen Steuerung des Perfusionsdurchflusses wird in Abb. 2 dargestellt.

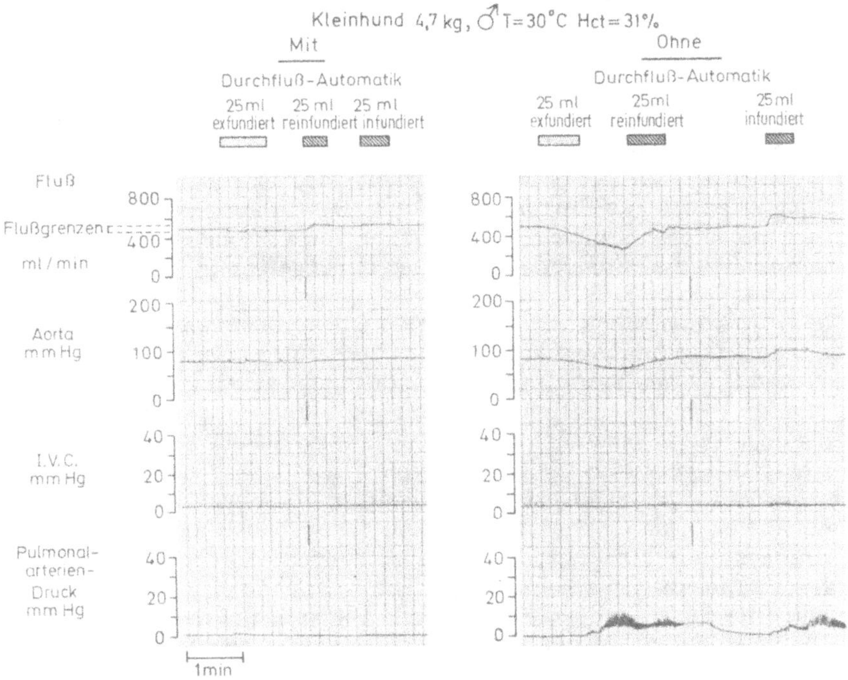

Abb. 2: Veränderungen der Hämodynamik im totalen cardiopulmonalen Bypass nach geringem Blutentzug, gefolgt von geringem Anstieg des zirkulierenden Blutvolumens, 1 mal ohne automatische Steuerung (re.) und 2 mal mit Servokontrolle des Perfusionsdurchflusses (li.)

Eine kleine Verminderung des zirkulierenden Blutvolumens (um 7 %) verursacht einen starken Abfall des Perfusionsdurchflusses (um 50 %) und des Aortendruckes. Der gleiche Volumenentzug bei eingeschaltetem Servosystem hat überhaupt keine hämodynamische Veränderung zur Folge, weil das Volumen sofort aus dem Reservoir ersetzt wurde. Der dauernde Flüssigkeitsverlust während Langzeitperfusion (Urin, Wasserverlust durch Membranen des Oxygenators, usw.) kann durch dieses Servosystem am besten ausgeglichen werden. Gleichzeitig wird die Überwachung des Patienten weitgehend automatisiert und menschliche Fehler ausgeschlossen. Eine strikte Einhaltung des Perfusionsdurchflusses bei minimal zirkulierendem Blutvolumen, niedriger Druck in der Pulmonalarterie und ausreichender kolloid-osmotischer Druck sind maßgebend für den Erfolg dieses Experiments.

Zusammenfassung: Ein System für Servo-gesteuerte Langzeitperfusion wurde entwickelt und tierexperimentell getestet. Eine einzige venöse Kanüle wurde durch die V. jugularis eingeführt und im rechten Vorhof plaziert. Eine Rollenpumpe erzeugte den Unterdruck im venösen Schenkel des Perfusionssystems, womit der gesamte venöse Rückfluß dem System zugeführt wurde. Die gleiche Pumpe wurde auch als arterielle Pumpe verwendet. Sie befördert das Blut durch den Membranoxygenator, Wärmeaustauscher und Filterentschäumer zurück in den Systemkreislauf. 3 Servosysteme steuern die Perfusion: Das 1. paßt fortlaufend die Geschwindigkeit der venösen Pumpe dem gewünschten Sog an. Damit wird der Unterdruck im venösen Schenkel konstant gehalten. Das 2. Servosystem hält den Perfusionsdurchfluß im gewünschten Rahmen mittels Veränderung des zirkulierenden Blutvolumens. Dies wird mit einer Pumpe erzielt, welche das Blutvolumen in einem Reservoir speichern oder von dort infundieren kann. Das 3. Servosystem dient dem Sicherheitsstop im Falle eines übermäßigen Anstiegs des Perfusionsdrucks. Der totale cardiopulmonale Bypass wurde bei 6 Hunden für die Dauer von 12 Stunden und bei 4 Hunden während 24 Stunden erfolgreich durchgeführt.

Summary: A compact servo-controlled cardiopulmonary bypass unit for use in long-term perfusion without thoracotomy was developed and tested in animals. A single venous cannula was introduced from the jugular vein and positioned in the right atrium; a roller pump e exerts negative pressure on the venous line to assure a complete diversion of the venous return into the perfusion unit. The same roller pump acts as an arterial pump by propelling the blood through the membrane oxygenator, heat exchanger, filter-bubble trap and back into the systemic circulation. Three servo-control loops regulate the bypass and assure its automaticity. The first control loop - venous pressure feedback - adjusts continously the speed of the venous return pump to match the desired, manually preset negative pressure in the venous return line. The perfusion flow feedback keeps the flow rate within desired limits by adding volume to the circuit if the flow drops below its lower limit or by taking volume out of the system if the flow rises above its upper limit. The volume transfer is accomplished by another roller pump which is positioned between the arterial line and the reservoir. Third servo-loop is the arterial pressure limiter, which stops the pump if the perfusion pressure rises above allowed level. Six animals survived 12 hours and 4 animals 24 hours in total cardiopulmonary bypass.

Literatur

1. HILL, J. D., FALLAT, R., COHN, K., EBERHART, R., DONTI DONTIGNY, L., BRAMSON, M. L., OSBORN, J. J., GERBODE, F.: Clinical cardiopulmonary dynamics during prolonged extracorporeal circulation for acute respiratory insufficiency. Trans. Am. Soc. Artif. Int. Organs 17, 355-359 (1971)
2. LEE, W. H., KRUMHAAR, D., FONKALSRUD, E. W., SCHJEIDE, O. A., MALONEY, J. V.: Denaturation of plasma proteins as cause of morbidity and death after intracardiac operations. Surgery 50, 29-39 (1961)

3. TURINA, M., HAUSMAN, L. B., INTAGLIETTA, M., SCHAUBLE, J., BRAUNWALD, N. S.: An automatic cardiopulmonary bypass unit for use in infants. Trans. Am. Soc. Artif. Int. Organs 17, 376-379 (1971)

Dr. M. Turina
Kantonsspital, Chirurgische
Universitätsklinik A
CH-8006 Zürich
Rämistr. 100

3. Die Beeinträchtigung des coronaren Blutflusses und des myocardialen Stoffwechsels durch elektrisch fortgeführtes ventriculäres Flimmern

C. Hottenrott, G. D. Buckberg, B. Towers und J. V. Maloney, Jr.

Abteilung für Herz- und Thoraxchirurgie der Universität von Californien, Los Angeles (Direktor: Prof. Dr. J. V. Maloney, Jr.), Chirurgische Universitätsklinik Heidelberg (Direktor: Prof. Dr. F. Linder)

Elektrisch induziertes und fortgeführtes ventriculäres Flimmern wird klinisch angewandt und für sicher erachtet, weil am flimmernden Herzen ein größerer coronarer Blutfluß und ein geringerer Sauerstoffverbrauch gemessen wird als am schlagenden, arbeitenden Herzen. Diese Studie jedoch zeigt, daß der linke Ventrikel, besonders aber das linksventriculäre Subendocardium während elektrisch fortgeführten Flimmerns ischämisch wird.

Methodik: 30 Hunde wurden unter Rechtsherz-, sowie totalem Herz-Lungen-Bypass studiert. Gesamter und regionaler coronarer Blutfluß wurden mit radioaktiven "Microspheres" gemessen, wenn das Herz entweder schlug und arbeitete, schlug und leer war, spontan flimmerte oder mittels Fortführung eines elektrischen Stimulus (60 Hz, 3-4 V) flimmerte. Gleichzeitig wurde der myocardiale Stoffwechsel für das ganze Herz und den linken Ventrikel durch Bestimmung der arterio-venösen Sauerstoff-, Lactat-, pH- und Kaliumdifferenz im rechten Vorhof und im Sinus coronarius getrennt gemessen. Die Beeinträchtigung der linksventriculären Funktion wurde mittels "SARNOFF" Kurven vor und nach jedem Versuch bestimmt. Alle Herzen wurden schließlich histochemisch (Fuchsinsäure) untersucht.

Ergebnisse: Die Tabelle zeigt einen geringeren coronaren Blutfluß und Sauerstoffverbrauch des schlagenden, leeren Herzens, als des schlagenden, arbeitenden Herzens ($p < 0,001$). Das flimmernde Herz mit einem größeren Energieaufwand hingegen steigert den Blutfluß über Normwerte und der Sauerstoffverbrauch grenzt an den des schlagenden, arbeitenden Herzens. Während der so insgesamt erhöhten Stoffwechselsituation des elektrisch flimmernden Herzens wird gegenüber spontanem Flimmern eine signifikante Reduktion des Blutflusses zum linken Ventrikel, besonders aber zum linken Subendocardium, deutlich ($p < 0,001$), die mit einer Verminderung des linksventriculären Sauerstoffverbrauches kombiniert ist. Ursache hierfür ist ein etwa 150 %iger Anstieg des Gefäßwiderstandes der linksventriculären Innenschicht, wenn spontanes Flimmern in elektrisch fortgeführtes Flimmern übergeführt wird.
Wie weiter aus der Tabelle ersichtlich, ist die gezeigte Verminderung linksventriculären coronaren Blutflusses und Sauerstoffverbrauchs während elektrisch fortgeführten Flimmerns mit dem Auftreten anaeroben Stoffwechsels gekoppelt (beginnende Produktion statt Extraktion von Lactat, Absinken des Blut-pH und Freiwerden intracellulären Kaliums durch hypoxische Zellschädigung im Sinus coronarius). Linksventriculäre Funktionskurven zeigen nach 60 min spontanem Flimmern geringe, nach ebenso langem elektrisch fortgeführten Flimmern, signifikante Abflachung. Histochemisch kommt es im Bereich des lin-

Tab. 1

	Schlagendes arbeitendes Herz	Schlagendes leeres Herz	Spontan flimmerndes Herz	Elektrisch flimmerndes Herz
Coronarer Blutfluß in ccm/min/100 g				
Total	67 ± 11	42 ± 12	105 ± 15	93 ± 12
Linker Ventrikel	81 ± 9	43 ± 9	104 ± 18	67 ± 13
Subendocard	89 ± 11	48 ± 11	139 ± 16	60 ± 13
Gefäßwiderstand calk. P/Q				
Subendocard	1, 12 ± 0, 25	2, 08 ± 0, 33	0, 72 ± 0, 27	1, 67 ± 0, 28
O_2-Verbrauch in ccm/min/100 g				
Total	5, 7 ± 0, 7	3, 2 ± 0, 6	4, 8 ± 0, 7	5, 2 ± 0, 9
Linker Ventrikel	8, 7 ± 0, 7	3, 7 ± 0, 6	6, 9 ± 1, 1	4, 8 ± 0, 6
Lactat-Extraktion in %	20, 8 ± 6	14, 3 ± 6	11, 8 ± 3, 5	-0, 3 -± 2, 7
pH arter.-Sinus coron. Diff.	0, 04 ± 0, 03	0, 03 ± 0, 03	0, 05 ± 0, 03	0, 08 ± 0, 03
$Kalium^+$ Sinus coron.-arter. Diff.	−0, 18 ± 0, 46	−0, 19 ± 0, 14	−0, 32 ± 0, 49	0, 39 ± 0, 73

Abweichung = 1 SD, n = 30

ken Ventrikels, besonders der Innenschicht, zu vermehrter Anfärbbarkeit der geschädigten Myocardfasern.

Zusammenfassung: Die Ergebnisse zeigen, daß die Sauerstoffversorgung des elektrisch flimmernden, nichthypertrophierten Herzens inadäquat ist. Der elektrische Stimulus erhöht die myocardiale Wandspannung und damit den Energiebedarf des Herzens. Letzterer jedoch wird nicht gedeckt, da der Blutfluß durch gleichzeitigen Anstieg des Gefäßwiderstandes behindert wird. Der resultierende verminderte Sauerstoffverbrauch ist nicht Folge verminderten O_2-Bedarfes, sondern verminderten O_2-Angebotes. Speziell die linke Innenschicht wird ischämisch und zeigt subendocardiale hämorrhagische Nekrose. Das "low cardiac output-Syndrom" und erhöhte Letalität nach offener Herzchirurgie finden hier eine Erklärung.

Summary: These experimental studies on 30 dogs show that electrically maintained ventricular fibrillation is harmfull to the heart. Whereas total coronary blood flow and total myocardial O_2-consumption seem to be adequate during elektrically maintained fibrillation O_2-delivery to the left ventricle especially to the left subendocardium is markedly reduced. This reduction occurs while the left ventricle undergoes anaerobic metabolism (coronary sinus- lactate, -pH, -potassium). The fibrillating stimulus (60 cycles, 3-4 V) impedes left ventricular flow (radioactive microspheres) and makes the left ventricle ischemic (histochemistry). These changes are combined with a low cardiac output-syndrom (Sarnoff-curves). They do not occur when the nonhypertrophied heart is fibrillating spontaneously.

Literatur

1. McKEEVER, W. P., GREE, D. E., CANNEY, P. C.: Oxygen up take of the non-working left ventricle. Circ. Res. 6, 612 (1958)
2. BUCKBERG, G. D., LUCK, J. C., PAYNE, D. B. et al.: Some sources of error in measuring regional blood flow with radioactive microspheres. J. Appl. Physiol. 31, 598 (1971)

Dr. C. Hottenrott
Chirurgische Universitätsklinik
6900 Heidelberg

4. Ödementwicklung und Erholung des Muskelstoffwechsels nach einseitiger Extremitätenischämie der Ratte nach Anwendung des Proteinaseninhibitors Trasylol®

E. Heugel, H. Molzberger und W. Isselhard (unter Mitarbeit von D. Ammermann und B. Schierstädt)

Lehrstuhl und Abteilung für Experimentelle Chirurgie der Universität Köln (Direktor: Prof. Dr. W. Isselhard)

Im Tourniquetsyndrom der Ratte entwickelt sich nach mehrstündiger einseitiger Extremitätenischämie und anschließender Wiederdurchblutung in der vorher ischämisch belasteten Extremität rasch ein massives Ödem, dessen Ausbildung durch die rechtzeitige Gabe des Proteinaseninhibitors Trasylol^R gehemmt werden soll (1). Da sich bei Wiederaufnahme solcher Untersuchungen eine Diskrepanz zu den von EIGLER et al. (1968, 1969) mitgeteilten Ergebnissen zeigte, sollte eine neue Dosiswirkungsbeziehung aufgestellt werden. Daneben sollte anhand des Status der energiereichen Phosphate und einiger Substanzen des Glykolysecyklus untersucht werden, ob sich unter Anwendung von Trasylol^R die postischämische Erholungsgeschwindigkeit der Muskulatur bei einer eventuellen Hemmung des Extremitätenödems verändert.

Methodik: Die Untersuchungen wurden an 200-300 g schweren männlichen Wistarratten in Inaktinnarkose durchgeführt. Die Tiere wurden während der 6-stündigen Versuchsdauer (3 Stunden Ischämie / 3 Stunden Erholung) in einem Inkubator bei 28°C gehalten. Durch Anlegen eines mehrfach gewickelten Gummiringes am proximalen Oberschenkel der linken Hinterextremität wurde eine Ischämie erzeugt. 5 min vor Lösen des Tourniquets erhielten die Tiere Trasylol^R in verschiedener Dosierung i.v., 1 min vorher 2 mval Bicarbonat/kg KG i.p. zum Ausgleich der auftretenden Acidose. Unter Verwendung der Gefrierstopmethode wurden bei Versuchsende die Hinterextremitäten eingefroren und abgesetzt. Die Ödemmessung erfolgte durch Bestimmung der Relation Feuchtgewicht (FG)/Trockengewicht (TG) der Extremität, wobei die relativen Gesamtvolumina der ödematös veränderten Beine nach der Gleichung TG gesundes Bein (%): TG ödematöses Bein (%) x 100 (Vol%) = Gesamtvolumen der Extremität (Vol%) berechnet wurden.
ATP, ADP, AMP, Σ AN (Summe der Adeninnucleotide) Phosphokreatin (PKr), freies Kreatin (FKr), Glucose und Lactat wurden nach eingeführten Methoden bestimmt (3, 4).

a) Die Ödemmessung erfolgte bei den Dosierungen:

1. ohne Trasylol^R / 2. 5.000 KIE/kg KG /
3. 10.000 KIE/kg KG / 4. 25.000 KIE/kg KG /
5. 35.000 KIE/kg KG / 6. 50.000 KIE/kg KG /
7. 80.000 KIE/kg KG / 8. 100.000 KIE/kg KG /
9. 125.000 KIE/kg KG

b) Die Stoffwechseluntersuchungen erfolgten bei den Dosierungen:

1. ohne Trasylol^R / 2. 35.000 KIE/kg KG /
3. 125.000 KIE/kg KG

Ergebnisse: a) Die nicht mit Trasylol^R behandelten Tiere zeigten nach 3-stündiger Ischämie und 3-stündiger Erholung in der ischämisch vorgeschädigten Extremität aufgrund der Ödemausbildung eine Volumenzunahme von im Mittel 53 Vol% gegenüber der kontralateralen, ischämisch nicht belasteten Extremität. Hierzu zeigten sich bei den mit 5.000-80.000 KIE Trasylol^R/kg KG behandelten Tiere keine statistisch signifikanten Differenzen (Abb. 1).

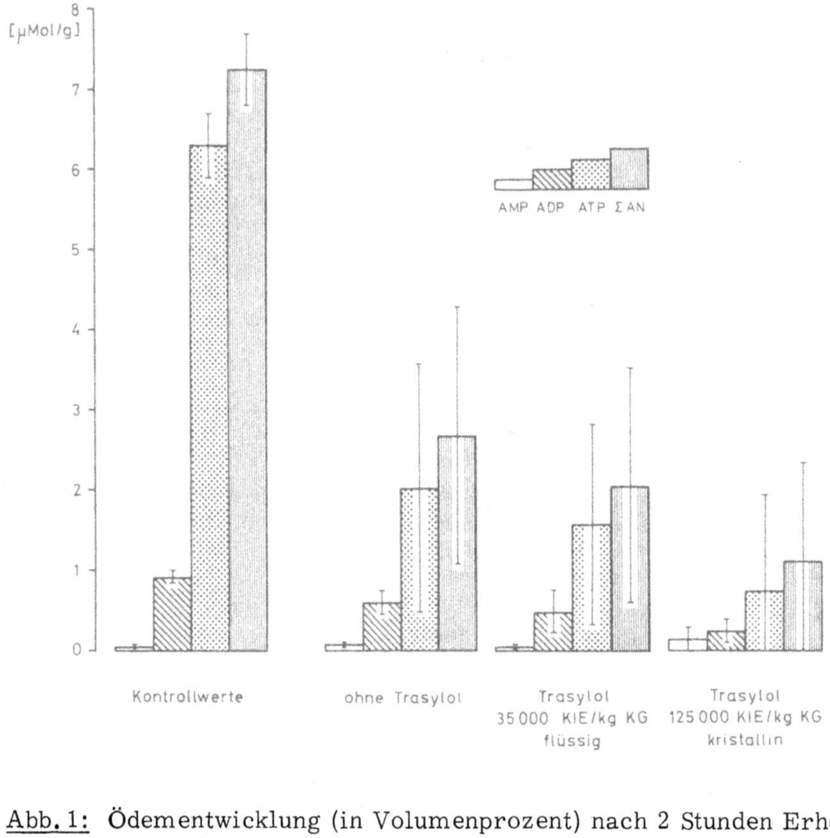

Abb. 1: Ödementwicklung (in Volumenprozent) nach 2 Stunden Erholung von 3 Stunden lang ischämisch belasteten linken Hinterextremitäten der Ratte bei verschiedenen Trasylol^R-Dosierungen pro kg Körpergewicht. 100 Vol% = Volumen der kontralateralen, nicht ischämisch belasteten rechten Rattenhinterextremität

Dagegen zeigten die mit den subtoxischen Dosierungen von 100.000 und 125.000 KIE Trasylol^R/kg KG behandelten Tiere eine deutliche Ödemhemmung: Die Volumenzunahme betrug hier nur 28 Vol% bzw. 14 Vol%.

b) Nach 3 Stunden Ischämie und 3 Stunden Erholung fanden sich bei den nicht mit Trasylol^R behandelten Tieren im Stoffwechselstatus der ischämisch geschädigten Skelettmuskulatur 2,03 µMol/g Feuchtgewebe ATP und 2,67 µMol/g FG Σ AN. Dies waren gegenüber den Kontrollwerten nicht ischämisch geschädigter Extremitätenmuskulatur 32 % ATP und 36 % Σ AN (Abb. 2).

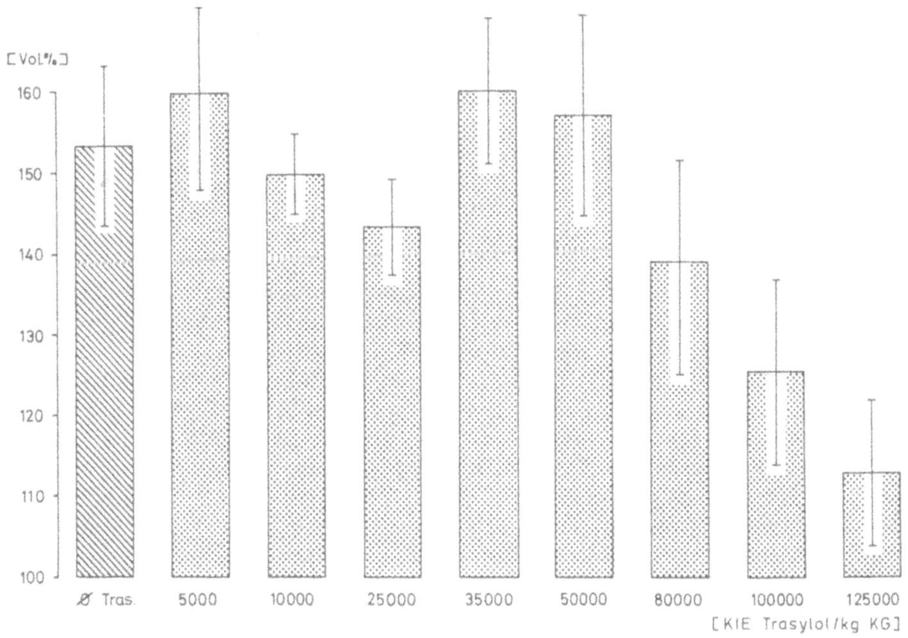

Abb. 2: Status der Adeninnucleotide (µMol/g Feuchtgewebe) der Skelettmuskulatur unter Kontrollbedingungen und nach 3 h Ischämie mit 3 h Erholung ohne Behandlung mit Trasylol® flüssig und 125.000 KIE/kg KG Trasylol® kristallin

Bei den mit 35.000 KIE Trasylol®/kg KG behandelten Ratten fanden sich 1,57 µMol/g FG ATP (25 %) und 2,06 µMol/g FG Σ AN (28 %). Bei den mit 125.000 KIE/kg KG behandelten Tieren lag der Gewebsgehalt der Adeninnucleotide signifikant niedriger bei 0,75 µMol/g FG ATP (12 %) und 1,13 µMol/g FG Σ AN (16 %). Der Glykogengehalt der mit 125.000 KIE behandelten Tiere war gegenüber den unbehandelten und den mit 35.000 KIE behandelten Tieren - beide Gruppen wiesen Normwerte von 24,3 µMol/g FG auf - signifikant auf 2,38 µMol/g FG (10 % der Norm) erniedrigt.
Nach Wiederfreigabe der Blutstrombahn wurde eine bei höheren Trasyloldosen stärker ausgeprägte livide Verfärbung der ischämisch belaseten Extremitäten beobachtet.

Zusammenfassung: Beim Tourniquetsyndrom der Ratte nach 3-stündiger unilateraler Extremitätenischämie und 3-stündiger Erholung konnte entgegen Untersuchungen anderer Autoren mit Trasylol® eine Ödemhemmung erst im Bereich subtoxischer Dosen - von 100.000 KIE /KG an - erzielt werden. Die Erholungsgeschwindigkeit des Muskelstoffwechsels war bei einer Trasyloldosierung von 35.000 KIE/kg KG nicht verändert, bei der Dosierung von 125.000 KIE/kg KG signifikant verschlechtert.

Summary: In the tourniquet syndrome of the rat after 3 hours of an unilateral ischemia of a hind limb and 3 hours of recovery a suppression of edema could be obtained with Trasylol^{R} - different from other authors - only with subtoxical dosages beginning with 100.000 KIE/kg body weight. The rate of recovery of the metabolism of the sceletal muscle was not improved after a Trasylol^{R} dose of 35.000 KIE/kg body weight, a dose of 125.000 KIE/kg body weight changed it significantly for the worse.

Literatur

1. EIGLER, F.W., STOCK, W.: Verminderung des postischämischen Extremitätenödems an der Ratte durch einen Proteinasenhemmer. Klin. Wschr. 46, 1283 (1968)
2. EIGLER, F.W., STOCK, W., HÖFER, I.: Wirkung eines Proteinaseninhibitors auf das Tourniquet-Syndrom der Ratte I. Beeinflussung des postischämischen Ödems in Abhängigkeit von Dosis und Zeitpunkt der Trasylolgabe. Z. ges. exp. Med. 151, 55 (1969)
3. ISSELHARD, W., MERGUET, H.: Metabolite des Glycolyse-Cyclus und des Adenylsäzre-Phosphokreatin-Systems im schlagenden und durchbluteten Warmblüterherzen unter verschiedenen Versuchsbedingungen. Pflügers Arch. 276, 211 (1962)
4. ISSELHARD, W., MERGUET, H., PALM, K.: Bestimmung des Gesamtglykogens neben säurelöslichen Metaboliten in Perchlorsäure-Organhomogenaten. Z. ges. exp. Med. 136, 174 (1962)

Dr. E. Heugel
Lehrstuhl für Experimentelle Chirurgie der Universität
5000 Köln 41
Robert-Koch-Str. 10

5. Die Erhöhung des osmotischen Gewebsdruckes als Ursache des postischämischen Extremitätenödems*

W. Schnizer und W. Stock

Abteilung für Physiologie der Universität Ulm (Direktor: Prof. Dr. K. Brecht), Abteilung für Experimentelle Chirurgie (Direktor: Prof. Dr. W. Isselhard) der Chirurgischen Universitätsklinik Köln-Lindenthal (Direktor: Prof. Dr. G. Heberer)

Postischämische Ödeme werden nach rekonstruktiven Gefäßoperationen im Extremitäten- und Beckenbereich beobachtet. Das Ausmaß des Ödems ist abhängig von der Ischämiedauer. Beispielsweise treten nach kurzen Abklemmzeiten nur leichte Schwellungen auf, während es nach Embolektomie mit einer mehrere Stunden bestehenden Ischämie zu rasant entstehenden massiven postischämischen Ödemen kommen kann. Hier sind die Muskelgruppen, die von einer straffen Fascienloge umgeben sind, akut durch die druckbedingte Minderdurchblutung gefährdet. Eine frühzeitige Fasciotomie ist oft die einzige therapeutische Alternative, um Muskelnekrosen zu vermeiden. Trotz zunehmender experimenteller und klinischer Untersuchungen ist die Genese des postischämischen Ödems bisher nicht geklärt. Insbesondere vermochten Deutungsversuche mit Abflußstörungen der Lymphe, bedingt durch das Operationstrauma, nicht zu überzeugen. Von unserer Arbeitsgruppe wurde vor einiger Zeit eine ischämiebedingte Erhöhung des osmotischen Gewebsdruckes als Faktor der Ödementstehung diskutiert (1). In den vorliegenden Versuchen sollte durch eine mikrokryoskopische Methode im Tierexperiment geprüft werden, inwieweit hier ein Sansatz in der Ödemgenese zu sehen ist.

Methodik: Die Untersuchungen wurden an 25 SPF-Wistarratten und 12 Hunden durchgeführt. In standardisierter Versuchsanordnung wurde durch einen hüftgelenksnahen Gummitourniquet eine akute Ischämie einer hinteren Extremität erzeugt. Bekanntlich läßt sich nach Wiederfreigabe der Blutzirkulation ein reproduzierbares postischämisches Ödem erzeugen. Nach einer 1-, 2- und 4-stündigen Ischämie wurden Muskelbiopsien entnommen und sofort in flüssiger Luft eingefroren. Mit dem Kryostaten wurden Gewebsschnitte von 30 μ Dicke gewonnen und in eine Kühlkammer unter dem Polarisationsmikroskop gelagert. Über einen Platinmeßfühler wurde die Gefrierpunktsbestimmung intravasal, interstitiell und intracellulär ermittelt und elektronisch über eine Fotozelle registriert (pt-Meßwiderstand, HBM-Meßverstärker, Multicorder Watanabe). Als Schmelzpunkt wurde die Temperatur definiert, bei welcher die letzten Eiskristalle verschwanden. Aus ihr ließ sich die osmotische Aktivität errechnen.

Ergebnisse und Diskussion: Die Mikrokryoskopie mit dem Polarisationsmikroskop hat sich auf der Suche nach dem Ort der osmotischen Nierenarbeit bewährt. Obwohl absolute Werte des osmotischen Druckes ermittelt wurden, haben wir die vorliegenden Meßwerte in Pro-

---

+Mit Unterstützung der Deutschen Forschungsgemeinschaft

zent der Kontrollwerte angegeben. Es kann derzeit eine eventuelle Autolyse während der Schmelzpunktbestimmung als Verfälschungsfaktor noch nicht genau beurteilt werden.
Während der bis zu 4 Stunden dauernden Ischämie kam es in dem M. gastrocnemius der Ratte zu einem erheblichen Anstieg des osmotischen Druckes (Abb. 1).

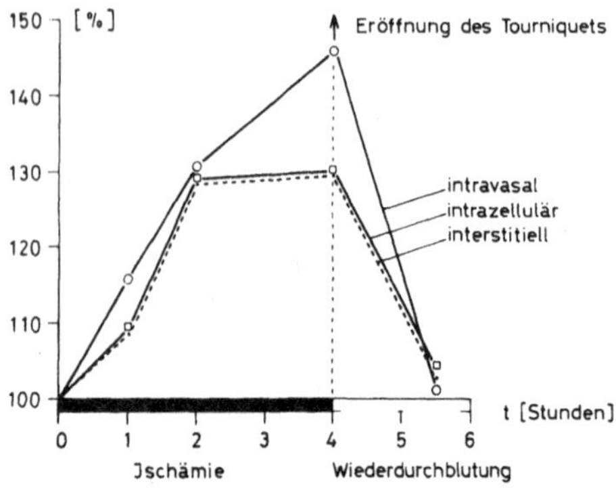

Abb. 1: Verhalten des osmotischen Druckes im M. gastrocnemius der Ratte (n = 25) während Ischämie und anschließender Wiederdurchblutung

Nach 1 Stunde lagen die Werte im Interstitium bei 109 ± 1,0 %, nach 2 Stunden bei 129 ± 1,6 % und nach 4 Stunden bei 130 ± 2,1 % der Norm. Nahezu identisch waren die Werte im Intracellulärraum. Im Intravasalraum stiegen die Druckwerte höher an: Nach 1 Stunde auf 116 ± 1,9 %, nach 2 Stunden auf 132 ± 2,2 % und nach 4 Stunden auf 146 ± 3,1 % der Norm.
In der ischämischen Muskulatur des Hundes stiegen die Werte nicht so hoch an wie bei der Ratte. Beispielsweise wurde nach 4 Stunden im Intravasalraum 132 ± 3,4 %, im Interstitium 116 ± 2,4 % und intracellulär 112 ± 2,5 % gemessen (Abb. 2).

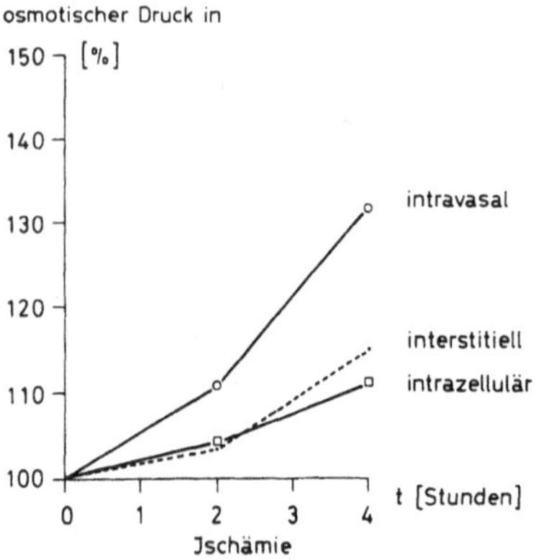

Abb. 2: Zunahme des osmotischen Druckes im M. gastrocnemius des Hundes (n = 12) während Ischämie

Dieser offenbar speziesbedingte Unterschied läßt sich auch im Ausmaß der Ödementwicklung ablesen. Bei Ratten entwickelt sich bei der beschriebenen Versuchsanordnung ein signifikant stärkeres Ödem als beim Hund. Alle Differenzen zu den Kontrollen waren auf dem 1 %-Niveau oder höher signifikant (t-Test).
Die erhöhten osmotischen Werte der untersuchten Muskulatur sind unter den gegebenen Versuchsbedingungen als Resultate des Geschehens im anaeroben Stoffwechsel, sowie einer Zellschädigung zu sehen. Da

für die osmotische Aktivität im wesentlichen die Zahl der gelösten Teilchen und nicht die Molekülgröße ausschlaggebend ist, muß die erhebliche Konzentrierung durch Katabolismus und fermentativen Zellabbau erklärt werden. Einen Hinweis geben unsere kürzlich berichteten Befunde, in denen über den Verlauf des Energiestoffwechsels in diesem Versuchsmodell berichtet wurde (2).

Nach Wiedereröffnung der Blutstrombahn stehen der Isotonie des einfließenden Blutes die hypertonen Kompartimente (interstitiell, intracellulär) gegenüber und ein osmotisches Druckgefälle bildet sich aus. Eine Wasserverschiebung im Sinne der Ödementstehung ist damit die zwangsläufige Folge. Unterstützt wird diese Überlegung durch die ersten an der Ratte erhobenen Befunde. Bereits 1 1/2 Stunden nach Wiederdurchblutung der ischämisch geschädigten Extremität ist ein weitgehender Ausgleich des osmotischen Gewebsdruckes nachweisbar (Abb. 1). Zu diesem Zeitpunkt ist das postischämische Ödem voll entwickelt. Auffallend ist hierbei, daß die Ausgangswerte noch nicht erreicht sind. Natürlich werden Permeabilitätsstörungen, unterschiedliche Diffusionsgeschwindigkeiten der beteiligten Stoffe, kolloidosmotische Änderungen und Durchblutungsgröße (3) hier modifizierend ansetzen. Letztere könnte sogar im Sinne eines circulus vitiosus Einfluß haben, denn ein Ödem verursacht Störungen der Mikrozirkulation und diese wiederum behindert die Auswaschung osmotisch aktiver Substanzen.

Zusammenfassung: Es wird versucht, die Entstehung eines postischämischen Extremitätenödems als Folge von osmotischen Druckänderungen speziell im Muskelgewebe zu erklären. Muskelgefrierschnitte (Ratte, Hund) wurden mikrokryoskopisch untersucht und die Höhe der osmotischen Aktivität aufgrund der Eisschmelzpunkte lokal (intravasal, interstitiell, intracellulär) bestimmt. Im Verlauf einer mehrstündigen Extremitätenischämie (Tourniquet-Methode) läßt sich eine signifikante Steigerung des osmotischen Gewebsdruckes nachweisen, die als wesentlicher Faktor in der Ödemgenese angesehen werden muß.

Summary: The postischemic edema of muscular tissue might be related to local changes in osmotic pressure during the ischemic period. In anaesthetized rats and dogs one hind limb was made ischemic for up to 4 h (Tourniquet-method). Samples of gastrocnemius muscle from both legs were quickly frozen, and the osmotic activity of intracellular, interstitial and intravascular fluid was determined microcryoscopically. The significant higher values of osmotic activity in the ischemic muscle, compared to the non-ischemic muscle, indicate that changes in local osmotic activity take part in the formation of postischemic edema.

Literatur

1. EIGLER, F. W., STOCK, W., HÖFER, J.: Wirkung eines Proteinaseninhibitors auf das Tourniquet-Syndrom der Ratte. I. Beeinflussung des postischämischen Ödems in Abhängigkeit von Dosis und Zeitpunkt der Trasylol-Gabe. Z. Ges. Exp. Med. 151, 55 (1969)
2. STOCK, W., BOHN, H. J., ISSELHARD, W.: Die Restitution des Energiestoffwechsels der Skeletmuskulatur der Ratte nach langdauernder Ischämie. Res. Exp. Med. 159, 306 (1973)
3. STOCK, W., ISSELHARD, W.: Stoffwechselveränderungen während postischämischer Hyperämie nach langdauernder Unterbrechung der Blutzirkulation einer Hundeextremität. Langenbecks Arch. Chir. Suppl. Chir. Forum 359 (1972)

Dr. W. Schnizer
Abteilung für Physiologie
der Universität Ulm
7900 Ulm
Oberer Eselsberg

6. Modifizierte Profundarekonstruktionen/Profundaplastiken

B. Novak und K. Miksic

Chirurgische Abteilung des Allgemeinen Krankenhauses Maribor/ Jugoslawien (Vorstand: Prim. Dr. J. Drzecnik)

Bei femoro-poplitealen Arterienverschlüssen, kombiniert mit Stenosen oder Verschlüssen der Unterschenkelarterien, übernimmt die A. profunda femoris den Kollateralkreislauf. Wir dürfen die potentielle Fähigkeit der A. profunda femoris nicht unterschätzen. Sie ermöglicht eine wesentlich bessere Durchblutung der Peripherie. Bei gleichzeitiger Stenose der A. profunda femoris kann sich kein ausreichender Kollateralkreislauf bilden. Die Stenose ist meistens am Abgangsteil lokalisiert, ähnlich wie bei allen nutritiven Arterien. Sie wird durch einen dorsal gelegenen Intimaplaque gebildet. Um eine Profundastenose festzustellen, müssen wir bei der Arteriographie auch eine Seitenaufnahme anfertigen. Manchmal können wir ein stenotisches Geräusch phonoangiographisch registrieren. Über den Zustand der peripheren Durchblutung informieren uns am besten die acrale elektronische Oscillographie und die Plethysmographie. Später, wenn die A. profunda femoris die Funktion und den Charakter einer Transportarterie annimmt, können wir die Stenosen an jeder Stelle des Profundastammes beobachten. Auch langstreckige Stenosen, die typisch für Konduktivarterien sind, finden wir nicht selten. Einen besseren Kollateralkreislauf können wir nur durch die Beseitigung der Profundastenose erreichen.

Modifizierte Profundarekonstruktionen: Da die Profundastenose verschiedentlich lokalisiert sein kann, können wir uns nicht immer mit der üblichen kurzen Venenstreifenplastik zufriedenstellen. Wir sollen eine von den folgenden Modifikationen wählen: 1. Profundarekonstruktionen / Profundaplastiken / mit Venenstreifen. 1.1 Die Bumerang-Profundaplastik ist bei Ringstenose des Abgangsteiles geeignet. 1.2 Bei Stenose der proximalen Hälfte des Profundastammes führen wir eine proximale Profundaplastik durch. 1.3 Bei Verschluß oder Stenose der distalen Hälfte des Profundastammes ist eine distale Profundaplastik geeignet. Gleichzeitig können wir eine retrograde Endarteriektomie des proximalen Teiles mit dem Ringstripper durchführen. 1.4 Bei Stenose des gesamten Profundastammes führen wir eine totale Profundaplastik durch. Außer einer offenen Endarteriektomie können wir auch 1.5 eine halbgeschlossene Endarteriektomie über 1 Arteriotomien mit dem Ringstripper durchführen. 2. Aortoprofundale Gefäßprothesen: 2.1 Bei gleichzeitigem Iliacaverschluß wird das distale Ende der aorto-profundalen Gefäßprothese mit der A. profunda femoris als V-Profundaplastik anastomosiert. 2.2 Das distale Ende der aorto-profundalen Gefäßprothese wird mit einer Venenstreifenplastik kombiniert. 3. "Arterielle" Profundaplastiken mit dem Anfangsteil der A. femoralis superficialis haben die Nachteile einer arteriellen Plastik und sind außerdem nur für den Anfangsteil der A. profunda geeignet.

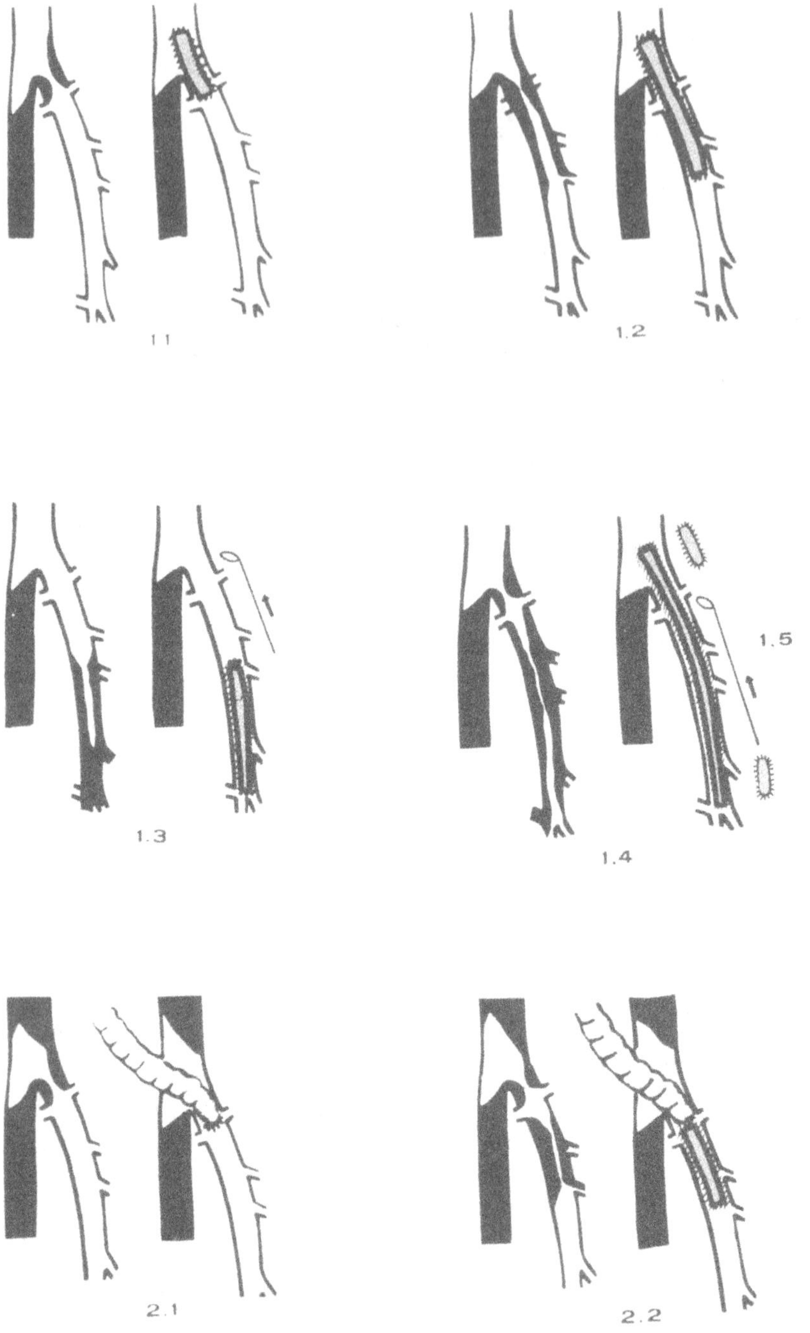

Abb. 1: 1. Profundarekonstruktionen / Profundaplastiken / mit Venenstreifen: 1.1 Bumerang-Profundaplastik, 1.2 proximale Profundaplastik, 1.3 distale Profundaplastik, 1.4 totale Profundaplastik, 1.5 halbgeschlossene Endarteriektomie durch 2 Arteriotomien.
2. Aorto-profundale Gefäßprothesen: 2.1 aorto-profundale V-Plastik, 2.2 aorto-profundale Gefäßprothese kombiniert mit Venenstreifenplastik

Operationstechnik: Die Mobilisation der A. profunda femoris in der Länge ist bis zu 20 cm möglich. Vv. comitantes der A. circumflexa femoris lateralis werden dabei reseziert. Exakte Blutleere durch Fadentourniquets oder Mikrobulldoggs erleichtern den Eingriff. Minuziöse offene Endarteriektomie mit Annähen der distalen Intimastufe ist bei der Intimaverkalkung unbedingt erforderlich. Die Endarteriektomie kann bei gleichmäßiger Intimaverdickung unterlassen werden. Heparin-Protaminsulfat ist während des Eingriffes dringend zu empfehlen.

Ergebnisse: Bei einem Krankengut von 42 Patienten im Alter zwischen 39 und 80 Jahren bewirkte die modifizierte Profundaplastik ein Zurückführen vom Stadium III/IV in das Stadium II. Der Ruheschmerz ließ nach, die Gehtoleranz wurde erhöht und arterielle Geschwüre heilten zu. Die pedalen Pulse kann man allerdings nur bei durchgängiger A. poplitea tasten, wenn der Durchfluß über die sogen. A. collateralis magna nach der Profundaplastik genügend erhöht ist. Die Amputationen konnten sparsamer durchgeführt werden, eine Oberschenkelamputation erübrigt sich immer. Man kann auch eine myoplastische Unterschenkelamputation durchführen, die sonst von Gefäßchirurgen gemieden wird. Wir hatten keine Operationsletalität. Der Erfolg der modifizierten Profundaplastik wird durch die klinische Untersuchung, die elektromagnetische Flowmetrie während des Eingriffes, die elektronische Oscillographie, die elektronische Plethysmographie und die Thermovision bzw. Thermographie geprüft. Die modifizierte Profundarekonstruktion ist bei kombinierten Verschlüssen mit inoperabler Gefäßperipherie oft die einzigmögliche Operationsmethode und sollt vor jeder Amputation in Erwägung gezogen werden. Sie ist auch in Lokalanaesthesie durchführbar.

Zusammenfassung: Die Profundarekonstruktion soll nach der Lokalisation der Stenose modifiziert werden (Bumerang-, proximale, distale, totale Profundaplastik, aorto-profundale V-Plastik, aorto-profundale Prothese kombiniert mit Venenstreifenplastik). Modifizierte Profundarekonstruktionen ermöglichen ein erträgliches Leben bei sogen. inoperablen Fällen und erlauben sparsamere Amputatioenen.

Summary: Reconstructions of profunda are modified by the authors according to the localisation of stenotic areas / boomerang-plasty, proximal, distal, total profundaplasty, aortoprofundal V-plasty, aortoprofundal prothesis combined with vein patch graft /. These modifications make the life bearable even in otherwise inoperable cases and allow further less extensive amputations.

Literatur

1. WAIBEL, B.: J. cardiovasc. Surg. 7, 179 (1966)
2. VOLLMAR, J.: Rekonstruktive Chirurgie der Arterien. Thieme, Stuttgart 1967
3. MARTIN, P.: J. cardiovasc. Surg. 13, 124 (1972)
4. MARTIN, P., RENWICK, S., STEPHENSON, C.: Brit. J. Surg. 55, 7, 539 (1968)
5. KAPPERT, A.: Diagnosis of peripheral vascular diseases. Huber, Bern 1972

Prim. Dr. B. Novak, Chirurgische Abteilung d. Allgem. Krankenhauses, 62000 Maribor/Jugoslawien

7. Oscillationsendarteriektomie - ein modifiziertes Verfahren der Ringdesobliteration bei chronischen arteriellen Verschlußkrankheiten der Extremitäten

J. Mulch, F. W. Hehrlein und M. Iida

Cardiovasculäre Abteilung (Leiter: Prof. Dr. F. W. Hehrlein) der Chirurgischen Universitätsklinik Gießen (Direktor: Prof. Dr. K. Vossschulte)

Die halbgeschlossene Ausschälplastik mit dem Ringstripper nach VOLLMAR (2) und die Bypassmethode mit einem Saphena magna-Transplantat haben sich als Standardverfahren zur Rekonstruktion chronischer femoro-poplitealer Gefäßverschlüsse bewährt. Für beide Verfahren gilt bislang der Grundsatz, daß eine Wiederherstellung der Strombahn nur für die Gefäßetagen Ab und B entsprechend dem VOLLMAR'schen Schema möglich ist, vorausgesetzt, daß mindestens 2 Unterschenkelarterien ihre Durchgängigkeit behalten haben. Zusätzliche Möglichkeiten scheint uns ein neues modifiziertes Verfahren, die Anwendung des LEROTOMES - eines Oscillations-Ringstrippers - , zu bieten.

Methodik: Die Operationstechnik bei Anwendung des Lerotomes entspricht im wesentlichen der der halbgeschlossenen Ringdesobliteration. Spezielle Ringstripper werden über eine flexible, sterilisierbare Welle mit einem Motor verbunden, der auf den Ring Rotationsbewegungen von 30° um die Längsachse überträgt. Die Geschwindigkeit dieser Rotationen läßt sich mit Hilfe eines Fußschalters stufenlos auf maximal 3.000 Schwingungen pro min steigern. Beim Vorschieben des Ringes wird der Handgriff ebenfalls rotierend bewegt, so daß die Oscillationen die Gefäßwand in gesamter Circumferenz treffen. Als wesentlicher Unterschied gegenüber der Spiraldissektion nach VOLLMAR muß bei diesem Vorgehen folgendes hervorgehoben werden:
Der nicht rotierend vorgleitende Ringstripper schält den das Lumen verschließenden Intimazylinder von den mittleren und äußeren Wandschichten ab, d. h. er schafft ein zentrales Lumen. Verschlossene Kollateralen werden aber meist nicht eröffnet und nicht selten sogar noch durchgängige Seitenäste nach dem "Schneepflug-Effekt" verlegt. Bei der Oscillationsendarteriektomie dagegen werden die Adventitia- und Mediaanteile von dem darunterliegenden arteriosklerotischen Intimastrang entsprechend der Anzahl der Schwingungen pro min mehr oder weniger abrupt abgehoben. Durch den Vibrationseffekt gelingt es zugleich, die in die Abgänge der Seitenäste hineinragenden Intimasporne ebenfalls mit abzulösen.
Auch bei massiven, die Wandschichten durchsetzenden Verkalkungen läßt sich der oscillierende Ringstripper intramural immer leicht vorschieben. Unüberwindbare Stops, die die zusätzliche lokale Gefäßfreilegung erforderlich machen, ein Umstand der bei der Spiraldissektion gelegentlich eintritt, haben wir bisher bei der Anwendung des Leroto-

mes in über 25 Fällen nicht erlebt. Auch die Gefahr einer Wandperforation ist bei der Anwendung des Gerätes im femoro-poplitealen Bereich keineswegs größer als beim üblichen Strippingverfahren, da im Falle eines stärkeren Widerstandes als Sicherheitsmoment eine Dekonnektierung des Schraubverschlusses zwischen Ringstripper und Antriebswelle eintritt. Als zweiter wesentlicher Vorteil des Oscillationsringstrippers muß hervorgehoben werden, daß mit Hilfe entsprechend feiner Ringstripper auch die erfolgreiche Desobliteration der Unterschenkelgefäße möglich geworden ist. Die Methode erlaubt somit, die Indikation zur Operation wesentlich weiter zu stellen, als es nach den bisher gültigen Richtlinien der Fall war. Als noch operabel haben sich bei uns inzwischen jene Fälle herausgestellt, bei denen die A. tibialis posterior oder anterior kurz oberhalb des Sprunggelenkes über Kollateralen wieder zur Auffüllung kommen. Wir gehen im Falle der Unterschenkelgefäßdesobliteration so vor, daß wir zunächst die A. dorsalis pedis am Fußrücken bzw. die A. tibialis posterior hinter dem Innenknöchel freilegen. Sollte das Gefäß zu starke Wandveränderungen aufweisen, so verzichten wir auf weitere Maßnahmen. Andernfalls desobliterieren wir orthograd von der Trifurkation, unter Umständen von der A. tibialis posterior retrograd, her.

Ergebnisse: Wir haben bei 24 Patienten an 26 Extremitäten die Oscillationsendarteriektomie zur Gefäßrekonstruktion durchgeführt. 70 % der Patienten waren älter als 60 Jahre, fast die Hälfte befand sich vor der Operation im Stadium IV. In 3 Fällen blieb die Endarteriektomie auf eine Gefäßetage beschränkt, in den übrigen 23 Fällen war eine Mehretagenrekonstruktion erforderlich. In 70 % (18) war die Unterschenkeletage mitbetroffen. In 8 Fällen erstreckte sich die Rekonstruktion bis zum oberen Popliteasegment, in weiteren 10 Fällen bis zur Trifurkation am Unterschenkel. In diesen beiden Gruppen waren keinerlei Komplikationen oder Mißerfolge zu verzeichnen. Sämtliche Patienten hatten bei ihrer Entlassung tastbare Fußpulse und waren beschwerdefrei (Tab. 1).

Tab. 1: Lerotome-Endarteriektomie - Frühergebnisse

Verschlußlokalisation	Anzahl	Frühamputation	Hospitaltodesfälle
Bis oberes Popliteasegment	8	---	---
Bis Trifurkation	10	---	---
Distal von Trifurkation	8	2	3
Gesamt	26	2	3

Die restlichen 8 Gefäßrekonstruktionen reichten bis über die Trifurkation in die Unterschenkelgefäße, zum Teil noch über die distale Freilegungsstelle neben dem Innenknöchel bzw. am Fußrücken peripherwärts hinaus. Sämtliche Patienten dieser Gruppe gehörten dem Stadium IV an. Normalerweise hätten wir bei ihnen aufgrund der fortgeschrittenen Nekrosen am Fuß in Kombination mit den peripheren Gefäßveränderungen die primäre Amputation durchgeführt. In 2 Fällen kam es in diesem Kollektiv zu Frühthrombosen infolge unzureichender Gefäßrekonstruktion mit nachfolgend notwendiger Amputation. Einer dieser beiden Patienten verstarb wenige Tage nach der Amputation im Herz-Kreislaufversagen. Insgesamt waren noch 2 weitere Fälle von Hospitalmortalität zu verzeichnen. Bei diesen 2 verstorbenen Patienten war die Gefäßrekonstruktion erfolgreich, Fußpulse waren tastbar gewesen.

Zusammenfassung: Die Oscillationsendarteriektomie mit dem Lerotome gestattet beim femoro-poplitealen Verschluß eine optimale Rekonstruktion der Gefäße mit nachweisbarer Wiedereröffnung der Seitenäste. Es wird über die Erfahrungen bei den ersten 26 Fällen, die nach dem neuen Verfahren operiert wurden, berichtet. Dabei zeigt sich, daß mit dem Lerotome auch früher als inoperabel angesehene Unterschenkelverschlüsse mit Erfolg desobliteriert werden können.

Summary: The operation of endarterectomy using the oscillating Lerotome allows an optimal reconstruction of occluded femoral and popliteal arteries with opening of the collateral vessels branching from the main occluded arterial trunk. The experience of the first 26 cases operated by the new technique are discussed. Even cases of occluded tibial arteries, so far considered as inoperabel, can be endarterectomized successfully with the new Lerotome-oscillator.

Literatur

1. LERWICK, E.R.: Lerotome Lerwick. Scientific Exhibit, Clinical Congress, American College of Surgeons, Chicago, Ill., Oct. 12-16, 1970
2. VOLLMAR, J.: Rekonstruktive Chirurgie der Arterien. Thieme-Verlag, Stuttgart 1967

Dr. med. J. Mulch
Chirurgische Universitätsklinik
6300 Gießen
Klinikstr. 37

8. Radioimmunologisch gemessenes Insulin nach Pankreasverletzungen

K. Schwemmle, W. Grabner und T. Phillip

Chirurgische Klinik (Direktor: Prof. Dr. G. Hegemann), Medizinische Klinik (Direktor: Prof. Dr. L. Demling) der Universität Erlangen-Nürnberg

Das therapeutische Vorgehen bei traumatischen Pankreasläsionen richtet sich nach Art und Ausmaß der Verletzung (Tab. 1).

Tab. 1: Chirurgische Therapie bei 16 Pankreasverletzungen. Chirurgische Universitätsklinik Erlangen 1965-1972

Explor. Laparotomie und Drainage	7
Distale Pankreasresektion und Splenektomie	4
Distale Pankreasresektion ohne Splenektomie	2
Y-Cystojejunostomie	2
Y-Anastomose mit distalem Pankreas	1
	16

Bei Contusionen und oberflächlichen Parenchymeinrissen genügt die Netzabdeckung und die Drainage von Bauchhöhle und Bursa omentalis. Pseudocysten werden mit einer Roux' schen Y-Schlinge retrocolisch drainiert. Bei kompletter Ruptur des Organes ist die Resektion des distalen Drüsenanteiles eine sichere und komplikationsarme Methode. Der Entschluß zur Resektion fällt umso leichter, je kleiner der zu entfernende Pankreasanteil ist. Bei 2 Patienten mußten wir jedoch über 3/4 des Pankreas wegnehmen, ohne daß postoperativ ein Diabetes aufgetreten ist. Es war zu vermuten, daß die Verminderung der Drüsensubstanz nicht ohne Einfluß auf die endokrine Funktion bleibt. Wir bestimmten daher das Insulin im Serum nach maximaler Stimulation.

Methodik: Untersucht wurden 6 Kinder, 10 Monate bis 3 Jahre nach dem Unfall. Das Alter zum Zeitpunkt der Operation, Unfalltag, Operationsdatum, Befund und Therapie sind auf Tab. 2 angegeben. Für die Insulinbestimmung erhielten die kleinen Patienten zunächst 1, 75 g /kg KG Glucose oral. Nach 30 min wurde Glukagon in einer Dosierung von 0, 02 mg/kg KG und Tolbutamid 12, 5 mg/kg KG i. v. injiziert. (Abb. 1). Zu Beginn des Versuchs, nach 30 min, unmittelbar nach Injektion von Tolbutamid und Glukagon, sowie 15, 20 und 30 min danach wurden Blutproben entnommen und das Serum sofort bei -20°C eingefroren. Insulin wurde radioimmunologisch (Radioimmunbesteck Hoechst) in Doppelbestimmungen gemessen. Gleichzeitig wurde der Blutzucker enzymatisch ermittelt. Die Kontrollgruppe bestand aus 6 gleichaltrigen stoffwechselgesunden Kindern.

Tab. 2: Operationsbefund und Therapie der Kinder, bei denen 10 Monate bis 3 Jahre später die Insulinbestimmung erfolgte

	Alter	Unfalltag	OP-Tag	Befund	Therapie
S.N. ♂	7	29.9.69	30.9.69	Parenchym-einriß	Drainage
S.M. ♂	5	17.6.69	18.6.59	Contusion	Drainage
B.M. ♂	4	2.4.69	2.4.69	Durchtrennung	Splenektomie Schwanzresektion
R.G. ♂	11	23.10.70	19.11.70	Durchtrennung	Corpus- und Schwanzresektion Splenektomie
B.M. ♂	8	8.5.71	8.5.71	Durchtrennung	Schwanzresektion
W.G. ♀	8	9.7.71	10.7.71	Durchtrennung	Corpus- und Schwanzresektion

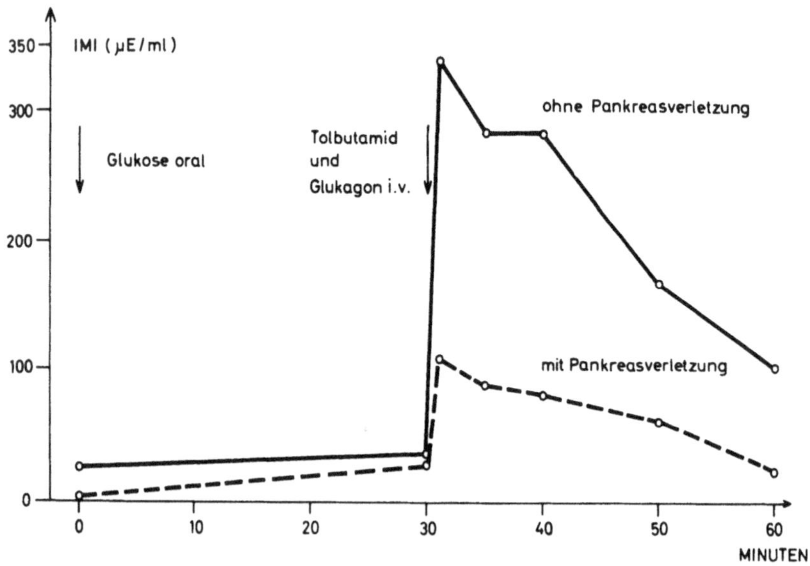

Immunologisch meßbares Insulin nach kombinierter B-Zellenstimulation bei Kindern mit und ohne Pankreasverletzung.

Abb. 1: Immunologisch meßbares Insulin nach kombinierter B-Zellenstimulation bei Kindern mit und ohne Pankreasverletzung

Ergebnisse: Bei den Blutzuckerbestimmungen fand sich kein signifikanter Unterschied zwischen den beiden Gruppen. Dies entspricht der klinischen Erfahrung und den Angaben in der Literatur (1), wonach auch nach ausgedehnten Pankreasschwanzresektionen wegen einer traumatischen Ruptur kein Diabetes auftritt.

Das immunologisch gemessene Insulin war gegenüber den Kontrollpersonen jedoch deutlich erniedrigt. Bei den Kindern mit Pankreasverletzungen schwankten die Werte nach Stimulation (31 min nach Versuchsbeginn) zwischen 76 und 166 µE/ml, während sie bei den gesunden Kindern zwischen 18 und 475 µE/ml lagen. Auf Abb. 1 sind jeweils die Mittelwerte angegeben. 30 min später waren die Ausgangswerte nahezu wieder erreicht, während die gesunden Kontrollen zum gleichen Zeitpunkt noch einen deutlich erhöhten Insulinspiegel aufwiesen. Nach 31, 35 und 60 min nach Versuchsbeginn waren die Unterschiede signifikant ($p < 0,01$). Nach 40 min ($p = 0,01$) und 50 min ($p = 0,02$) ließ sich die Differenz wegen der starken Streuung nicht statistisch sichern.

Diese Untersuchungen beweisen eine erhebliche Verminderung der Insulinreserven nach einem Pankreastrauma. Unterschiede fanden sich nicht nur nach Pankreasschwanzresektionen. Auch bei 2 Patienten mit vorausgegangener Contusion der Bauchspeicheldrüse bzw. oberflächlichem Parenchymeinriß konnten wir eine deutliche Verminderung des Insulins nachweisen. Durch die mechanische Einwirkung wird offenbar unabhängig von dem makroskopischen Befund die Feinstruktur erheblich beeinträchtigt. Wegen dieser Ergebnisse haben wir unsere Einstellung zur Pankreasresektion geändert (3). Trotz der guten klinischen Ergebnisse sollte man mit der Indikation zur Resektion eines abgerissenen Pankreasanteiles zurückhaltend sein. Als Alternative bietet sich die Drainage mit einer ausgeschaltenten Dünndarmschlinge an (2, Abb. 2).

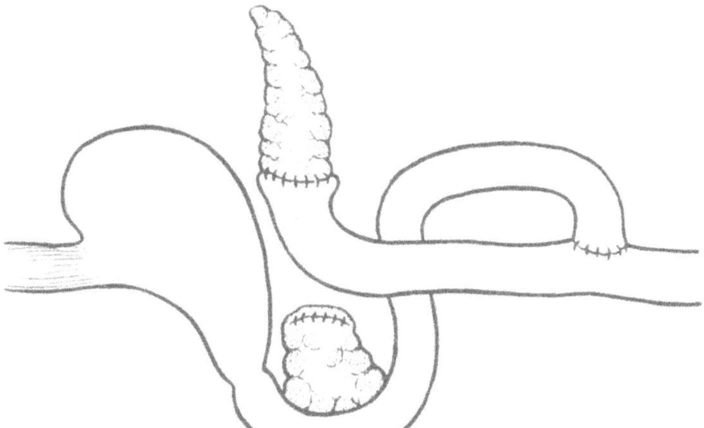

Abb. 2: Anastomose des Pankreasschwanzes mit einer Roux' schen Y-Schlinge

Bei einem 2-jährigen Mädchen mit kopfnaher Ruptur haben wir dieses Verfahren inzwischen mit Erfolg verwendet.

Zusammenfassung: Bei 6 Kindern, die wegen einer Pankreasverletzung operiert worden waren, wurde 10 Monate bis 3 Jahre später das Insulin nach Stimulation mit Glucose (oral), Glukagon und Tolbutamid (i. v.) radioimmunologisch gemessen. Im Vergleich mit einer Kontrollgruppe stoffwechselgesunder Kinder fanden sich signifikant niedrigere Insulinspiegel im Serum. Die enzymatische Bestimmung des Blutzuckers ergab keinen Unterschied. Aus diesen Untersuchungen folgt, daß Pankreastraumen eine erhebliche Verminderung der Insulinreserven verursachen.

Summary: 6 children, who have been operated on blunt pancreas trauma, were investigated in regard to their insulin production after stimulation by glucose, glucagon and tolbutamid. This has been assessed by radioimmunological studies. In comparison to a control group of normal children in this respect a significant lower insulin level has been demonstrated. There were no differences in the blood sugar. This investigations showed quite clearly a diminished insulin storage after pancreas trauma.

Literatur

1. BEDACHT, R.: Zur Diagnose und Therapie der stumpfen Pankreasverletzung. Chirurg 32, 560 (1961)
2. LETTON, A. H., WILSON, J. P.: Traumatic severance of pancreas treated by Roux-Y-anastomosis. Surg. Gyn. Obstet. 109, 473 (1959)
3. SCHWEMMLE, K., HUNGER, J.: Pankreasverletzungen bei Kindern. Münch. Med. Wschr. 113, 568 (1971)

PD Dr. K. Schwemmle
Chirurgische Klinik und
Poliklinik der Universität
Erlangen-Nürberg
8520 Erlangen
Maximiliansplatz

9. Der Einfluß von Gastrin auf die Insulinsekretion

H. G. Beger, R. Bittner, E. Kraas und E. Gerhards

Chirurgische Universitätsklinik im Klinikum Westend, Berlin
(Direktor: Prof. Dr. E. S. Bücherl)

Tierexperimentelle Beobachtungen zur Frage einer Wirkung von Gastrin auf die Insulinsekretion und damit auf die Glucoseassimilation ergaben Hinweise für eine direkte Beziehung (5). Nach den bisher zu dieser Frage vorliegenden klinischen Untersuchungen wird eine direkte Beeinflussung der Insulinsekretion durch Gastrin überwiegend verneint (1, 2). Da eine direkte beta-cytotrope Wirkung von Gastrin für die intestinale Regulation des Glucosestoffwechsels von großer Bedeutung wäre, ist diese Frage am Menschen durch Insulin- und Glucose-Messungen in verschiedenen Gefäßprovinzen untersucht worden.

Krankengut: An 8 nicht diabetischen Klinikpatienten, die einer Untersuchung zugestimmt hatten, wurden in 12 Untersuchungen zwischen dem dem 8. und 19. postoperativen Tag das Verhalten von Insulin- und Glucosekonzentration im peripheren (Cubitalvene, C. V.) und portalen (P. V.) Blut vor, während und nach Gastrin- und Pentagastrinapplikation gemessen. Geschlechtsverteilung: ♂ 6, ♀ 2. Durchschnittsalter: 41 Jahre (21-57 J.). Gewicht: 47,8 - 72,0 kg. Die Dosierung von Gastrin I (n = 5) war 2 µg/kg KG, von Pentagastrin (n = 7) 3 µg/kg KG. Das elektrophoretisch hochgereinigte Gastrin wurde aus Schweinemägen hergestellt, als Pentagastrin kam Peptavlone(R) zur Anwendung.

Die Entnahme des Pfortaderblutes erfolgte durch einen am Ende der Operation (Hiatushernie, Magen-TM, Ulcus duodeni) über eine Mesenterialvene in die Vena portae eingeführten Teflonkatheter. Alle Messungen wurden am 12 Stunden nüchternen Patienten vormittags vorgenommen. Um eine von der HCl-Bildung des Magens beeinflußte Sekretinausschüttung zu vermeiden, wurde - bis auf 2 Ausnahmen - bei den Patienten mit erhaltener Duodenumpassage das Magensekret über einen Magenschlauch aspiriert.

Untersuchungsvorgang: 1. Messung von Insulin und Glucose unter Ruhebedingungen (15-60 min). 2. Messung von Insulin und Glucose während i. v. Gastrin- und Pentagastrinapplikation. Blutentnahmezeiten: 2, 4, 8, 12, 20, 30, 45, 60 und 90 min. Gastrin wurde in einer Dosierung von 2 µg/kg KG, entsprechend 99-144 µg in 2-5 min schnell i. v., danach die gleiche Dosis bis zur 60. min kontinuierlich langsam i. v. appliziert. Die Pentagastrindosis betrug 3 µg/kg KG, entsprechend 144-198 µg. Die kontinuierliche Pentagastrinapplikation erfolgte nur bis zur 30. min. 3. Messung von Insulin und Glucose nach der Gastrin- bzw. Pentagastringabe über einen Zeitraum von 30-60 min. Die Blutentnahmen erfolgten simultan aus Cubitalvene und Pfortader. Insulin (IRI, µ E/ml) wurde radioimmunologisch, Glucose (µg/100 ml) enzymatisch bestimmt. Zur statistischen Auswertung kam die Signifikanzberechnung der Mittelwertsunterschiede mit dem t-Test (Student) zur Anwendung.

Ergebnisse: Nach i.v. Applikation von Gastrin I steigt die Insulinkonzentration im Pfortaderblut innerhalb von 2 min signifikant an ($p < 0,005$). Während der kontinuierlich langsamen Gastringabe liegt die Insulinkonzentration bei 8 und 12 min noch deutlich über dem Basalwert. Im Cubitalvenenblut ist die Steigerung der Insulinkonzentration 2 min nach Beginn der Gastrinzufuhr nicht signifikant. Nach Pentagastrinapplikation steigt die Insulinkonzentration im Pfortaderblut innerhalb von 2 min signifikant an ($p < 0,0025$). Eine signifikante ($p < 0,02$) Steigerung der Insulinkonzentration besteht auch 4 min nach Beginn. Im Cubitalvenenblut war die Zunahme der Insulinkonzentration in der Pentagastrinperiode 4 min nach Beginn ebenfalls signifikant ($p < 0,01$). Die vermehrte Insulinsekretion bewirkte bei beiden Patientengruppen keine überzufällige Änderung der Glucosekonzentration im Cubitalvenenblut.
(Mittelwerte und Standardabweichungen der Untersuchungsreihen siehe Tab. 1, Tab. 2 und Abb. 1).

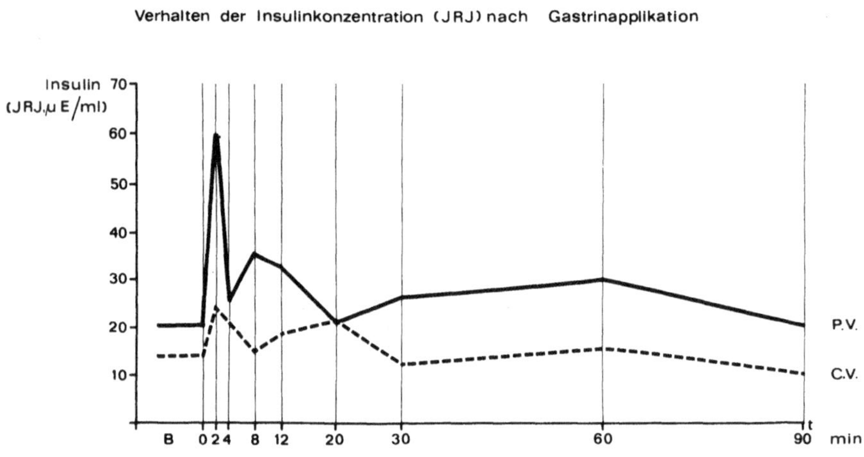

Abb. 1: Insulinkonzentration im Pfortader- (P.V.) und Cubitalvenen- (C.V.) Blut. B = Basalwerte; innerhalb von 2 min nach Beginn der schnellen Gastrinapplikation (2 μg/kg KG) signifikanter Konzentrationsanstieg von Insulin im Pfortaderblut

Tab. 1: Insulin und Glucose vor, während und nach Gastrinapplikation (2 µg/kg KG; n = 5; $\bar{x}$, σ)

		Gastrin i. v.[++]								
		0[+]	2	4	8	12	20	30	60	90
INSULIN µE/ml	P. V.	20, 5	60, 0	25, 5	36, 4	33, 2	20, 7	26, 6	30, 0	20, 5
		± 15, 3	± 33, 6	± 8, 9	± 7, 2	± 9, 1	± 9, 9	± 13, 4	± 21, 3	± 7, 7
	C. V.	14, 8	24, 4	21, 2	16, 0	18, 5	20, 8	12, 2	15, 4	10, 4
		± 6, 2	± 17, 8	± 16, 3	± 6, 9	± 9, 2	± 17, 5	± 10, 3	± 9, 7	± 7, 1
GLUCOSE mg%	C. V.	75, 74	75, 20	74, 75	76, 60	72, 20	78, 40	80, 75	78, 00	77, 00
		± 8, 29	± 6, 22	± 8, 65	± 3, 77	± 8, 81	± 7, 89	± 6, 55	± 6, 44	± 8, 45

+ Basalwert

++ Gastrin I 2 µg/kg in 2-5 min schnell i. v.; danach bis zur 60. min 2 µg/kg kontinuierlich langsam i. v.

P. V. Vena portae ($p_{0-2} < 0,005$)

C. V. Cubitalvene ($p_{0-2} > 0,1$)

Tab. 2: Insulin und Glucose vor, während und nach Pentagastrinapplikation (3 µg/kg KG; n = 7; $\bar{x}$, σ)

		Pentagastrin i. v.[++]								
		0[+]	2	4	8	12	20	30	45	60
INSULIN µE/ml	P. V.	21,0 ± 3,7	51,9 ± 17,4	33,7 ± 10,6	22,0 ± 6,4	26,5 ± 8,5	24,6 ± 3,4	22,6 ± 3,4	19,3 ± 3,4	20,0 ± 1,9
	C. V.	9,4 ± 2,5	12,7 ± 3,5	15,9 ± 6,0	12,0 ± 2,9	11,5 ± 4,5	11,1 ± 4,9	10,6 ± 4,0	8,4 ± 3,9	8,6 ± 2,9
GLUCOSE mg%	C. V.	78,70 ± 10,79	80,00 ± 11,00	81,28 ± 10,65	81,16 ± 12,96	80,42 ± 11,57	80,71 ± 13,00	79,00 ± 9,67	82,57 ± 10,54	84,00 ± 12,19

[+] Basalwert

[++] Pentagastrin 3 µg/kg in 2-5 min schnell i. v.; danach 3 µg/kg von der 5.-30. min langsam i. v.

P. V. Vena portae ($p_{0-2} < 0,0025$, $p_{0-4} < 0,025$)

C. V. Cubitalvene ($p_{0-4} < 0,01$)

Diskussion: Die vorliegenden Untersuchungsergebnisse beweisen, daß Heptadekagastrin ebenso wie Pentagastrin bei i. v. Applikation eine Steigerung der Insulinsekretion bewirkt. Die Zunahme der Insulinausschüttung war im Pfortaderblut besonders deutlich und nur bei den mit Pentagastrin Untersuchten auch im Cubitalvenenblut signifikant. Bei Verwendung von Tetragastrin fanden OHGAWARA et al. 1969 (3) und REHFELD 1971 (4) am Menschen eine Zunahme der Insulinkonzentration im peripheren Blut. Heptadekagastrin bewirkte keine eindeutige Steigerung der Insulinsekretion (4). Es muß angenommen werden, daß bei den Untersuchern, deren Patienten keinen Insulinpeak im peripheren Blut (1, 2, 4) aufwiesen, die Patienten jedoch eine gastrinbedingte Zunahme der Insulinkonzentration im Pfortaderblut hatten, die infolge der Insulinbindungskapazität der Leber im peripheren Blut nicht in Erscheinung trat. Da nach Gastrin und Pentagastrin die Insulinsekretion innerhalb von 2 min nach Applikationsbeginn das Maximum erreicht, ist eine direkte beta-cytotrope Wirkung wahrscheinlich. Es ist bisher unklar, ob dieser Gastrineffekt eine physiologische oder eine pharmakologische Wirkungskomponente darstellt, da mit endogenem Gastrin am Menschen bisher keine Ergebnisse vorliegen. Die durch Gastrin verursachte Insulinsekretion wirkt sich nicht auf die - periphere Glucoseassimilation aus, da in der Peripherie kein erhöhtes Insulinangebot besteht.

Zusammenfassung: Bei 8 Klinikpatienten wurde der Einfluß von Gastrin I (n = 5) und Pentagastrin (n = 7) auf die Insulinsekretion untersucht. Gastrin und Pentagastrin bewirken eine signifikante Steigerung der Insulinausschüttung im Pfortaderblut.

Summary: In 8 patients we investigated in effect of gastrin I (n = 5) and pentagastrin (n = 7) on the insulin secretion. Gastrin and pentagastrin cause a significant increase of insulin secretion into the portal vein blood.

Literatur:

1. JARRETT, R. J., COHEN, N. M.: Lancet II, 861 (1967)
2. KAESS, H., SCHLIERF, G.: Verh. Dtsch. Ges. inn. Med. 74, 225 (1968)
3. OHGAWARA, H., MIZUNO, Y., TASAKA, Y., KOSAKA, K.: J. clin. Endocrinol. 29, 1261 (1969)
4. REHFELD, J. F.: Acta Endocrinol. 66, 167 (1971)
5. UNGER, R. H., KETTERER, H., DUPRE, J., EISENTRAUT, A. M.: J. clin. Invest. 46, 630 (1967)

Dr. H. G. Beger, Chirurgische Universitätsklinik und Poliklinik im Klinikum Westend
1000 Berlin 19, Spandauer Damm 130

10. Intraoperative Farbstoffmarkierung der Epithelkörperchen: Tierexperimentelle Untersuchungen zur cardiotoxischen Wirkung von Toluidin-O-Blau bei urämischer Stoffwechsellage

J.-R. Allenberg, H. D. Röher, H. D. Meybier und V. Hocevar

Chirurgische Universitätsklinik Heidelberg (Direktor: Prof. Dr. F. Linder)

Eine sichere intraoperative Lokalisation der Epithelkörperchen ist bei Eingriffen wegen eines sekundären Hyperparathyreoidismus infolge chronischer Niereninsuffizienz von besonderer Bedeutung. In der Literatur wird wiederholt über bedrohliche cardiotoxische Erscheinungen nach Gabe von Toluidin-O-Blau (TB) berichtet (1, 3). Vornehmlich werden EKG-Veränderungen wie Extrasystolie, Arrhythmie, Flimmerbereitschaft und außerdem arterielle Hypotonie beschrieben. Diese Erscheinungen sind in ihrem Ausmaß verschieden stark ausgeprägt in Abhängigkeit von der Applikationsform: intravenöse oder selektiv intraarterielle Injektionen einer hochprozentigen Farbstofflösung oder langfristige i. v. Infusion einer verdünnten Lösung (1, 3). In vorausgegangenen eigenen tierexperimentellen Untersuchungen und bei klinischer Anwendung einer intravenösen TB-Gabe (5-15 mg/kg KG über 60 min) wurden keine ernsten Herzrhythmusstörungen oder Kreislaufdepressionen beobachtet.
In den vorliegenden Untersuchungen wird die cardiotoxische Wirkung von TB bei urämischer Stoffwechsellage (wichtig für sekundären Hyperparathyreoidismus) anhand von Kontraktilitätsparametern (2, 4) überprüft.

Methodik: 18 gemischtrassige, narkotisierte Hunde (25, 5 kg) erhalten 3 Tage nach bilateraler Nephrektomie TB. 3 Versuchsgruppen:
1. 10 mg/kg KG TB in 300 ml Elektrolytlösung über 60 min (n = 8).
2. Dosis wie unter 1. und nach 60 min Intervall eine 2. Infusion von 10 mg/kg in 100 ml Elektrolytlösung über 30 min (n = 5). 3. Kontrollgruppe: 300 ml der gleichen Elektrolytlösung ohne Farbstoff (n = 5).
Fortlaufende Registrierung von: EKG, Herzfrequenz, Vorhofdruck rechts, Ventrikeldruck links, enddiastolischer Ventrikeldruck links und die erste Ableitung in der Ventrikeldruckkurve dp/dt. Zur Beurteilung der Kontraktilität des linken Herzens werden folgende Parameter errechnet: dp/dt max : IP, t-dp/dt max. Zusätzlich werden Harnstoff, Kreatinin und Kalium im Serum bestimmt.

Ergebnisse: Zum Zeitpunkt des Experiments liegen die Harnstoffwerte der nephrektomierten Tiere im Mittel bei 304 mg%, Kreatinin im Serum 12, 6 mg% und der Serumkaliumspiegel bei 7, 6 mval.
Gruppe I: EKG-Veränderungen: Arrhythmie und Extrasystolie können nicht beobachtet werden. Die Herzfrequenz wird nicht beeinflußt. Der Vorhofdruck bleibt unter der Infusion im Bereich der Norm ($\bar{x}$ = 1-2, 5 mmHg). Der linksseitige Ventrikeldruck steigt von 175 mmHg zu Beginn der Infusion auf im Mittel 192 mmHg nach Beendigung. Der enddiastolische Druck erhöht sich im Mittel um 6 mmHg, bleibt jedoch stets im Normbereich. Im einzelnen wird bei 2 Hunden ein Abfall, bei 2 weiteren ein Anstieg und bei 4 Hunden eine gleichbleibende Kurve registriert.

Die erste Ableitung der Ventrikeldruckkurve - dp/dt max - steigt von 3.400 auf 3.800 mmHg sec^{-1} an, ein Anstieg, der für sich genommen keine Aussagekraft über die Kontraktilität besitzt. Hingegen weist die Erhöhung des Quotienten dp/dt max : IP von 47-54 sec^{-1} auf eine Zunahme der Kontraktilität hin. Gleichsinnig verhält sich auch t-dp/dt max, die Zeit, die vom Beginn der isometrischen Kontraktion des Ventrikels bis zum Erreichen des steilsten Ventrikeldruckanstieges (Zeitpunkt dp/dt max) dauert. t verkürzt sich im Mittel von 0,046 auf 0,038 sec.

Gruppe II: 5 Hunden wird nach gleicher Behandlung wie in Gruppe I nach einem einstündigen Intervall zum 2. Male 10 mg/kg TB - diesmal in 100 ml Elektrolytlösung - über 30 min infundiert. Der erste Teil des Experiments, 10 mg/kg TB in 60 min, entspricht den Resultaten der Gruppe I. Unter der 2. Infusion treten EKG-Störungen in Form von Extrasystolie und Arrhythmie ebenfalls nicht auf. Rechter Vorhofdruck, linker Ventrikeldruck und enddiastolischer Druck werden nicht verändert. dp/dt max steigt erneut gering an (4.800 auf 5.300 mmHg sec^{-1}). dp/dt max : IP zeigt keine signifikante Änderung. Noch 1 Stunde nach Beendigung der 2. Infusion beträgt der Quotient 55 sec^{-1} bei einem Ausgangswert von 48 sec^{-1} vor Beginn der ersten Infusion. t-dp/dt max bleibt weitgehend unbeeinflußt und liegt nach Infusion bei 0,040 sec.

Gruppe III: Erwartungsgemäß zeigt das EKG unter der Gabe von 300 ml der gleichen Elektrolytlösung keine Veränderungen. Durch die Infusion erfahren die Meßdaten des Vorhofdrucks, Ventrikeldrucks, enddiastolischen Drucks, dp/dt max und dp/dt max : IP eine nur geringe Erhöhung. t-dp/dt max bleibt nahezu konstant. t bewegt sich zwischen 0,038 und 0,040 sec.

Diskussion: Nach eigener Erfahrung gewährleistet die Anwendung von TB in der hier verwendeten Dosis 10 mg/kg KG in 300 ml Elektrolytlösung über 60 min eine sichere Darstellung und Erleichterung der operativen Entfernung von Epithelkörperchen beim primären und sekundären Hyperparathyreoidismus. Die in der Literatur beschriebenen EKG-Veränderungen bei höher konzentrierten und schnell infundierten TB-Lösungen treten unter diesen Bedingungen nicht auf. Eine urämische Stoffwechsellage mit Harnstoff-, Kreatinin- und Kaliumerhöhung im Serum stellt nach unseren bisherigen Untersuchungen keine Kontraindikation zur Vitalfärbung dar. Das gleichsinnige positive Verhalten von dp/dt max : IP, t-dp/dt max und des enddiastolischen Drucks läßt zumindest anhand dieser Kriterien keine cardiotoxischen Einflüsse auf die Kontraktionskraft des Herzens erkennen. Die nur geringen Veränderungen des Vorhofdrucks, Ventrikeldrucks und enddiastolischen Drucks entsprechen in den ersten beiden Versuchsgruppen den Änderungen bei alleiniger Infusion von 300 ml Elektrolytlösung. Die Kontraktilitätsparameter zeigen im Vergleich zu Kontrolltieren keine Verringerung des Maßes der Kontraktilität.

Es darf daraus geschlossen werden, daß die Vitalfärbung der Epithelkörperchen nicht nur beim primären, sondern auch beim sekundären Hyperparathyreoidismus mit urämischer Stoffwechsellage im Falle der Operationsindikation zur Lokalisationshilfe anwendbar ist.

Zusammenfassung: An 18 Hunden mit bilateraler Nephrektomie wird die Einwirkung einer Toluidinblaulösung (10 mg/kg in 300 ml Elektrolytlösung über 60 min) auf myocardiale Kontraktilität und Herzrhythmus untersucht. Die Ergebnisse zeigen, daß im EKG, Ventrikeldruck, Vorhofdruck, enddiastolischen Druck und den Kontraktilitätsparametern dp/dt max : IP, t-dp/dt max keine störenden Nebenwirkungen durch Toluidinblaugabe auftreten. Nach diesen Resultaten erscheint auch bei urämischer Stoffwechsellage die Vitalfärbung zur intraoperativen Epithelkörperchenlokalisation anwendbar.

Summary: The cardiotoxic action of toluidine-blue (10 mg/kg - 300 ml electrolyte solution) is tested in 18 dogs after bilateral nephrectomy. No negative influences on ECG, ventricular-, atrial- and end-diastolic pressure as well as on contractility parameters: dp/dt max : IP, t-dp/dt max are to be shown. According to our findings the intraoperative vital staining of the parathyroid glands seems to be applicable even in a uremic metabolic state.

Literatur

1. KLOPPER, P. J., MOE, R. E.: Demonstration of the parathyroids during surgery in dogs, with preliminary report of results in some clinical cases. Surgery 59, 1101-1107 (1966)
2. MASON, D. T., SONNENBLICK, E., ROSS, J., COVELL, J., BRAUNWALD, E.: Time to peak dp/dt: a useful measurement for evaluating the contractile state of the human heart. Circulation 32, Suppl. II, 145 (1969)
3. RÖHER, H. D., TREDE, M.: Intraoperative Epithelkörperchenlokalisation durch Vitalfärbung mittels Toluidin-O. Chirurg 43, 274-277 (1972)
4. VERAGUT, U. P., KRAYENBÜHL, H. P.: Estimation and quantification of myocardial contractility in the closed-chest dog. Cardiologia (Basel) 47, 69-112 (1965)

Dr. J.-R. Allenberg
Chirurgische Universitätsklinik
6900 Heidelberg

11. Lokalisationsdiagnostik der Epithelkörperchen mit Toluidinblau

H. D. Seitz und H. E. Köhnlein

Chirurgische Universitätsklinik Freiburg (Direktor: Prof. Dr. M. Schwaiger)

Bis heute gibt es keine zuverlässige Methode, sich über Zahl und Sitz von Epithelkörperchen (EK) bzw. deren Tumoren Aufschluß zu verschaffen. Die Treffsicherheit der herkömmlichen Untersuchungsverfahren wie Röntgen, selektive Arteriographie, Pneumomediastinum oder Selen-75-Methionin-Scintigraphie sind unbefriedigend. Die neuerdings vielfach propagierte intraoperative Vitalfärbung der EK mit Toluidinblau (Tb) hat bei der chirurgischen Therapie des primären oder sekundären Hyperparathyreoidismus (HPT) sowie bei Eingriffen an der Schilddrüse mit unterschiedlichem Erfolg Anwendung gefunden. Um den tatsächlichen Nutzeffekt dieser Methode zu überprüfen, wurden tierexperimentelle und klinische Untersuchungen durchgeführt.

Methodik: 1. Die tierexperimentellen Untersuchungen hatten das Ziel, die Wirksamkeit der eigenen Farbstofflösung und die Konstanz ihres färberischen Verhaltens vor dem klinischen Einsatz zu testen, sowie die im Schrifttum beschriebenen Nebenwirkungen und Komplikationen zu überprüfen. Kaninchen mit einem durchschnittlichen Gewicht von 2,6 kg dienten als Versuchtiere. In einer Dosierung von 10, 8, 6 und 4 mg/kg KG einer 1 %igen Tb-Lösung wurde die jeweilige Farbstoffmenge in 20 ml physiologischer NaCl-Lösung verdünnt und innerhalb 10 min langsam i. v. injiziert. Dabei wurde die Farbintensität der EK beurteilt, die untere Grenze der noch wirksamen Dosierung bestimmt, die Wirkung des Tb auf Herz, Kreislauf, Atmung, Calciumstoffwechsel, Blutgerinnung und RES kontrolliert, und schließlich der Einfluß des Farbstoffes auf die hyperthyreote Stoffwechsellage untersucht.

2. Die klinische Anwendung konnte bei 11 Patienten vorgenommen werden. In 8 Fällen handelte es sich um Patienten mit einer Struma, bei 3 Kranken war die Diagnose eines HPT klinisch und biochemisch gesichert. Wegen der cardiotoxischen Nebenwirkungen des Tb, die nach i. v. Injektion drohen, wurde die intraarterielle Applikationsform gewählt und in die A. thyreoidea inf. 3-5 mg Tb injiziert. Lediglich bei 2 Patienten mit prim. HPT wurde der Farbstoff in einer Dosierung von 5 mg/kg KG i. v. appliziert.

Ergebnisse: 1. Nach i. v. Injektion von 10 mg/kg Tb waren bei den Versuchstieren die EK bereits nach kurzer Zeit dunkel blaugrün verändert. Mehr und mehr begann sich auch die Schilddrüse mitanzufärben, so daß schließlich die kräftige Blaufärbung keine Intensitätsunterschiede mehr zwischen den einzelnen Organen erkennen ließ. Bei der Dosierung von 8 und 6 mg/kg KG kam es dagegen nur noch zu einer blaßfleckigen Zeichnung der Schilddrüse bei auffallender Markierung der EK. Auf 4 mg/kg sprachen die Nebenschilddrüsen nur noch ungenügend an, d. h. allenfalls ließ sich bei dieser Farbstoffmenge ein kurzdauernder Blauschimmer erkennen. Bei allen Tieren traten bei einer Farbstoffmenge ab 6 mg/kg KG tonisch-clonische Krämpfe auf. Außerdem wurden stets eine Steigerung der Atemtiefe und Atemfrequenz, vorübergehend sogar apnoische Phasen registriert. Bradycardie, Rhythmusstörungen und andere EKG-Veränderungen wie Hebung der ST-Strecke, negative T- und hohe P-Zacke zeigten sich ab 8 mg/kg fast regelmäßig. Eine Wirkung auf den Calciumstoffwechsel und das Gerinnungssystem durch Tb war nicht zu beobachten. Mit Hilfe des Carbonclearance-Tests konnte ferner gezeigt werden, daß der Farbstoff eine deutliche Depression der Phagocytosefähigkeit des RES bewirkt und nach 12-24 Stunden zu einer Stimulierung des RES führt. Mit Thybon (150/die) über 10 Tage vorbehandelte Tiere starben alle innerhalb von 5 Stunden nach der Farbstoffinjektion.

2. Nach intraarterieller Applikation kam es bei unseren Patienten zur Anfärbung sämtlicher von der A. thyreoidea inf. versorgten Gebilde. Die Mitanfärbung von Schilddrüse, Muskulatur, Binde- und Fettgewebe blieb weitgehend während der gesamten Operationsdauer bestehen. Es kam nicht zu der erhofften Differenzierung der EK durch rasches Erblassen der Nachbargewebe. Bei den 2 Fällen mit HPT zeigte sich nach der i.v. Farbstoffgabe auch nach längerer Zeit keine erkennbare Anreicherung des Toluidinblau in normalen oder veränderten EK.

Zusammenfassung: 1. Bei der für die Farbstoffwirkung optimalen Dosierung von 6-8 mg/kg KG kommt es nach der i.v. Injektion von Toluidinblau oft zu cardiotoxischen Nebenwirkungen, zu Atemstörungen und zur Schädigung des RES. Dringend gewarnt werden muß vor der Tb-Gabe bei hyperthyreoter Stoffwechsellage. Eine Dosierung unter 6 mg/kg KG ist für die EK-Identifizierung nach unseren Erfahrungen unwirksam. 2. Die intraarterielle Tb-Gabe scheint insofern unbedenklich, als toxische Nebeneffekte nicht beobachtet wurden. Im eigenen Krankengut fand sich jedoch bei dieser Applikationsform kein verwertbarer Erfolg. Die Mitanfärbung der Nachbarorgane in situ machte die Suche und Erkennung der EK letztlich unmöglich. 3. Die Vitalfärbung der Epithelkörperchen mit Toluidinblau hat als Routinemethode keine Bedutung; sie kann jedoch gelegentlich bei besonders verzweifelten Fällen die Suche nach dystopen EK-Adenomen erleichtern.

Summary: 1. After intravenous injection of 6-8 mg/kg of Tb which is considered the optimal dose for staining, we observed cardiotoxic side effects, respiratory disturbances and an inhibition of the RES. The application of Tb in a hyperthyroid state of metabolism proved very dangerous. A dosage under 6 mg/kg is insufficient for the recognition of the parathyroid. 2. The intraarterial administration of Tb is without hazards, no toxic side effects could be observed. In our own cases we had no success using this form of application. The staining of neighbouring organs in situ made the search and diagnosis of the parathyroid impossible. 3. The vital staining of the parathyroid with Tb has no importance as a routine method; it may occasionally in desparated cases help in the search for dystopic adenomas of the parathyroid.

Dr. H. D. Seitz, Chirurg. Univ. Klinik, 7800 Freiburg, Hugstetter Str. 55

Langenbecks Arch. Chir. Suppl. Chir. Forum 1973

12. Renale Ausscheidung von cyclischem Adenosin 3',5'-monophosphat (cAMP) während der Infusion von Calcium bei Gesunden und Patienten mit primärem Hyperparathyreoidismus (p-Hpt)

H. Schmidt-Gayk, H. W. Seyberth, R. Köhler und H. D. Röher

Pharmakologisches Institut der Universität Heidelberg, Chirurgische Universitätsklinik Heidelberg (Direktor: Prof. Dr. F. Linder)

cAMP vermittelt intracellulär die Wirkung verschiedener Hormone, unter anderem auch die des Parathormons (3). Eine i. v. Injektion von Parathormon führt zu einem sofortigen Anstieg der cAMP-Konzentration in der Nierenrinde. Ein Teil des unter Parathormon vermehrt gebildeten Nucleotids wird intracellulär durch spezifische Enzyme wieder abgebaut, ein anderer Teil verläßt die Tubuluszellen und gelangt in den Urin. Bei Patienten mit p-Hpt findet man eine erhöhte renale Ausscheidung von cAMP und normale Plasmaspiegel dieses Nucleotids. Ziel dieser Untersuchung ist, den Einfluß einer Calciuminfusion auf die Ausscheidung von cAMP bei Kontrollpersonen und Patienten mit p-Hpt zu bestimmen. Da eine i. v. Infusion von Calcium beim Gesunden die Sekretion von Parathormon reduziert (1), sollte die renale Ausscheidung von cAMP ebenfalls vermindert sein.

Methodik: Die Bestimmung von cAMP erfolgte nach der von WASTILA et al. (4) angegebenen Methode. Wir isolierten die dazu erforderliche Proteinkinase aus Rinderherzmuskel. Die im Urin ausgeschiedene cAMP Menge wurde wie bei anderen Untersuchern auf die ausgeschiedene Kreatininmenge bezogen (2). Ca^{++} (10 mg/kg/180 min) wurde als Calciumgluconat zu 500 ml physiologischer NaCl Lösung gegeben und i. v. infundiert.

Ergebnisse: 7 stationären Patienten ohne Hinweis auf endokrine Erkrankungen infundierten wir Calcium. Dabei stieg die Serumkonzentration um mehr als 1 mg/100 ml. Vor der Infusion in einer Sammelperiode von 120 min betrug die cAMP Ausscheidung 2, 1 - 4, 6 µMol/g Kreatinin (3, 38 $\pm$ 0, 99, $\bar{x} \pm$ SD). Während der 3-stündigen Infusionsperiode nahm die cAMP Ausscheidung auf 1, 1 - 3, 7 µMol/g Kreatinin ab (2, 37 $\pm$ 0, 90, $\bar{x}$ + SD) (Tab. 1). Diese Abnahme ist statistisch signifikant ($p < 0,05$).
Die entsprechende Infusion von Calcium bei 4 Patienten mit primärem Hyperparathyreoidismus (Serumcalcium unter 12 mg/100 ml) führte nicht zu einer Normalisierung der pathologisch erhöhten cAMP Ausscheidung. Diese betrug in der Vorperiode 9, 3 - 12, 4 µMol/g Kreatinin (11, 03 $\pm$ 1, 55, $\bar{x} \pm$ SD) und während der Infusion 8, 9 - 15, 8 (11, 02 $\pm$ 3, 25, $\bar{x} \pm$ SD) uMol/g Kreatinin (Tab. 1).

Tab. 1: Renale Ausscheidung von cAMP in µMol/g Kreatinin bei 7 Kontrollpersonen und 4 Patienten mit primärem Hyperparathyreoidismus (p-Hpt) vor und während einer Calciuminfusion (10 mg Ca^{++}/kg/180 min)

Vorperiode Kontrollen	+ Ca^{++} Kontrollen	Vorperiode p-Hpt	+ Ca^{++} p-Hpt
4, 22	3, 02	10, 13	10, 31
3, 35	2, 10	12, 37	9, 07
2, 53	1, 65	9, 30	8, 90
2, 56	2, 27	12, 30	15, 80
2, 14	1, 06		
4, 29	3, 76		
4, 60	2, 76		

Die Resultate an Kontrollpersonen zeigen, daß durch die Infusion von Calcium die cAMP Ausscheidung abnimmt. Damit steht in Einklang, daß unter i. v. Gabe von Calcium die Serumkonzentration von Parathormon vermindert ist (1).
Bei den Patienten mit p-Hpt bleibt während der Calciuminfusion die Ausscheidung von cAMP pathologisch erhöht. Daher ist anzunehmen, daß die Parathormonsekretion der Adenome durch die Calciuminfusion nicht mehr supprimiert wurde. Die Messung der cAMP Ausscheidung im Urin vor und während einer Infusion von Calcium kann also zusätzlichen Aufschluß über den Funktionszustand der Nebenschilddrüsen geben.

Zusammenfassung: Die cAMP-Ausscheidung im Urin wurde vor und während einer Infusion von Calcium (10 mg/kg/180 min) gemessen. Kontrollpersonen schieden vor der Infusion im Mittel 3, 4 und während der Infusion 2, 4 µMol cAMP/g Kreatinin aus. Patienten mit p-Hpt zeigten keine Normalisierung der erhöhten cAMP-Ausscheidung (vor und während der Infusion im Mittel 11, 0 µMol cAMP/g Kreatinin). Die Messung der cAMP-Ausscheidung vor und während einer Calciuminfusion gibt zusätzlichen Aufschluß über den Funktionszustand der Nebenschilddrüsen.

Summary: Urinary excretion of cAMP measured in seven control persons and four patients with primary hyperparathyroidism (p-hpt, serum calcium less than 12 mg/100 ml) before and during an infusion of calcium (10 mg/kg/180 min). Controls excreted 3, 38 $\pm$ 0, 99 ($\bar{x} \pm$ SD) before and 2, 37 $\pm$ 0, 90 ($\bar{x} \pm$ SD) umoles cAMP/g creatinine during the infusion period. Patients with p-hpt excreted 11, 03 $\pm$ 1, 55 ($\bar{x} \pm$ SD) before and 11, 02 $\pm$ 3, 25 ($\bar{x} \pm$ SD), umoles cAMP/g creatinine during the infusion period. In borderline hypercalcemia, measurement of urinary cAMP before and during an infusion of calcium is a useful tool for the evaluation of parathyroid function.

Literatur

1. ARNAUD, C. D., TSAO, H. S., LITTLEDIKE, T.: Radioimmunoassay of human parathyroid hormone in serum. J. Clin. Invest. 50, 21 (1971)
2. MURAD, F., PAK, C. Y. C.: Urinary excretion of adenosine 3', 5'-monophosphate and guanosine 3', 5'-monophosphate. New Engl. J. Med. 286, 1382 (1972)
3. ROBISON, G. A., BUTCHER, R. W., SUTHERLAND, E. W., editors: Cyclic AMP. Academic Press, New York and London (1971)
4. WASTILA, W. B., STULL, J. T., MAYER, S. E., WALSH, D. A.: Measurement of cyclic 3', 5'-adenosine monophosphate by the activation of skeletal muscle protein kinase. J. Biol. Chem. 246, 1996 (1971)

Dr. H. Schmidt-Gayk
Pharmakologisches Institut
der Universität
6900 Heidelberg
Hauptstr. 47-51

13. Infrarot-Untersuchungen in der Differentialdiagnose der szintigraphisch kalten Knoten der Schilddrüse

H. Rudolph, D. Bokelmann, H. Rottländer und U. Buhmann

Chirurgische Universitätsklinik Heidelberg (Direktor: Prof. Dr. F. Linder)

1,5-1,8 % der scintigraphisch kalten und klinisch unverdächtigen Knoten der Schilddrüse sind bösartig (2, 3). Schon die histologische Untersuchung des gesamten Operationspräparates erlaubt nicht immer die sichere Abgrenzung benigne - maligne. Die Cytodiagnostik birgt noch mehr Unsicherheitsfaktoren. Sie kann die präoperative Differentialdiagnostik nicht wesentlich verbessern und die hohe Operationsrate von benignen kalten Knoten der Schilddrüse nicht reduzieren. Ziel der vorliegenden Untersuchung war es festzustellen, ob die Infrarot-Diagnostik eine Abgrenzung benigner von malignen kalten Knoten der Schilddrüse ermöglicht.

Methodik: A. Die 1. Patientengruppe (n = 76) wurde mit einem Infrarot-Strahlungsmeßgerät[+], bestehend aus Meßsonde und Verstärker mit Anzeigeinstrument, untersucht. Die durch ein Bolometer in elektrische Wechselspannung umgeformte Infrarotstrahlung wird mit einer Genauigkeit von 0,1°C auf einer Skala angezeigt. Die Messungen wurden nach Entkleiden der Halsregion in einem vollklimatisierten Raum ohne direkte Sonneneinstrahlung oder Zugluft 15 min nach Adaptation an die konstante Raumtemperatur von 19-21°C vorgenommen. Die Meßsonde wurde im Abstand von 2 cm von der Haut über dem scintigraphisch ermittelten kalten Knoten der Schilddrüse und dem jeweils entsprechenden kontralateral gelegenen gesunden Bezirk gehalten. Die absoluten Temperaturwerte wurden ermittelt und die Differenz zwischen beiden Werten errechnet.
B. Die 2. Patientengruppe (n = 74) wurde mit einer modernen Infrarot-Kamera[++] untersucht. Das Gerät besteht im wesentlichen aus Kamera- (10-Elemente Indiumantimonid-Detektor) und Wiedergabeeinheit (Monitor mit Bildfrequenz von 46/sec, elektronische Temperaturmessung - Genauigkeit $<$ 0,2°C).
Die Messungen wurden jeweils durch Farbthermogramme (Polaroidkamera) objektiviert. Messungen und Aufnahmen erfolgten nach gleicher Vorbereitung wie unter A beschrieben. Vor Beginn der Patientenuntersuchungen wurden bei 40 gesunden Versuchspersonen (VP) orientierende Messungen durchgeführt. Alle Diagnosen wurden postoperativ durch histologische Untersuchung gesichert[+++].

Ergebnisse: Die Untersuchung der VP ergab eine im Mittel um +0,12° C höhere Temperatur über der linken Halsseite (Tab. 1), bei 7 VP (17,5 %) war die rechte Halsseite wärmer. Über den mittleren und

---

[+] PTW-Heimann GmbH, Wiesbaden
[++] Thermographisches System, Rank Precision Industries, London
[+++] Pathologisches Institut der Universität Heidelberg (Direktor: Prof. Dr. W. Doerr)

Tab. 1: Meßergebnisse bei 40 gesunden Probanden und 150 Patienten mit scintigraphisch kaltem Knoten der Schilddrüse

Nr.	Diagnose	n	durchschnittl. Temperatur-Differenz zwischen re. + li. (°C)	höchster Wert (°C)	niedrigster Wert (°C)
1	VP	40	+ 0, 12	+ 0, 4	- 0, 2
2	scintigraphisch kalte Knoten (histol. benigne)	135	- 0, 41	+ 1, 7	- 4, 2
3	scintigraphisch kalte Knoten (histol. Ca u. Sarkom)	15	+ 0, 95	+ 2, 0	- 0, 8

Tab. 2: Meßergebnisse bei 15 Patienten mit Ca und Sarkom der Schilddrüse

Nr.	Diagnose	durchschnittl. Temperatur-Differenz aus 6 Meßwerten (°C)	höchster Wert (°C)	niedrigster Wert (°C)
1	anaplastisches Ca	+ 1, 11	+ 1, 5	+ 1, 0
2	folliculäres Adeno-Ca	+ 1, 80	+ 2, 0	+ 1, 7
3	folliculäres Adeno-Ca	+ 1, 35	+ 1, 4	+ 1, 3
4	anaplastisches Ca	+ 1, 60	+ 1, 8	+ 1, 4
5	papilläres Ca	+ 0, 85	+ 0, 9	+ 0, 8
6	folliculäres Ca	+ 1, 15	+ 1, 3	+ 0, 9
7	solides Ca	+ 0, 70	+ 0, 9	+ 0, 6
8	solides Ca	+ 1, 00	+ 1, 2	+ 0, 9
9	solides Ca	+ 0, 60	+ 0, 7	+ 0, 5
10	papilläres Ca	+ 0, 70	+ 0, 8	+ 0, 6
11	papilläres Ca	+ 0, 50	+ 0, 5	+ 0, 5
12	Sarkom	+ 1, 40	+ 1, 6	+ 1, 3
13	Sarkom	+ 1, 80	+ 1, 9	+ 1, 7
14	anaplastisches Ca (sehr klein)	- 0, 68	- 0, 8	- 0, 4
15	folliculäres Ca (retrosternal)	- 0, 53	- 0, 7	- 0, 3

großen Gefäßen (sichtbare Halsvenen, A. carotis, V. jugularis) und Schilddrüse war die Haut um 0,1-0,3°C wärmer als über Trachea und M. sternocleidomastoideus (4). Die Meßergebnisse waren bei beiden Systemen vergleichbar. Die Kamera hat jedoch den Vorteil des Monitorbildes und der Objektivierbarkeit der Befunde durch Fotos.

Bei 135 der 150 Patienten mit scintigraphisch kalten und klinisch unverdächtigen Schilddrüsenknoten handelte es sich um histologisch benigne Tumoren (Tab. 1). Die darüber gelegenen Hautareale waren im Mittel um 0,41°C kühler als über der vergleichbaren kontralateralen Halsseite bei Schwankungen von +1,7 bis -4,2°C. 19 Patienten (14,1 %) zeigten höhere Temperaturwerte über dem kalten Knoten.
15 der 150 Patienten (10 %) hatten ein Carcinom. Die bei ihnen ermittelten Werte waren durchschnittlich um 0,95°C höher als über der gesunden Seite (Tab. 1 u. 2). Wesentlich ist, daß bei 2 Patienten mit einem Carcinom die Temperaturen um 0,68, bzw. 0,53°C niedriger lagen als über der gesunden Seite (Tab. 2, Nr. 14 u. 15). Beim 1. Fall handelte es sich um ein 2 x 2 cm großes anaplastisches Carcinom, beim 2. Fall um ein ebenfalls sehr kleines, nicht tastbares, retrosternal gelegenes folliculäres Carcinom.
Diese 2 falsch-negativen Befunde mindern den Wert der Infrarotuntersuchungsverfahren für die präoperative Differentialdiagnose des kalten Knoten. Da jedoch die anderen zur Verfügung stehenden Untersuchungsmethoden (klinische Untersuchung, Scintigraphie, Ultraschall, Cytologie) eine vergleichsweise wesentlich geringere Aussagekraft hinsichtlich der präoperativen Carcinom-Diagnose haben, sollten die Infrarot-Untersuchungsmethoden mehr als bisher in das prätherapeutische diagnostische Spektrum eingebaut werden.

Zusammenfassung: 40 VP und 150 Patienten mit scintigraphisch kaltem und klinisch unverdächtigem Knoten der Schilddrüse wurden mit Infrarot-Thermometrie und -Thermographie untersucht. Von 135 Patienten mit benignem Tumor hatten 19 (14,1 %) höhere Temperaturen über dem Knoten (falsch-positiver Befund). Bei 116 dieser Patienten (85,9 %) war die Hauttemperatur um durchschnittlich 0,41°C erniedrigt. 15 Patienten mit malignem Schilddrüsentumor hatten durchschnittlich um 0,95°C erhöhte Werte. 2 Carcinompatienten hatten ein falsch-negatives Thermogramm.

Summary: 40 test persons and 150 patients with scintigraphically cold and clinically non-suspect nodules of thyroid gland were examined with the aid of infrared-thermometry and -thermography.
19 out of 135 patients (14,1 %) with benign tumors showed higher temperatures above the nodules (false positive). In 116 of these patients (85,9 %) the skin temperature was in the mean 0,41°C lower. In 15 patients with malignant tumors the temperature above the nodule was higher (in the mean 0,95°C) then above the normal tissue. 2 patients with cancer showed false positive thermogramms.

Literatur

1. HÜLSE, R., STELZIG, H. H., BUCHWALD, W.: Ergebnisse thermographischer Schilddrüsenuntersuchungen im Vergleich mit der nuklearmedizinischen Lokalisationsdiagnostik. Der Radiologe 6, 222-226 (1970)
2. KLEIN, E.: Bösartige Geschwülste der Schilddrüse. In: OBERDISSE, K., KLEIN, E.: Die Krankheiten der Schilddrüse, G. Thieme, Stuttgart 500, 1967
3. RÖHER, H.-D., RUDOLPH, H., WUNSCH, H., GRIEP, J.: Der scintigraphisch kalte Knoten der Schilddrüse als Malignomverdacht und seine tatsächliche Bestätigung. Langenbecks Arch. Chir. Suppl. Chir. Forum 1972, 191-193
4. RUDOLPH, H., VAUBEL, W. E.: Infrarot-Thermometrie bei Schilddrüsenerkrankungen. Münch. Med. Wschr. 4, 198-202 (1968)

Dr. H. Rudolph
Chirurgische Universitätsklinik
6900 Heidelberg

14. Transoraler Punktionsweg zur Kaninchenhypophyse*

W. Piotrowski

Chirurgische Klinik des Klinikums Mannheim der Universität Heidelberg (Direktor: Prof. Dr. M. Trede)

Die Säugetierhypophyse steht nach wie vor als Testorgan im Mittelpunkt zahlreicher nicht nur endokrinologischer Forschungen. Versuche, die Kaninchenhypophyse per punctionem zu erreichen, sind gelegentlich vorgenommen, aber wegen der schlechten Zugänglichkeit dieses Organes und der engen Nachbarschaft zu den großen Blutsinus nicht weiter verfolgt worden (1, 3). Vergleichende Untersuchungen der morphologischen Wirksamkeit verschiedener radioaktiver Isotope wie ^{198}Au, ^{90}Y, ^{192}Ir und ^{182}Ta an der Kaninchenhypophyse führten, einer Heidelberger Tradition folgend, zur Entwicklung eines eigenen Punktionsweges zur Sellaregion. Das Ziel war es, diese Radionuclide möglichst unmittelbar an, jedoch nicht in die Hypophyse zu plazieren, um von vornherein die bei der Seedgröße zu erwartenden artefiziellen Hypophysenzerstörungen zu vermeiden und somit die feingewebliche Untersuchung nicht zu erschweren. Die differenzierte Auswertung der jeweiligen Radionekrosen, die abhängig von der Art und Energie der einzelnen Strahlungen, der Zeitdauer ihrer Einwirkung und der Lage der Seeds zur Hypophyse ist, ist nicht Gegenstand dieser Mitteilung, die sich lediglich mit der Implantationstechnik befaßt.

Methodik: In der Erwartung quantitativ großer Hypophysen wurden weibliche Tiere bevorzugt. Als Zugangsweg bot sich, einer Anregung von SCHEER 1966 (4) folgend, das median in der Schädelbasis im hinteren Keilbein gelegene, schon 1909 von GERHARDT (2) so hervorragend schematisch dargestellte Foramen cavernosum geradezu an. Die Abb. 1 erübrigt eine Nachzeichnung. Man unterscheidet beim Kaninchen ein vorderes und ein hinteres Keilbein, das Praesphenoid und das Basissphenoid, dessen basale Fläche steil gestellt, d. h. horizontalwärts aufgerichtet ist. Durch das Foramen cavernosum gelangt man erst in die hintere Kammer der im Basissphenoid gelegenen Keilbeinhöhle. Die herzförmige Hypophyse liegt im hinteren Keilbein in einer tief ausgeprägten dorsal spongiös strukturierten Sella turcica, die von einem weitgehend verknöcherten Diaphragma sellae überdeckt ist. Zum Operationsinstrumentarium gehören neben einem Kiefersperrer, einer feinen Pinzette für das Implantieren der Seeds, einer Absaugevorrichtung und Wachs die Implantationsnadeln mit starrem und Federmandrin, die aus üblichen Carotispunktionsnadeln umgeschliffen wurden. In unserem Falle waren wegen unterschiedlicher Seedgrößen 2 verschiedene Nadelausführungen notwendig, und zwar einmal mit der Öffnung direkt an der Spitze (äußerer Durchmesser 1, 5 mm, innerer 1, 1 mm) und dann mit der Öffnung seitlich der Spitze (äußerer Durchmesser 1, 2 mm, innerer 0, 9 mm). Die Operation erfolgte in Pernoctonanaesthesie. In Rückenlage des Tieres wur-

+Meinem Lehrer Prof. Dr. H. Penzholz zum 60. Geburtstag gewidmet de die Implantationsnadel aus freier Hand durch die extrem geöffnete Mundhöhle unter Führung des am harten Gaumen angedrückten Kleinfinger und angelehnt inmitten beider Unterkiefernagezähne unter Einhaltung der Mittellinie durch den weichen Gaumen an das Foramen cavernosum geführt. Die somit an der Spitze leicht fixierte Nadel wurde dann links oder rechts lateral an diese Nagezähne angelehnt, wodurch sich der Winkel zwischen Nadelschaft und Oberkieferschneidezähnen auf 25-30° vergrößern ließ. Erst nach dieser geringen Korrektur wurde die Nadel um wenige mm unter leichtem Druck in das Foramen cavernosum vorgeschoben und der Mandrin entfernt. Das Einführen der Seeds erfolgte unter Bildwandlerkontrolle. Diese Punktion wird durch die oben ausgeführte Aufrichtung des hinteren Keilbeines wesentlich erleichtert. Im günstigsten Falle war eine Plazierung der Seeds an der dorso-lateralen Hypophysenfläche zu erwarten. Nach einiger Übung gelang die transorale Punktion des ausgewählten Foramen fast mühelos. Schwieriger war die ideale Plazierung der Seeds. Gelegentliche venöse Blutungen aus dem Stichkanal waren meist durch Instillation von Wachs, die Aspirationsgefahr durch Absaugen zu beherrschen.

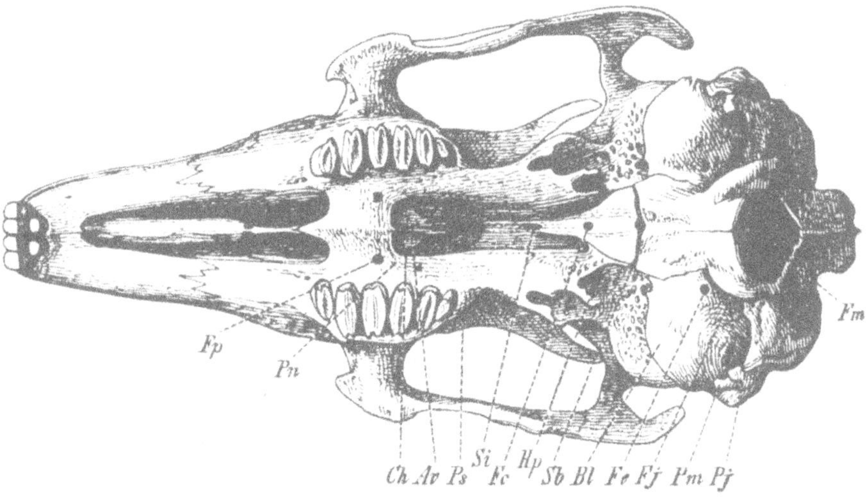

Abb. 1: Extracranielle Basisansicht beim Kaninchen (aus GERHARDT, 1909)

Fp: Foramen palatinum	Pn: Pars nasalis oss. palatini
Ch: Choane	Av: Alae vomeris
Ps: Proc. supraorbitalis ant.	Si: Synchondrosis intersphenoidal
Fc: FORAMEN CAVERNOSUM	
Hp: Hamulus pterygoideus	Sb: Synchondrosis basilaris
Bl: Bulla tympani	Fe: Foramen caroticum externum
Fj: Foramen jugulare	Pm: Proc. mastoideus
Pj: Proc. jugulairs	Fm: Foramen magnum

Die Entfernungsbestimmung der Seedposition von der Hypophyse bzw. Sella mußte röntgenanatomisch erfolgen, was durch den Umstand erschwert war, daß sich die Sellastrukturen beim Kaninchen röntgenologisch nicht sicher erkennen lassen. Zudem sind Variationen zwischen Hypophysen- und Sellagröße bekannt. Zur Bestimmung der Sellalage wurde ein fixierter Kaninchenkopf genau median sagittal durchgeschnitten. In die hier gut erkennbare Sella turcica wurde eine den durchschnittlichen Hypophysenmaßen entsprechende Stahlkugel von 3 mm Durchmesser zur Hälfte eingedrückt und röntgenologisch dargestellt. Zur Kontrolle dienten zusätzlich Röntgenaufnahmen mit gleicher in die leere Sella eines mazerierten Kaninchenschädels eingelegte Stahlkugel. Diese Vergleichsbilder waren die Grundlage zur Ausmessung der Seeddistanz zur Sellamitte jedes Versuchtieres.

Ergebnisse: Die Lage der verschiedenen Seeds beim Gesamtkollektiv von 38 Tieren in mm zum Mittelpunkt der Sella, um den der durchschnittliche Hypophysendurchmesser skizziert ist, zeigt die Abb. 2.

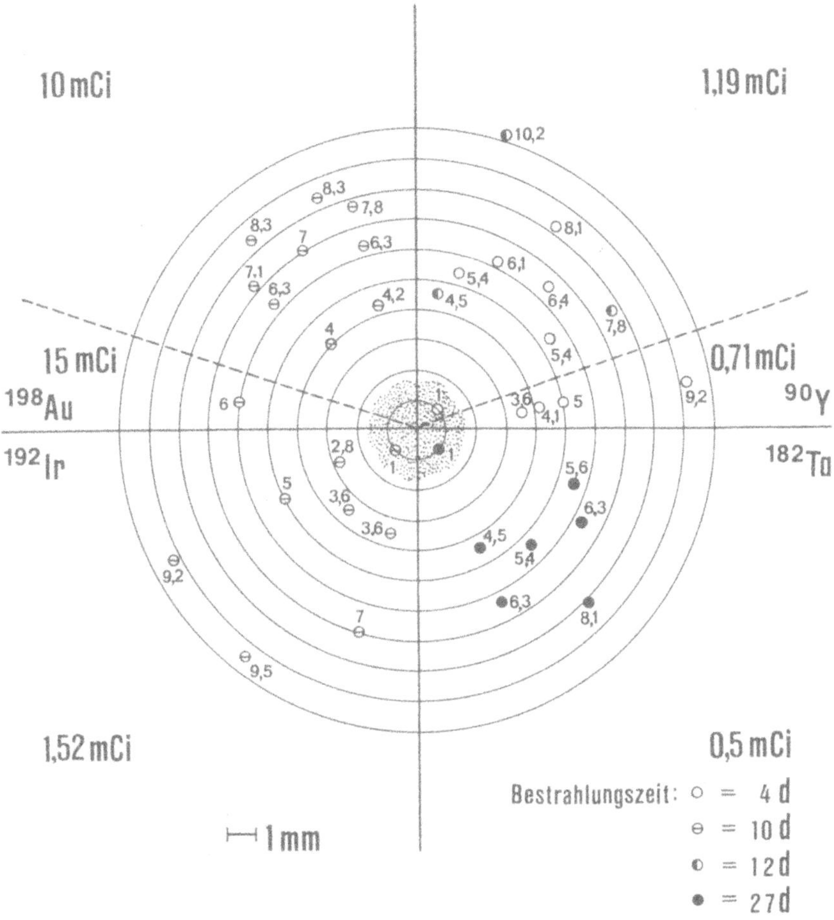

Abb. 2: Seedsstreuung um Sellamitte mit skizziertem durchschnittlichen Hypophysendurchmesser beim Gesamtkollektiv von 38 Kaninchen

Die durchschnittliche Annäherung dieser Seeds zur Sella- bzw. angenommenen Hypophysenmitte betrug mit der transoralen Punktionstechnik 5,8 ± 2,3 mm. Diese Treffsicherheit kann durch Übung der exakten Befolgung der angegebenen Technik weiter verbessert werden. Damit ist dieser ökonomische Zugang zur Kaninchenhypophyse für entsprechende Forschungsvorhaben zu empfehlen.

Zusammenfassung: Methodologische Erläuterung eines Zugangsweges zur Kaninchenhypophyse mittels transoraler Punktion des Foramen cavernosum.

Summary: A route of access to the rabbit-hypophysis is described. By this method the foramen cavernosum of the basesphenoid bone is transorally punctured.

Literatur

1. FIROR, W. M.: Hypophysectomy in pregnant rabbits. Amer. J. Physiol. 104, 204-215 (1933)
2. GERHARDT, U.: Das Kaninchen. Dr. E. Klinkhardt, Leipzig 1909
3. LACASSAGNE, A., NYKA, W.: Procédé de destruction de l'hypophyse du lapin par le radon. Soc. Radiol. (Paris) 117, 956-958 (1934)
4. SCHEER, K. E.: Persönliche Mitteilung 1966

PD Dr. W. Piotrowski
Chirurgische Klinik des
Klinikums Mannheim der
Universität Heidelberg
6800 Mannheim

15. Meniskusveränderungen unter Druck und Immobilisation

M. v. Lüdinghausen, P. Meister, K. Walcher und H. Stürz

Orthopädische Klinik und Universitäts-Poliklinik München (Direktor: Prof. Dr. A. N. Witt), Pathologisches Institut der Universität München (Direktor: Prof. Dr. M. Eder)

Degenerative Veränderungen der Menisci haben ihre Ursache vornehmlich in einer statischen oder mechanischen Überbeanspruchung des Kniegelenkes. In der Geschichte der Meniscuspathologie wurden zur Pathogenese der beobachteten degenerativen Veränderungen die verschiedensten Theorien aufgestellt Allgemeine Anerkennung fand eine Klassifikation von GROH (3). Folge der Degeneration kann die Lösung des Meniscus anläßlich eines Gelegenheitstraumas sein. Bei entsprechender Gewalteinwirkung kann auch ein gesunder Meniscus reißen. Im Anschluß daran kommt es an den Rißrändern ebenfalls regelmäßig zu regressiven Veränderungen, die jedoch an den nicht dislocierten Meniscusabschnitten, die in ihrer Lage erhalten geblieben sind, nicht obligatorisch sind. Treten jedoch nach einem bestimmten Intervall regressive Veränderungen auf, so sprechen wir von sekundärer Degeneration als Spätfolge eines adäquaten Traumas. Schwierig ist die Alterseinstufung eines Meniscusrisses, CEELEN (2) und AUFDERMAUR (1) gaben Übersichten über die zunächst regressiven und späterhin reaktiven und reparatorischen Vorgänge.
Die ganze Problematik der Meniscuspathologie zeigt sich immer wieder bei der Frage nach dem Unfallzusammenhang. Die histologische Untersuchung wird ganz allgemein den Unfallzusammenhang nur dann völlig eindeutig klären können, wenn Operation und Histologie möglichst frühzeitig nach dem in Frage stehenden Unfallereignis vorgenommen werden. So mißt SPRINGORUM (5) dem histologischen Befund eine große, RICKLIN et al. (4) eine geringe Bedeutung zu.

Methodik: In der vorliegenden Untersuchung wird ein Modell beschrieben, mit dem versucht wird, im Tierexperiment durch Druckbelastung über verschiedene Zeitspannen die möglichen Schritte bis zur Ausbildung eines "primär degenerativen Meniscusschadens" nachzuvollziehen und morphologisch zu belegen. 39 Kaninchenkniegelenke wurden bei rechtwinkliger Beugung mit eigens konstruierten Druckbolzen (Kompressionskräfte von 2-24 kp) für 14 Tage bis 6 Monate unter dosierten Druck gesetzt. Die Federkompression der Gelenke wurde intraoperativ mit Hilfe einer Schublehre eingestellt und unmittelbar postoperativ durch ein Röntgenbild mit aufgelegter Meßlehre dokumentiert. Fortlaufende Röntgenkontrolle mit beiliegender Meßlehre in 14-tägigem Abstand dienten zur Überprüfung der Federkraft im Verlauf des Experiments. Bei allen Tieren fand sich der gleiche, regelhafte, prozentuale Kraftabfall im zeitlichen Ablauf, unabhängig von der ursprünglichen Federkraft. Der mittlere Kraftabfall bei allen Tieren betrug nach 14 Tagen 25 %, nach 1 Monat 50 %. Von da an blieb die Federkraft für die restliche Versuchsdauer unverändert erhalten.

Ergebnisse: Mit zunehmender Dauer des Experiments und zunehmender Federkraft zeigen die Menisci bereits makroskopisch ausgiebige Veränderungen. Sie verschmälern sich, sind schließlich wie ausgewalzt, die noch in das Gelenk hineinragenden Fragmentenden sind glasig, hauchdünn und transparent (Abb. 1).

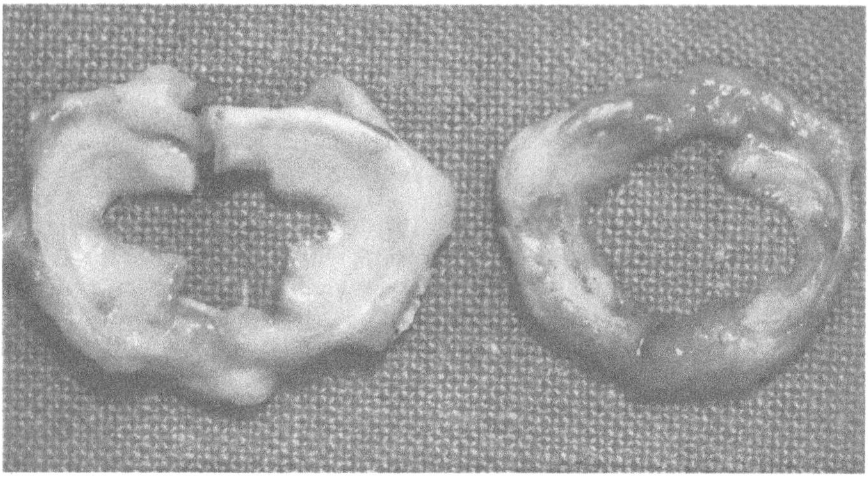

Abb. 1: Veränderungen des Meniscus nach Immobilisation und Druckbelastung über 2 Monate im Seitenvergleich. Rechts die operierte Seite

Mikroskopisch finden sich nach 14-tägiger Versuchsdauer Faserbündelabrisse und Blutungsrückstände. Das sich entwickelnde Narbengewebe geht oft über den eigentlichen Bereich der traumatischen Schädigung hinaus und bezieht das umliegende Weichteilgewebe mit ein. Ein charakteristischer Befund nach 14-tägiger Versuchsdauer besteht in einer herdförmigen Verwerfung mit Überlagerung und Auseinanderscheren der kollagenen Faserbündel und gelegentlicher Ausbildung von kleinen Spalten, die z. T. homogenes, leicht eosinophiles Material enthalten (Abb. 2). Nach 4 Wochen kommen dazu noch kleine, zwickelförmige Narben, die bevorzugt im äußeren Meniscusdrittel liegen. Verwaschene Faserstrukturen ohne Kerndarstellung kennzeichnen die - Meniscusinnenzone. Die Knorpelzellen weisen verdämmernde Kerne auf, stellenweise kommen kernlose Knorpelzellhöhlen vor. Die Knorpelgrundsubstanz zeigt eine besonders in der Azanfärbung deutlich in Erscheinung tretende unscharfe Darstellung fibrillärer Strukturierung, entsprechend einer "Demaskierung der Faserbündel". Nach 8 Wochen findet sich zwischen den ortsständigen, dichten, zellarmen Faserbündeln eine Fibrosierung durch zellreiches proliferierendes Bindegewebe. Daneben werden Cystenbildungen in allen Stadien der Entwicklung beobachtet. Nach 3-6 Monaten sind die Menisci meist deutlich atrophisch mit Cysten, plumpen, regellos angeordneten Kollagenfasern, kleinfleckiger Verschwielung sowie hyalinen Knorpelzellnestern und unmittelbaren Übergängen des Faserknorpelgewebes in unterschiedlich zelldichtes Narbengewebe.

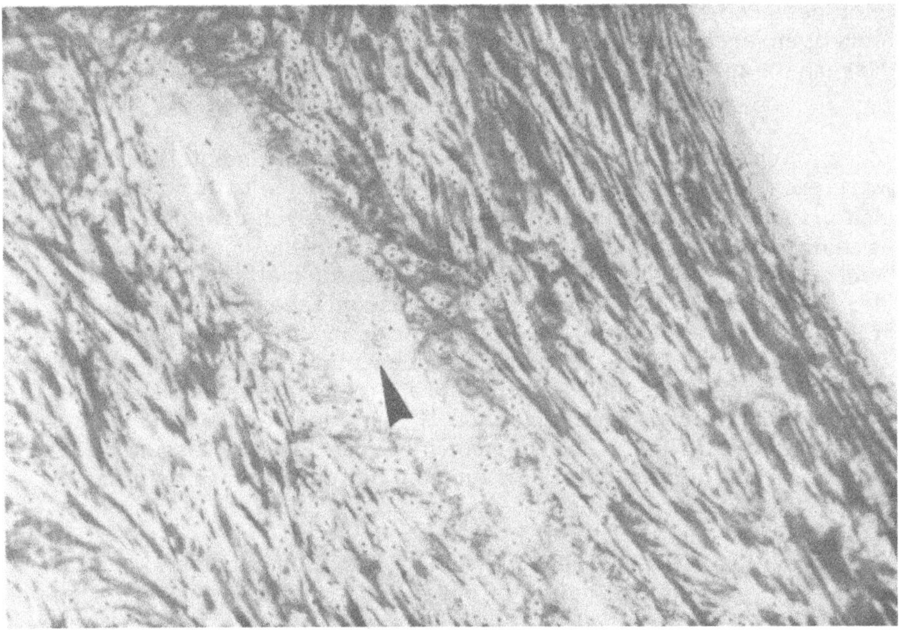

Abb. 2: Spaltbildung mit homogenem blassen Inhalt nach 14-tägiger Immobilisation und Druckbelastung (◄) (GOLDNER, X 160)

Die ursprünglich erkennbaren, unmittelbaren Traumafolgen sind mit zunehmender Versuchsdauer nicht mehr deutlich erkennbar. Nach ungefähr 1/2 Jahr kommt es zu einer Überlagerung und Vermischung von primär-traumatischen und sekundär-degenerativen Veränderungen. Bemerkenswert ist zusätzlich, daß auch sehr hohe Drucke gegenüber geringen keine morphologisch erfaßbaren Unterschiede bewirken. Dies spricht dafür, daß ein schon relativ niederes Schwellendruckmoment ausreicht, um die beschriebenen Befunde am Meniscus auszulösen. Wichtig für die Ausbildung der verschiedenen Befunde ist das Zeitintervall. Besonders die Ergebnisse nach 2-4 Wochen langer Versuchsdauer lassen jedoch auch topographisch verschiedene Veränderungen erkennen, die auf der einen Seite als unmittelbare Traumafolge, auf der anderen Seite als mittelbare Traumafolge mit diffusen degenerativen Veränderungen und regional verschieden starker Ausbildung aufzufassen sind. Hier erlaubt die gewählte Versuchsanordnung einen Vergleich mit sogen. primär-degenerativen Alterationen am fehl- oder überbelasteten menschlichen Meniscus. Die Druckunabhängigkeit der Befunde läßt den Schluß zu, daß ähnlich wie bei der primären degenerativen Alteration beim Menschen unterschiedlich starke, jedoch z. T. schon relativ geringe Druckbelastungen als Schwellenwert genügen, um die typischen degenerativen Veränderungen des Meniscus mit einem den beobachteten Befunden entsprechenden Zeitablauf auslösen zu können. In der vorliegenden Untersuchung überwiegt die Schädigung entsprechend geringem und inadäquatem Trauma. Trotz mancher Übereinstimmung mit dem Zeitablauf der Veränderungen nach traumatischem Meniscusriß (1, 2) könnten die hier gefundenen, früher auftretenden und stärker ausgeprägten degenerativen Veränderungen möglicherweise auf die Dauerbelastung, im Gegensatz zur einmaligen Schädigung, zurückzuführen sein.

Zusammenfassung: In der vorliegenden tierexperimentellen Arbeit wird ein Modell vorgestellt, bei dem der Versuch unternommen wird, den primär-degenerativen Meniscusschaden durch dosierte Druckbelastung, allerdings bei gleichzeitiger Immobilisation morphologisch nachzuvollziehen. Es finden sich vom Zeitintervall, dagegen nicht von der Höhe des Druckes abhängige makroskopische und insbesondere mikroskopische Befunde, die von Spaltbildungen nach 14 Tagen über Cystenbildungen bis zu narbigen Verschwielungen und Knorpelnestern im Spätstadium reichen. Unmittelbare regionale Traumafolgen im Frühstadium vermischen sich nach 12-24 Wochen mit diffusen, sekundär-degenerativen Veränderungen. Diese Befunde lassen die Wertigkeit der histologischen Untersuchung bei der Alterseinstufung eines Risses fraglich erscheinen.

Summary: This paper presents a study based on experiments with animals. Through application of pressure in combination with immobilisation we tried to show up the mechanism of the primary degenerative disorders of the semilunar cartlige of the knee joint. The results can be demonstrated in macroscopic and microscopic changes in correlation with the duration of the pressure, not with the amount of pressure. Direct traumatic lesions are after 12 to 24 weeks mixed with diffuse secundary degenerative changes and make it difficult to judge a traumatic rupture histologically.

Literatur

1. AUFDERMAUR, M.: Schweiz. Med. Wschr. 101, 1405 (1971)
2. CEELEN, W.: Ärztl. Wschr. 8, 337 (1953)
3. GROH, H.: Meniscusschäden als Unfall- und Aufbrauchfolge. Stuttgart: Enke 1954
4. RICKLIN, P., RÜTTIMANN, A., BUONO, M. S.: Die Meniscusläsion. Stuttgart: Thieme 1964
5. SPRINGORUM, P. W.: Zbl. Chir. 13, 413 (1970)

PD Dr. K. Walcher, Orthopädische Klinik München,
8000 München 90, Harlachinger Str. 51

16. Die Reaktion des Gelenkknorpels nach chondralen und osteochondralen Verletzungen

H. O. Dustmann und W. Puhl

Orthopädische Klinik und Poliklinik der Universität Heidelberg
(Direktor: Prof. Dr. H. Cotta)

Gelenktraumatisierungen können zu isolierten chondralen oder kombinierten osteochondralen Defekten führen. Liegen solche Gelenkflächenverletzungen vor, so stellt sich die Frage nach den Reaktionsmöglichkeiten des hyalinen Knorpels.
Während die Entwicklung der Arthrose nach einer Gelenkflächenverletzung bekannt ist, wird die Regenerationsmöglichkeit des Gelenkknorpels in der Literatur widersprüchlich beurteilt. Die differierenden Aussagen ergeben sich aus unterschiedlichen Versuchsanordnungen, aber auch aus Differenzen im Hinblick auf Art und Alter der Versuchstiere.
Um die reparativen Reaktionsmöglichkeiten des Gelenkknorpels nach Verletzungen abzuklären, wurden tierexperimentelle Untersuchungen vorgenommen.

Methodik: In den Femurcondylenknorpel junger, ausgewachsener, rassengleicher Kaninchen wurden mit Fräsen rillenförmige Defekte gleicher Breite, jedoch wechselnder Tiefe (0, 15 mm, 0, 25 mm und 0, 5 mm) gesetzt. Es entstanden so rein chondrale, aber auch osteochondrale Gelenkflächenverletzungen. Die morphologische Untersuchung dieser Bereiche erfolgte nach 2, 4, 8 und 12 Wochen mit dem Lichtmikroskop, Transmissionselektronenmikroskop und dem Rasterelektronenmikroskop.

Ergebnisse: Osteochondrale Defekte werden überwiegend von einem Granulationsgewebe ausgefüllt, das vom Gefäßsystem des subchondralen Knochens ausgeht. Unter entsprechender funktioneller Beanspruchung wandelt sich das Gefäßbindegewebe in Knorpelgewebe um. Diese Möglichkeit der Defektauffüllung ist bekannt und soll nicht weiter besprochen werden, da sie nicht vorwiegend eine Reaktion des Gelenkknorpels darstellt.
Bei den rein chondralen Verletzungen zeigen die mikromorphologischen Untersuchungen der Defektränder 2 völlig unterschiedliche Reaktionen. Insbesondere die mittleren und tiefen Schichten der Rillenränder lassen bereits nach 2 Wochen deutliche regressive Veränderungen erkennen. Das Absterben der Chondrocyten führt zu einer auffallenden Zellverarmung in diesen Randzonen; es kommt zu einer deutlichen Minderung der Anfärbbarkeit, d. h. zu einem Verlust an sauren Mucopolisacchariden. Im gleichen Bereich entstehen sogen. Cluster - dicht gedrängt liegende Knorpelzellhaufen - die für diese Knorpelschicht atypisch sind und normalerweise nur in den tiefsten Schichten des gesunden Knorpels und im Arthroseknorpel beobachtet werden.

Neben diesen regressiven Veränderungen mit Zelltod, MPS-Verlust und Ausbildung von Clustern, werden in den gelenkflächennahen Knorpelanteilen reparative Vorgänge beobachtet. Aus dieser Zone, der eigentlichen Wachstumsschicht des Gelenkknorpels, kommt es zum Vorwachsen eines zunächst zell- und kollagenreichen Gewebes, das offensichtlich arm an ungeformter Interzellularsubstanz ist. Es bilden sich von den oberflächlichsten Knorpelschichten ausgehende, den Defekt überlappende Regeneratflächen, die gegeneinander wachsen und sich erst brückenartig, später flächenhaft vereinigen. Die zunächst polygonalen Zellen des Ersatzgewebes, die wir als Fibrocyten ansprechen, runden sich innerhalb von 3 Monaten ab. Um sie herum bildet sich ein Hof, so daß letztlich knorpelähnliche Zellen entstehen. Während das histologische Schnittpräparat zunächst überwiegend Kollagenstrukturen erkennen läßt, scheint es später zu einer ausreichenden Bildung von ungeformter Interzellularsubstanz zu kommen. Innerhalb von 3 Monaten entsteht ein Gewebe, dessen Morphologie von faserknorpelähnlichen Bildern bis zu solchen Strukturen reichen, die am ehesten als Hyalinknorpel angesprochen werden müssen.

Zusammenfassung: Nach chondralen Gelenkflächenverletzungen kommt es zunächst vorwiegend in tieferen Knorpelanteilen zu regressiven Veränderungen im Sinne einer Arthrose. Gleichzeitig bilden die gelenkflächennahen Knorpelschichten ein Ersatzgewebe, das bereits nach 3 Monaten hyalinem Knorpel ähnelt. Der Gelenkknorpel ist so in der Lage, kleine Defekte aufzufüllen. Da die regressiven Veränderungen überwiegend auf die Einwirkungen der Synovia zu beziehen sind, ergibt sich für die Therapie die Forderung, intraarticuläre Frakturen exakt zu reponieren und die Fragmente unter Druck zu fixieren.

Summary: After a mechanical damage of articular cartilage in the lower parts develops a degenerative process in the form of an arthrosis. At the same time the superficial layer of cartilage produces a connective tissue which is after 3 months very similar to acticular cartilage, so that a defect can be closed. On the basis of our morphological studies on rabbits it could be demonstrated that dislocation of an intraarticular fracture must be exactly reduced and fixed under tension.

Dr. med. H. O. Dustmann
Orthopädische Klinik und
Poliklinik der Universität
6900 Heidelberg 1
Postfach 1310

Langenbecks Arch. Chir. Suppl. Chir. Forum 1973

17. Die Kniegelenkstransplantation im Tierexperiment und ihre Ergebnisse

R. Rahmanzadeh, M. Sarvestani und M. Bierther

Chirurgische Universitätsklinik Mainz (Direktor: Prof. Dr. F. Kümmerle), Institut für allgemeine und experimentelle Pathologie der Bundeswehr (Leiter: Prof. Dr. H. G. Fassbender)

Im Rahmen einer groß angelegten tierexperimentellen Untersuchung wurde die Möglichkeit der Gelenktransplantation erneut überprüft. Bereits um die Jahrhundertwende wurden entsprechende Experimente, allerdings ohne die heute zur Verfügung stehenden modernen Untersuchungsmethoden, vorgenommen.

Insgesamt wurden bei 65 Hunden Gelenktransplantationen durchgeführt. Bei genauer Anpassung und Adaptation des Transplantates im Wirtsbett ließ sich eine funktions- bzw. belastungsstabile Osteosynthese erreichen. Auf gewebsschonendes Operieren mußte schon wegen der extremen Empfindlichkeit des Gelenkknorpels gegen jede mechanische Schädigung besonderer Wert gelegt werden. Bei der Verwendung von Knorpel und Knochen als bradytrophem Gewebe und vorwiegend anorganischen Bestandteilen ist eine geringgradigere immunologische Reaktion zu erwarten. Trotzdem dürfte die Ausschaltung bzw. Verminderung immunologischer Potenzen die Voraussetzung für die komplikations- und darüberhinaus reizlose Aufnahme und den Einbau des Transplantates in den Wirtsorganismus sein. Die Empfängertiere erhielten keine Immunosuppressiva. Zur Herabsetzung der immunologischen Potenz wurde das Transplantat konserviert. Um die Effektivität des Verfahrens zu kontrollieren, wurde neben 2 Gruppen mit einer Transplantatkonservierung von 1 bzw. 2 Wochen eine weitere Gruppe mit frischen Transplantaten beobachtet. Die histologische Untersuchung der resezierten Kniegelenke im Anschluß an die ein- und zweiwöchige Konservierung ließ keinerlei Veränderungen am Knorpel erkennen.
Die Versuche wurden ferner unter Berücksichtigung verschiedener Transplantationskriterien vorgenommen. Unterschieden wurde bei der homologen Transplantation zur besseren Differenzierung zwischen Eingriffen bei Tieren gleicher und verschiedener Rassen. Außerdem erfolgten isologe Transplantationen (bei Tieren desselben Wurfs). Bei einer Kontrollgruppe wurde nach der Resektion die Reimplantation des Kniegelenks vorgenommen. Dies entsprach einer autologen Transplantation, wobei auf eine Konservierung verzichtet werden mußte. Unter Berücksichtigung der verschiedenen Kombinationen zwischen der Konservierungsdauer (0-1-2 - Wochen) umd der Art der Transplantation (1. autolog, 2. isolog, 3. homolog: a) bei Tieren gleicher und b) verschiedener Rassen) wurden die transplantierten sowie die gegenseitigen Kniegelenke bis zu 3 Jahre im Anschluß an die Operation untersucht. Der Ein- und Umbau des Knochengewebes ging in allen Fällen völlig komplikationslos vonstatten: Dies konnte makroskopisch, röntgenologisch, histologisch, scintigraphisch sowie autoradiographisch festgestellt werden. Im Gegensatz dazu kam es am transplantierten Knorpel selbst unter weitgehender Ausschaltung im-

munologischer Komponenten zu degenerativen Veränderungen, was makroskopisch bzw. röntgenologisch festzustellen war. Die Knorpelernährung erfolgt außer durch Diffusion durch das subchondrale Kapillarnetz. Um dies nicht zu zerstören, wurde bei der Resektion des Gelenkes eine 3-5 mm starke Spongiosaschicht belassen. Die temporäre Unterbrechung der Blutversorgung dürfte für die geringgradigen pathologischen Veränderungen nach der Reimplantation bzw. Autotransplantation verantwortlich zu machen sein. Kommt zu dieser temporären Mangeldurchblutung noch eine Ernährungsstörung der oberen Knorpelschichten, so sind schwere degenerative Veränderungen die Folge. Elektronenmikroskopisch konnte bei isologen und homologen Transplantationen nachgewiesen werden, daß eine Umwandlung der cellulären Elemente (Fibroblasten) der Membrane synovialis in ein weniger sekretionsaktives Reifestadium (Fibrocyten) eingetreten war. Die Austrocknung des Gelenkes führt zu einer Degeneration, insbesondere nach homologer Transplantation bei Tieren verschiedener Rassen, zu einer nahezu vollständigen Zerstörung des gesamten Knorpels, teilweise auch des subchondralen Knochengewebes. Wie in Abb. 1 zu erkennen, zeigen hier Gruppen größerer Differenzierung einen ungünstigeren Verlauf. Bessere Ergebnisse ließen sich bei immunologisch gesehen fast identischen und weitgehend inaktiven Geschwistern

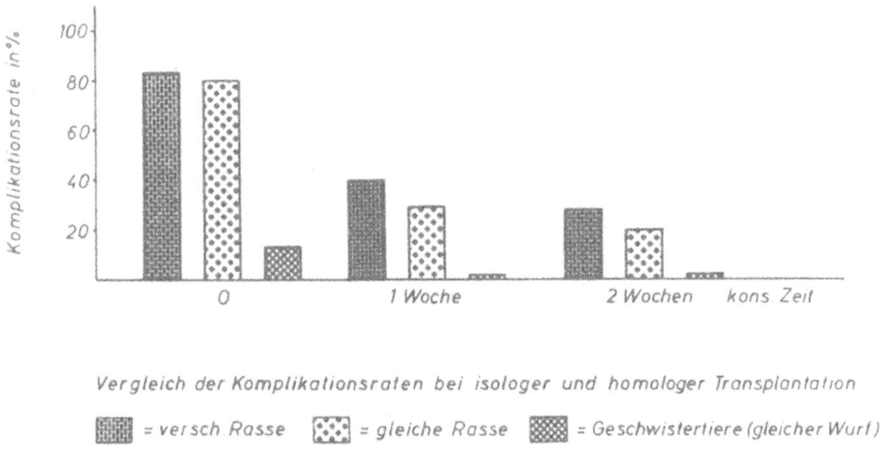

Abb. 1: Vergleich der Komplikationsraten bei isologer und homologer Transplantation

Bessere Ergebnisse ließen sich bei immunologisch gesehen fast identischen und weitgehend inaktiven Geschwistern desselben Wurfs feststellen. Die Konservierung rief eine weitgehende Ausschaltung antigener Eigenschaften des Transplantates hervor. Auffällig war, daß alle Todesfälle in der Gruppe ohne Transplantatkonservierung auftreten. Sicherlich liegt hier die extreme immunologische Reaktion des Wirtsorganismus auf das Transplantat zugrunde. Auch die Gesamtkomplikationsrate war hier wesentlich höher, als in den übrigen Gruppen (Tab. 1).

Tab. 1: Anzahl und Art der durchgeführten Transplantationen mit Komplikationen (in Klammern = Anzahl der postoperativ verstorbenen Tiere)

Art der Transplantation	Anzahl der Transplantationen	ohne Konservierung	1 Woche Konservierung	2 Wochen Konservierung	Primärheilung	Komplikationen
Geschwistertiere (isolog)	8	2 (1)	3	3	7	1 (1)
Tiere gleicher Rasse	22	5 (1)	7	10	14	8 (1)
Tiere verschiedener Rasse	30	6 (2)	10	14	17	13 (2)
Summe homologer Transplantationen	60	13 (4)	20	27	38	22 (4)
Reimplantationen autologe Transpl.	5	5	-	-	5	0
Gesamtsumme	65	18 (4)	20	27	43	22 (4)

Ob die in funktioneller Hinsicht teilweise relativ guten Ergebnisse im Tierversuch auch beim Menschen zu erwarten sind, ist fraglich, zumal sicherlich auch Unterschiede in der Schmerzreaktion vorliegen. Die homologe Transplantation kleinerer Mengen osteocartilaginären Gewebes ist mit Sicherheit problemloser.
Bedarf ein schwer geschädigtes Gelenk der Behandlung, so sind je nach Lokalisation mobilisierende Eingriffe, vor allem aber der endoprothetische Gelenkersatz, trotz seiner noch immer ungelösten biologischen und biomechanischen Probleme, vorzunehmen.

Zusammenfassung: Die bisher durchgeführten eigenen tierexperimentellen Untersuchungen lassen annehmen, daß die homologe Transplantation größerer Mengen osteocartilaginären Gewebes oder ganzer Gelenke beim Menschen ebenso degenerative Veränderungen nach sich ziehen wird, wie im Tierversuch. Einzelne klinische Beobachtungen konnten dies bereits bestätigen. Trotz der reizlosen Einheilung des Knochengewebes verursachen wahrscheinlich immunologische Reaktionen die schweren degenerativen Veränderungen. Bei relativ guter Frühfunktion dürften die Spätergebnisse wesentlich ungünstiger ausfallen. Zur Zeit bieten vor allem die Verwendung von Endoprothesen an einzelnen dazu geeigneten Gelenken die besten funktionellen Ergebnisse.

Summary: However, it appears from the animal experiments which so far have been carried out for this purpose, that a homologous transplantation of a larger size of osteocartilaginous tissue or of whole joints could lead to degenerative changes, in the same way as these occur in animal experiments. Solitary observations have already proved this. Although the bone tissue can be expected to heal without signs of inflammation, the immunological resections cause extensive degenerative changes in the joints. At first the joint functions pretty well. Later, however, the results seem to change for the worse. At the present time, therefore, operative installation of endoprothesis in joints suitable for this purpose seems to be the only method of choice.

Prof. Dr. R. Rahmanzadeh
Chirurgische Universitätsklinik
6500 Mainz
Langenbeckstr. 1

18. Die Synovektomie bei Rheumatikern und postoperative röntgenologische Veränderungen

M. Sarvestani, D. Wessinghage, F. J. Kroeger und P. Albers

Chirurgische Universitätsklinik Mainz (Direktor: Prof. Dr. F. Kümmerle), Institut für Klinische Strahlenkunde der Universität Mainz (Direktor: Prof. Dr. L. Diethelm)

Aufgrund zahlreicher bei Rheumatikern vorgenommener operativer Eingriffe konnten folgende pathologisch-anatomische Veränderungen festgestellt werden: In der proliferativen Phase kommt es zur entzündlichen Wucherung der gesamten Synovialmembran, die sich ferner von der Knorpel-Knochen-Grenze ausgehend filmartig in Form eines Pannus auf dem Gelenkknorpel ausbreitet. Durch die erosiv-aggressive Potenz des synovitischen Gewebes kommt es zur Destruktion verschiedener Gelenkanteile, u. a. von Knorpel, Knochen, Menisci (destruktive Phase). Jeder neue Schub der Erkrankung verursacht ein erneutes Aufflammen der Proliferation und führt zur Zunahme der Destruktionen. Aus dieser destruktiven Phase kann ein Übergang in die degenerative Phase erfolgen. Zerstörung von Gelenkflächen, Instabilität und Fehlstellungen wie Subluxation oder Luxation, Varus- oder Valgusstellung, führen bei weiterbestehender Beweglichkeit und Belastbarkeit zur sekundären Arthrose, unabhängig davon, ob der rheumatische Prozeß weiter aktiv ist oder zur Abheilung kommt. Aus dem degenerativen Stadium kann schließlich die stabilisierende Phase in Form der fibrösen Ancylosierung erreicht werden. Diese findet sich vorwiegend bei der chronischen Polyarthritis. Auch aus der destruktiven Phase kann unter Umgehung der Degeneration direkt eine Stabilisierung des Gelenkes in Form der knöchernen Ancylose beobachtet werden. Diese liegt gelegentlich bei der juvenilen chronischen Polyarthritis vor, ebenso bei der Spondylitis ancylopoetica oder der Psoriasis-Arthritis. In der stabilisierenden Phase geht unter dem Fortfall des funktionellen Reizes die Synovialmembran zugrunde, so daß die entzündlich-rheumatische Erkrankung nicht mehr Fuß fassen kann.

Sowohl in der proliferativen, als auch in der destruktiven und degenerativen Phase, in denen es zu erneuten proliferativen Schüben kommen kann, läßt sich eine Synovektomie, vorwiegend an Knie-, Fuß-, Ellenbogen-, Hand- und Fingergelenken, durchführen. Hierbei wird angestrebt, die gewucherte Synovialmembran total zu entfernen. Unter einer sofort im Anschluß an den Eingriff einstzenden Übungstherapie kommt es zur Regeneration der Synovialkapsel. Nach Möglichkeit soll der Eingriff vor dem Eintreten von Destruktionen am Gelenk vorgenommen werden. Die Synovektomie führt, obwohl Rezidive nicht ausgeschlossen sind, häufig zum Stillstand der entzündlichen Veränderungen und infolge Entfernung der synovitischen Massen zur Besserung der Gelenkmechanik. Neben dem lokalen Effekt ist eine günstige Beeinflussung der Gesamterkrankung zu erwarten. So kommt es auch an nicht-operierten Gelenken zum Rückgang der entzündlichen Erscheinun-

gen, der Bewegungseinschränkung und des Schmerzes. Ebenfalls tritt häufig eine Besserung der Blutsenkungsreaktion ein. So konnten wir im Anschluß an Kniegelenkssynovektomien eine Verbesserung der Blutsenkungsreaktion um 20 % feststellen. Patienten nach Früh- und Spätsynovektomien verhielten sich postoperativ mit einer Verbesserung der BKS um etwa 30 % günstiger, als Patienten mit einer Kniegelenkskontraktur, bei denen ein leichter Anstieg zu beobachten war. Bei der Überprüfung der prä- und postoperativen Beweglichkeit, konnte entsprechend der nur geringen Bewegungseinbuße im frühen Stadium der Kniegelenkssynovitis auch nur eine leichte Zunahme des Bewegungsausmaßes festgestellt werden. Im Anschluß an die Spätsynovektomie kam es zur durchschnittlichen Bewegungszunahme um 30°, vor allem in Hinsicht auf die Beugung. Patienten mit einer Kniegelenkskontraktur wiesen postoperativ vorwiegend eine Zunahme der Streckung von durchschnittlich 45° auf.
Bei fortlaufenden Kontrollen lassen sich gelegentlich Verbesserungen der Röntgenbefunde feststellen. Diese finden sich vor allem nach Eingriffen in einem verhältnismäßig frühen Stadium der Erkrankung. So konnten wir in Einzelfällen eine Glättung der Gelenkkonturen erkennen. Ferner ließ sich nach präoperativ nachweisbaren Destruktionen in Form von Usuren oder cystenähnlichen Veränderungen deren Verkleinerung, bzw. ein mehr oder weniger vollständiger Ausgleich feststellen. Die Ausbildung von Randsklerosierungen wies auf einen reparativen Vorgang im Bereich der Schädigung hin. Die beschriebene Normalisierung eines präoperativ stark verschmälerten Gelenkspaltes dürfte verhältnismäßig selten sein, jedoch konnten auch wir postoperativ erkennen, daß der verschmälerte Gelenkspalt breiter wurde. Im Gegensatz zu diesen Befundbesserungen stand die Verschlechterung der röntgenologischen Veränderungen nach Synovektomien an erheblich destruktiv und degenerativ geschädigten Gelenken. Hier ließen sich postoperativ Einbrüche von Gelenkflächen erkennen. Trotz der Zunahme der röntgenologischen Veränderungen besteht häufig eine Diskrepanz zu dem eindeutig gebesserten klinischen Befund.

Zusammenfassung: Aufgrund von intraoperativen Beobachtungen lassen sich bei entzündlich-rheumatischen Gelenkerkrankungen 4 Entwicklungsstadien abgrenzen. Wir unterscheiden eine proliferative von einer destruktiven, degenerativen und stabilisierenden Phase. Außer in der stabilisierenden Phase, kann eine Synovektomie lokal und allgemein eine Besserung bringen. Auch prä- und postoperative Röntgenaufnahmen zeigen, vorwiegend in frühen Stadien der Erkrankungen, eine Rückbildung der Destruktionen. Im Spätstadium kann es zu einer Zunahme röntgenologischer Veränderungen kommen, obwohl klinisch eine Besserung zu verzeichnen ist.

Summary: Intraoperative observations in patients suffering from inflammatory rheumatic diseases show four stages of development. We differentiate between a proliferative, destructive, degenerative and a stabilising phase. Except of the stabilising phase synvectomies can be very helpful, both locally and in general. Especially in early stages in pre- and postoperative x-ray follow-up studies a regression of the destructions is observed. In the late stage destructions may increase, although clinical symptoms improve.

Prof. Dr. D. Wessinghage
Chirurgische Universitätsklinik
6500 Mainz
Langenbeckstr. 1

19. Einheilung allogener Knochentransplantate unter Immunsuppression mit Antilymphocytenserum*

K. P. Schmit-Neuerburg, C. D. Wilde und G. Schreiber

Unfallchirurgische Klinik der Medizinischen Hochschule Hannover (Leiter: Prof. Dr. H. Tscherne)

Die zuverlässige und beschleunigte Einheilung von Corticalistransplantaten wird in erster Linie durch verbesserte biomechanische Bedingungen bewirkt: Stabile Einschaltung des Transplantates in die Druckspannung des Empfängerknochens mit gesichertem Gefäßanschluß an das HAVERS' sche System. Frisch allogene Corticalistransplantate unterliegen außerdem der Immunreaktion, deren protrahierter Verlauf durch die geschützte Lage der zellgebundenen Antigene bedingt ist. HUTZSCHENREUTER (1) gelang beim Schaf durch Präsensibilisierung der Empfänger ein beschleunigter Transplantatabbau mit lebhafter Knochenneubildung, quantitativ dem Autotransplantat vergleichbar, während LANCE und FISCHER (2) die rasche Einheilung allogener Patellatransplantate bei Kaninchen durch Immunsuppression mit Azathioprine (5 mg/kg) erzielten. Die vorliegende Arbeit untersucht den Einfluß der immunsuppressiven Therapie auf die Einheilung allogener Corticalistransplantate.

Methodik: Bei 10 50-60 kg schweren Schafen wurden am Metatarsus 2,5 cm lange Defekte gesetzt und mit frischen, deperiostierten Corticaliszylindern von geschlechtsdifferenten, sonst unausgewählten Spenderschafen unter Verwendung der Druckosteosynthese mit 2 Platten (dorsal und lateral) belastungsstabil überbrückt. Die Immunsuppression erfolgte mit Antischaflymphocytenserum vom Pferd (3), immunisiert mit insgesamt 4 x 10^{11} frischen Lymphocyten aus mehrfachen Lymphdrainagen[++]. ALS wurde unmittelbar postoperativ und 2 mal täglich während der weiteren Versuchsdauer i. v. verabreicht (Tagesdosis 0,25-0,5 ml/kg, 1:1 verdünnt in 0,9 NaCl), durchschnittlich 30 Tage, dann 2-tägig bis Versuchsende. Die Wirksamkeit des ALS wurde entsprechend den in Tab. 1 dargestellten Kriterien beurteilt. Nach einer Versuchsdauer von 60-120 Tagen wurden die Tiere getötet. Gleichzeitig erfolgte die Gefäßfüllung am operierten Bein. Nach Alkoholfixierung und Weichteilentfernung wurden die Knochenpräparate röntgenologisch, mikroangiographisch und histologisch aufgearbeitet (4).

Ergebnisse: Von insgesamt 28 Tieren unter ALS-Behandlung verstarben: 1 Tier am anaphylaktischen Schock, 2 Tiere durch Urämie am 40. und 45. Behandlungstag. Interkurrente Allgemeininfekte und Arthritiden an den nichtoperierten Vorderbeinen zwischen 30. und 60. Behandlungstag wurden 6 mal, schleichende Wundinfekte (Spätinfekte) 5 mal beobachtet. Für die röntgenologische und histologische Auswertung der Knochenpräparate verblieben 9 Tiere, davon 1 Tier mit 45 Tagen (Urämie) und je 4 Tiere mit 60 und 120 Tagen Versuchsdauer.

+ Mit Unterstützung der Deutschen Forschungsgemeinschaft

++ Immunisierung und ALS-Herstellung wurden freundlicherweise von der Fa. BEHRING/Marburg durchgeführt.

Tab. 1: Kriterien der Immunsuppression mit (Pferd - anti - Schaf)-ALS (0, 25-0, 5 ml/kg/Tg.)

I. Nachweis von lymphocytotoxischen Antikörpern:	II. Lymphocyten-Verhalten im zirkulierenden Blut:			III. Abstoßung allogener Spalthauttransplantate (n = 12), in Tagen:	IV. Abstoßung allogener Nierentransplantate (n = 6), in Tagen:
Pool-ALS, 5-fach absorbiert, 1:1 Verdünnung mit 0, 9 % NaCl	Mittelwerte und Standardabweichung der auf den Ausgangswert = 100 % bezogenen Relativwerte von 9 Schafen			ALS	ALS
	Tage	Rel. % $\bar{x}$	Lymphoc. $s\bar{x}$	18, 0 (±2, 5)	15/22/30
	1	18, 77	± 5, 87	Kontrollen	Kontrollen
	2	17, 77	± 3, 06	7, 7 (±1, 5)	6/7/9
	3	15, 00	± 2, 65		
Titer 1:2048	4	15, 12	± 2, 31		
	5	11, 62	± 2, 13		
	10	10, 66	± 3, 70		
	20	8, 11	± 0, 96		
	30	11, 25	± 1, 84		
	40	8, 00	± 1, 25		

Im Vergleich mit Kontrollgruppen nach autogener, allogener und konserviert-allogener Corticalistransplantation ergeben sich hinsichtlich der Vascularisierung, Einheilung und des knöchernen Ersatzes wesentliche Unterschiede:

1. Die Vascularisierung der Transplantate ist gegenüber allen genannten Gruppen stark verzögert, die Osteotomieflächen sind nach 60 Tagen unverändert sichtbar und histologisch nicht durch HAVERSsche Gefäßsprossen überbrückt (Abb. 1).

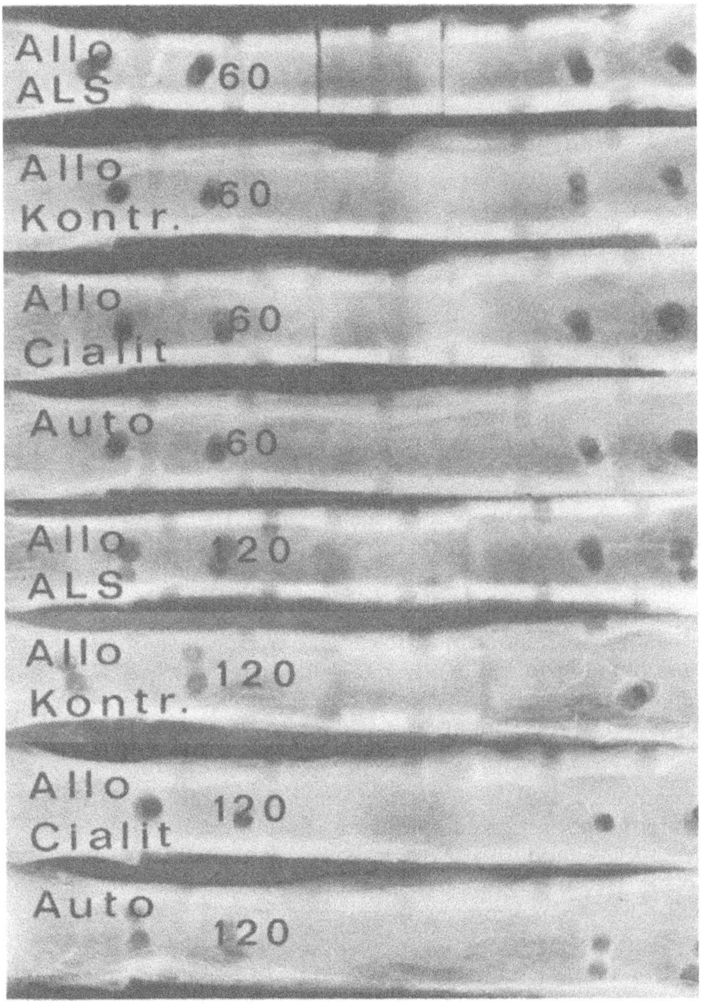

Abb. 1: Rö. - Einheilung verschiedener Corticalis-Transplantate bei stabiler Druckplattenosteosynthese. Die Osteotomiespalten der ALS-behandelten Tiere sind nach 60 Tagen noch nicht überbrückt, nach 120 Tagen nur bei 2 Tieren knöchern durchgebaut.

Nach 120 Tagen sind die Osteotomieflächen vascularisiert, eindringende Gefäße aber nur in den periostalen und endostalen Randzonen sichtbar. Die Transplantate sind in weiten Abschnitten nekrotisch.
2. Die Osteoblastenaktivität ist überall stark gehemmt, auch nach 120 Tagen. Periostal, endostal und in revascularisierten Abschnitten des HAVERS' schen Systems fehlen Osteoblasten. Es überwiegt die Resorption durch großkernige Makrophagen und Riesenzellen, selten durch Osteoblasten (Abb. 2).

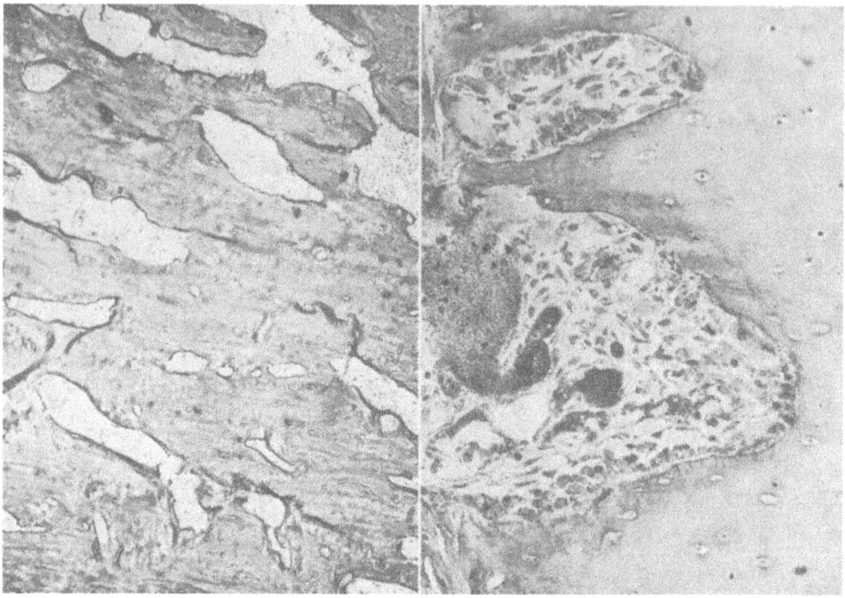

a b

Abb. 2a u. 2b: Resorptionszonen in allogenen Corticalistransplantaten unter Immunsuppression mit ALS, nach 60 Tagen (a) und 120 Tagen (b) Osteoidsäume und Osteoblasten als Zeichen der Regeneration nach Resorption fehlen, Makrophagen + Riesenzellen dominieren

3. Die Menge des neugebildeten Knochens erreicht nach 120 Tagen nur 10 % des Transplantatvolumens und liegt damit weit unter der Knochenneubildung unbehandelter Allotransplantate (Tab. 2). Die Umbaurate als Maß für Gesamtvolumen und Intensität der aktiven Knochenbildungsherde im Transplantat entspricht der geringen Osteogenese.
4. In transplantatfernen Abschnitten des Metatarsus ist ein gesteigerter Knochenumbau mit ausgeprägter Resorption ebenfalls zu beobachten. Dieser Befund erinnert an klinische Beobachtungen pathologisch gesteigerter Umbauvorgänge in gefäßarmen oder besonders belasteten Knochenabschnitten unter immunsuppressiver Behandlung.

Tab. 2: Knochenneubildung und Umbaurate (mm^3/mm^3/Jahr) in deperiostierten Corticalis-Transplantaten am Schafs-Metatarsus bei stabiler Druckplattenosteosynthese, 120 Tage nach Transplantation

Transplantat	Knochen-Neubildung %	Umbaurate %
Allogen-ALS	10,5	83,0
Allogen-Kontrollen	26,7 ± 4,8	110,0
Allogen (first set) HUTZSCHENREUTER (1972)	24,1 ± 3,5	
Allogen-konserviert (Cialit/Tiefkühlung)	31,1 ± 2,9	133,7
Allogen-Präsensibil. (second set) HUTZSCHENREUTER (1972)	38,2 ± 1,8	
Autogen	40,6 ± 4,9	149,0

Zusammenfassung: Der Einbau stabil fixierter deperiostierter allogener Corticalistransplantate in Defekte des Schafsmetatarsus wird durch Immunsuppression mit ALS ungünstig beeinflußt. Vascularisierung, Transplantatumbau und Knochenneubildung sind nach 60-120 Tagen stark verzögert, verglichen mit autogenen und unbehandelten oder konservierten allogenen Transplantaten. Die Transplantate bleiben in weiten Abschnitten nekrotisch und werden periostal und endostal resorbiert.

Summary: Healing and replacement of deperiosted cortical allografts, stabilized by internal fixation in defects of sheep metatarsus, are unfavourably influenced by immunosuppression with ALS. Graft vascularization, bone formation and remodeling were greatly inhibited after 60-120 days treatment, compared to auto- and allografts, untreated or preserved. Periostal and endostal resorption was prevalent.

Literatur

1. HUTZSCHENREUTER, R.: Beschleunigte Einheilung von allogenen Knochentransplantaten durch Präsensibilisierung des Empfängers und stabile Osteosynthese. v. Langenbeck Preis 1972
2. LANCE, E. M., FISCHER, R. L.: Transplantation of the rabbit's patella. J. Bone Jt. Surg. 52-A, 145 (1970)
3. PICHLMAYR, R.: Herstellung und Wirkung heterologer Antihundelymphocytenseren. Z. ges. exp. Med. 143, 161 (1967)
4. SCHMIT-NEUERBURG, K. P., WILDE, C. D.: Defektüberbrückung an den langen Röhrenknochen. H. Unfallh. 113 (1973)

PD Dr. K. P. Schmit-Neuerburg, Unfallchirurgische Klinik der Medizinischen Hochschule, 3000 Hannover, Karl-Wiechert-Allee 9

20. Thermographische Verlaufsbeobachtungen nach Distorsionen des oberen Sprunggelenkes

W. Sattel, G. Kaiser und R. Poehlmann

Klinik und Poliklinik für Allgemeinchirurgie der Universität Göttingen (Direktor: Prof. Dr. H. -J. Peiper), Radiologische Universitätsklinik Göttingen (Direktor: Prof. Dr. H. Poppe)

Unter "Distorsionen" des oberen Sprunggelenkes verbergen sich leichte und schwere Kapselbandrupturen dieses Gelenkes, die bei ausgeprägten Handverletzungen röntgenologisch mit gehaltenen Röntgenaufnahmen verifiziert werden können (1, 5). Im ambulanten, poliklinischen Krankengut machen diese Verletzungen einen nicht unerheblichen Prozentsatz aus.
Die Behandlungsmethoden sind überwiegend konservativ. Die Behandlungsdauer ist abhängig von der Schwere der Kapselbandruptur. Entsprechend sind die Beschwerden und die Belastbarkeit nach dem Ausmaß der Verletzung verschieden. Unser konservativer Behandlungsplan besteht in einer Ruhigstellung in dorsaler Unterschenkelgipsschale für 4-5 Tage und anschließender Gehgipsbehandlung für durchschnittlich 14 Tage.
Ziel der Untersuchung war, mittels der vergleichenden Thermographie der Sprunggelenke einen thermographisch bestimmbaren Temperaturwert Δ T zu finden, der die Belastbarkeit und den Abschluß der Behandlung unter Ausschluß der subjektiven Beschwerden objektiviert (2, 3, 4).

Material und Methodik: Die thermographische Messung bei 43 Patienten erfolgte mit einer BOFORS- IR- Kamera. Die Thermographie wurde bei allen Patienten 2-4 mal durchgeführt. Die Patienten wurden auf einem Tisch gelagert und 10 min an eine Raumtemperatur $T_R = (20,5 \pm 0,5)^o$ adaptiert. Die beiden unteren Extremitäten der liegenden Patienten wurden in 3 Ebenen thermographiert: Ventral, seitlich lateral und seitlich medial und zwar jeweils der Sprunggelenk-, Unterschenkel-, Knie- und Oberschenkelbereich. Es wurden die Temperaturdifferenzen Δ T zwischen dem erkrankten und dem gesunden Sprunggelenk (Meßgenauigkeit $\pm$ 0, 4°C) gemessen. Die Thermographie der übrigen Bereiche der unteren Extremitäten diente zur Kontrolle der Temperaturprofilbeeinflussung durch Schonhaltung und Ruhigstellung des erkrankten Beines und zum Nachweis profilstörender Einflüsse anderer Genese. Die dabei erhobenen Befunde sollen anderenorts veröffentlicht werden.

Ergebnisse: Thermographisch werden im wesentlichen 2 Gruppen von Patienten unterschieden. Bei der überwiegenden Anzahl ließ sich eine gute Korrelation der Temperaturdifferenz Δ T bei vergleichender Thermographie finden, die als objektiv meßbarer Wert die Belastbarkeit anzeigte. Beispielhaft für diese überwiegende Gruppe von Patienten (Tab. 1) sind 4 Kurven eingetragen. Beim Vergleich der klinischen Kontrolle und thermographischen Messung zeigte diese Gruppe zum Zeitpunkt der Entlassung aus der Behandlung in der Regel eine Temperaturdifferenz von $\Delta T \lesssim 1^{o}C$. Im Durchschnitt wurden diese Patienten zwischen dem 18. und 25. Tag aus der Behandlung entlassen. Bei schweren Distorsionen mit röntgenologisch nachweisbarer Subluxation des Talus bei gehaltenen Röntgenaufnahmen (Kurven 5 und 6 der Tab. 1) waren die Δ T-Werte weit über die 4. Woche erhöht und die Behandlungszeit entsprechend verlängert.

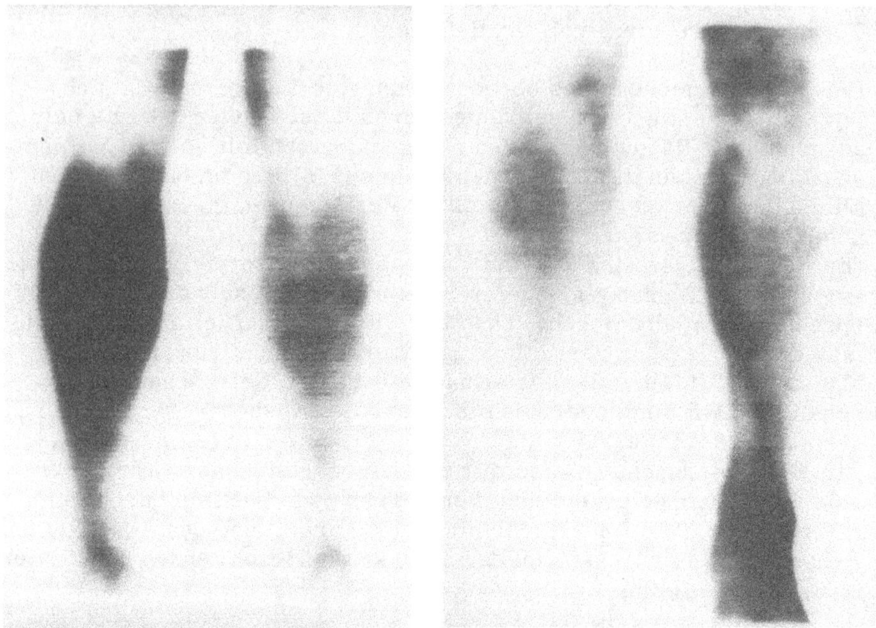

Abb. 1 a u. 1 b: Typisches Thermogramm am 2. und 8. Tag nach Distorsion. ΔT 2. Tag + 4,2°C, ΔT 8. Tag - 0,7°C

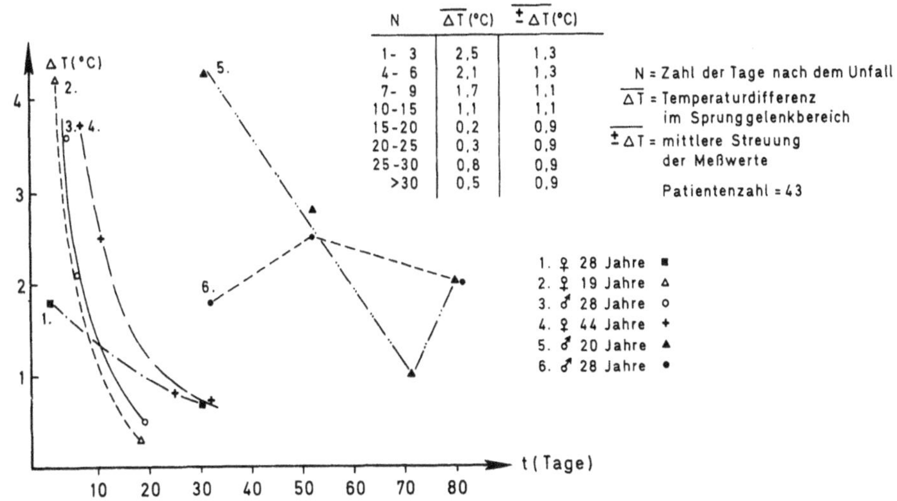

N	$\overline{\Delta T}$ (°C)	$\overline{\pm \Delta T}$ (°C)
1- 3	2,5	1,3
4- 6	2,1	1,3
7- 9	1,7	1,1
10-15	1,1	1,1
15-20	0,2	0,9
20-25	0,3	0,9
25-30	0,8	0,9
>30	0,5	0,9

Tab. 1: Δ T-Verlauf bei 4 typischen Distorsionen und Δ T von 2 schweren Distorsionen mit deutlicher Subluxation des Talus bei gehaltenen Röntgenaufnahmen. Δ T und ± Δ T - bei den untersuchten 43 Patienten

Zusammenfassung: Bei 43 Patienten mit Distorsionen im oberen Sprunggelenk wurden vergleichende Thermographien durchgeführt. Bei der überwiegenden Anzahl der Patienten konnte nach Abschluß der Behandlung eine Temperaturdifferenz Δ T von ≦ 1°C festgestellt wer werden.

Summary: Comparative thermographs of 43 patients with sprained ankles were made. In the majority of the cases, a temperature difference (∠T) of ≦1°C was observed at the end of treatment.

Literatur

1. BECKER, R., HAAGE, H., MAY, E.: Diagnostik von Veränderungen des Bandkapselapparates am Sprunggelenk. Chir. Praxis 173-180 (1970)
2. CONNELL, J. F., MORGAN, E., ROUSSELOT, L. M.: Thermography in trauma. Ann. N. York Acad. Sc. 121, 171 (1964)
3. GERSHON-COHEN, J.: Thermography in diagnosis of bone diseases. Radiol. Clin. N. America 8, 241-249 (1970)
4. HODES, P. T., WALLACE, I. D., DOTT, D. D.: Thermography Med. Clin. N. America 54, 603-616 (1970)
5. WEBER, B. G.: Die Verletzungen des oberen Sprunggelenkes. Hans Huber-Verlag, Bern und Stuttgart 1966

Dr. W. Sattel, Kliniken der Universität Göttingen,
Klinik und Poliklinik für Allgemeinchirurgie,
3400 Göttingen, Goßlerstr. 10

21. Die Flußsäureverätzung. Tierexperimentelle Untersuchungen und Klinik

P. Merkle, H. W. Springorum, H. E. Köhnlein und H. Hartung

Chirurgische Universitätsklinik Freiburg (Direktor: Prof. Dr. M. Schwaiger)

In unserem Krankengut haben wir in den vergangenen Jahren eine stete Zunahme der Flußsäureverätzungen registriert. Unsere Therapie bestand in der schon 1932 geforderten Calciumgluconat-Unterspritzung des verätzten Areals (1). Diese Therapie entspricht auch den Behandlungsrichtlinien der BG der chemischen Industrie (2). Eine Modifikation dieses Verfahrens durch Kombination des Calciumgluconats mit Hyaluronidase wurde 1962 angegeben (3). Da wir häufig schlechte Behandlungsergebnisse sahen, hielten wir eine tierexperimentelle Überprüfung unserer Behandlung für angezeigt. Insbesondere sollte geklärt werden, inwieweit die Injektionen selbst gewebsschädigend sind.

Methodik: In jeder unserer Versuchsgruppen verätzten wir 10 Ratten mit handelsüblicher Flußsäurelösung (40 %), indem auf der Rückenhaut mit Hilfe einer Schablone ein ca. 252 mm^2 großer Bezirk gleichmäßig benetzt wurde; nach 30 sec wurde die Säure abgetupft. Die 1. Gruppe diente als Kontrolle; in der 2. Gruppe wurde 45 min nach Verätzung eine Unterspritzung mit Calciumgluconatlösung (10 %) durchgeführt. Diese Behandlung wurde in 4-stündigem Abstand bis 36 Stunden nach Verätzung wiederholt. Eine weitere Gruppe wurde zusätzlich mit Hyaluronidase (Kinetin^R) unterspritzt. In der 4. Gruppe wurde die verätzte Haut nach 45 min excidiert und die Wunde vernäht.
Bei 10 Tieren wurde ohne Verätzung ein entsprechender Hautbezirk mit Calciumgluconat (10 %) und Hyaluronidase unterspritzt. Gemessen wurde in 2-tägigem Abstand die Ausdehnung der Verätzung, ferner wurde der Zeitpunkt der Abheilung festgestellt. Zusätzlich wurden histologische Untersuchungen mit verschiedenen Färbemethoden durchgeführt.
Bei 37 Patienten mit einer Flußsäureverätzung aus dem Krankengut der Chirurgischen Universitätsklinik der letzten 2 Jahre wurden die Erstsymptome verglichen und die Zeit der Arbeitsunfähigkeit festgestellt. Bei einer Nachuntersuchung wurden die Spätergebnisse ermittelt.

Ergebnisse: Wenige min nach der Verätzung bildeten sich auf der Haut der Tiere grauweiße, konfluierende Bezirke. Diese Ätznekrosen nahmen bis zum 3. Tag an Größe zu und verkleinerten sich bis zur Abheilung. Wir fanden bei Kontrolltieren eine Abheilung nach 17 $\pm$ 3 Tagen; bei verätzten und mit Calciumgluconat behandelten Tieren betrug die Heilungszeit 39 $\pm$ 3 Tage, nach Zusatz von Hyaluronidase 27 $\pm$ 3 Tage (Abb. 1).

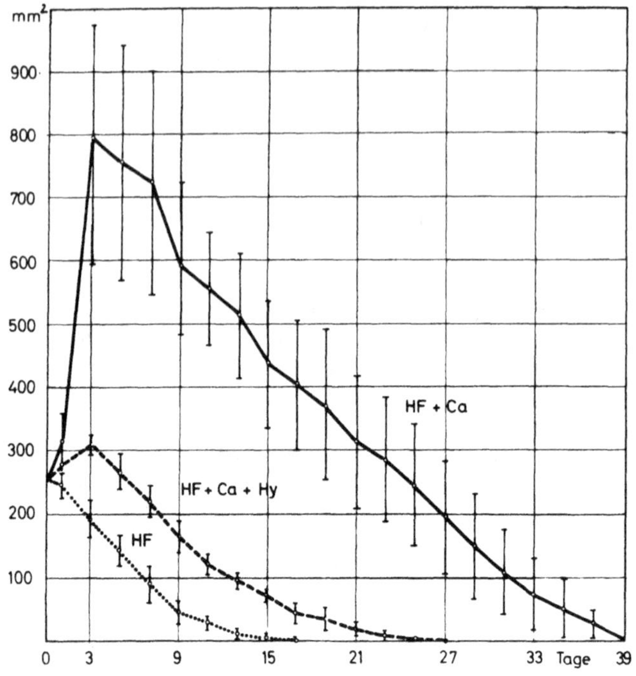

Abb. 1: Größe der Hautnekrosen nach Flußsäureverätzung bzw. Verätzung und Injektionsbehandlung

Die mit Excision behandelten Tiere zeigten eine Heilung bis zum 7. Tag. Die nicht verätzten und mit Calciumgluconat und Hyaluronidase unterspritzten Tiere ließen ausgeprägte grau-braune Hautnekrosen beobachten, die bis zur Abheilung 23 ± 4 Tage benötigten. Histologisch fanden sich bei den verätzten Tieren Epithelulcerationen mit Leukocyteninfiltrationen, besonders entlang den Haarfollikeln. Das Bindegewebe war stark verquollen. Bei den behandelten Tieren sah man zusätzlich Muskelnekrosen. Bei den nur unterspritzten Tieren war im Vordergrund ein Stromaödem mit Nekrosen und Leukocyteninfiltrationen.
Unsere Patienten klagten bei der Erstuntersuchung über brennenden Schmerz (56 %) und boten eine deutliche Rötung der Haut (56 %). Eine grauweiße Hautverfärbung fand sich in 42 %, Blasenbildung in 28 %. Ein Hautödem wurde bei 12 % der Patienten beobachtet. Die Behandlungsdauer bzw. Arbeitsunfähigkeit dauerte bei 31 Patienten 10-14 Tage; bei 6 Verletzten erstreckte sich die Behandlung über 40-60 Tage. In 2 Fällen brachen nach mehr als 12 Monaten erneut Ulcera auf, die eine plastische Versorgung und Behandlung notwendig machten. Bei 15 unserer nachuntersuchten Patienten fanden sich faßbare Folgen wie kosmetische Beeinträchtigungen, Schmerzen, Par- und Hypästhesien sowie Bewegungseinschränkungen benachbarter Gelenke.

Diskussion: Wir glauben, mit unseren tierexperimentellen Untersuchungsergebnissen gezeigt zu haben, daß die Unterspritzungstherapie keine geeignete Behandlungsform der Flußsäureverätzung ist, da bereits die Calciumgluconat-Hyaluronidase-Injektion eine Gewebsnekrose hervorruft. Aufgrund der guten Ergebnisse nach Excision im Tierexperiment sollte dieses Verfahren beim Auftreten von Hautnekrosen angewandt werden (4).

Zusammenfassung: Aufgrund der schlechten Behandlungsergebnisse bei 37 Patienten mit einer Flußsäureverätzung erfolgte eine Überprüfung der Therapie im Tierexperiment. Es ergibt sich, daß die Unterspritzung mit Calciumgluconat eine zusätzliche Gewebsnoxe bedeutet und daher kontraindiziert ist. Wir empfehlen bei Auftreten von Hautnekrosen chirurgisches Vorgehen.

Summary: Because of the ungratifying therapeutic results in 37 patients with a hydrofluoric-acid-corrosion we tested our treatment in animal experiments. We could show that the commonly used injections with Calciumgluconate cause an additional damage of tissue and should not be used. We recommend surgical excision after the appearance of skin necrosis.

Literatur

1. FREDENHAGEN, K., WELLMANN, M.: Angew. Chemie 45, 537 (1932)
2. Berufsgenossenschaft der chemischen Industrie: Merkblatt für Arbeiten mit Fluorwasserstoff und Fluoriden (1964)
3. THIELE, W., WILD, H.: Med. Welt 2566 (1962)
4. DREHER, R., SIMON-WEIDNER, R.: Zbl. f. Arbeitsmedizin 20, 15 (1970)

Dr. P. Merkle
Chirurgische Universitätsklinik
7800 Freiburg
Hugstetter Str. 55

22. Untersuchungen zur Immunologie der chronischen Osteomyelitis

J. Ring, J. Seifert, G. Lob, H. Merkens, J. Probst und W. Brendel

Institut für Chirurgische Forschung der Universität München, BG-Unfallkrankenhaus Murnau

Ein Großteil der Fälle von chronischer Osteomyelitis, ob hämatogen oder posttraumatisch, spricht trotz erfolgter Resistenzbestimmung nicht auf eine gezielte antibiotische Therapie an, so daß nach oft langwieriger Behandlung am Ende doch die Amputation der befallenen Extremität durchgeführt werden muß (2). Von anderen Bereichen der Medizin ist bekannt, daß es im Verlauf vieler infektiös bedingter chronischer Entzündungen zu einer "self-perpetuation" im Sinne einer Autoimmunisierung gegen körpereigene Substanzen aus dem Entzündungsbereich kommen kann (3). Ziel der vorliegenden Arbeit war es, Patienten mit chronischer Osteomyelitis auf mögliche humorale oder zellgebundene Immunisierungsphänomene hin zu untersuchen.

Methodik: Die Untersuchungen wurden an 14 nicht selektierten, männlichen Patienten des Unfallkrankenhauses Murnau durchgeführt, die über einen Zeitraum von 8 Monaten bis 13 Jahren an einer chronischen, posttraumatischen Osteomyelitis litten. Als Untersuchungsmaterial stand das Serum und das Wundsekret der Patienten zur Verfügung. Hiervon wurden zunächst Elektrophoresen und Ausstriche angefertigt, Bakterienkulturen angelegt und deren Antibiogramm bestimmt. Ferner wurden Seren und Sekrete der Patienten im Agargeldoppeldiffusionstest nach OUCHTERLONY auf präzipitierende Antikörper untersucht. Zuerst wurde das native Patientenserum gegen eigenes, mit 3.000 Upm zentrifugiertes, dann gegen eigenes ultrazentrifugiertes (2 h bei 100.000 g) und zuletzt gegen eigenes mit Millipore sterilisiertes Wundsekret getestet. Dann wurden Antikörper gegen die im Wundsekret nachgewiesenen Bakterien gesucht, die zunächst nativ in 0,9 % NaCl aufgeschwemmt, dann mit dem Ultrasonic homogenisiert in die Stanzlöcher gefüllt wurden. Anschließend wurden die Patientenseren mit den jeweils nachgewiesenen Bakterien inkubiert und mit 6.000 Upm zentrifugiert, um eventuelle Antikörper gegen Bakterien durch Absorption zu entfernen. Mit diesen Seren wurden die erstgenannten Tests erneut durchgeführt. Ferner wurden die Seren gegen homologes Periosthomogenat vom Femur getestet. Schließlich wurden die verdünnten mit Millipore sterilisierten Wundsekrete (auf 1:20 mit 0,9 % NaCl) 2 h bei 100.000 g zentrifugiert. 9,1 ml des Überstandes wurden bei 9 Patienten intracutan injiziert (Kontrollquaddel mit 0,1 ml 0,9 %NaCl an der kontralateralen Extremität). Die Reaktionen wurden nach 1/2 und nach 36 Stunden abgelesen.

Ergebnisse: Im Serum von 9 aus 14 Patienten zeigten sich im Ouchterlony-Test präzipitierende Antikörper gegen das eigene native und das eigene ultrazentrifugierte Wundsekret (Abb. 1).

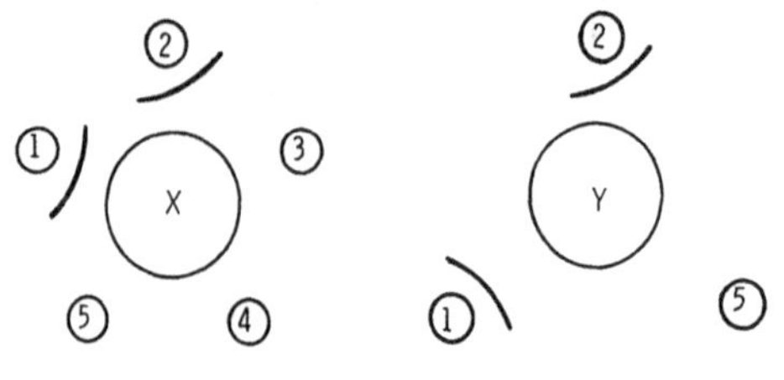

Abb. 1: Ergebnisse des Agargel-Doppeldiffusionstestes nach OUCHTERLONY. X = natives Patientenserum, Y = gegen die Wundsekretbakterien absorbiertes Patientenserum, 1 = natives Wundsekret, 2 = ultrazentrifugiertes Wundsekret, 3 = spezifische Bakterienaufschwemmung, 4 = spezifisches Bakterienhomogenat, 5 = homologes Periosthomogenat

Im Wundsekret ließen sich 5 mal koagulase-positive Staphylococcen, einmal Pseudomonas aeruginosa und einmal Klebsiellen nachweisen. Bei 3 Patienten war das Wundsekret zur Untersuchungszeit steril. Hier waren jedoch in früheren Kulturen 2 mal Pseudomonas und einmal Staphylococcen nachgewiesen worden. Gegen die nativen Bakterienaufschwemmungen der jeweils nachgewiesenen Bakterien und gegen deren Homogenat zeigten sich keine Präzipitationslinien. Nach Absorption der Seren mit den entsprechenden Bakterien blieben die Präzipitationslinien gegen das native und gegen das eigene ultrazentrifugierte Wundsekret erhalten. Gegen Periosthomogenat waren im Serum eines Patienten präzipitierende Antikörper nachweisbar, die auch nach Absorption des Serums gegen Bakterien erhalten blieben. Im Wundsekret der Patienten fanden sich Eiweiße, die elektrophoretisch mit den Alpha- und Betaglobulinen wanderten. Im Ausstrich des Wundsekrets sah man Rundzellen, polymorphkernige Leukocyten und Bakterien. Die Intracutanteste waren bei 8 von 9 Patienten positiv (Quaddeln über 4 mm ∅). 2 mal handelte es sich um eine Reaktion vom Soforttyp, 6 mal um eine vom verzögerten Typ.

Diskussion: Nachdem wir im Serum der Patienten Antikörper nachweisen konnten, die zwar gegen Stoffe des Wundsekrets, jedoch nicht gegen die darin enthaltenen Bakterien gerichtet sind, stellt sich die Frage, ob es sich hier möglicherweise um Autoantikörper handelt. Diese müßten zunächst von Antitoxinen unterschieden werden. Daneben muß durch in vitro Teste (Lymphocytenstimulierung) die in den positiven Hauttesten angedeutete celluläre Komponente weiter abgeklärt werden. Möglicherweise entwickelt sich im Verlauf einer chronischen Osteomyelitis in manchen Fällen eine hyperergische Reaktion auf die Krankheitserreger (4), die sich verselbständigt und schließlich die Entzündung in der Art einer autoimmunologischen "self-perpetuation" unterhält. Hieraus ergäben sich Ansatzpunkte für eine neue Therapie, die neben der reinen Antibiotika-Gabe diese Hyperergie günstig beeinflussen sollte.

Zusammenfassung: Bei 14 Patienten mit chronischer Osteomyelitis wurden immunologische Untersuchungen durchgeführt. Hierbei fanden sich in ca. 60 % der Fälle präzipitierende Antikörper gegen Substanzen des Wundsekrets, jedoch weder gegen die dort nachgewiesenen Bakterien noch gegen Periost. Intracutanteste mit sterilisiertem Wundsekret waren in 8 von 9 Fällen positiv. Ein autoimmunologischer Faktor könnte für die Pathogenese der chronischen Osteomyelitis von Bedeutung sein.

Summary: In 14 patients suffering from chronic osteomyelitis different immunological tests were performed. Precipitating antibodies against substances of the wound secretion were found in 60 % of the cases. No antibodies could be detected against the bacteria of the wound secretion nor against human periost. Skin tests with sterilized wound secretion showed positive results in 8 out of 9 patients. A autoimmunological factor may be important in the pathogenesis of chronic osteomyelitis.

Literatur

1. BISCHOFSBERGER, C.: Die chronische Osteomyelitis. In: G. Hohmann, M. Hackenbroch, K. Lindemann, Handbuch der Orthopädie, Bd. I, Georg Thieme Verlag Stuttgart, S. 630 (1957)
2. HIERHOLZER, G., REHN, J.: Die posttraumatische Osteomyelitis. Schattauer Verlag, Stuttgart - New York (1970)
3. INTORP, H. W., LOEW, W., RITZERFELD, W., LOSSE, H.: Immunologische Phänomene bei der Pyelonephritis. Abstracts: 4. Tag d. Immunolog. Gesellschaft, Bern 1972, S. 48
4. GRUNDMANN, G.: Osteomyelitis - Bekanntes und Problematisches. Bruns Beitr. klin. Chir. 203, S. 1 (1962)

Dr. J. Ring
Institut für Chirurgische
Forschung der Universität
8000 München 2
Nußbaumstr. 20

23. Über die Verwendbarkeit verschiedener Interponate bei arthro-plastischen Eingriffen

H. Weigand, D. Wessinghage und M. Bierther

Chirurgische Universitätsklinik Mainz (Direktor: Prof. Dr. F. Kümmerle), Institut für allgemeine und experimentelle Pathologie der Bundeswehr Mainz (Leiter: Prof. Dr. H. G. Fassbender)

Der künstliche Gelenksersatz gewährleistet in vielen Fällen in Hinsicht auf Funktion und Beschwerden gute Ergebnisse. Trotzdem haben bei bestimmter Lokalisation auch andere mobilisierende Eingriffe, wie die Resektion oder die Resektions-Arthroplastik durchaus ihre Berechtigung. Bei Arthroplastiken wurde seit langem autologes Material, wie Fett, Cutis oder Sehne mit Erfolg verwendet. Dieses Material zeigt eine gute Einheilungstendenz und verhindert eine knöcherne Überbrückung zwischen den Resektionsflächen. Zur Gewinnung körpereigener Interponate ist jedoch ein zusätzlicher Eingriff nicht zu umgehen. Er verlängert die Operationszeit und erhöht das allgemeine Risiko. Komplikationen, wie Infektion und Muskelhernien, sind nicht immer zu vermeiden. Im Tierversuch wurde geprüft, ob das autologe Gewebe durch andere Materialien ersetzt werden kann.

Methodik: Verwandt wurden lyophilisierte Dura und eine mit Dacronnetz verstärkte Silastic-Membran. Präoperativ lag keine Schädigung der Hundekniegelenke vor. Auch wurde auf eine vorausgehende Arthrodese dieser Gelenke verzichtet, da vor allem die Einheilung und das Schicksal des Interponates bzw. die Reaktion in der Umgebung von Interesse waren. Nach ausgedehnter keilförmiger Resektion des distalen Femur und der proximalen Tibiagelenkfläche wurde das Interponat auf dem Femurstumpf fixiert. Besondere technische Schwierigkeiten bestanden nicht. Direkt im Anschluß an den Eingriff ergab sich eine durchschnittliche Zunahme der Beweglichkeit um 7°, die auf die postoperative Instabilität zurückzuführen ist. Im weiteren Verlauf nahm die Beweglichkeit um ca. 30° gegenüber dem präoperativen Zustand ab.

Die Silastic-Membran zeigte sich der mechanischen Beanspruchung bei Bewegung und Belastung nicht gewachsen. Bei Eröffnung der operierten Gelenke 6 bzw. 12 Monate nach dem Eingriff fanden sich multiple kleinere und größere Fragmente der Membran frei im noch vorhandenen Gelenkspalt oder im Fixierungsbereich. Die Kanten waren abgeschliffen. Eine Verwendung des Materials als Interponat erschien uns aus diesem Grunde nicht angebracht. Da Silastic äußerst günstige mechanische und chemische Eigenschaften besitzt, ist anzunehmen, daß auch andere Kunststoffe sich unter gleichen Bedingungen ähnlich verhalten. Von der guten Verwendbarkeit und Verträglichkeit des Silikonmaterials konnten wir uns aufgrund der Implantation zahlreicher Fingergelenksprothesen nach SWANSON überzeugen.

+Der Firma Braun, Melsungen, insbesondere dem Leiter der experimentellen Abteilung, Herrn Dr. med. vet. Lehnhardt, und der Firma Dow Corning Int. Ltd. Brüssel danken wir für ihre Unterstützung

Ergebnisse: 3 bzw. 6 Monate im Anschluß an die Implantation der lyophilisierten Dura fanden sich an den untersuchten Hundekniegelenken einige Bindegewebszüge, die als Durareste nachgewiesen wurden. Die articulierenden Flächen waren mit einer spiegelnden Gewebeschicht, die teilweise Gefäßinjektionen erkennen ließen, überzogen. Es fand sich ein Gelenkspalt, der eine fadenziehend-schleimige Flüssigkeit enthielt. Darüberhinaus konnten wir erhebliche Veränderungen degenerativer und reparativer Art beobachten. Vereinzelte Bindegewebsstränge waren als Bandregenerate zu erkennen.
Bei licht- und elektronenmikroskopischen Untersuchungen ließen sich Durareste nachweisen. In das Gerüst dieses Platzhalters wuchern körpereigene Fibroblasten ein. Die Aufspaltung der Dura nach Rehydrierung und Implantation erfolgt durch die Fermente des Blutserums, zunächst extracellulär, später durch lysosomale Enzyme intracellulär. Neben vorherrschend secretorischen Eigenschaften der Fibroblasten, die sich in einer Neubildung der Kollagenfasern entlang der Oberflächenmembran äußert, finden sich auch gelegentlich in phagocytoseähnlichen Vacuolen intracellulär Reste des angebauten Duramaterials. Faserreiches Bindegewebe mit chondroblastenähnlichen Zellen, möglicherweise als Vorläufer von Faserknorpel, lag zwischen Knochen und Duraimplantat. Abstoßungsreaktionen wurden zum Zeitpunkt der Untersuchung nicht festgestellt.
Die lyophilisierte Dura als heterologes Interponat im Tierversuch schien um so mehr als homologes Material bei arthroplastischen Eingriffen geeignet.
Bei mehreren auf rheumatischer Basis teilweise völlig versteiften Ellenbogengelenken erfolgte eine Arthroplastik mit lyophilisierter Dura als Interponat. Nach der Methode von HASS wurden das Radiusköpfchen völlig, die distale Humerusgelenkfläche keilförmig, die proximale Ulnagelenkfläche muldenförmig reseziert und die lyophilisierte Dura auf das Humerusende aufgesteppt. In fast allen Fällen konnte ein gutes funktionelles Ergebnis erreicht werden.

Zusammenfassung: Die Verwendung von autologem Gewebe als Interponat bei arthroplastischen Eingriffen verlängert die Operationszeit und kann Komplikationen auslösen. Im Tierversuch wurden lyophilisierte Dura und Silastic-Membran als Interponate geprüft. Während die Silastic-Membran der mechanischen Beanspruchung nicht gewachsen war, verhinderte die lyophilisierte Dura die knöcherne Überbrükkung der Resektionsflächen und gewährleistete im Tierversuch wie bei später erfolgenden Eingriffen am Ellenbogengelenk von Rheumatikern eine gute Funktion.

Summary: The application of autologous tissue on arthroplastics prolongs the duration of the operation and may cause complications. In animal tests lyophilised dura and a silastic membranes were examined as interponates. While silastic membranes are inferior concerning the mechanic stress, lyophilised dura prevented bone bridging between the surfaces of the resection site, and quarenteed a good function in animal tests and the following treatments on patients with rheumatic elbows.

Dr. H. Weigand, Chirurgische Universitätsklinik,
6500 Mainz, Langenbeckstr. 1

Langenbecks Arch. Chir. Suppl. Chir. Forum 1973

24. Einfluß der Druckplattenosteosynthese auf das Längenwachstum im Tierversuch*

C. D. Wilde, Th. Lange, W. Hesse und J. Goetz

Unfallchirurgische Klinik der Medizinischen Hochschule Hannover
(Direktor: Prof. Dr. H. Tscherne)

Nach TRUETA (5) ist das posttraumatisch gesteigerte Längenwachstum der langen Röhrenknochen im Wachstumsalter durch eine Hyperämie im Bereich der Epiphysenfugen bedingt, wenn die A. nutritia durch Dislokation der Fragmente und den Frakturcallus verlegt wird. Zwangsläufig müßte der Wachstumsreiz ausbleiben, wenn die ursprünglichen Zirkulationsverhältnisse durch exakte Reposition und endostal callusarme Ausheilung möglichst bald wiederhergestellt werden. Diese Bedingungen werden am erwachsenen Knochen am besten durch die Druckplattenosteosynthese erfüllt. Mikroangiographische Untersuchungen (3) haben gezeigt, daß sich die Markraumarterie nach osteosynthetischer Versorgung einer Fraktur in etwa 2-3 Wochen in voller Länge darstellen läßt.

Methodik: An 49 ca. 5 Monate alten und 40 kg schweren Lämmern wurde unter Nembutalanaesthesie eine Querosteotomie in Tibiaschaftmitte gesetzt und durch 2 um 90^{0} versetzte 4-Loch-AO-Platten (DCP) nach der von PERREN (4) angegebenen Methode belastungsstabil fixiert. Unmittelbar postoperativ sowie zu festgelegten Zeitpunkten während des Versuchszeitraumes wurden vergleichende röntgenologische Längenmessungen durchgeführt. Das Osteosynthesematerial wurde entsprechend den verschiedenen Versuchsgruppen nach 3, 5 bzw. 10 Monaten teilweise oder ganz entfernt und die Versuchstiere unmittelbar nach der Metallentfernung, in Monatsabständen danach (bis zu 3 Monaten) oder nach Ablauf von 10 Monaten getötet. Zum Abschluß des Versuches wurden beide Unterschenkelknochen entnommen und direkt sowie röntgenologisch ausgemessen.

Alle Versuchstiere hatten bei der ersten Operation weit offene Epiphysenfugen, nach 10 Monaten waren die Wachstumsfugen röntgenologisch weitgehend geschlossen.

Ergebnisse: Callusfreie bzw. callusarme Frakturheilung konnte bei 50 % der Tiere erreicht werden, die andere Hälfte zeigte starke periostale Callusbildung oder ausgedehnte Knocheninfekte. Diese gingen teilweise von röntgenologisch nicht nachweisbaren, unter den Platten gelegenen Knochennekrosen aus. Bei 2 Tieren hatte sich eine infizierte Pseudarthrose ausgebildet. Alle anderen Osteotomien waren klinisch mit liegenden Platten fest verheilt. Bei 5 Tieren fanden wir bei der Plattenentfernung so schwere Knochennekrosen, daß die Lämmer vorzeitig getötet werden mußten. Als Ursache für die hohe Infektionsrate und die Callusbildung sind die oft diskutierte Infektionsneigung des operierten jugendlichen Knochens (1, 2), die noch hohe Elastizität des Knochengewebes und daraus resultierende Schraubenlockerung und instabilität der Osteosynthese und deswegen relativ ungeeignetem Osteosyntheseverfahren sowie die Reizbarkeit des kräftigen Periostschlauches durch das Fremdmaterial zu diskutieren.

+Mit finanzieller Unterstützung der Deutschen Forschungsgemeinschaft

Bei Auswertung der zu verschiedenen Zeitpunkten vorgenommenen Längenmessungen fanden wir, daß die untersuchten Knochen während der 10 monatigen Versuchsdauer durchschnittlich um 4 cm gewachsen waren. Eine Längendifferenz zwischen operiertem und gesundem Bein war in 100 % der Fälle zu beobachten, wobei die Differenzen zwischen 5 und 11 mm mit einem Mittelwert von 7, 5 mm schwankten. Bei der ersten Röntgenkontrolle 4 Wochen postoperativ war bereits ein Wachstumsplus von 2 mm festzustellen. Nach Ablauf von 5 Monaten betrug die Differenz durchschnittlich 5 mm. Das Wachstumsverhalten einer Versuchsgruppe, bestehend aus 5 Tieren, ist in Abb. 1 graphisch dargestellt.

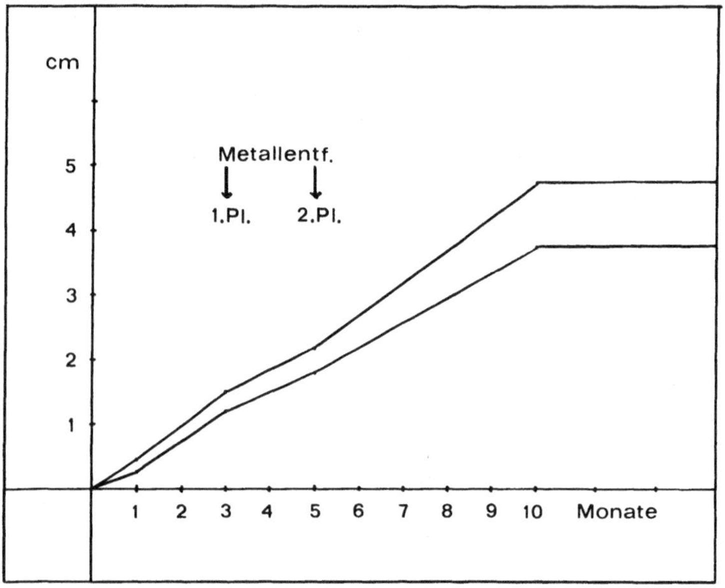

Abb. 1: Die Kurven zeigen das röntgenologisch gemessene Wachstumsverhalten am operierten (ob. Kurve) und gesunden (unt. Kurve) Lämmerunterschenkelknochen. Mittelwerte von 5 Versuchstieren. Die erste Platte wurde nach 3 Monaten, die zweite nach 5 Monaten entfernt. Tötung der Tiere 10 Monate postoperativ

Es wird deutlich, daß jede weitere Manipulation am Knochen ein zusätzlicher Wachstumsreiz ist. Bei allen Tieren dieser Gruppe wurde eine Platte nach 3, die 2. nach 5 Monaten entfernt und die Schafe nach 10 Monaten getötet. In manchen Fällen war das Metall von einem starken Callusmantel überdeckt, und die Metallentfernung war sehr viel eingreifender als die Erstoperation.
Primär und sekundär verheilte Osteotomien zeigten bezüglich des Wachstumsreizes keine Unterschiede, wie aus den abgebildeten Röntgenbildern sichtbar wird.

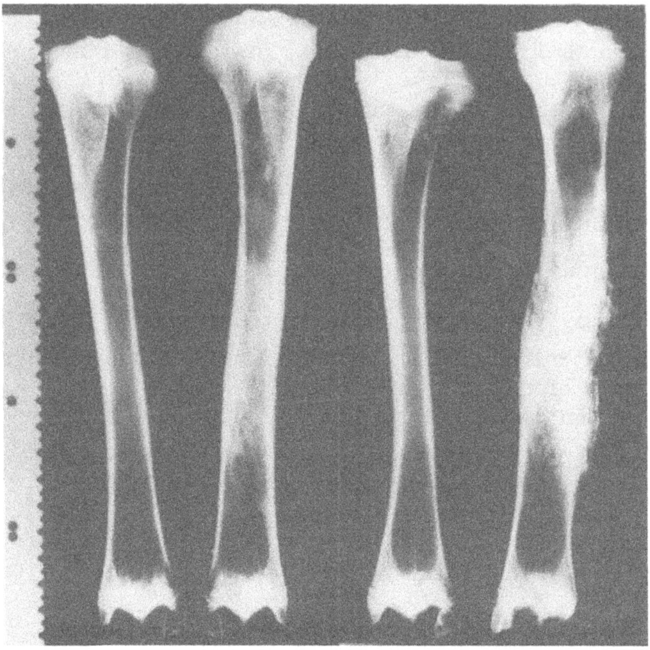

Abb. 2: Zustand 10 Monate nach Querosteotomie in Tibiaschaftmitte, durch Doppelplattenosteosynthese (DCP) fixiert. Plattenentfernung nach dem 3. und 5. Monat. Li. Knochenpaar primäre Knochenbruchheilung, re. sekundär. Das Längenwachstum des Lämmerknochens wird in gleichem Ausmaß beschleunigt

Aufgrund unserer Versuchsergebnisse aus 40 ausgewerteten Tieren haben wir festgestellt, daß bei dem von uns gewählten Versuchstier, dem jungen Schaf, und mit dem angewandten Osteosyntheseverfahren, der Doppelplattenosteosynthese, nach Frakturen langer Röhrenknochen im Wachstumsalter auch bei primärer Knochenheilung mit der schnellen Wiederherstellung der intramedullären Blutversorgungsverhältnisse mit dem gleichen Längenzuwachs zu rechnen ist wie bei sekundärer Knochenbruchheilung. Die größte Zuwachsrate ist während der ersten 5 Monate zu erwarten, also während der Heilungsphase des Knochenbruches. Die Reizung des Periostschlauches ist in jedem Fall der entscheidende Faktor, durch den die Epiphysenfugen zu vermehrtem Wachstum angeregt werden. Auch unsere Tierversuche haben gezeigt, daß das jugendliche Knochengewebe bei operativen Eingriffen sehr infektionsgefährdet ist.

Zusammenfassung: An 49 tibia-osteotomierten Lämmern wurde der Einfluß der Druckplattenosteosynthese auf das Längenwachstum untersucht. Bei primärer und sekundärer Knochenbruchheilung ist in gleichem Maße mit einer Wachstumsbeschleunigung von durchschnittlich 7,5 mm bei einer Längenzunahme von 4 cm über einen 10 monatigen Versuchszeitraum zu rechnen.

Summary: Growth influence by compression plate osteosynthesis in long tubular bones was studied in 49 tibia-osteotomized young sheep. In primary as well as in secundary bone healing one has to expect on an average 7, 5 mm length difference at a 4 cm growth plus during the 10 months test period.

Literatur

1. BLOUNT, W. P.: Fractures in children. Ed. Williams & Wilkins Comp. (1955)
2. EHALT, W.: Verletzungen bei Kindern und Jugendlichen. Stuttgart, Enke, 1961
3. DAMBE, L. T. u. a.: Vascularisation der Tibia im Experiment nach stabiler extra- und intramedullärer Osteosynthese. Langenbecks Arch. Chir. Suppl. Chir. Forum 1972, 31
4. PERREN, S.: Cortical bone healing. Acta orthop. scand. Suppl. 125 (1969)
5. TRUETA, J.: 7eme Congres SICOT, Barcelona 1957

Dr. C. D. Wilde
Unfallchirurgische Klinik
der Med. Hochschule
3000 Hannover
Karl-Wiechert-Allee 9

25. Experimentelle Untersuchungen zur Druckübertragung bei Osteosynthesen

G. Ritter

Chirurgische Universitätsklinik Mainz (Direktor: Prof. Dr. F. Kümmerle)

Bei Kompressionsosteosynthesen soll durch Druck eine hohe mechanische Stabilität und damit die für die Frakturheilung vorrangige absolute Ruhigstellung der Bruchstelle erreicht werden. Bei den vorwiegend durch Platten verwirklichten Verfahren (2) wird der Druck erzeugt und aufrechterhalten durch elastische Verformung von Knochen und Metall. Die hierbei auftretenden Längenänderungen sind aufgrund der elastischen Eigenschaften des Knochens und des Metalls außerordentlich klein und liegen im μm-Bereich. Für alle Druckosteosyntheseverfahren ist die Reaktion des Knochens auf Druck von primärer Bedeutung und zwar nicht nur an der relativ geringer spezifisch belasteten Bruchstelle (4), sondern in besonderem Maße an der Druckübertragungsstelle zwischen Metallimplantat und Knochen. Kommt es innerhalb des unter Druck stehenden Systems Knochen-Metall durch Strukturzerstörung und Resorption an irgendeiner Stelle zu Längenänderungen auch im mikroskopischen Bereich, so gehen Osteosynthesedruck und ein großer Teil der mechanischen Stabilität verloren. Für eine gute Kompressionsosteosynthese kommen daher nur Verfahren in Frage, bei denen die Druckübertragung mit Sicherheit zu keinerlei Strukturzerstörung am Knochen führt (5). Für alle Druckosteosynthesen ist daher die Beantwortung folgender Fragen von grundlegender Bedeutung: Welcher Druck kann über eine Schraube eines bestimmten Durchmessers an den verschiedenen Abschnitten von Humerus, Femur und Tibia ohne Strukturzerstörung am Knochen übertragen werden? Welche maximale Druckbelastbarkeit hat die Spongiosa?

Methodik: Die Untersuchungen wurden an frischen Leichenknochen (Femur, Tibia, Humerus) von vorher knochengesunden, durch Unfall oder akute Erkrankung Verstorbenen zwischen 20 und 76 Jahren mit einer modernen INSTRON-Materialprüfmaschine mit elektronischen Präzisionsmeßverfahren durchgeführt (fortlaufende Registrierung des Spannungs-Dehnungsdiagramms, Meßgenauigkeit je nach gewählten Prüfbedingungen bis $> \pm 1$ Mikron (μm), Belastungsbereich 0 - 500 kp). Zum Nachweis feinster plastischer Knochenverformungen (" Strukturzerstörung) wurde ein speziell entwickeltes Prüfverfahren mit cyclischer Wechseldruckbelastung angewandt. Zum Einspannen der Knochen diente eine speziell angefertigte Halterung.
Es erfolgte eine Prüfung des elastischen Verhaltens der Knochenschäfte von Femur, Tibia und Humerus unter axialer Druckbelastung bis 500 kp. Die Druckübertragung auf den Knochen erfolgte über einen 5 mm $\emptyset$-Querbolzen (Abb. 1). Die ohne Strukturzerstörung mögliche maximale axiale Druckbelastbarkeit des Knochenschaftes in den verschiedenen Abschnitten von Humerus, Femur und Tibia wurde gemessen. Druckübertragung auf den spongiösen Knochen im proximalen

und distalen Gelenkbereich von Humerus, Femur und Tibia erfolgte über eine plane größerflächige (2,3 cm^2) Stahlscheibe (Abb. 1). Die ohne jede Strukturzerstörung mögliche maximale Druckbelastbarkeit der Spongiosa wurde unter besonderer Verwendung des entwickelten Meßverfahrens mit cyclischer Wechseldruckbelastung gemessen.

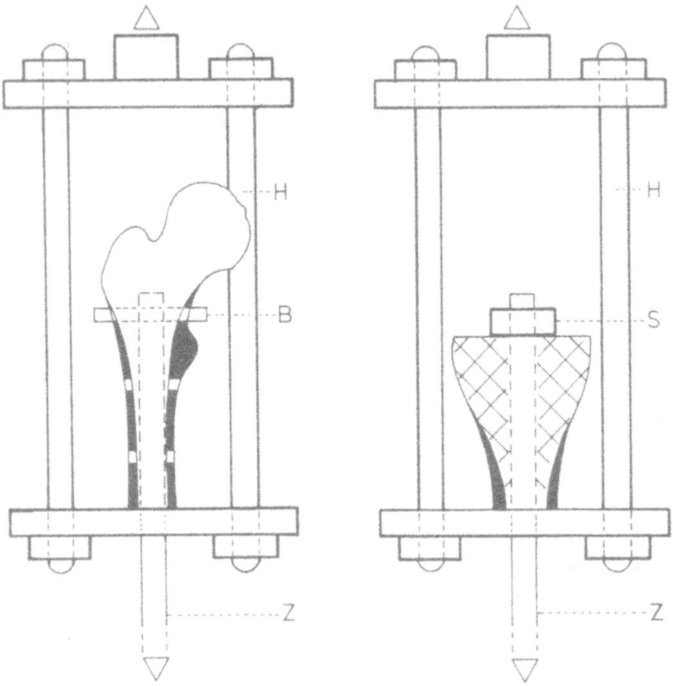

Abb. 1: Schema der Versuchsanordnung zur axialen Druckbelastung des Knochens. Knochen in starrer Halterung (H) eingespannt, die mit der Meßdose der Prüfmaschine verbunden ist. Druckübertragung von dem axialen, im Markraum liegenden Zuganker (Z) entweder über den Querbolzen (B) auf den Knochenschaft (links) oder über eine plane Stahlscheibe (S) auf die Spongiosa (rechts)

Ergebnisse: Knochenschäfte von Humerus, Femur und Tibia zeigen unter axialer Druckbelastung das typische Verhalten eines elastischen Körpers mit einer dem Druck proportionalen Verformung und den Erscheinungen von Relaxation und Erholung. Über einen Querbolzen können auf den Schaft von Femur, Tibia und Humerus sehr hohe Drucke übertragen werden, vorwiegend abhängig von Corticalisdicke und Lebensalter. Im Schaftbereich liegen die Werte auch bei alten Menschen über 500 kp, in Gelenknähe können sie bis auf 100 kp absinken. Die in den verschiedenen Abschnitten gemessenen Werte der maximalen Druckbelastbarkeit zeigt an je 2 Beispielen aus verschiedenen Altersgruppen die Abb. 2.

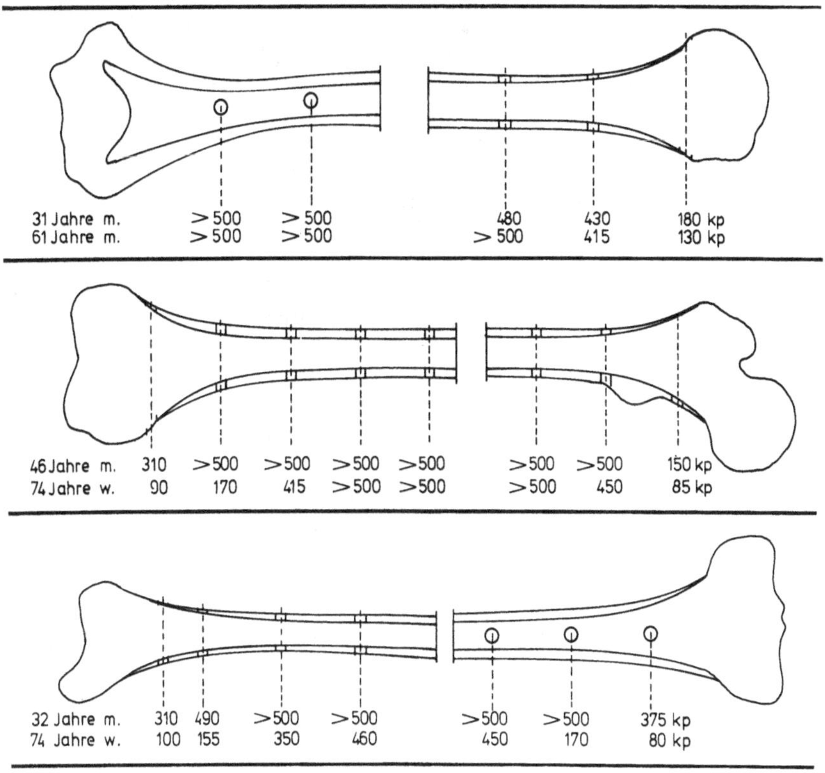

Abb. 2: Maximale axiale Druckbelastbarkeit der Corticalis in den verschiedenen Abschnitten der Schäfte von Humerus, Femur und Tibia bei Druckübertragung über einen 5 mm ∅ Querbolzen

Die spezifische axiale Druckbelastbarkeit der Corticalis liegt mit zunehmendem Lebensalter abnehmend zwischen 1.500 und 600 kp/cm^2. Die Werte zeigen, daß sich für Osteosynthesen im Schaftbereich bei der Druckübertragung kaum Probleme ergeben. Die maximale Druckbelastbarkeit der Spongiosa liegt nur zwischen 15 und 25 kp/cm^2. Durch Zusammendrücken der Spongiosa können zwar ca. 3 mal höhere Drucke erreicht werden; hierbei treten jedoch Strukturzerstörungen auf, die quantitativ auch im μm-Bereich durch das entwickelte Meßverfahren mit cyclischer Wechseldruckbelastung erfaßt werden können. Für Druckosteosynthesen sind solche Drucke nicht verwertbar, da jede Strukturzerstörung zu späterer Resorption und damit zum Verlust des Osteosynthesedruckes führt. Aufgrund der unter Beachtung auch feinster plastischer Knochenveränderung gemessenen relativ geringen spezifischen Druckbelastbarkeit der Spongiosa muß die Effektivität manches "Druck"-Osteosyntheseverfahrens, das sich im spongiösen Knochen abstützt, hinsichtlich der dauerhaften Druckerhaltung angezweifelt werden.

Zusammenfassung: Für die Wirksamkeit jeder Druckosteosynthese ist eine geeignete Übertragung des Druckes zwischen Metallimplantat und Knochen entscheidend. Nur solche Verfahren können eine langzeitige Druckerhaltung garantieren, die zu keinerlei Strukturzerstörung am Knochen führen. Durch experimentelle Untersuchungen wird gezeigt, daß sich am Schaft von Humerus, Femur und Tibia über quere Bolzen oder Schrauben hohe axiale Drucke übertragen lassen, entsprechend einer vorwiegend altersabhängigen spezifischen Druckbelastbarkeit der Corticalis zwischen 600 und 1.500 kp/cm^2. Dagegen hat die Spongiosa, bei Berücksichtigung auch feinster Strukturzerstörungen, nur eine Druckbelastbarkeit von 15 bis 25 kp/cm^2. Bei Osteosynthesen, die sich im spongiösen Knochen abstützen, kann daher trotz großflächiger Druckübertragung eine längerfristige Erhaltung des Osteosynthesedruckes nicht erwartet werden.

Summary: For the effectivity of compression osteosynthesis an adequate transmission of pressure between metal implant and bone is decisive. Only such procedures, which do not destroy the bone structure, may quarantee a longstanding keep-up ot the pressure. By experimental studies it is shown that on the shaft of humerus, femur and tibia high axial pressure may be led over by transverse bolts or screws according to the mainly age-dependent pressure capacitiy of the corticalis of 600 - 1.500 kp/cm^2. On the contrary the spongious bone tissue tolerates compression of only 15 - 25 kp/cm^2 without structural deformance.
Therefore in osteosyntheses, which transfere the pressure on spongious bone tissue, a longstanding compression cannot be kept up, even not with broad plane transmission of pressure.

Literatur

1. GRÜNERT, A., RITTER, G.: Meßverfahren zum Nachweis von plastischen Knochenveränderungen im µm-Bereich. Res. exp. Med.: im Druck
2. MÜLLER, M.E., ALLGÖWER, M., WILLENEGGER, H.: Manual der Osteosynthese. Berlin - Heidelberg:- Springer 1969
3. PERREN, S.M., HUGGLER, A., RUSSENBERGER, M., ALLGÖWER, M., MATHYS, R., SCHENK, R.K., WILLENEGGER, H., MÜLLER, M.E.: The reaction of cortical bone to compression. Acta orthop. scand., Suppl. 125, 19-28 (1969)
4. PERREN, S.M., STRAUMANN, F., MÜLLER, M.E., ALLGÖWER, M.: A method of measuring the change in compression applied to living cortical bone. Acta orthop. scand., Suppl. 125, 7-16 (1969)
5. RITTER, G., GRÜNERT, A.: Experimentelle Untersuchungen zu den mechanischen Eigenschaften des Knochens im Hinblick auf die Druckosteosynthesen. Arch. orthop. Unfall-Chir.: im Druck

Dr. G. Ritter, Chirurgische Universitätsklinik
6500 Mainz, Langenbeckstr. 1

Langenbecks Arch. Chir. Suppl. Chir. Forum 1973

26. Knochenheilung und Rigidität der Osteosyntheseplatte

P. Hutzschenreuter, S. Steinemann und S. M. Perren

Laboratorium für Experimentelle Chirurgie, Schweizerisches Forschungsinstitut Davos (PD Dr. S. M. Perren), Institut Dr. Ing. R. Straumann Waldenburg (Prof. S. Steinemann), Chirurgische Universitätsklinik Ulm (Prof. C. Burri, Prof. F. F. Niedner, Prof. J. Vollmar), Sektion Experimentelle Chirurgie (Dr. Dr. P. Hutzschenreuter), Technische Assistenz: E. Frey

Die funktionelle Therapie nach Plattenosteosynthese setzt, soll eine ungestörte Knochenbruchheilung gewährleistet sein, eine gewisse Rigidität des Implantates voraus. Die bisher klinisch verwendeten Osteosyntheseplatten haben sich bezüglich ihrer Rigidität bewährt. Es ist aber von Interesse, die biologische Reaktion des Knochens auf Grenzwerte der Plattensteifigkeit genauer zu kennen. In einer ersten Versuchsreihe (1) wiesen wir unter der Bedingung des direkten Kontaktes der Osteotomiefragmente bei zu geringer Rigidität nebst Callus auch Verbreiterung des Osteotomiespaltes durch Resorption nach. Die jetzigen Versuche betreffen den Einfluß der Rigidität der Osteosyntheseplatte auf die Osteotomieheilung bei nicht unter Kontakt fixierten Fragmentenden.

Methodik: In Intubationsnarkose versorgten wir an 7 einheimischen weiblichen Bergschafen (Gewicht 35-40 kg) die beidseitigen queren Tibiaosteotomien mit dorsal angelegten Osteosyntheseplatten unterschiedlicher Rigidität. Wir verwendeten eine Bohrlehre, um standardisierte Bedingungen in Bezug auf Spaltbreite (150 μ) zu erreichen. Die gleiche Bohrlehre diente dazu, das Durchbrechen bei noch unvollständiger Osteotomie zu verhindern. Bei Fixation der breiten, im Mittelabschnitt abgeänderten 6-Loch AO-Platte aus Syntacoben^{R} gingen wir nach der üblichen Technik vor (2). Die Hautwunde schlossen wir mit intracutanen Einzelknopfnähten nach ALLGÖWER, spülten vorher das Operationsfeld mit Nebacetin^{R}-Lösung aus und legten im Wundgebiet eine Redon-Saugdrainage für 12-24 Stunden ein. Während der 16-wöchigen Versuchsdauer fertigten wir in 3-wöchigen Abständen Röntgenbilder an und verabfolgten intravenös zur Kontrolle des Knochenumbaues 6 verschiedene Fluoreszenzfarbstoffe (3). Nach Tötung der Tiere stellten wir von den ehemaligen Osteotomiezonen Frischschnitte, von den Schraubenlagern nach Einbettung in Metacrylat Knochenschliffe her. Von diesen fertigten wir zusätzlich Microradiographien an.

Ergebnisse: Der klinische Verlauf war, was Wundheilung und Infektmöglichkeit anbetrifft, unauffällig. Die Tiere belasteten die Extremitäten vom 1. postoperativen Tage an.
Versorgten wir die Osteotomien mit Platten von 1,2-1,6 mm Stärke,

dann genügte trotz Verwendung der hochfesten Legierung diese Plattensteifigkeit nicht. Es trat bei den ersten Belastungsversuchen eine Verbiegung der Platte auf, die Experimente mußten daher abgebrochen werden.
Bei der Versuchsgruppe mit Platten von 2, 0 und 2, 5 mm Dicke im mittleren Abschnitt trat radiologisch nach 3 und 7 Wochen eine umfangreiche Kallusbildung, sowie eine vorübergehende Erweiterung des Osteotomiespaltes auf. Histologisch erschienen die Fragmentenden durch Oberflächenresorptionen abgerundet.
Die Gruppe mit ausreichender Plattensteifigkeit (3, 2 mm) zeigte röntgenologisch eine geringere Kallusbildung und eine fehlende Resorption der Fragmentenden. Die Knochenheilung verlief histologisch unter dem Bild der Spaltheilung (4) mit primärer Knochenheilung. Von dieser ging zusätzlich eine Verzapfung der anliegenden Corticalisenden aus. Mit Hilfe der Fluoreszenzmarkierung war nachzuweisen, daß der Durchbau der Osteotomie zwischen der 3. und 7. Woche am Intensivsten war.
Bei der Explantation der Platten ließen sich alle Schrauben unter auffallend geringem Drehmoment (kleiner als 4 kg cm) lösen. Der Grund hierfür war, daß es unter dieser Versuchsbedingung auch im Schraubenlager zu Resorptionen der Corticalisoberfläche kam. Diese Resorptionen sind bei der Gruppe mit 3, 2 mm dicken Platten am geringsten, während sie unerklärterweise bei den steifen Platten (4, 0 mm) wieder ausgeprägter waren. Alle diese Resorptionsdefekte waren jedoch am Versuchsende mit neuem Knochen aufgefüllt. Während der Durchbau des Osteotomiespaltes überwiegend zwischen der 3. und 7. Woche stattfand, erfolgte der Neuaufbau der Knochensubstanz im Schraubenlager zwischen der 9. und 12. Woche.
Aus den früheren und neuen Versuchen wird die Art der Knochenheilung unter genügender und ungenügender Ruhigstellung durch Plattenosteosynthese ersichtlich. Es muß somit auf einen Zusammenhang zwischen Beweglichkeit, Kallusbildung und Knochenresorption an den Fragmentenden geschlossen werden.

Zusammenfassung: An 7 Schafen wurde der Einfluß der Rigidität der Osteosyntheseplatte verschiedener Stärke auf die Osteotomieheilung bei nicht unter Kontakt fixierten Fragmentenden untersucht.

Summary: On 7 sheep the influence of the rigidity of different osteosynthesis plates on the healing pattern of osteotomies by fragments without contact fixation was considered.

Literatur

1. HUTZSCHENREUTER, P., PERREN, S. M., STEINEMANN, S., GERET, V., KLEBL, M.: Some effects of rigidity of internal fixation on the healing pattern of osteotomies. Injury 1, 77 (1969)
2. MÜLLER, M. E., ALLGÖWER, M., WILLENEGGER, H.: Manual of internal fixation. Springer-Verlag Berlin - Heidelberg - New York 1970
3. RAHN, B. A., PERREN, S. M.: Alizarinkomplexon, ein neues Fluorochrom zur intravasalen Markierung des Knochenanbaues. Experientia 28, 180 (1972)
4. RAHN, B. A., CALLINARO, P., BALTENSPERGER, A., PERREN, S. M.: Primary bone healing. J. Bone Jt. Surg. 53 A, 783 (1971)

Dr. med. P. Hutzschenreuter
Department für Chirurgie,
Exp. Chirurgie der Universität Ulm
7900 Ulm
Oberer Eselsberg

27. Implantate aus Glaskeramik in der Knochenchirurgie (tierexperimentelle Untersuchungen)

B. - A. Blencke, E. Pfeil, H. Brömer und H. H. Käs

Orthopädische Universitätsklinik Marburg, Chemisches Institut der Universität Marburg, Glasforschungslabor der Fa. E. Leitz, Wetzlar

In der Glaskeramik scheint ein Werkstoff gefunden zu sein, der die Forderungen, die an ein Implantat gestellt werden müssen, weitgehend erfüllt. Der Glasforschung ist es gelungen, durch geeignete Wärmebehandlung Umwandlungsprodukte von Gläsern zu erzeugen, die die Resistenz des Grundmaterials mit der Festigkeit und Bruchbeständigkeit der Keramiken verbinden. Infolge ihrer mechanischen und auch thermischen Beständigkeit werden Glaskeramiken heute für wissenschaftliche und technische Zwecke und im Haushalt eingesetzt. Sie bestehen aus einer glasartigen Matrix, in die Kristalle eingebettet sind. Die Zusammensetzung der Glaskeramiken kann je nach den Bestandteilen der Ausgangsschmelze variiert werden. Die Umwandlung des Glases in Keramik läßt sich derart leiten, daß sich Apatitstrukturen bilden. Diese Apatite scheinen die Voraussetzung für eine feste Verbindung zwischen Implantat und Implantatlager zu sein. Möglicherweise tritt eine chemische Bindung zwischen den Apatitkristallen der Glaskeramik und dem Hydroxylapatit des Knochengewebes ein. Hieraus ergäbe sich eine bisher nicht bekannte fest Verbindung zwischen Knochen und Implantat.
Bei dem Ersatz von Knochendefekten bzw. bei dem prothetischen Gelenkersatz durch Glaskeramiken treten relativ hohe Depots an Alkali- und Erdalkaliionen auf. Es ist daher erforderlich, die Zusammensetzung der Glaskeramiken derart zu wählen, daß hierdurch keine Störungen der Organfunktion hervorgerufen werden. Solche Glaskeramiken sind im Labor der Fa. E. Leitz, Wetzlar, in Entwicklung. Angeregt durch die Untersuchungen von HENCH (1), BECKHAM (3) u. a. führen wir seit über einem Jahr tierexperimentelle Untersuchungen mit Glaskeramiken in unserer Klinik durch. Ziel der Untersuchungen ist die Entwicklung von Glaskeramiken, die den physiologischen Bedingungen des Organismus angepaßt sind.

Methodik: Glaskeramikblöcke (4x2x2 mm) wurden in die proximale Tibia bzw. den distalen Femur von ausgewachsenen Albinoratten eingesetzt. In Äthernarkose wurde die mediale Corticalis längs gespalten bzw. aufgeborht und der Keramikblock schlüssig eingesetzt. Nach dieser Methode wurden bisher über 150 Ratten operiert. Nach 6 Wochen wurden die Tiere getötet und die Tibiae bzw. Femora entfernt. Einige Tiere wurden in der 1. -6. und in der 7. -28. Woche getötet. Die entnommenen Knochen und die dem Implantat benachbarten Weichteile wurden histologisch untersucht. Es wurden Präparate von entkalkten und unentkalkten Knochen angefertigt, sowie tetracyclin-markierte Knochenschnitte im Fluoreszenzmikroskop untersucht. Beson-

dere Probleme ergaben sich beim Schneiden der in Kunststoff eingebetteten Knochen und Glaskeramikimplantate. Diese Präparate wurden schließlich mit einem neu entwickelten Mikrotom (LEITZ-Sägemikrotom nach EICHLER) geschnitten. Die angefertigten Proben wurden im Auflichtmikroskop und im Rasterelektronenmikroskop+ beurteilt.
Außer diesen Untersuchungen an Ratten haben wir bei z. Zt. 18 Kaninchen Gelenkanteile durch Glaskeramiken ersetzt. Verwertbare Ergebnisse dieser Versuche liegen uns noch nicht vor.

Ergebnisse: Wundheilungsstörungen traten nicht auf. Knochenstrukturen fanden sich bereits nach 1 Woche in der Umgebung des Implantates. Entzündliche Reaktionen waren kaum festzustellen. Ab der 2. -5. Woche wurde die Glaskeramik zunehmend von Knochengewebe umgeben. Die kollagenen Fibrillen des neugebildeten Knochens lagen parallel zu den Oberflächen des Implantates. Nach 6-8 Wochen fand sich um das Implantat eine regelmäßige Knochenstruktur bei geringer Osteoblastenzahl mit scharfer Abgrenzung zum Mark ohne fibröse Veränderungen im Markbereich oder toxische Zeichen. Es fand sich ein direkter Kontakt zwischen Implantat und Knochen, ohne bindegewebige Zwischenschicht (Abb. 1).

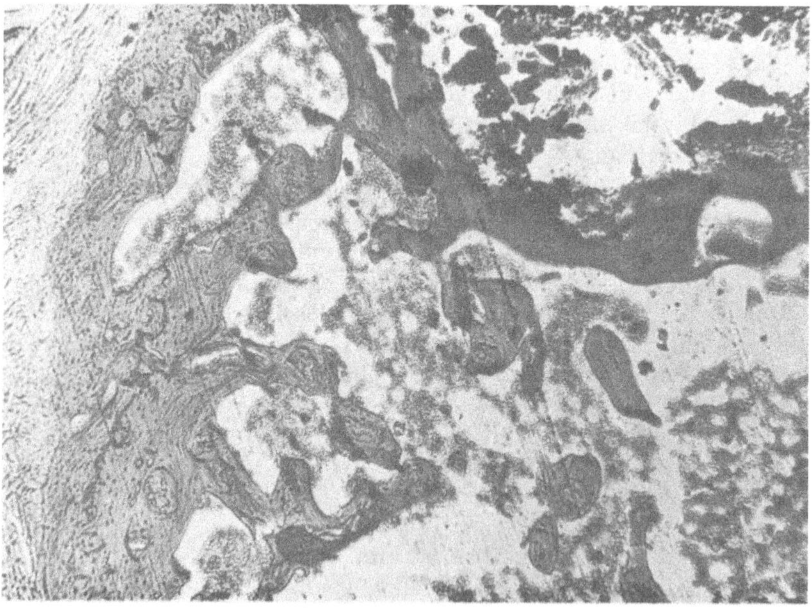

Abb. 1: Querschnitt Tibia (Ratte), Hämatoxylin-Eosin, 40-fach. Glaskeramikreste (nach Destruktion durch Knochenentkalkungsprozeß) re. oben im Bild

+Die rasterelektronenmikroskopische Untersuchung wurde von Herrn Dr. R. Christenhuß, Marburg, mit einem Stereoscan Mk II A (von der "Stiftung Volkswagenwerk" zur Verfügung gestellt) durchgeführt.

Fluoreszenzmikroskopisch wurden Tetracycline in unmittelbarer Nachbarschaft der Glaskeramik gefunden. Beim Schneiden mit dem Sägemikrotom (Schnitte von 70-80 μ Stärke) brach die Glaskeramik im Gegensatz zu anderen zum Vergleich implantierten Materialien nicht aus. Bei dem anschließenden Schleifvorgang traten Brüche auf, diese waren aber in der Keramik lokalisiert und nicht im Grenzbereich Keramik-Knochen. Im Rasterelektronenmikroskop fand sich ein entsprechender Befund (Abb. 2).

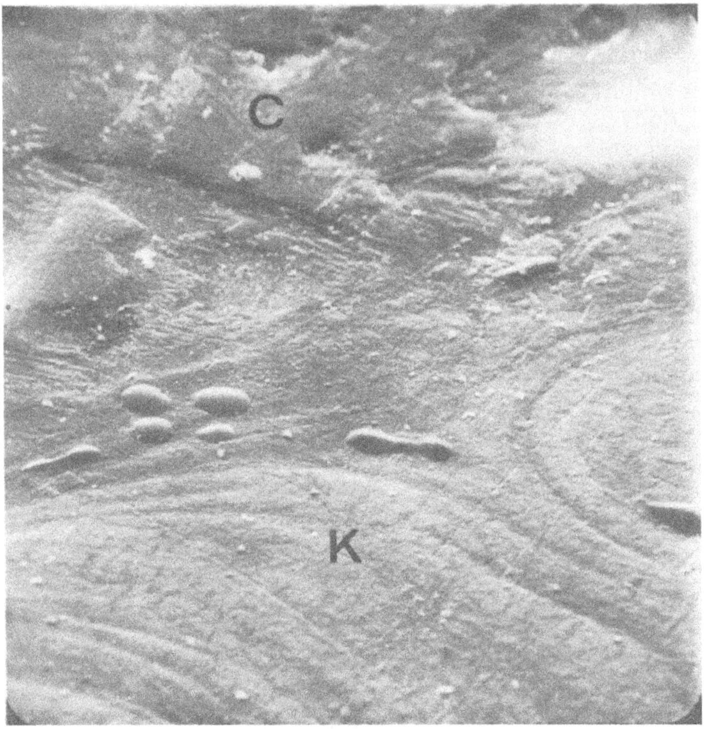

Abb. 2: Rasterelektronenmikroskopische Übersichtsaufnahme (elektronenopt. Primärvergrößerung: 2.280, Kippwinkel: 60°) Rattentibia, 6 Wochen nach der Implantation. Glaskeramik (C) oben im Bild, neugebildeter Knochen (K) unten

Es waren wiederum parallel zur Implantatoberfläche angeordnete kollagene Fibrillen nachweisbar. Eine fibröse Zwischenschicht war nicht zu erkennen. Zeitliche Unterschiede bis zum festen Einwachsen des Implantates waren abhängig von der Zusammensetzung und der Oberflächenstruktur der Glaskeramik, sowie dem operativen Vorgehen bei der Implantation. Voraussetzung für ein festes Einwachsen des Implantates ist ein guter Kontakt zwischen Implantat und Implantatlager.

Zusammenfassung: Die bisherigen tierexperimentellen Untersuchungen mit Glaskeramiken ergaben, daß dieser Stoff als Implantat geeignet ist. Aufgrund ihrer physikalischen und chemischen Eigenschaften stellt die Glaskeramik einen in der Knochenchirurgie verwendbaren Werkstoff dar. Unsere Untersuchungen ergaben ferner, daß die Glaskeramik keine toxische Gewebsschädigung hervorruft und daß eine feste Verbindung zwischen Implantat und Knochen eintritt. Bei den hier mitgeteilten Ergebnissen handelt es sich um die ersten Resultate einer größeren Untersuchungsreihe über die Bindung zwischen Glaskeramik und Knochen. Im weiteren sollen Glaskeramiken verschiedener Zusammensetzung, Kristallisation und Oberflächenstruktur untersucht werden.

Summary: Our examinations of glass ceramics in animal experiments (rats and rabbits) are showing, that this material ist qualified as an implant. Because of its physical and chemical properties glass ceramics are useable as an implant in the bone surgery.
In our hitherto existing experiments glass ceramics did not produce any toxic injury of tissue. We could see a solid connection between implant and bone.
These informations are the first results of a large experimental series about the connection between bone and glass ceramic. Besides glass ceramics of different composition, cristallisation and surface structure shall be examined.

Literatur

1. BECKHAM, C. A. et al.: Bone Formation at a Ceramic Implant Interface. Calicif. Tissue Res. 8, 165-71 (1971)
2. BHASKAR, S. N. et al.: Biodegradable ceramic implants in bone. Electron and ligth microscopic analysis. Oral Surg. 32, 336-46 (1971)
3. HENCH, L. L., SPLINTER, R. J., GREENLEE, T. K. and ALLEN, W. C.: Bonding Mechanisms at the Interface of Ceramic Prostetic Materials. J. Biomed. Mater. Res. 5, 115-138 (1971)
4. SMITH, L.: Ceramic-Plastic Material as a Bone Substitute. Arch. Surg. 87, 137-145 (1963)

OA Dr. B.-A. Blencke
Orthopädische Klinik und Poliklinik der Universität
3550 Marburg/Lahn
Robert-Koch-Str. 8

28. Tierexperimentelle Untersuchungen über das Verhalten von formalinfixierten homologen Notverbänden bei drittgradigen Verbrennungen

F. E. Dietrich, H. E. Köhnlein und W. Michaelis

Chirurgische Universitätsklinik Freiburg (Direktor: Prof. Dr. M. Schwaiger)

Hauptziel der Lokalbehandlung bei ausgedehnten drittgradigen Verbrennungen ist die frühzeitige plastische Deckung der verbrannten Regionen. Das gleiche gilt für andere großflächige Ablederungsverletzungen. Wenn autologe Spalthaut nicht in ausreichender Menge gewonnen werden kann, bedient man sich der temporären Deckung mit in verschiedener Weise vorbehandelter homologer oder heterologer Haut. SILVETTI wies 1951 die Verwendbarkeit von Kalbsembryonalhaut als temporären Hautersatz nach. Es folgten zahlreiche tierexperimentelle und klinische Untersuchungen über die Verwendbarkeit von röntgenbestrahlten Homotransplantaten, Kalbskollagenfolie und gefriergetrockneten Homo- und Heterotransplantaten (1). Außerdem wurden Leichenhaut, Haut urämischer Spendertiere (2), in Corticoiden inkubierte und formalinfixierte Haut (3, 4) mit unterschiedlichem Erfolg untersucht. BOHMERT et al. prüften die Deckung ausgedehnter Wundflächen mit einer Kombination von autologen Netztransplantaten und fetalen Hautxenotransplantaten.
Unter der großen Menge von Versuchen, geeignete temporäre Notverbände zu finden, schienen uns einige neuere Methoden überprüfenswert zu sein. Wir erprobten zunächst den temporären Hautersatz mit von urämischen Spendertieren gewonnenen Homotransplantaten. Die von PIERER gefundene deutlich verzögerte Abstoßungszeit konnten wir in unseren tierexperimentellen Untersuchungen nicht bestätigen.
Auf der weiteren Suche nach einem geeigneten Notverband führten wir tierexperimentelle Untersuchungen durch, wobei formalinfixierte Haut mit unbehandelten Homotransplantaten, sowie lyophilisierten Heterotransplantaten verglichen wurden.

Methodik: Bei insgesamt 60 männlichen Albinoratten von 400-450 g Gewicht wurden auf dem Rücken Hautdefekte mit einem Druchmesser von 3 cm gesetzt. Die Tiere wurden in 3 Gruppen aufgeteilt, wobei jeweils 15 klinisch beobachtet wurden und je 5 der histologischen Kontrolle dienten. Bei der ersten Gruppe von 20 Ratten wurden die Defekte mit frischer homologer dicker Spalthaut gedeckt. Bei der gleich starken zweiten Gruppe kam lyophilisierte Schweinehaut zur Anwendung. Es handelte sich dabei ebenfalls um dicke Spalthaut. Bei der dritten Gruppe wurde formalinfixierte Spalthaut verwendet. Die Formalinfixierung erfolgte durch Einlegen der Transplantate für 16 Stunden in 10 %iges Formalin. Danach wurden sie für 24 Stunden in destilliertem Wasser gewaschen und dann in 0,5 %igem Formalin aufbewahrt. Vor Gebrauch wurde die Haut 30 min in physiologischer Kochsalzlösung gewaschen. Auf diese Weise konnte die Formalinkonzentration in der Haut wieder auf 0,016 % gesenkt werden. Diese wurde nach der von TANNENBAUM und BRICKER angegebenen Methode gemessen (5).

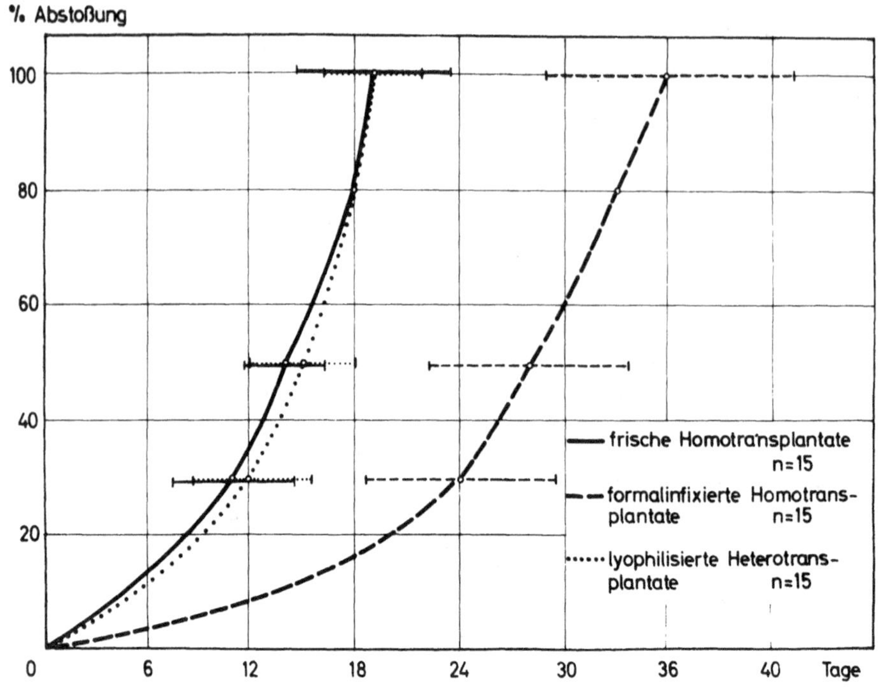

Abb. 1: Das Verhalten unterschiedlich präparierter Spalthauttransplantate als Notverband

Ergebnisse: Die frischen homologen Transplantate liegen bis zum 8. und 9. Tag noch fast völlig dem Wundgrund an. Bis dahin sind sie weich. Danach werden sie schnell derb und wellig. Die Abstoßung erfolgt dann recht schnell. Parallel dazu sind histologisch die einzelnen typischen Abstoßungsphasen zu sehen. Stase in den Blutgefäßen und celluläre Infiltration gehen der Nekrosebildung voraus. Bei der 2. Gruppe mit formalinfixierten Transplantaten ist der Abstoßungsvorgang deutlich verzögert. Die präparierten Hautlappen sind zwar nicht so weich wie die Homotransplantate, liegen jedoch dem Wundgrund fest an. In den ersten 10 Tagen ändern sie ihr Aussehen und ihre Beschaffenheit praktisch nicht. Danach kommt es zu einer zunächst langsamen, dann ab dem 25. Tag immer schenller fortschreitenden Abstoßung der Transplantate. Histologisch fällt auf, daß es zwar zu einem cellulären Wall, jedoch zu keiner Infiltration des Transplantates kommt. Nach Abfallen der Notverbände kommt transplantationsreifes, frisches Granulationsgewebe zum Vorschein. Infektionen oder sonstige Nebenerscheinungen haben wir nicht finden können. Die lyophilisierte Haut ist von härterer Beschaffenheit als die formalinfixierten Transplantate und deshalb schwieriger zu verarbeiten. Entsprechend schlechter ist die Anhaftung am Wundgrund. Die Abstoßung entspricht etwa der der unbehandelten homologen Haut. Maßstab für die Brauchbarkeit eines Notverbandes ist die Dauer der Anhaftung, die an den Grad der Antigenität gekoppelt ist. Wegen der deutlich verzögerten Abstoßung eignen sich formalinfixierte Homotransplantate gut als temporärer Hautersatz. Die tierexperimentellen Ergebnisse ließen sich inzwischen an 2 gut demonstrablen klinischen Fällen bestätigen, wo bei Schwerverbrannten fromalinfixierte homologe Spalthaut zur temporären Hautdeckung benutzt wurde. Die vollständige Abstoßung erfolgte zwischen dem 25. und dem 30. Tag. Durch die Foramlinfixation wird die Antigenität so weit herabgesetzt, daß es zu keiner bei homologen Transplantaten typischen immunologischen Reaktion kommt.

Zusammenfassung: In tierexperimentellen Untersuchungen konnte gezeigt werden, daß formalinfixierte Homotransplantate sich gut als Notverbände bei ausgedehnten drittgradigen Verbrennungen eignen, da die Anhaftungsdauer durchschnittlich 36 Tage beträgt. Zwischen den nicht vorbehandelten homologen und den lyophilisierten heterologen Transplantaten besteht bezüglich des Abstoßungstermins kaum ein Unterschied. Beide werden spätestens bis zum 19. Tag abgestoßen.

Summary: In experimental studies we could show, that formaline treated homografts can be used as emergency dressings in extensive third degree burns. The average survival time is 36 days. There is no difference in the rejection between the untreated homografts and the pretreated heterografts. Both were completely rejected by the nineteenth day.

Literatur

1. KÖHNLEIN, H. E.: Die Möglichkeiten der Homo-, Hetero- und Allotransplantate bei der Behandlung der Schwerstverbrannten. Beiheft, Monatsschrift für Unfallheilk. 80, 1-184 (1965)
2. PIERER, H., FLADERER, H.: Uremic skin grafts in the treatment of extensive deep burns. Transactions of the fifth international congress of plastic and reconstructive Surgery, Australia 1971, S. 758-765
3. ROULSTON, L. et al.: De-antigenization of skin of heterogenous origin. U.S. Army Surgical Research Unit Annual Report, Section 55, 1964
4. SILVERSTEIN, P. et al.: Evaluation of formalin-fixed skin as a temporary dressing for granulating wounds. Am. Surg. Forum 1971, S. 60-62
5. TANNENBAUM, M., BRICKER, C. E.: Microdetermination of free formaldehyde. Anal. Chem. 23, 354-357 (1971)

Dr. F. E. Dietrich, Chirurgische Universitätsklinik
7800 Freiburg, Hugstetterstr. 55

29. Die Hautzüchtung als Behandlung von Verbrennungswunden

P. Klein

Chirurgische Universitätsklinik Marburg/Lahn (Direktor: Prof. Dr. H. Hamelmann)

Im vorigen Jahr konnte an gleicher Stelle über die experimentellen Grundlagen eines neuen Verfahrens zum Verschluß chronischer Hautwunden berichtet werden. Entsprechende klinische Berichte über die erfolgreiche Behandlung jeder Art schlecht heilender Wunden mit der Methode der Hautzüchtung folgten bei mehreren Gelegenheiten. Mittlerweile liegen auch, zwar erst einzeln, Beobachtungen über die Behandlung von Verbrennungswunden vor.
Das Ziel bei der Behandlung einer Verbrennungswunde ist immer das gleiche: Schnellstmöglicher Hautdefektverschluß unter Vermeidung der Infektion. KRAMER (2) und GANZONI (3) vermittelten eindrucksvoll die dafür heute bestehenden Möglichkeiten. Es steht jedoch fest, daß die Kontamination pathogener Keime mit der Verbrennungswunde so gut wie nie zu verhindern ist. Entscheidend für den weiteren Verlauf ist deshalb der Zustand der Wunde selbst. Erfolgt der Kontakt auf einer schlecht oder nicht durchbluteten Fläche, sind ideale Voraussetzungen für die Ausbreitung einer schwersten Infektion gegeben. Gelingt es aber rasch, eine gute Durchblutung durch frische Granulationen zu erreichen, ist die Beherrschung der Infektion möglich. Mittlerweile gelang durch weitere tierexperimentelle Untersuchungen der Beweis, daß die zur Hautzüchtung auf Wunden erfolgreich verwendete Nährlösung Z_{16} nach PARSHLEY und SIMMS (4) eine entsprechende proliferationsstimulierende Wirkung auf das Kapillarendothel eines Wundgrundes hat.

Methodik: Bei bis jetzt 11 Patienten mit bis zu 20 %igen tiefen Verbrennungen (nach der Definition von ALLGÖWER) wendeten wir sofort oder nach Vorbehandlungen anderer Art, unter denen es zu schweren Infektionen gekommen war, unser Verfahren mit der Nährlösung Z_{16} allein oder in Kombination mit der Epidermisbreiübertragung an. Nachdem die Wunden kontinuierlich unter Verbänden mit der genannten Lösung feucht gehalten worden waren, kam es in allen Fällen innerhalb weniger Tage zur Ausbildung frischer Granulationen, zur Abstoßung nekrotischen Materials und zur Beherrschung einer stattfindenden Infektion. Erstaunlicherweise sahen wir mehrfach in Arealen, die sicher drittgradig verbrannt zu sein schienen, unter der Behandlung mit der Nährlösung kleinste Epithelinseln aufsprießen, so daß auf geplante Epidermisbreiübertragungen verzichtet werden konnte.
In allen anderen Fällen drittgradiger Verbrennung führten wir, wie für die Behandlung chronischer Wunden beschrieben, die autologe Epidermisbreiübertragung durch. Es kam also eine plastische Methode zur Anwendung, trotz noch bestehender Infektion.

Ergebnisse: Die bisherigen Erfahrungen mit der Methode der Hautzüchtung bei der Behandlung von Verbrennungswunden, können wie folgt zusammengefaßt werden:

1. Unter der Nährlösung Z_{16} kommt es zur schnellen Säuberung der Wunden von Nekrosen durch das rasche Auftreten frischer Granulationen. Gleichzeitig wird dadurch eine sich ausbreitende Infektion beherrschbar.
2. In klinisch sicher drittgradig verbrannten Hautbezirken werden unter der Nährlösung Epithelinseln sichtbar, die mit dem sich rasch ausbreitenden Randepithel einen Verschluß der Wunde bewirken. Es muß angenommen werden, daß diese Epithelreste bei andersartigen Behandlungsverfahren durch Austrocknung oder Infektion zugrunde gehen.
3. Nach dem raschen Auftreten frischer Granulationen läßt sich schon nach wenigen Tagen in allen Fällen trotz noch bestehender Infektion eine plastische Deckung mit Epidermisbrei und Epithelzüchtung auf der Wunde durchführen. Der somit erzielte Zeitgewinn ist gegenüber allen anderen Verfahren erheblich.
4. Vom Patienten wird das kontinuierliche Feuchthalten der Brandwunde als wohltuend und schmerzlindernd empfunden. So kann auf die Gabe von Analgetica weitgehend verzichtet werden. Schmerzbedingte Bewegungseinschränkungen und ihre Folgen werden vermieden.

Die genannten Punkte lassen eine breitere klinische Anwendung angezeigt erscheinen.

Zusammenfassung: Das Verfahren der Wachstumsstimulierung von Wundrandepithel und der Züchtung autologer explantierter Epithelzellen auf einer Wunde mittels einer Nährlösung ist mit sehr gutem Erfolg auch bei Verbrennungswunden anwendbar. Frische Verbrennungen sind nach wenigen Tagen gereinigt und transplantationsbereit. Bei älteren Wunden wird durch die schnell auftretenden frischen Granulationen die Infektion beherrscht. Die subjektive Erleichterung für die so behandelten Patienten ist augenscheinlich.

Summary: The application of a special nutritive solution for burned wounds results in stimulation of the marginal epithelium and growth of autologous transplanted cells. Immediate application of the solution after burning results in cleaning and sufficient preparation for transplantation. In older wounds the solution induces quick granulation which prevents superinfection. All patients who were treated in this way had minor pain.

Literatur

1. ALLGÖWER, M.: In Allgem. und spezielle Chirurgie, S. 55, Springer-Verlag 1971
2. KRAMER, C.: Langenbecks Arch. Chir. Suppl. Chir. Forum 1972, 8-10 (1972)
3. GANZONI, N.: Deutsch-Österreichisch-Schweizerische Unfalltagung Bern 1972, Hauptreferate, S. 74-82
4. PARSHLEY, M., SIMMS, H. S.: Am. J. A. nat. 86, 163 (1950)

Priv. Doz. Dr. med. P. Klein
Chirurgische Universitäts-
klinik
3550 Marburg/Lahn
Robert-Koch-Str. 8

30. Eine Methodik zur quantitativen Bestimmung von Narbenkontrakturen nach drittgradigen Verbrennungen der Extremitätenhaut der Ratte

A. Berger und K. Zweymüller

Abteilung für experimentelle Chirurgie (Prof. Dr. R. Gottlob) der Station für Plastische und Wiederherstellungschirurgie (Prof. Dr. H. Millesi) der I. Chirurgischen Universitätsklinik Wien (Vorstand: Prof. Dr. P. Fuchsig) und der Orthopädischen Universitätsklinik Wien (Vorstand: Prof. Dr. K. Chiari)

Die vielen bekannten Methoden zur Erzeugung genormter Verbrennungen (1, 2, 3) und zur Messung der Reißfestigkeit von Granulationsgeweben (4, 5) legen das Hauptaugenmerk auf lokale Veränderungen und die Allgemeinreaktion des Versuchstieres. Die Narbenbildung nach Verbrennung hingegen fand wenig Beachtung, obwohl sie durch Kontraktur die Funktion der Extremitäten schwer beeinträchtigen kann. Unser Interesse war es daher, eine Methodik zur Erzeugung einer drittgradigen Verbrennung im Extremitätenbereich auszuarbeiten und die auf die thermale Schädigung entstehende Kontraktur im Gelenksbereich quantitativ zu bestimmen.

Methodik: Männliche Wistarratten wurden verwendet, die bei Versuchsbeginn 160 bis 220 g wogen. Die Tiere wurden mit reinem Narkoseäther narkotisiert und an der rechten hinteren Extremität und der umgebenden Bauchhaut rasiert. In ein Wasserbad von 100°C wurde ein abgeschnittener Meßzylinder von 4, 6 cm lichter Weite gestellt. Dieser Meßzylinder war ebenfalls mit Wasser gefüllt. Das Ende des Meßzylinders ragte 4 cm über das Flüssigkeitsniveau des Wasserbades hinaus. Die Temperatur des Wassers nahe der Oberfläche im Zylinder betrug +85°C, -0, 5°C.

Die Versuchstiere wurden mit dem lateralen Anteil der rasierten rechten hinteren Extremität jeweils exakt 30 sec in das erhitzte Wasser des Meßzylinders gehalten. Dieser Vorgang wurde während des gesamten Versuches nur von einer Person durchgeführt. Es wurde auf diese Weise eine drittgradige Verbrennung gesetzt, die Oberschenkel, seitliches Kniegelenk und Teile des Unterschenkels umfaßte. Der Durchmesser der Verbrennungsmarke war zwischen 4, 4 und 4, 7 cm. Das durch Eintauchen des Tieres verdrängte Wasser wurde jedesmal ersetzt und seine Erwärmung auf 85°C abgewartet.

Am 7. und 21. Tag nach der Verbrennung wurden die Tiere in Äther getötet und in den Markraum des Femur mittels eines Lentodrill ein Kirschnerdraht eingeführt. Er wurde im Bereich der Condylen eingebohrt und am proximalen Ende des Femurs herausgeleitet. Der Kirschnerdraht wurde anschließend in einem Metallbügel eingespannt und mit Klemmschrauben in diesem Bügel fixiert.

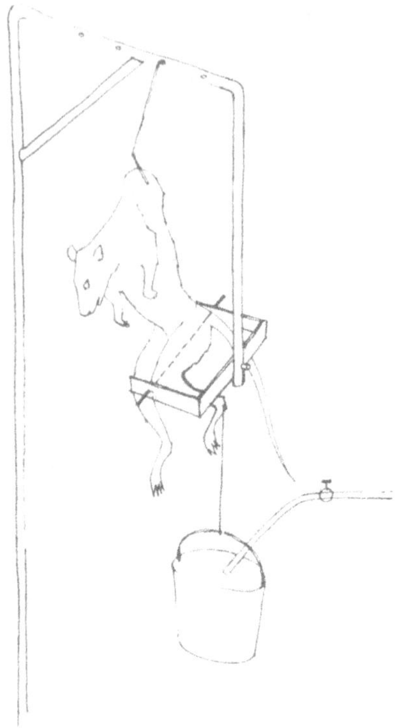

Abb. 1: Schematische Darstellung der quantitativen Messung der Kontrakturen im Kniegelenksbereich des Versuchstieres

Mit Hilfe des Bügels wurde der Unterschenkel des Tieres in eine horizontale Lage gebracht. Das proximale Femurende lag daher höher als das Kniegelenk. Durch die Calcaneusgegend wurde ein Draht gezogen, an den mittels eines Hakens ein leichtes Plastikgefäß befestigt wurde. Durch kontinuierlichen Zufluß von Wasser wurde solange belastet, bis es zum Auseinanderreißen des Gewebes zwischen Oberschenkel und Unterschenkel kam. Das Gewicht des Gefäßes wurde mit einer Satoriuswaage bestimmt. Während des Meßvorganges wurde der Körper des Versuchstieres mit einer Klemme an der Aufhängung des Metallbügels befestigt.

Ergebnisse: Die mit dieser Methode zu erzielende Läsion ist eine in Ausmaß und Tiefe gut reproduzierbare drittgradige Verbrennung. Der nachfolgende Wundheilungsverlauf mit Abstoßung der Nekrose und Entwicklung einer Kontraktur entsprach dem normalen Ablauf nach drittgradiger Verbrennung im Gelenkbereich. Die Kontraktur des Kniegelenkes entwickelte sich bei allen Versuchstieren regelmäßig. Die lädierte Extremität wurde von den Tieren geschont, so daß mechanische Einflüsse auf das Granulations- und Narbengewebe weitgehend ausschließbar sind. Die Gewichte, die zum Auseinanderreißen der Narbengewebe zu verschiedenen Zeitpunkten nach der Verbrennung notwendig waren, zeigt Tabelle 1.

Tab. 1: Mittelwerte und mittlere Fehler der Mittelwerte von Tiergewichten und Gewichten zum Auseinanderreißen der Narbengewebe (Reißgewicht)

7 Tage nach der Verbrennung

	Tiergewicht bei Versuchsbeginn in g	Tiergewicht bei Versuchsende in g	Reißgewicht in g
Tier 1	165	155	230
Tier 2	190	195	180
Tier 3	165	160	220
Tier 4	190	175	350
Tier 5	165	160	285
Tier 6	160	160	300
Tier 7	190	185	210
Tier 8	190	190	165
Tier 9	210	210	245
Tier 10	220	205	220
	184, 5 ± 6, 48	179, 5 ± 6, 44	240, 5 ± 17, 89

21 Tage nach der Verbrennung

	Tiergewicht bei Versuchsbeginn in g	Tiergewicht bei Versuchsende in g	Reißgewicht in g
Tier 1	190	210	950
Tier 2	190	260	935
Tier 3	210	210	935
Tier 4	180	255	845
Tier 5	210	150	875
Tier 6	200	235	640
Tier 7	195	220	720
Tier 8	175	250	720
Tier 9	175	240	670
Tier 10	190	225	665
	191, 5 ± 4, 02	225, 5 ± 10, 10	795, 5 ± 39, 46

Mittelwerte und mittlere Fehler der Mittelwerte von Tiergewichten und Gewichten zum Auseinanderreißen der Kontrakturen.

Zusammenfassung: Mit Hilfe von auf 85°C erhitztem Wasser und einem zylindrischen Gefäß werden an der Ratte drittgradige Verbrennungsmarken gesetzt. Die auf die Verbrennung im Gelenksbereich folgende Kontraktur wird durch Auseinanderreißen des Narbengewebes quantitativ zu verschiedenen Zeitpunkten nach der Verbrennung bestimmt.

Summary: With water heated to 85°C in a cylindric glass, third degree burns were administered to the knee and adjacent skin of male Wistarrats. The following contracture of the scars at the joint area are quantitative measured at different times after the thermal injuries.

Literatur

1. ARTURSON, G.: The infliction and healing of large standard burn in rats. Acta path. microbiol. Scand. 61, 353-364 (1964)
2. BROOKS, J.W., ROBINETT, P., LARGEN, Th. L., EVANS, E.I.: A standard contact burn. Surg. Gynec. obstet. 93, 543-554 (1951)
3. KÖHNLEIN, H.E., LEMPERLE, G., KLEINDIENST, W.: Experimentelle Untersuchungen zur Lokalbehandlung von Verbrennungswunden. Bruns Beitr. klin. Chir. 217, 74-81 (1969)
4. SCHULTE AM ESCH, R., DOMENJOZ, R.: Methode zur Bestimmung der Reißfestigkeit heilender Hautwunden bei Ratten. Med. Pharmacol. exp. 16, 453-458 (1967)
5. VILJANTO, J., KULONEN, E.: Correlation of tensile strength and chemical composition in experimental granuloma. Acta path. microbiol. Scand. 56, 120-126 (1962)

Dr. A. Berger
Stat. Plast. u. Wiederherstell. Chirurgie, der
I. Chir. Univ. Klinik
A-1090 Wien
Alserstraße 4

31. Experimentelle Untersuchungen über den Einfluß verschiedener Medikamente auf die Blutversorgung von Stiellappen

H. E. Köhnlein, J. Härtwig und H. Hartung

Chirurgische Universitätsklinik Freiburg i. Br. (Direktor: Prof. Dr. M. Schwaiger)

Die Verbesserung der Durchblutung von Rundstiellappen und Flachhautlappen und die exakte Vorhersagemöglichkeit des optimalen Durchtrennungszeitpunktes sind noch immer ein nicht vollständig gelöstes Problem. Wir führten deshalb Versuche an 400 Sprague Dawley Ratten von 300 g Körpergewicht durch, bei denen aus der Rückenhaut Rundstiellappen und Flachhautlappen gebildet wurden. Die Hälfte der Tiere diente als Kontrollgruppe.
Als optimale Lappengröße wurden dabei 2 x 8 cm für Rundstiellappen und 2, 4 x 12 cm für einfache Stiellappen ermittelt. Die sich ausbildenden Nekrosen wurden täglich 2 mal durch Auflegen von Plastikfolie, die anschließend auf Millimeterpapier aufgeklebt wurde, gemessen. Zur genauen Kontrolle der Befunde wurden mikroangiographische Untersuchungen nach der Methode von SCHLESINGER u. BARMEYER (1) durchgeführt. Dabei wurde über einen in der Aorta liegenden Nylonkatheter eine Kontrastmittelperfusion über 10 min bei 120 cm H_2O durchgeführt. Als Kontrastmittel diente eine Lösung auf 4 %iger Gelatine, 10 %igem Formalin und Mikropaque im Mischungsverhältnis 4:1:1. Die Lösung füllt Gefäße bis zu einem Durchmesser von 40 μ und wird etwa 15 min nach der Perfusion im Gefäßsystem der Ratte zu einer starren Masse. Die Rückenhaut der Ratten wurde dann excidiert und in 10 %igem Formalin aufbewahrt. Mittels Verwendung eines Spezialfilmes (Kodak-Industrial X-Ray Typ R, single Coated) wurden Röntgenbilder des Gefäßmusters angefertigt. Klinisch wurde die Lappendurchblutung mit einer Cholesterinkristallsuspension der Firma Merck gemessen, die in einem Temperaturbereich von 28-34^{0}C Farbumschläge von Rot über Grün nach Blau zeigt.

Folgende Therapie wurde über 7 Tage geprüft:

1. Actihaemyl 2 x täglich 2 ml/kg i. p.
2. Complamin 2 x täglich 100 mg/kg i. p.
3. Effortil 2 x täglich 21 mg/kg i. m.
4. Fludilat 2 x täglich 4 mg/kg i. p.
5. Laevadosin 2 x täglich 4, 5 ml/kg i. v.
6. Progresin 2 x täglich 35 mg/kg i. p.
7. Ronicol 2 x täglich 50 mg/kg i. p.
8. Stutgeron 2 x täglich 50 mg in 0, 1 n HCl-Lösung i. p.
9. Vasculat 2 x täglich 5 mg/kg i. p.
10. Rheomacrodex 2 x täglich 0, 25 % des KG i. v.
11. Physiologische Kochsalzlösung 2 x täglich 6 ml/kg i. p.
12. Hyperbarer Sauerstoff 12-stündlich, Therapiedauer 120 min bei 2, 5 atü in der Dräger Sauerstofftherapiekammer 1000. Kompression und Dekompression erfolgte mit 0, 2 kp/cm^2/min.
13. Kombinationsbehandlung von hyperbarer Sauerstofftherapie und Rheomacrodex

Ergebnisse: Keines der angewendeten vasodilatierenden Mittel zeigte irgendeinen positiven Effekt auf die Lappendurchblutung. Bei Verwendung von Dextran 40 bei Flachhautlappen blieb dagegen die Nekrosefläche auf 2 cm^2 (s = $\pm$ 0,7) beschränkt, gegenüber 9 cm^2 (s = $\pm$ 1) bei den unbehandelten Kontrolltieren (Abb. 1).

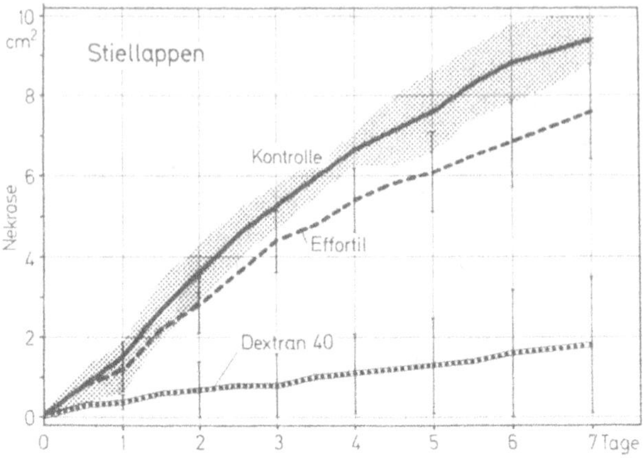

Abb. 1: Die Auswirkung der Rheomacrodexbehandlung auf die Nekrosebildung von Flachhautlappen in der Rückenhaut von Ratten, jede Kurve repräsentiert 10 Tiere

Bei Rundstiellappen betrugen die entsprechenden Werte 9,5 cm^2 (s = $\pm$ 1,6) gegenüber 15,1 cm^2 (s = $\pm$ 1,0). Die Behandlung mit hyperbarem Sauerstoff verringerte die Nekrosefläche ebenfalls. Die besten Ergebnisse wurden bei einer Kombinationsbehandlung mit Dextran 40 und hyperbarem Sauerstoff erzielt. Die Mikroröntgenaufnahmen zeigten in dieser Gruppe die größte gefäßgefüllte Fläche (Abb. 2).
Es konnte durch die Mikroangiographien eindeutig bewiesen werden, daß die Revascularisierung der Gefäße bei den Tieren, die mit Dextran 40 behandelt worden waren, schneller erfolgte, als bei allen anderen Gruppen Rheomacrodex setzt die Scherkräfte der Blutbestandteile herab und verbessert dadurch die Capillardurchblutung. Dadurch daß Rheomacrodex der Oberfläche der Thrombocyten und der Erythrocyten angelagert wird, wird die Gerinnungsfähigkeit des Blutes in den Capillaren herabgesetzt. Obwohl auch bei den unbehandelten Lappen die Vascularisierung am 6. Tage zunahm, war doch das Schicksal dieser Lappen zu diesem Zeitpunkt bereits besiegelt. Die colorimetrischen Untersuchungen ergaben eindeutig, daß bei Hauttemperaturen unter 29°C mit einer Nekrose des Lappens gerechnet werden muß, daß dagegen Hauttemperaturen von über 29°C ein Überleben des Lappens in allen Fällen garantieren.
Die Ergebnisse dieser Tierversuche haben wir bereits auf die Klinik übertragen, wobei wir 36 Patienten mit durchblutungsgefährdeten Hautlappen 4 Tage post operationem mit 2 x täglich 250 ml Rheomacrodex i. v. behandelten. Dabei kann man häufig bereits auf dem Operationstisch ein Rosigwerden der Lappen beobachten. Die Cholesterin-

kristallometrie erlaubt zusätzlich eine exakte Vorhersage des optimalen Durchtrennungszeitpunktes bei Wanderlappen, wie das Beispiel eines 41-jährigen Mannes illustrieren möge, dem ein Bauchhautlappen über den Arm als Überträger auf das Bein verpflanzt wurde. Obwohl wir bei unserem Therapieschema keinerlei pulmonale Veränderungen im Sinne einer Sauerstoffintoxikation feststellen konnten, wenden wir die Kombinationstherapie mit intermittierender hyperbarer Oxygenation und Dextran 40 wegen des großen Aufwandes nur bei Fällen mit erhöhtem Transplantationsrisiko an.

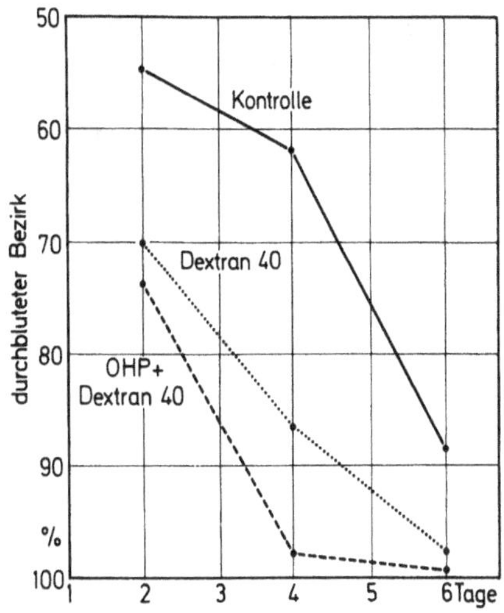

Abb. 2: Zunahme der vascularisierten Fläche bei Flachhautlappen aus der Rückenhaut von Ratten unter Behandlung mit hyperbarem Sauerstoff (OHP)

Zusammenfassung: Bei 400 Sprague Dawley Ratten wurden Rundstiellappen und Flachhautlappen aus der Rückenhaut gebildet. Die entstehenden Nekrosen wurden täglich gemessen und Mikroangiogramme angefertigt. Die Lappentemperatur wurde mit einer Cholesterinkristallsuspension gemessen. Es zeigte sich, daß eine signifikante Verbesserung der Lappendurchblutung durch i. v. Applikation von Dextran 40 erreicht werden kann. Der größte Effekt wird erzielt, wenn diese Behandlung mit Anwendung der Sauerstoffüberdruckkammer kombiniert wird. Die Cholesterinfarbstoffthermographie erlaubt die Vorhersage des optimalen Durchtrennungszeitpunktes.

Summary: Tubed pedicle flaps and simple flaps were formed on the back skin of 400 Sprague Dawley rats. The resulting sloughs were measured daily and controlled by microangiograms. The flap temperature was measured with a cholesterolcristalsuspension. We found a significant improvement of circulation in the flaps by i. v. application of dextran 40. The best effect was observed, wehn this treatment was combined with the use of the hyperbaric oxygen chamber. The cholesterolcristallthermography makes the predication of the optimal severance time possible.

Literatur

1. BARMEYER, J.: Postmortem measurement of intercoronary anastomotic flow in normal and diseased hearts. Vasc. Surg. 5, 5 (1971)
2. BOLLINGER, A., LÜTHY, E., JENNY, E.: Vollblutviscosität bei verschiedenen Schergeschwindigkeiten und ihre Beeinflussung durch niedermolekulares Dextran. Klin. Wschr. 45, 939 (1967)
3. GRABB, W. G., O'NEAL, R. M.: The effect of low molecular weight dextran on the survival of experimental skin flaps. Plast. Reconstr. Surg. 37, 406 (1966)
4. HOEHN, R., BLINKERT, B.: Cholesteric liquid crystals, a new visual aid to study of flap circulation. Plast. Reconstr. Surg. 48, 209 (1971) u. Surg. Forum 21, 499 (1970)
5. LIEBIG, H., WAGNER, K.: Flüssigkristalle, ihre Anwendung und deren Problematik. Chemiker Zeitung 17, 733 (1971)

Prof. Dr. H. E. Köhnlein
Chirurgische Universitäts-
klinik
7800 Freiburg
Hugstetter Str. 55

32. Vorteile der Frühbeatmung bei Thoraxtraumatisierten mit Lungencontusion

R. Roscher

Chirurgische Universitätsklinik der Freien Universität Berlin im Klinikum Westend (Direktor: Prof. Dr. E. S. Bücherl)

Die künstliche Beatmung bei Patienten mit nicht zu stabilisierender Brustwand nach stumpfem Thoraxtrauma ist zum allgemein gültigen Behandlungsprinzip geworden. Dagegen wurde sie bei Patienten mit Lungencontusion ohne wesentliche Brustwandverletzungen immer nur dann angewandt, wenn sich bereits eine Lungeninsuffizienz objektivieren ließ.

Eigene Verlaufsbeobachtungen hatten ergeben, daß bei diesen Patienten pulmonale Funktionsstörungen nach Lungencontusion regelmäßig erst nach 1-2 Tagen manifest wurden und eine dann einsetzende Beatmung nicht selten zu spät einen ausreichenden Gasaustausch für den Organismus erreichen ließ. Diese Beobachtung deckt sich auch mit tierexperimentellen Arbeiten. Aus diesem Grunde wurde die Indikation zur Beatmung für Patienten mit Lungencontusion geändert und diese praktisch sofort nach Festlegung der Diagnose begonnen.

Der Befund Lungencontusion wurde erhoben a) nach dem Thoraxröntgenbild (vorherrschende Befunde waren fleckige, ungleichmäßig verteilte, unscharf begrenzte Verschattungen) und b) nach der Unfallanamnese (Aufprall des Thorax mit großer Geschwindigkeit, z. B. Sturz aus größeren Höhen, Autoauffahrunfall).

Ergebnisse: In den Jahren 1970-1972 wurden 93 Patienten mit schwerem Thoraxtrauma in der Chirurgischen Universitätsklinik im Klinikum Westend stationär behandelt. Bei 54 Patienten wurde der Befund Lungencontusion erhoben, 25 davon wiesen weniger als 4 Rippenfrakturen auf. 49 Patienten mit Lungencontusion wurden beatmet, die durchschnittliche Beatmungsdauer betrug 8 Tage. 17 Patienten verstarben (Letalität 31 %). Bei dieser Zahl muß allerdings der hohe Prozentsatz der Mehrfachverletzten (92 %) mit in Betracht gezogen werden. Im Jahre 1971 wurde begonnen, Patienten mit Lungencontusion grundsätzlich zu beatmen. Vergleicht man die Patientenzahlen der einzelnen Jahre, so verstarben 1970 von 15 Patienten 8, 1971 von 22 ebenfalls 8; 1972 war bei 17 Patienten lediglich ein Todesfall zu verzeichnen. Von 5 Patienten mit Lungencontusion, die 1970 erst bei später als 12 Stunden posttraumatisch eingetretener Pulmonalinsuffizienz beatmet wurden, verstarben 4. 1971 verstarben in der gleichen Patientengruppe 3 von 6. Von 5 Patienten mit Lungencontusion 1971 und von 7 Patienten im Jahre 1972, die unmittelbar posttraumatisch noch vor dem Manifestwerden einer Ateminsuffizienz beatmet wurden, überlebten alle.

Tab. 1: Vergleich der Patientenzahlen in den Jahren 1970-1972

	1970	1971	1972
Patienten mit Lungencontusion	15	22	17
davon beatmet	11	21	17
verstorben	8	8	1
Ateminsuffizienz später als 12 Stunden posttraumatisch	5	6	-
davon verstorben	4	3	-
Beatmungsbeginn vor manifester Ateminsuffizienz unmittelbar posttraumatisch	-	5	7
davon verstorben	-	-	-

Diskussion: Morphologisch findet man bei der Lungencontusion massive, diffuse Atelektasen aufgrund von oder verbunden mit lokalem Ödem und intraalveolärer und perivasaler Blutung. Daraus ergibt sich der Vorteil einer möglichst frühzeitig posttraumatisch einsetzenden Beatmung. Folgende Gründe dafür können angeführt werden:
a) Die atelektatischen Bezirke werden wieder belüftet. Damit wird die Gefahr des erhöhten intrapulmonalen Shunts und der Pneumonie vermindert. b) Durch erhöhten intraalveolären Druck wird die Ödementstehung vermindert. c) Die Extravasation von Blut, wenigstens nach intraalveolär, kann verringert werden. d) Funktionsstörungen anderer Organe durch Hypoxämie (z. B. Herz, Niere) und Rückwirkungen auf den Gesamtorganismus werden vermieden. e) Durch Verhinderung oder Mitigierung primärer Lungenveränderungen kann eine raschere Restitution ad integrum der Lunge erreicht werden.

Zusammenfassung: Es wird auf mögliche therapeutische Vorteile hingewiesen, die sich bei unmittelbar posttraumatisch einsetzender Beatmung bei Patienten mit Lungencontusion ergeben.

Summary: The advantages of early posttraumatic positive pressure ventilation in patients with pulmonary contusion are stressed.

Literatur

1. BORDER, J. R.: Diskussionsbeitrag. J. Trauma 11, 144 (1971)
2. RUTHERFORD, R. B., VALENTA, J.: An experimental study of "traumatic wet lung". J. Trauma 11, 146 (1971)
3. ZUMTOBEL, V., STANDFUSS, H., HAFFNER, G.: Die Bedeutung der Lungencontusion für die Prognose des Kombinationstraumas. Langenbecks Arch. klin. Chir. 329, 210 (1971)

Dr. R. Roscher, Chirurgische Univ. Klinik u. Poliklinik im Klinikum Westend, 1000 Berlin 19, Spandauer Damm 130

33. Die Untersuchung der cardio-pulmonalen Funktion beim Thoraxverletzten

H. Imig, H. Kämmerer, K. Standfuss und F. W. Schildberg

Chirurgische Universitätsklinik Köln-Lindenthal (Direktor: Prof. Dr. G. Heberer), Abteilung für Anaesthesiologie in der Medizinischen Fakultät der Universität zu Köln (Direktor: Prof. Dr. K. Bonhoeffer)

Bei geschlossenen und offenen Thoraxtraumen im Rahmen von Kombinationsverletzungen bestimmt die Schädigung von Herz und Lunge die Prognose. In der Chirurgischen Universitätsklinik Köln-Lindenthal wurden vom 1. 5. 1965 bis zum 31. 12. 1972 insgesamt 665 Kranke mit einem Kombinationstrauma behandelt. 82 starben an den Folgen einer Thoraxverletzung. Traumatische Schäden an Herz und Lunge variieren je nach Art, Schwere und Hergang des Unfalls. Eine nähere Differenzierung, die auch aus therapeutischer Sicht notwendig wäre, ist wegen der engen funktionellen Beziehung zwischen Respiration und Zirkulation mit einfachen klinischen Methoden nicht möglich.

Methodik: Seit mehr als 1 Jahr messen wir daher bei diesen Patienten das Herzzeitvolumen (Q) nach der FICK' schen Methode ($Q = VO_2/avD\text{-}O_2$) und bestimmen den intrapulmonalen Rechts-Linkskurzschluß (Qs), d. h. den Anteil des Herzminutenvolumens, der durch Capillaren nicht belüfteter Alveolen fließt, als Gradmesser der pulmonalen Funktion (RL-Shunt). Den O_2-Verbrauch (VO_2) können wir bei beatmeten Patienten unter O_2-Luftgemischen nicht direkt messen. Deshalb bestimmen wir im respiratorischen Gleichgewicht die CO_2-Ausscheidung und schließen über einen geschätzten RQ auf den Sauerstoffverbrauch. Den arteriellen und zentralvenösen Sauerstoffgehalt ($O_2\bar{a}$, $O_2\bar{v}$) ermitteln wir über die O_2-Druckmessung oxymetrisch und neuerdings mit einer volumetrischen Methode. Der endcapilläre O_2-Gehalt ($O_2\bar{c}$) wird in bekannter Weise errechnet. Der RL-Shunt $Q/Qs = (O_2\bar{c} - O_2\bar{v})$ kann nur dann sicher angegeben werden, wenn das inspirierte Gas mehr als 50 % Sauerstoff enthält.

Ergebnisse: Es wurden 20 beatmete Thoraxverletzte untersucht. Die Ergebnisse wurden im Hinblick auf eine mögliche Zuordnung zu einer der folgenden Diagnosen überprüft: 1. Isolierte Herzcontusion (erniedrigtes Herzzeitvolumen, kein wesentlich erhöhter RL-Shunt). 2. Isolierte Lungencontusion (primär großer RL-Shunt, über die Norm erhöhtes Herzzeitvolumen). 3. Primäre Kombination von Herz- und Lungencontusion (großer RL-Shunt, fehlende Steigerung des HZV). Befunde, die u. E. charakteristisch für die isolierte und kombinierte Verletzung von Herz und Lunge sind, wurden in Abb. 1 dargestellt. Eine zweifelsfreie Differenzierung war auch mit Hilfe unserer Untersuchungen nicht in allen Fällen möglich. Dies gilt insbesondere für die Diagnose der kombinierten Herz-Lungenverletzung (Gruppe 3).

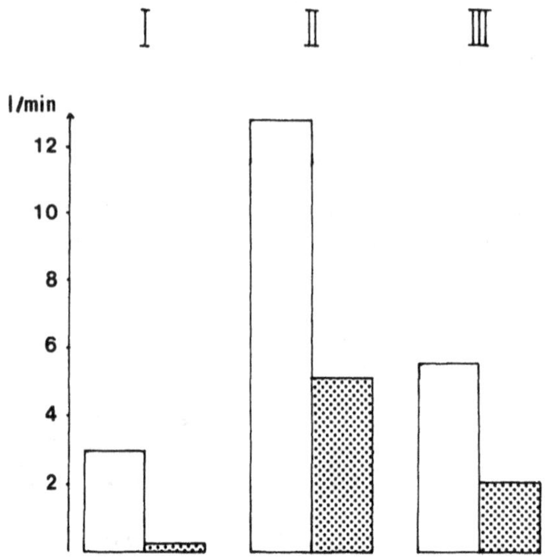

	I	II	III
HZV l/min	3	12,8	5,6
$\dot{Q}s$ o/o	8	40	38
HI l/m²	1,27	6,5	2,7
$S\bar{v}O_2$ o/o	55	84	55

Abb. 1: I Isolierte Herzcontusion; II Isolierte Lungencontusion; III Kombination von Herz- und Lungencontusion

Die Symptome einer isolierten Herzcontusion boten 3 Verletzte. U.a. handelt es sich um 1 Patienten mit Aorten-Milz- und Leberruptur. Seine Aufnahmebefunde sind in Abb. 1 mit den Säulen links gekennzeichnet. Der Herzindex betrug 1,27 l/m², der RL-Shunt 8 % des Herzzeitvolumens. Die zentralvenöse Sauerstoffsättigung lag als Ausdruck des niedrigen HZV bei nur 55 %.
Die Diagnose "Isolierte Lungencontusion" stellten wir aufgrund unserer Messungen bei 7 der 20 Verletzten (Gruppe 2). Sie boten erhöhte zentralvenöse O_2-Sättigungen bis 89 % bei Herzminutenvolumina zwischen 7 und 13 l/min und Shuntvolumina zwischen 20 und 75 % des HZV, ließen also auf schwer geschädigte Lungen und gut funktionierende Herzen schließen (mittleres Säulenpaar in Abb. 1).
Kombinierte Herz- und Lungenverletzungen haben wir bei 10 der 20 Patienten vermutet (Gruppe 3). Stellvertretend sind in Abb. 1 (rechtes Säulenpaar) die Erstbefunde 1 Patienten aufgetragen, der nach einem PKW-Unfall ebenfalls eine Aortenruptur erlitt. Obwohl das HZV dieses Patienten absolut hoch liegt, ist es doch kenntlich an der niedrigen zentralvenösen Sauerstoffsättigung von 55 % völlig unzureichend. Zusätzlich findet sich ein massiver RL-Shunt von fast 40 % des HZV, ein eindeutiger Hinweis für eine schwere pulmonale Schädigung.

Diskussion: Die Messung des HZV und die Bestimmung des RL-Shunts der Lunge ermöglichen häufiger als bisher eine klarere Beurteilung von Thoraxcontusionen. So spricht das Fehlen eines größeren RL-Shunts bei cardiogenem Schock eindeutig für isolierte Herzcontusion (3 von 20 Fällen), ein massiver RL-Shunt mit high output-Syn-

drom für isolierte Lungencontusion dann, wenn andere Kurzschlußursachen (z. B. Aspiration, einseitige Intubation) auszuschließen sind (7 von 20 Fällen).
Liegt jedoch ein großer RL-Shunt bei relativ kleinem HZV (SvO_2 $<$70 %) vor, kann nicht in jedem Fall schon zu Behandlungsbeginn die Diagnose "Kombinierte Contusion" gestellt werden. Denn einerseits kann ein Linksversagen nach Herzcontusion über ein Lungenödem zu großem RL-Shunt führen, andererseits kann ein großer RL-Shunt als Lungencontusionfolge Ursache für eine Herzinsuffizienz sein. Mehrfache Untersuchungen im Behandlungsverlauf erlauben jedoch meist eine exakte Diagnose.

Zusammenfassung: An 20 Thoraxverletzten wurde das HZV nach dem FICK' schen Prinzip gemessen und der intrapulmonale RL-Shunt bestimmt. Die Meßergebnisse erlauben eine differenzierende Beurteilung zwischen Herz- und Lungencontusion.

Summary: Cardiac output was measured using the Fick-principal and intrapulmonic right-left shunt was calculated in twenty patients with thoracic injury. Results of these measurments lead to further differentiation between and lung contusion.

Dr. H. Imig
Chirurgische Universitätsklinik
5000 Köln 41
Joseph-Stelzmann-Str. 9

34. Die Gallium 67-Szintigraphie bei der Lungentuberculose und bei der Silicose

S. F. Grebe, D. Wentz, H. R. Schoen, H. Platt und J. K. Siemsen

Medizinische Klinik und Chirurgische Klinik der Justus Liebig-Universität Gießen, Klinik Waldhof-Elgershausen, Universitätskliniken von Südkalifornien, Los Angeles

Die Szintigraphie nach ^{67}Ga-Gabe zeigt eine gute ^{67}Ga-Anreicherung in malignen Weichteiltumoren (1-5). Die Affinität von ^{67}Ga ist nicht tumorspezifisch, denn auch nicht maligne pathologische Veränderungen können ^{67}Ga anreichern, wie bisher fast nur in Einzelfällen - außer beim Morbus Boeck (3-5) - berichtet worden ist. So wurde eine ^{67}Ga-Einlagerung bei entzündlichen Prozessen (5), beim Lipoidol-Infiltrat (4), bei Cystenlunge (4), bei Paragoniasis (4), bei Lungentuberculose (4), bei chronischer Pneumonie (4) und beim benignen Hepatom (4) beobachtet. Zur Klärung, inwieweit nicht maligne pathologische Veränderungen in der Lunge ^{67}Ga speichern, haben wir bei 67 Fällen mit Lungentuberculose und 24 Fällen mit Silicose die Szintigraphie nach ^{67}Ga-Gabe durchgeführt.

Bei 67 untersuchten Patienten mit Lungentuberculose sahen wir 52 mal eine ^{67}Ga-Einlagerung in dem pathologisch veränderten Gebiet (Tab. 1).

Tab. 1: Verteilung der ^{67}Ga-Anreicherung

	^{67}Ga-Einlagerung	
	+	-
Lungentuberculosen	52	15
unbehandelte Lungentuberculosen	36	6
behandelte Lungentuberculosen	16	9
Silicosen	24	0

Abb. 1 zeigt ein Szintigramm, das 3 Tage nach ^{67}Ga-Gabe aufgezeichnet wurde. Man erkennt deutlich die ^{67}Ga-Anreicherung in den auf einer Röntgenaufnahme nachweisbaren, durch Tuberculose befallenen Bereichen in beiden Oberfeldern, links mehr als rechts, und in hilären sowie mediastinalen Lymphknoten. Bei einigen Kranken war im Szintigramm das Mitbefallensein mediastinaler Lymphknoten zu erkennen. Die untersuchten Patienten hatten fast ausschließlich eine aktive Lungentuberculose.

42 Kranke waren noch nicht behandelt worden. Hier sahen wir im Scan 36 mal eine ^{67}Ga-Anreicherung (Tab. 1). 6 Fälle speicherten nicht. Bei einem dieser 6 Patienten war die szintigraphische Aufnahme technisch unzureichend, bei 2 Kranken war der Prozeß kleiner als 2 cm im Durchmesser und bei 3 Fällen lag der Herd dorsal und wurde bei der von ventral durchgeführten Szintigraphie nicht erfaßt. Wir ha-

ben deshalb später bei entsprechenden Befunden zusätzlich ein Szintigramm von dorsal gefertigt. 25 Kranke mit einer Lungentuberculose waren zum Zeitpunkt der Szintigraphie bereits mehr oder weniger lange Zeit chemotherapeutisch behandelt worden. Hier sahen wir nur bei 16 Patienten eine ^{67}Ga-Einlagerung (Tab. 1). Von den 9 nichtspeichernden Fällen war bei 1 die szintigraphische Aufnahme technisch nicht einwandfrei, bei 8 Kranken war schon 3-8 Monate lang behandelt worden. 9 Patienten, die im Scan eine ^{67}Ga-Einlagerung zeigten, wurden während oder nach der Chemotherapie nochmals nach ^{67}Ga-Gabe szintigraphiert. Sie hatten stets eine geringere, meist nur spärliche oder keine ^{67}Ga-Anreicherung.

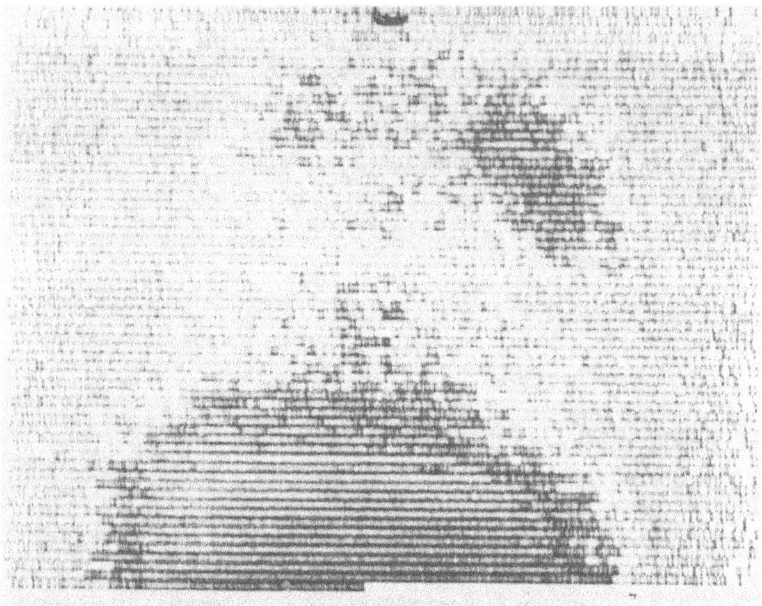

Abb. 1: Szintigramm, 3 Tage nach ^{67}Ga-Gabe gefertigt, zeigt eine ^{67}Ga-Anreicherung in tuberculös verändertem Gebiet beider Lungenoberfelder, links mehr als rechts, sowie in der Gegend hilärer und mediastinaler Lymphknoten

24 Silicosefälle hatten alle eine ^{67}Ga-Einlagerung (Tab. 1), die oft in ihrer Ausdehnung größer war als die im Röntgenbild nachweisbare pathologische Veränderung. Abb. 2 zeigt ein Szintigramm nach ^{67}Ga-Gabe bei einem Silicosepatienten mit ^{67}Ga-Einlagerung in den veränderten Lungenregionen. Bei 12 dieser Silicosekranken bestand der Verdacht auf eine Silico-Tuberculose. In 5 dieser Fälle konnte keine aktive Tuberculose klinisch nachgewiesen werden, bzw. war sie fraglich.

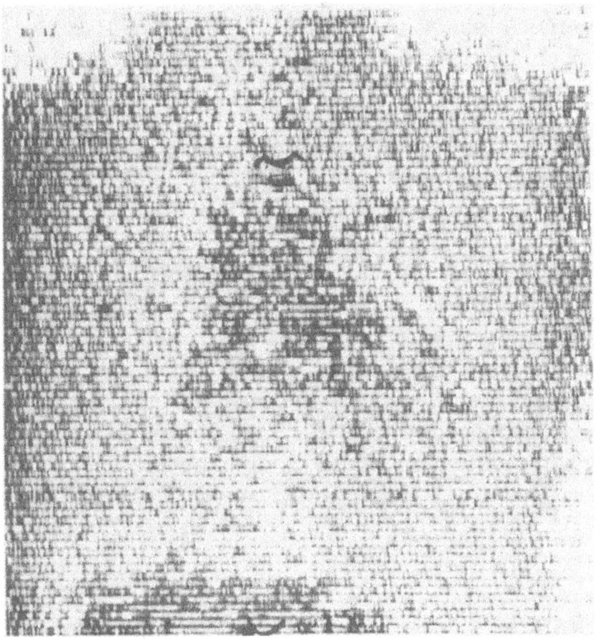

Abb. 2: Szintigramm von einem Silicosefall, 3 Tage nach ^{67}Ga-Gabe gefertigt, zeigt eine ^{67}Ga-Anreicherung in pathologisch verändertem Gewebe im Bereich des Mediastinum und in beiden Lungen

Die Untersuchungen bestätigten die bekannte Tatsache, daß auch nicht maligne Prozesse ^{67}Ga-anreichern. Dies kommt nicht in Einzelfällen vor, wie bisher angenommen wurde und auf Untersuchungen einer zu geringen Fallzahl zurückgeführt werden muß. Offensichtlich steht die ^{67}Ga-Einlagerung mit der Stoffwechselaktivität eines Prozesses im Zusammenhang. Aktive und unbehandelte Lungentuberculose speichern meist sehr gut im Gegensatz zu behandelten bzw. nicht mehr aktiven. Der szintigraphische Befund nach ^{67}Ga-Gabe ermöglicht mit Einschränkung die Aktivität einer Lungentuberculose zu beurteilen, das Mitbefallensein von Lymphknoten zu erkennen und in der Verlaufskontrolle eine Aussage über den Therapieerfolg zu geben.
Das Szintigramm nach ^{67}Ga-Gabe zeigt bei der Silicose deutlicher die Ausdehnung der pathologischen Veränderungen in der Lunge, als das Röntgenbild.

Zusammenfassung: Zur Klärung der ^{67}Ga-Anreicherung bei nicht malignen Lungenerkrankungen wurden 67 Kranke mit aktiver Tuberculose untersucht. Bei 42 unbehandelten Tuberculosen war 36 mal und bei 25 bereits behandelten 16mal eine ^{67}Ga-Anreicherung in dem pathologisch veränderten Gebiet nachweisbar. 9 Tuberculosekranke, die ^{67}Ga eingelagert hatten, wurden nach oder während der Therapie kontrolliert und zeigten dann stets eine geringere , meist nur spärliche oder keine ^{67}Ga-Einlagerung. Die ^{67}Ga-Einlagerung kann mit Einschränkung über die Aktivität und Ausdehnung und den Therapieerfolg einer Lungentuberculose eine Aussage geben. Die 24 Silicosefälle speicherten alle und oft in einer größeren Ausdehnung als auf der Röntgenaufnahme zu erkennen war.

Summary: In order to analyse the ^{67}Ga accumulation by benigne lung diseases 67 patients suffering from open tuberculosis were examined. By 42 patients without treatment we saw in 36 cases and by 25 with treatment in 16 cases a ^{67}Ga accumulation in the pathologically changed areas. 9 tuberculosis patients, who showed an accumulation of ^{67}Ga were controlled during and after therapy. These patients always showed a much less, very little or no ^{67}Ga accumulation at all. The ^{67}Ga accumulation in pathologically changed tissue can give an idea of the activity, extent and therapy-success of a lung tuberculosis. The 24 patients with silicosis showed all a ^{67}Ga accumulation and in many cases to an even greater extent as could be seen on the x-ray photos.

Literatur

1. EDWARDS, C. L., HAYES, R. L.: Scanning malignant neoplasms with ^{67}gallium. JAMA 212, 1182 (1970)
2. FOGH, J., EDELING, C. J.: The clinical and biological significance of ^{67}Ga-scintigraphy. in: Radioaktive Isotope in Klinik und Forschung. Bd. X., Urban u. Schwarzenberg, München - Berlin - Wien.
3. HISADA, T., HIRAKI, T.: Limit and significance of ^{67}Ga for diagnosis of malignant tumors. Jgaku No Ayumi 72 (1970) 590
4. LANGHAMMER, H., GLAUBITT, D., GREBE, S. F., HAMPE, J. F., HAUBOLD, U., HÖR, G., KAUL, A., KOEPPE, P., KOPPENHAGEN, J., ROEDLER, H. D., von der SCHOOT, J. B.: ^{67}Ga for tumor scanning. J. Nucl. Med. 13, 25 (1972)
5. LAVENDER, J. P., LOWE, J., BARKER, J. R., BUM, J. I., CHAUDRI, M. A.: ^{67}Gallium scanning in neoplastic and inflammatory lesions. Brit. J. of Radiology 44, 361 (1971)

Prof. Dr. med. S. F. Grebe
Nuklearmedizinische Abteilung der Medizinischen
Kliniken und Polikliniken
6300 Gießen
Friedrichstraße 27

35. Experimentelle Untersuchungen zur Langzeitkonservierung und Vitalitätsbeurteilung von Nierentransplantaten

K. Dreikorn, H.-D. Grüninger, K. Feussner, W. Regner, G. Reissfelder und A. Oertel

Urologische Abteilung der Chirurgischen Universitätsklinik Heidelberg (Vorstand: Prof. Dr. L. Röhl)

Die Erfahrungen vieler Transplantationszentren haben gezeigt, daß im Rahmen des überregionalen Organaustausches Konservierungszeiten bis zu 24 Stunden erforderlich sind, um Histokompatibilitätsuntersuchungen, Auswahl und Vorbereitung des Empfängers und Organaustausch in das jeweilige Transplantationszentrum durchzuführen.

2 Konservierungsverfahren haben sich in der Klinik bewährt: 1. Die Schwerkraftperfusion mit anschließender Immersionsunterkühlung mit Lösungen intracellulärer Elektrolytkonzentration (1, 2). 2. Die maschinelle Dauerperfusion.
Im Rahmen tierexperimenteller Untersuchungen am Hund wurden beide Konservierungsverfahren verglichen. Da die zur Zeit benutzten Parameter zur Vitalitätsbeurteilung nicht in allen Fällen eine eindeutige Aussage bezüglich der prospektiven Nierenfunktion zulassen, sollte versucht werden, durch angiographische Untersuchungen die Qualität und Vitalität des konservierten Organs vor der Transplantation zu beurteilen.

<u>Methodik:</u> 30 Hunde wurden einseitig nephrektomiert, die Nieren unterschiedlich konserviert.
Gruppe I (10 Hunde): Schwerkraftperfusion und anschließende Immersionsunterkühlung mit einer Elektrolytlösung intracellulärer Konzentration (Konservierungszeit 24 Stunden). Wegen der aufwendigen Zubereitung der in der Literatur angegebenen Lösungen (1, 2), der Instabilität und der Neigung zur Auskristallisation, wurde, ausgehend von einer Lösung intracellulärer Elektrolytkonzentration, der Phosphatgehalt verringert, wodurch die Lösung in 2 stabile, unbegrenzt lagerfähige Komponenten aufgeteilt werden konnte, die kurz vor Gebrauch zusammengegeben wurden.
Gruppe II (15 Hunde): 24-stündige maschinelle Dauerperfusion bei 8-10°C mit cryopräzipitiertem, milliporefiltriertem Hundeplasma im Konservierungsgerät der Firma AB GAMBRO.
Gruppe III (5 Hunde): In einer weiteren Versuchsserie wurde die maschinelle Dauerperfusion auf 48 Stunden ausgedehnt. Als Perfusat wurde eine 5 %ige Humanalbuminlösung verwendet.
Während der maschinellen Konservierung wurden Perfusionsdruck, Flow, pH und LDH-Konzentration im Perfusat gemessen. Darüberhinaus wurden nach Veränderung der Organkammer des Perfusionsgerätes angiographische Untersuchungen vor der Transplantation durchgeführt und zur Vitalitätsbeurteilung der konservierten Nieren aller 3 Gruppen herangezogen. Abhängig vom Zustand der Niere nach

Abb. 1a - 1c: Serumkreatinin nach verschiedenen Konservierungsverfahren - TPL = Transplantation, KN = kontralaterale Nephrektomie

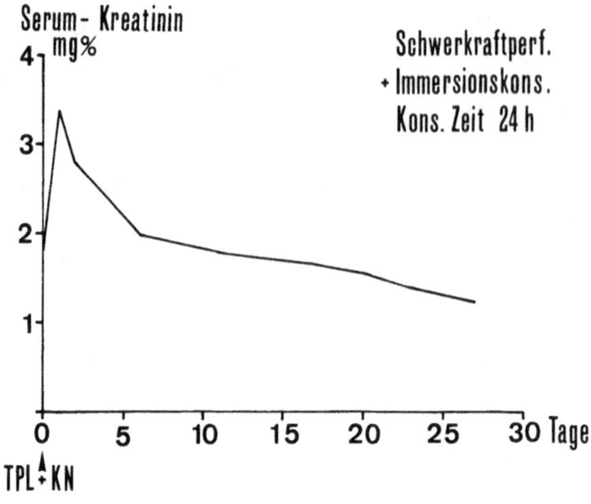

Abb. 1a: Schwerkraftperfusion mit anschließender Immersionsunterkühlung (Konservierungszeit 24 Stunden, sofortige kontralaterale Nephrektomie)

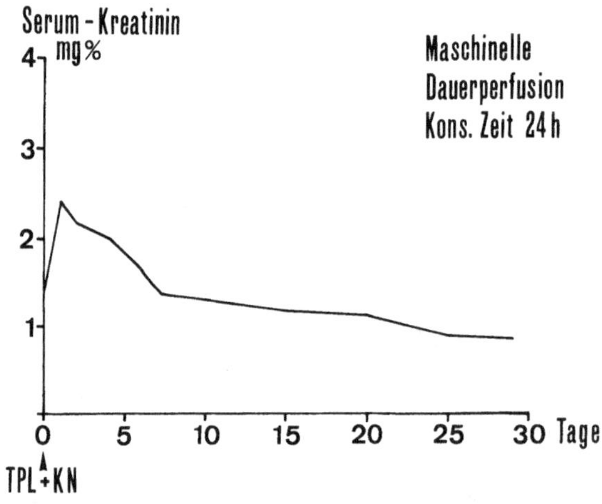

Abb. 1b: Maschinelle Dauerperfusion (Konservierungszeit 24 Stunden, sofortige kontralaterale Nephrektomie)

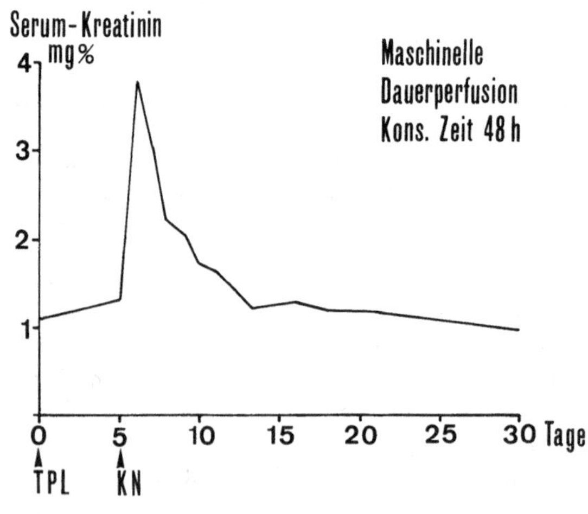

Abb. 1c: Maschinelle Dauerperfusion (Konservierungszeit 48 Stunden, verzögerte kontralaterale Nephrektomie)

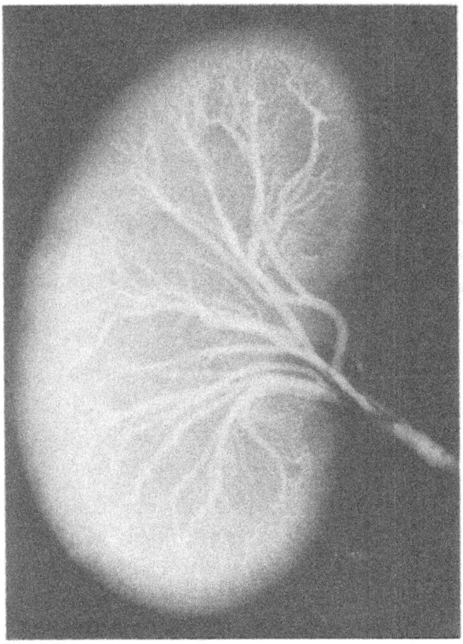

a

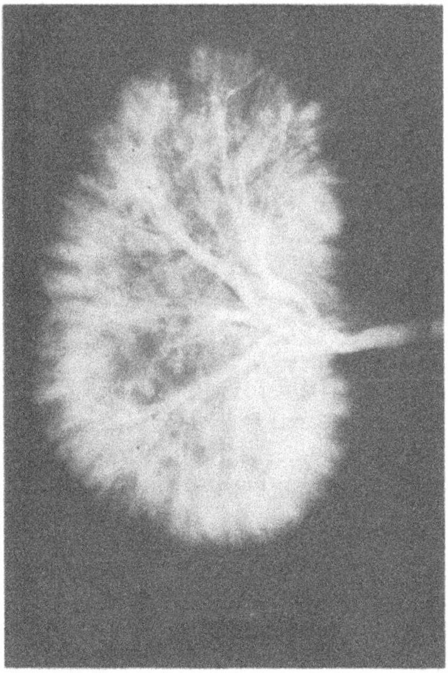

b

Abb. 2a - 2b: Angiogramme maschinell konservierter Nieren

Abb. 2a: Normales Angiogramm (postoperativ normale Funktion)
Abb. 2b: Extreme Perfusionsdefekte (Niere postoperativ funktionslos)

Reimplantation (Farbe, Konsistenz, Urinproduktion), wurde die kontralaterale Nephrektomie sofort oder verzögert durchgeführt. Die Kontrolle der Nierenfunktion erfolgte nach der Transplantation durch Messung des Serumkreatinins.

Ergebnisse: Gruppe I: Normalisierung des Serumkreatinins in 2 Fällen nach sofortiger (Abb. 1a), in 4 Fällen nach verzögerter kontralateraler Nephrektomie. 4 Nieren, bei denen angiographisch Rindenausfälle nachgewiesen werden konnten, blieben funktionslos.
Gruppe II: Normalisierung des Serumkreatinins in 7 Fällen nach sofortiger (Abb. 1b), in 4 Fällen nach verzögerter kontralateraler Nephrektomie. 4 Nieren blieben funktionslos. Die prospektive Nierenfunktion korrelierte mit dem vor der Implantation angefertigten Angiogramm (Abb. 2a+2b).
Gruppe III: Normalisierung des Serumkreatinins nach verzögerter kontralateraler Nephrektomie bei allen Hunden (Abb. 1c). Auch in dieser Versuchsgruppe Korrelation der vor der Transplantation angefertigten Angiographie mit der prospektiven Nierenfunktion.

Die Untersuchungen zeigen, daß bei Konservierungszeiten von 24 Stunden die maschinelle Dauerperfusion der Schwerkraftperfusion mit anschließender Immersionsunterkühlung überlegen ist. Auch bei den überlebenden, sofort kontralateral nephrektomierten Hunden der Gruppe I kam es regelmäßig zu höheren Anstiegen des Serumkreatinins nach Transplantation (Abb. 1a) als bei den Hunden der Gruppe II (Abb. 1b). Mit einer 5 %igen Albuminlösung als Perfusat können Konservierungszeiten von 48 Stunden erreicht werden. Die angiographische Untersuchung ist ein weiteres, einfaches und aufschlußreiches Verfahren zur Vitalitätsbeurteilung konservierter Nieren, das Aussagen bezüglich der prospektiven Nierenfunktion zuläßt.

Zusammenfassung: Mit der Schwerkraftperfusion und anschließenden Immersionsunterkühlung können Konservierungszeiten von 24 Stunden erreicht werden, jedoch ist die maschinelle Dauerperfusion dem ersteren Konservierungsverfahren überlegen. Mit einer 5 %igen Albuminlösung als Perfusat kann die Konservierungszeit auf 48 Stunden verlängert werden. Die angiographische Untersuchung der konservierten Niere läßt Rückschlüsse auf die zu erwartende Transplantatfunktion zu.

Summary: Although kidneys can succesfully be preserved for 24 hours by initial washout followed by hypothermic storage the results of machine preservation are better. By using a 5 % albumin solution as perfusate, machine preservation can be extended up to 48 hours. Arteriograms of the preserved kidney give valuable information concerning the quality an viability of the organ prior to transplantation.

Literatur

1. COLLINS, G. M., BRAVO-SHUGARMAN, M., TERASAKI, P. I.: Kidney preservation for transportation. Lancet 2, 1219 (1969)
2. HARTLEY, L. C. J., COLLINS, G. M., CLUNIE, G. J. A.: Kidney preservation for transportation. N. Engl. Med. J. 285, 1049 (1971)

Dr. K. Dreikorn
Urologische Abteilung der
Chirurgischen Universitäts-
klinik
6900 Heidelberg

36. Erfolgreiche 72-Stunden Konservierung von Hundenieren durch hypotherme nicht-pulsierende Perfusion*

R. Grundmann, F. Berr, H. Pitschi und H. Pichlmaier

Chirurgische Klinik der Universität München (Direktor: Prof. Dr. R. Zenker)

Die maschinelle hypotherme Dauerperfusion stellt das Verfahren der Wahl dar, Nieren für mindestens 72 Stunden erfolgreich zu konservieren. Dieser Methode, wie sie ursprünglich von BELZER (1) beschrieben wurde, haften jedoch einige entscheidende Nachteile an: 1. Als Perfusat wird cryopräzipitiertes Plasma benutzt, dessen Zubereitung (Gefrieren, Auftauen, Sterilfiltration) aufwendig und zeitraubend ist und bei dessen Verwendung immer mit einem Hepatitisrisiko zu rechnen ist. 2. Zur Oxygenierung wird neben Zimmerluft Sauerstoff verwendet, der pH wird durch zusätzliche CO_2-Zufuhr konstant gehalten. 3. Das Gerät ist unhandlich, schwer und teuer.
Ziel der vorliegenden Untersuchungen war deshalb, mit einem einfachen Gerät und einer leichter herzustellenden Perfusionslösung ähnliche Ergebnisse zu erzielen.

Methodik: Das von uns entwickelte Perfusionssystem[++] besteht aus 1 Rollerpumpe, 2 Organbehältern und 2 Oxygenatoren[+++] (Abb. 1).

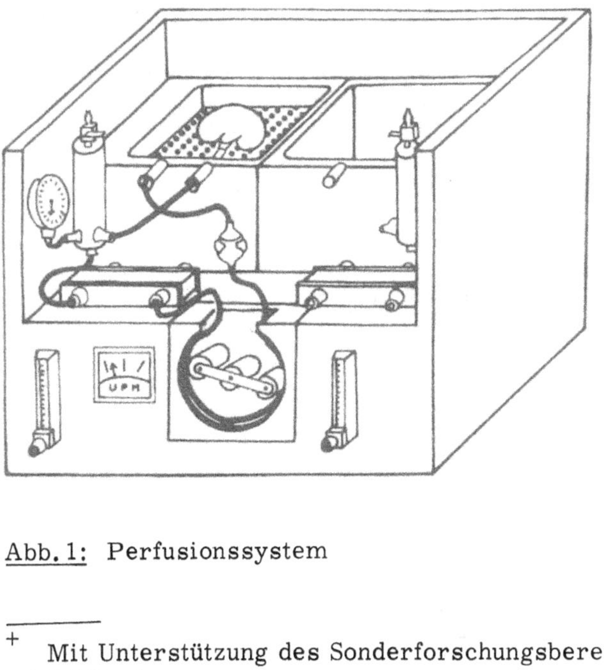

Abb. 1: Perfusionssystem

[+] Mit Unterstützung des Sonderforschungsbereichs 37 der Universität München

[++] Hersteller: Stöckert, München
[+++] Travenol[R]

Die Organbehälter, die gleichzeitig als Reservoirgefäße für das Perfusat dienen, lassen sich über einen Cryostaten von außen kühlen. Ein eigentlicher Wärmeaustauscher zur Aufrechterhaltung der Hypothermie ist demnach nicht erforderlich. In die Rollerpumpe können 2 Perfusionsschläuche eingelegt werden, so daß 2 Nieren in getrennten Kreisläufen gleichzeitig perfundiert werden. Der Perfusionsdruck ist gleichmäßig nichtpulsierend.

A) In diesem Gerät wurden 10 Hundenieren für 72 Stunden nichtpulsierend hypotherm perfundiert und anschließend transplantiert. Bastardhunde von 20-25 kg KG wurden in Barbituratnarkose einseitig nephrektomiert, ihre Nieren mit einer Ringer-Mannit-Lösung blutleer gespült und anschließend an das Perfusionssystem angeschlossen. Der Perfusionsdruck wurde zu Beginn der Perfusion auf 30 mmHg eingestellt und dann nicht mehr verändert. Der pH des Perfusates betrug 7,0 - 7,4, die Sauerstoffspannung (zur Oxygenierung wurde ausschließlich Preßluft verwendet) 130 mmHg und die Temperatur des Perfusates 7°C. Als Perfusat wurde eine Humanalbuminlösung benutzt (2, 3). Nach entsprechender Konservierungszeit wurden die Nieren an die Halsgefäße des Spendertieres reimplantiert und der Ureter als Fistel zur Haut herausgeleitet. Dann wurde die sofortige kontralaterale Nephrektomie durchgeführt und über 1 Woche nach Transplantation das Serumkreatinin verfolgt.

B) Unter den gleichen Bedingungen wie oben beschrieben, wurden 6 Humannieren für 12-24 Stunden perfundiert und anschließend transplantiert.

Ergebnisse: Die Ergebnisse sind in der Tabelle zusammengefaßt.

A) Sämtliche Hundenieren ließen sich für 72 Stunden erfolgreich konservieren. Während der Perfusion stieg der renale Widerstand (gemessen als Perfusionsdruck) nicht an, die Enzymausschüttung im Perfusat erreichte nur geringe Werte, und die Nieren nahmen nach Implantation ihre Funktion sofort auf. Die Gewichtszunahme der Nieren während der Perfusion war gering (8,7 ± 4,3 % des Ausgangswertes nach 72-stündiger Perfusion).

B) Auch sämtliche nichtpulsierend perfundierten menschlichen Leichennieren nahmen nach Transplantation ihre Funktion sofort auf, eine Dialyse der Patienten war nicht erforderlich (Abb. 2).

Serum-Kreatinin-Verlauf bei 6 Patienten nach Transplantation

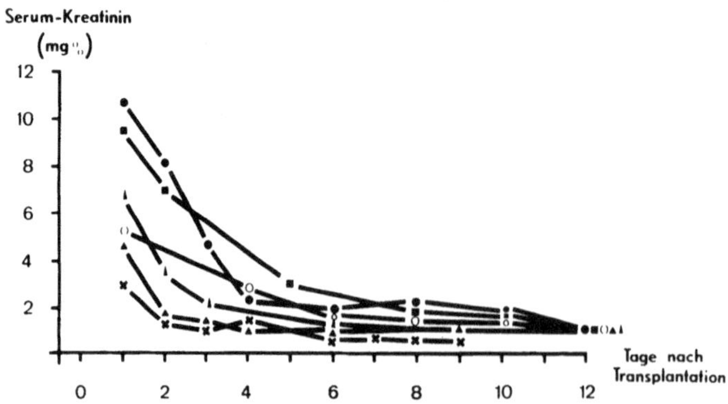

Abb. 2

Tab. 1

Humannieren:

Nr.	Perfusionszeit (Std)	pH des Perfusates Beginn	pH des Perfusates Ende	LDH-Konzentration des Perfusates Beginn (mU/ml)	LDH-Konzentration des Perfusates Ende (mU/ml)	Perfusionsdruck Beginn (mmHg)	Perfusionsdruck Ende (mmHg)	Flow während der Perfusion (ml/min)	Serumkreatinin 1. postop. Tag (mg%)	Serumkreatinin 12. postop. Tag (mg%)
V. T.	13	7, 01	7, 03	10	43	20	16	142	2, 5	1, 1
K. G.	12	7, 20	7, 11	29	81	27	22	106	9, 5	1, 6
S. E.	17	7, 04	7, 06	10	48	35	21	95	4, 4	0, 9
H. M.	24	7, 17	7, 13	29	162	30	23	96	10, 6	1, 4
G. W.	24	7, 24	7, 29	10	143	30	25	170	4, 5	1, 2
S. M.	18	7, 18	7, 12	10	67	30	24	128	6, 7	0, 7

Hundenieren:

Nr.	Perfusionszeit (Std)	pH Beginn	pH Ende	LDH Beginn	LDH Ende	Perfusionsdruck Beginn	Perfusionsdruck Ende	Flow	Serumkreatinin 1. postop. Tag	Serumkreatinin 7. postop. Tag
1	72	7, 10	7, 01	19	305	28	16	80	7, 0	1, 2
2	72	7, 28	7, 31	29	286	30	18	70	1, 7	2, 1
3	72	7, 12	7, 19	30	190	30	20	68	1, 1	0, 9
4	72	7, 30	7, 24	38	225	34	27	42	2, 5	1, 9
5	72	7, 14	7, 42	38	172	30	20	72	1, 8	1, 5
6	72	7, 38	7, 40	24	115	30	21	55	4, 0	2, 2
7	72	7, 40	7, 45	10	450	30	19	116	2, 0	1, 8
8	72	7, 20	7, 30	29	305	30	20	60	3, 7	1, 5
9	72	7, 28	7, 31	29	286	30	18	70	1, 7	1, 0
10	72	7, 20	7, 25	10	320	30	18	98	1, 7	2, 3

Diskussion: Wie die Ergebnisse zeigen, ist es möglich, Hundenieren für 72 Stunden erfolgreich zu konservieren, auch wenn sie nichtpulsierend perfundiert werden. Weiterhin konnte gezeigt werden, daß sich diese Ergebnisse auch auf die Perfusion menschlicher Leichennieren übertragen lassen. Wir ziehen die hier beschriebene Methode der Organkonservierung der von BELZER (1) angegebenen aus folgenden Gründen vor: 1. Die Humanalbuminlösung ist cryopräzipitiertem Plasma überlegen, da sie einfacher herzustellen ist und nur geringe Schwankungen im Elektrolytgehalt und der Osmolalität befürchtet werden müssen. 2. Die Oxygenierung des Perfusates mit Preßluft allein (ohne zusätzliche O_2- oder CO_2-Zufuhr) ist voll ausreichend, eine Regulierung des pH während der Perfusion ist nicht erforderlich. In unseren definierten, konstanten Versuchsbedingungen lag der pH zwischen 7,0 - 7,4 und schwankte im Einzelfall nur gering (Tab. 1). 3. In dem von uns beschriebenen System lassen sich 2 Nieren getrennt und doch gleichzeitig perfundieren, ihre Vitalität (Perfusionsdruck, Enzymausschüttung) kann also unabhängig voneinander überwacht werden. 4. Das System ist wenig aufwendig, einfach zu handhaben und billig (Preis ca. DM 8.000,-).

Zusammenfassung: 10 Hundenieren und 6 menschliche Leichennieren wurden bis zu 72 Stunden hypotherm nichtpulsierend perfundiert und anschließend transplantiert. Als Perfusat wurde eine Humanalbuminlösung verwendet. Die Nieren zeigten während der Perfusion nur geringe Enzymausschüttung und Gewichtsanstiege, der renale Widerstand nahm nicht zu. Nach Transplantation nahmen sämtliche Nieren ihre Funktion sofort auf, wie aus dem Verlauf des Serumkreatinin hervorging.

Summary: 10 dog kidneys and 6 human cadaver kidneys were hypothermic non-pulsatile perfused up to 72 hours and then transplanted. Human albumin was used as perfusion medium. During perfusion renal vascular resistance did not increase and the release of enzymes and also the kidney weight gain was very small. All kidneys showed immediate function after transplantation, as was shown by following the serum creatinine level.

Literatur

1. BELZER, F.O., ASHBY, B.S., DUNPHY, J.E.: 24-hour and 72-hour preservation of canine kidneys. Lancet 2, 536 (1967)
2. GRUNDMANN, R., LANDES, Th., PICHLMAIER, H.: 48-72 Stunden Konservierung von Hundenieren durch hypotherme, nichtpulsierende Perfusion. Klin. Wschr. 50, 1141 (1972)
3. GRUNDMANN, R., PICHLMAIER, H.: Successful 72-hour preservation of canine kidneys with hypothermic non-pulsatile perfusion. Arch. Surg. (in press)

Dr. R. Grundmann, Chirurgische Klinik der Universität
8000 München, Nußbaumstr. 20

37. Veränderung der energiereichen Phosphate des Gewebes während verschiedener Zeitpunkte und Methoden der experimentellen und klinischen Nierenkonservierung*

E. Hierholzer, V. Zühlke, M. Hölscher und W. Dietz

Klinik und Poliklinik für Allgemeinchirurgie der Universität Göttingen (Direktor: Prof. Dr. H. -J. Peiper)

Die Nierenlangzeitkonservierung mit Perfusion eines cryopräzipitierten homologen Plasmas in Hypothermie (10°C) wird im klinischen und experimentellen Transplantationsprogramm seit den Arbeiten von BELZER 1967 (2) in vielen Transplantationszentren angewandt. Als Kriterien einer erfolgreichen Organperfusion gelten ein Perfusionsmitteldruck von 40 mmHg, ein Flow von 1 ml/min/g Nierengewebe und ein Anstieg des Plasma-LDH-Gehaltes von $<$ 400 mU/100 ml in 24 Stunden (2, 3). Über den Stoffwechselzustand der unter diesen Bedingungen perfundierten Niere liegen nur wenige Mitteilungen vor. Dieser Stoffwechselzustand ist gebunden an den Bestand der energiereichen Adeninnucleotide des Gewebes. Anhand der Bestimmungen von Kreatinphosphat, Adenosintriphosphat, Adenosindiphosphat und Adenosinmonophosphat im Gewebe (CP, ATP, ADP, AMP) sollte der Stoffwechselzustand der Transplantatniere während der Organkonservierung mit der Fragestellung untersucht werden, welche Forderungen sich für Art und Ausmaß der experimentellen und klinischen Nierenlangzeitkonservierung ergeben.

Methodik: 20 Hunde (26 kg) wurden unter Intubationsnarkose bilateral nephrektomiert und anschließend zur Plasmagewinnung entblutet. Die Nieren wurden ausgewaschen (20 ml Xylocain, 500 ml Ringers-Lactat mit 5.000 IE Liquemin und 30 ml Xylocain) und nach Kannülierung der Nierengefäße in einem Eisbehälter (4°C) über 1 Stunde - entsprechend der klinischen Situation - hypotherm gelagert und anschließend über 24 Stunden in der BELZER-Perfusionsanlage mit cryopräzipitiertem Plasma in Hypothermie (10°C) perfundiert. Die Beurteilung des Perfusionsverlaufs erfolgte nach dem Druck-Flow-Verhalten und dem Anstieg der Plasma-LDH. Wegen der anschließenden Aufarbeitung des Nierengewebes zur Bestimmung der Adeninnucleotide war eine Retransplantation nicht möglich. pH, pO_2 und pCO_2 wurden kontinuierlich durch Elektrodenableitung auf venöser und arterieller Seite bestimmt. Die zu verschiedenen Zeitpunkten in Plasmaproben nachgewiesenen Stoffwechselmetabolite des Glucose- (Lactat, Pyruvat, Glucose) und Fettstoffwechsels (Gesamtlipide, Triglyceride und unveresterte freie Fettsäuren) wurden enzymatisch ermittelt. In situ, nach 15-minütigem kalten Auswachsen und nach 60-minütiger hypothermer Lagerung wurden die energiereichen Verbindungen des Gewebes der kontralateralen Niere, die der perfundierten Niere nach 24-stündiger Perfusion bestimmt. Das Nierengewebe wurde durch die Frierstoppmethode in flüssiger Luft und Homogenisation in Perchlorsäure aufge-

+Mit Unterstützung der Deutschen Forschungsgemeinschaft

arbeitet. Die Bestimmungen der Adeninnucleotide wurden enzymatisch mit Boehringer-Test-Kombination nach BERGMEYER durchgeführt.

Ergebnisse: Die Versuche mußten entsprechend den "Vitalitätskriterien" in eine Gruppe guter (A) und eine Gruppe schlechter (B) Perfusionen eingeteilt werden. Schon nach 15-minütigem kalten washout lag im Gewebe der kontralateralen Niere der später als erfolgreich bzw. als erfolglos zu perfundierenden Nieren ein unterschiedlicher Gehalt an CP, ATP, ADP und AMP in beiden Gruppen vor (Abb. 1). Nach 60-minütiger Lagerung in Hypothermie (4°C) war der Bestand der Adeninnucleotide der Gruppe A deutlich abgefallen, CP und ATP waren nicht mehr nachweisbar. Nach 24-stündiger Perfusion zeigten die Nieren entsprechend den Vitalitätskriterien signifikante Unterschiede des Gesamtbestandes der Adeninnucleotide des Gewebes. In der Gruppe der erfolgreich perfundierten Nieren (Gruppe A) kam es zur deutlichen Zunahme des Adeninnucleotidgehaltes und zur Verschiebung der energiereichen Verbindungen auf energiereichere Stufen, d. h. energiereiche Nucleotide in Form von CP und ATP wurden resynthetisiert. In der Gruppe B dagegen war auch nach 24-stündiger Perfusion kein CP oder ATP mehr nachweisbar, AMP und ADP waren abgefallen. Während der Perfusion kam es zum signifikanten Abfall des Glucosegehaltes (von 32, 5 auf 25, 9 mMol/l) (A) bzw. auf 14, 3 mMol/l (B) im Plasma. Der Gewebsglucosegehalt stieg jedoch nur in der Gruppe A von 6 auf 180 µMol/g an; im Gewebe der Nieren der Gruppe B war zu keiner Zeit Glucose nachweisbar. Der Plasmagehalt an Triglyceriden fiel von 70 mg/100 ml auf 51, 5 mg/100 ml (a) bzw. 36, 5 mg/100 ml (B) während der 24-stündigen Perfusion. In beiden Gruppen kam es zum stetigen signifikanten Anstieg der unveresterten freien Fettsäuren (Abb. 2).

Diskussion: Während der hypothermen Organperfusion kommt es zu einem unterschiedlichen Stoffwechselverhalten des Organes mit Veränderungen des Bestandes der Adeninnucleotide der Niere sowie zur Abnahme des Glucose- und Triglyceridgehaltes des Plasmas. Der Gewebespiegel an Glucose steigt lediglich in erfolgreich perfundierten Nieren von 6 auf 180 µMol/g an. Die perfundierte Niere baut bei günstigen Perfusionsbedingungen ihre energiereichen Verbindungen wieder auf, während es bei nicht adäquater Konservierung zum weiteren Abfall der energiereichen Verbindung kommt. Die zum Aufbau notwendige Energie entzieht das perfundierte Organ wahrscheinlich der Plasmaglucose und den Plasmatriglyceriden. Daraus ergeben sich nachstehende Folgerungen: 1. Die bei der klinischen und experimentellen Langzeitperfusion bisher zur Beurteilung des Konservierungsverlaufes und -erfolges benutzten Strömungsparameter erhalten hier durch diese Ergebnisse ihren biochemischen Beweis. 2. Ein während oder vor Nephrektomie entstandener Organschaden ist weder durch hypotherme Lagerung noch durch hypotherme Perfusion reparabel. 3. Die erfolgreiche maschinelle hypotherme Perfusion ermöglicht eine verstärkte Gluconeogenese sowie eine Anreicherung der energiereichen Adeninnucleotide im Gewebe.

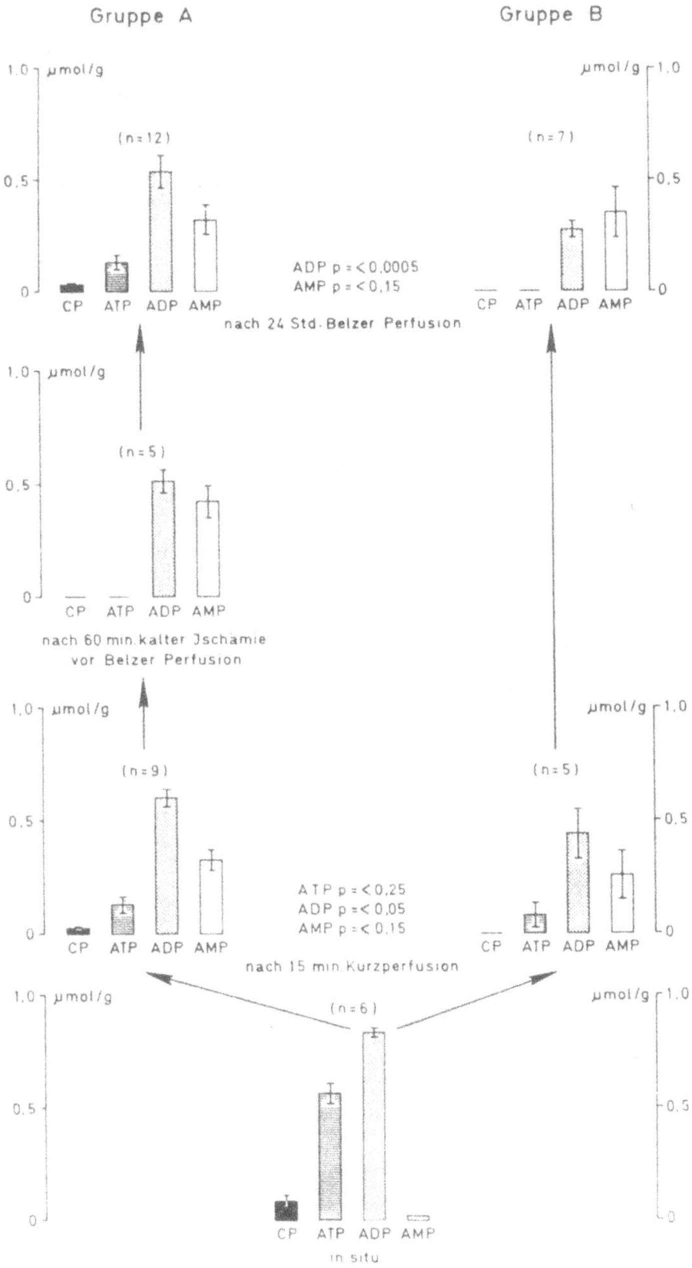

Abb. 1: Verhalten der energiereichen Phosphatase des Nierengewebes während verschiedener Zeiten der Organkonservierung (s. Text)

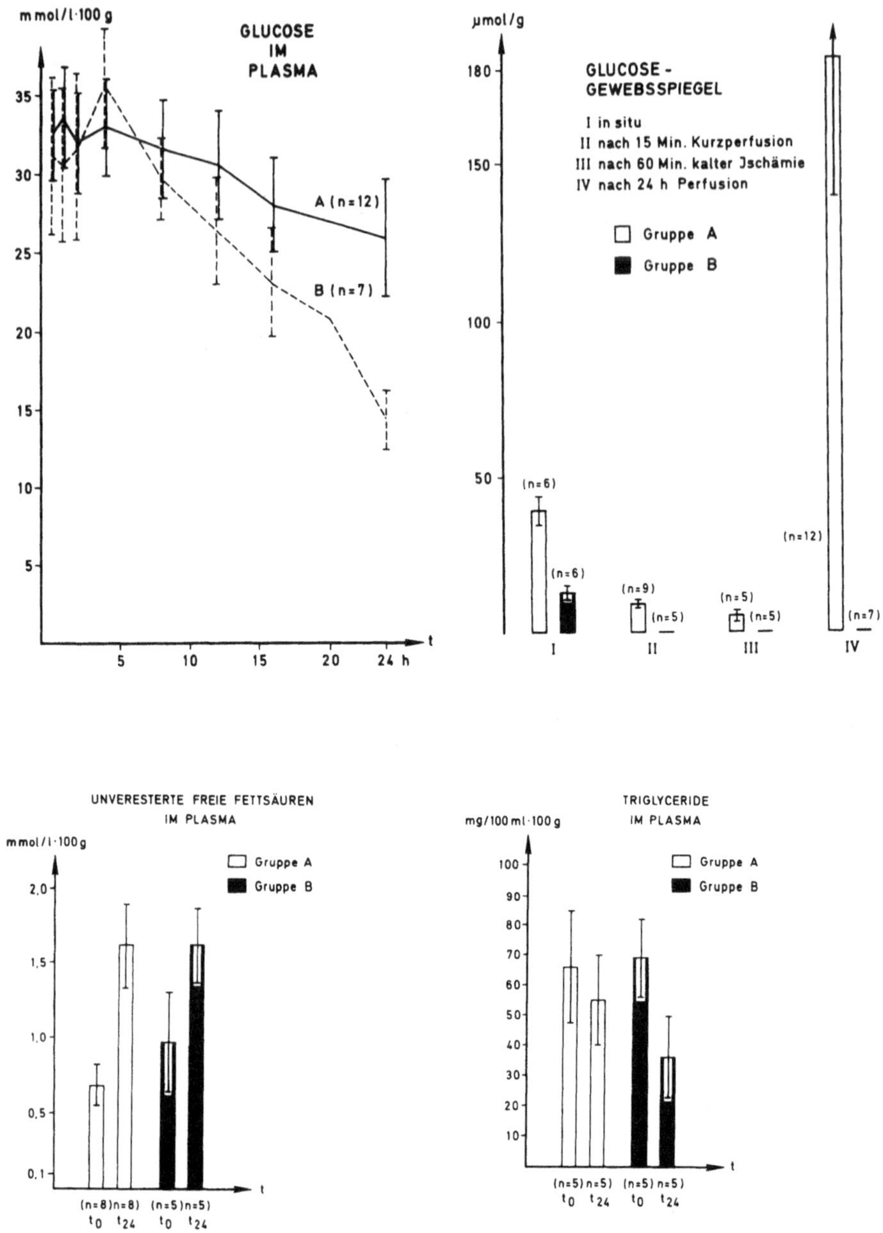

Abb. 2: Plasmakonzentrationen der Glucose, der Triglyceride und der unveresterten freien Fettsäuren und Gewebeglucosegehalt vor und nach 24-stündiger hypothermer maschineller Perfusion (s. Text)

Zusammenfassung: Während der maschinellen hypothermen Organperfusion mit cryopräzipitiertem Plasma kommt es zum Wiederaufbau der energiereichen Phosphate und zur Gluconeogenese im Gewebe. Jedoch ist ein vor der Organkonservierung entstandener Organschaden weder durch hypotherme Lagerung noch durch hypotherme Perfusion reparabel.

Summary: In the course of extracorporeal hypothermic kidney perfusion with cryoprecipitated plasma parenchymal recovery of energy rich phosphates and gluconeogenesis is observed. However a preexisting tissue damage seems not to be reparable either by hypothermic storage or by hypothermic perfusion.

Literatur

1. BERGMEYER, H. U.: Methoden der enzymatischen Analyse. Verlag Chemie, Weinheim/Bergstr. (1970)
2. BELZER, F. O., ASHBY, B. S., HUANG, J. S., DUNPHY, E.: Etiology of rising perfusion pressure in isolated organ perfusion. Ann. Surg. 168, 382-391 (1968)
3. BELZER, F. D., SCHWEIZER, T., HOFFMANN, R., KOUNTZ, S. L.: Preservation and transplantation of human cadaver kidneys. Transplantation 14, 363-367 (1972)
4. HIERHOLZER, E., ZÜHLKE, V., HÖLSCHER, M., SCHAFMAYER, A.: Metabolic studies during 24 h kidney preservation with the "BELZER" Unit. Europ. J. Clin. Invest. 2, 288 (1972)

Dr. E. Hierholzer
Kliniken der Universität
Göttingen, Klinik und
Poliklinik für Allgemeinchirurgie
3400 Göttingen
Goßlerstr. 10

38. Die Funktionsfähigkeit von Pankreas-Allotransplantaten nach normothermen Ischämiezeiten bis 5 Stunden, hypothermer Perfusion bis 48 Stunden und Gefrierkonservierung bis 240 Stunden

G. Zimmermann, R. Margreiter, O. Boeckl, H. J. Gibitz, A. Kroiss, M. Laszcz, E. W. Schuster und E. Hell

1. Chirurgische Abteilung (Vorstand: Prof. Dr. H. Steiner), Ludwig Boltzmann-Institut für Experimentelle Chirurgie (Leiter: Dozent Dr. O. Boeckl), Zentrallabor (Vorstand: Prim. Dr. H. J. Gibitz) der Landeskrankenanstalten Salzburg, Chirurgische Universitätsklinik Innsbruck (Suppl. Leiter: Prof. Dr. W. Baumgartner), 2. Medizinische Universitätsklinik Wien (Vorstand: Prof. Dr. K. Fellinger)

Durch In situ-Ischämisierung konnten MOSER et al. (2) eine normotherme Ischämietoleranz des Hundepankreas bis zu 4 Stunden nachweisen. IDEZUKI et al. (1) konservierten Hundepankreaten für 24 Stunden durch hypotherme Perfusion und hyperbare Oxygenierung. In den vorliegenden Versuchen werden anhand des Modells der Allotransplantation die normotherme Ischämietoleranz des Duodenopankreas (DP) vom Schwein sowie dessen Funktionsfähigkeit nach hypothermer Perfusion untersucht. Darüberhinaus werden vorläufige Ergebnisse der Gefrierkonservierung des Hundepankreas mitgeteilt.

Methodik: 1. Substitutive iliacale Allotransplantation (S. i. A.) des DP beim Schwein nach normothermer Ischämie bis 1 Stunde (n = 5), von 3-4 Stunden (n = 4) und 5 Stunden (n = 2).
2. S. i. A. des DP beim Schwein nach hypothermer Perfusion bei 4-8° C in der Perfusionsmaschine der Firma Gambro Company, Lund (Typ PF-2-A). Perfusionslösung der Firma Dr. E. Fresenius KG, Bad Homburg. Konservierungszeiten: 8, 21-25 und 48 Stunden (n = 10).
3. S. i. A. des DP beim Hund nach Gefrierkonservierung für 144-240 Stunden bei -60°C. Kryophylaktikum Glycerol (zweimolar) (n = 12).
4. Extrakorporale normotherme Perfusion des DP vom Schwein und Hund mit allogenem Blut nach Ischämie von 30 min bzw. 4 Stunden (n = 2) und Gefrierkonservierung für 144-240 Stunden (n = 6).

Ergebnisse: Im Vergleich zu früheren Transplantationen (3), bei welchen kalte Ischämiezeiten bis 1 Stunde angewandt wurden, hatten normotherme Ischämien bis 1 Stunde keinerlei Beeinträchtigung der Transplantatfunktion und Überlebenszeiten zur Folge. Nach 3- bis 4-stündiger normothermer Ischämie war eine passagere Transplantatschwellung nach Revascularisation im Empfänger feststellbar. Die Duodenalperistaltik setzte verzögert ein, war bei Verschluß des Abdomens jedoch kräftig. Die postop. Anstiege von α-Amylase und Lipase im Empfängerserum waren höher als nach 1-stündiger Ischämie (Abb. 1). Die endokrine Transplantatfunktion war ausreichend (Abb. 2). Innerhalb der 1. postop. Woche betrug der mittlere glucosestimulierte Serum-Insulinspiegel 22, 5 $\pm$ 11, 3 gegenüber 55, 2 $\pm$ 70, 3 μE/ml nach 1-stündiger Ischämie. Die Empfängerüberlebenszeiten lagen ohne Immunosuppression zwischen 11 und 31 Tagen. Autoptisch waren

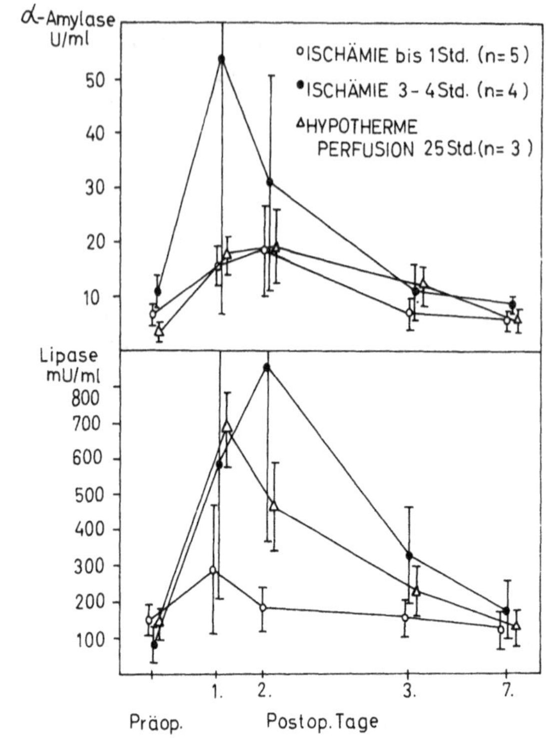

Abb. 1: α-Amylase und Lipase im Serum von Schweinen mit substitutiven DP-Transplantaten, die bis zu 1 sowie für 3-4 Stunden normotherm ischämisch gehalten bzw. 25 Stunden hypotherm perfundiert wurden (Mittelwerte mit Standardabweichungen)

an den Transplantaten neben Abstoßungszeichen häufiger Nekrosebezirke als nach kürzerer Ischämie feststellbar.

Bei normothermer Perfusion des 4-stündig ischämisch gehaltenen Transplantates zeigte sich gegenüber 30-minütiger Ischämie eine verminderte Speicherfähigkeit für 75-Selen-Methionin. Die glucosestimulierte Insulinsekretion war erhalten.
5-stündige normotherme Ischämie führte zur Transplantatnekrose. Durch hypotherme Perfusion in der Gambro-Maschine mit oxygeniertem, acellulären, 5 % Dextran (40.000) enthaltenden Perfusat ließen sich die Transplantate bis zu 25 Stunden vital erhalten. Die mittlere pankreatikoduodenale Sekretion über das kanülierte Duodenum betrug während der hypothermen Perfusion 6,3 ± 1,3 ml/h. Der Perfusatkalium-Gehalt nahm während 25-stündiger Perfusion deutlich zu. Dagegen waren bei den Empfängern in der frühen postop. Phase Hypokaliämien zu verzeichnen (Tab. 1). Die Serum-Lipase stieg stärker an als die Serum- α-Amylase (Abb. 1). Die Duodenalperistaltik setzte nach Revascularisation zögernd, später aber wieder kräftig ein. Die endokrine Funktion der 8 und 21-25 Stunden konservierten Organe war mit jener frischer Transplantate vergleichbar (Abb. 2). Die Empfängerüberlebenszeiten lagen zwischen 4 und 12 Tagen. Bei der Autopsie waren an den Transplantaten größere Nekroseareale auffällig.

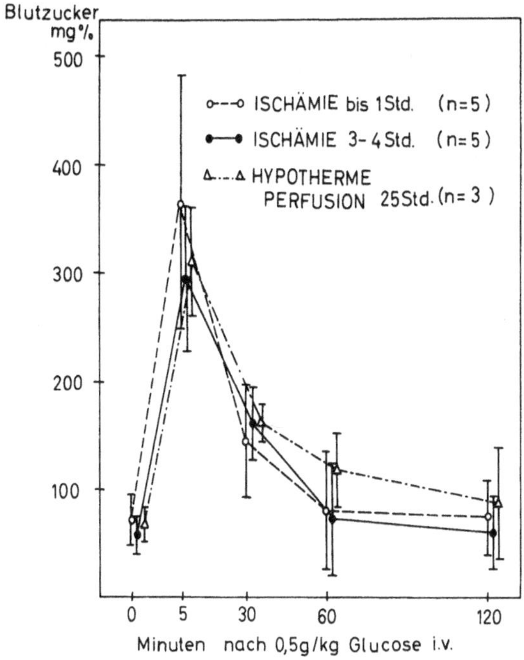

Abb. 2: Glucosetoleranztests (innerhalb der 1. postop. Woche) bei Schweinen mit substitutiven DP-Transplantaten, die bis zu 1 sowie für 3-4 Stunden ischämisch gehalten bzw. 25 Stunden hypotherm perfundiert wurden (Mittelwerte mit Standardabweichungen)

Tab. 1: Kalium-Gehalt (mval/l) im Perfusat zu Beginn und nach 25-stündiger hypothermer Perfusion sowie im Empfängerserum vor und nach substitutiver Transplantation der konservierten Organe (Mittelwerte mit Standardabweichungen, n = je 4)

Perfusat		Empfängerserum		
Beginn	nach 25 Std	Präop.	2 Std. postop.	24 Std. postop.
5,07 ± 1,13	7,93 ± 0,59	4,37 ± 0,17	3,76 ± 0,15	3,47 ± 0,20

48-stündige hypotherme Perfusion führte zur Transplantatnekrose. Nach Gefrierkonservierung der Transplantate für 144-240 Stunden konnte bei 6 der 12 pankreatektomierten Empfängern eine endokrine Funktion nachgewiesen werden (Tab. 2). Die Blutzuckerspiegel waren niedriger als bei pankreatektomierten Kontrollen. Nach Revascularisation im Empfänger trat eine beträchtliche Transplantatschwellung auf. Der Empfänger-Hämatokrit stieg postop. deutlich an. Trotz normaler Blutzuckerspiegel betrugen die Empfängerüberlebenszeiten nur 3-5 Tage, wobei die Ausschüttung toxischer Substanzen aus den gefrier-tau-geschädigten Organen anzunehmen ist. Autoptisch fanden sich die Transplantate weitgehend nekrotisch.

Durch normotherme Perfusion der aufgetauten Organe wurden eine signifikante Zunahme der vasculären Organresistenz, verminderte O_2-Konsumation sowie gesteigerte Amylaseaustritte aus den Pankreaten festgestellt.

Tab. 2: Nüchternblutzuckerspiegel (mg%) bei Hunden vor und nach substitutiver Transplantation gefrierkonservierter und nichtkonservierter Transplantate sowie bei pankreatektomierten Kontrollen (Mittelwerte mit Standardabweichungen)

	Präoperativ	Postoperativ 6 Std.	Postoperativ 24 Std.	Postoperativ 48 Std
Gefrierkonserv. Transplantate (n = 5)	67,1 ± 25,7	122,0 ± 27,7	157,2 ± 33,1	105,3 ± 65,5
Nichtkonserv. Transplantate (n = 4)	71,5 ± 7,08	75,8 ± 31,7	55,0 ± 15,3	61,0 ± 12,0
Pankreatektom. Kontrollen (n = 4)	55,3 ± 20,6	195,3 ± 60,8	187,5 ± 48,4	285,3 ± 60,4

Zusammenfassung: Duodenopankreas-Transplantate vom Schwein tolerieren eine normotherme Ischämie von 3-4 Stunden ohne Funktionsverlust. Durch hypotherme Perfusion in der Gambro-Maschine können sie bis 25 Stunden konserviert werden. Transplantate vom Hund zeigen nach Gefrierkonservierung bis zu 240 Stunden schwere Konservierungsschäden und eine nur teilweise erhaltene endokrine Funktion.

Summary: Porcine duodenopancreatic grafts tolerate normothermic ischemia up to 4 hours without loss of function. Hypothermic perfusion using the Gambro machine preserves them up to 25 hours. Canine grafts preserved by freezing storage of up to 240 hours duration show heavy damage and only partial endocrine function.

Literatur

1. IDEZUKI, Y., FEEMSTER, J. A., DIETZMAN, R. H., LILLEHEI, R. C.: Experimental Pancreaticoduodenal Preservation and Transplantation. Surg. Gynec. Obstet. 126, 1002 (1968)
2. MOSER, R., MEILI, H. U., LARGIADER, F.: Die Ischämietoleranz des Pankreas. Z. ges. exp. Med. 143, 266 (1967)
3. ZIMMERMANN, G., BOECKL, O., HELL, E., SEIDL, P.: Die iliacale Duodenopankreas-Allotransplantation am Schwein Chirurg 43, 372 (1972

Dr. G. Zimmermann, 1. Chirurgische Abteilung, Landeskrankenanstalten, A-5020 Salzburg

39. Isolierte Autoperfusion von Herz und Lunge bei Hunden und Schweinen. Biochemische und morphologische Definition dieses Wirtskreislaufsystems für normotherme Konservierung anderer Organe*

D. Merle, E. Struck, C. König, J. Nitschke und H. Hamelmann

Chirurgische Universitätsklinik (Direktor: Prof. Dr. H. Hamelmann)

Für den klinischen Gebrauch sind hinsichtlich der Organtransplantation Konservierungszeiten für einen Zeitraum von 2-6 Stunden ausreichend. Für diesen Zeitraum ist die Anwendung normothermer, physiologischer Organperfusionen als Konservierungsverfahren technisch einfach möglich und deshalb zu bevorzugen, weil hypotherme Konservierungsmethoden das Risiko hypoxischer Organschädigung beinhalten. Es wurde daher versucht, das sich selbst perfundierende Herz-Lungen-Präparat (HLP) nicht nur für die normotherme Konservierung dieser Organe, sondern auch als Wirtskreislaufsystem für die Perfusion und Konservierung anderer Organe auszunutzen. Die Autoperfusion von Herz und Lunge sollte im einzelnen biochemisch und morphologisch-histologisch definiert werden.

Methodik: Nach Modifikation der Methodik von STARLING (1), ROBICSEK (2) und TÖRÖK (3) wurden an 6 Hunden und 5 Schweinen Herz und Lunge isoliert und extracorporal perfundiert. Der Perfusionskreislauf des autoperfundierenden HLP ist in Abb. 1 dargestellt.
Die linke A. subclavia und die Aorta wurden mit einem arteriellen Blutreservoir verbunden, während die V. cava sup. von einem venösen Blutreservoir versorgt wurde. Durch Hinzunahme der Leber in diesen Kreislauf wurde das Wirtskreislaufsystem zu einem Herz-Lungen-Leber-Präparat (HLLP) erweitert (4) und damit bei 16 Versuchen an Schweinen die Möglichkeit einer Leberkonservierung ohne initiale Organischämie geschaffen (5). In Abweichung des HLP-Kreislaufs wurde bei dem selbstperfundierenden HLLP (Abb. 1) zwischen der linken A. subclavia und der A. hepatica com. ein Shunt gelegt. Der Anschluß des venösen Blutreservoirs erfolgte an die V. portae. Die HLLP wurden ebenfalls ohne Unterbrechung des Blutflusses und der Herzfunktion en bloc entnommen und extracorporal perfundiert. Die Kontrolle der Präparate erfolgte durch den arteriellen Druck (60-70 mmHg) und den venösen Druck (5-10 mmHg), der kontinuierlich mittels einer speziellen Infusionspumpe überwacht wurde. Die Beatmung geschah kontrolliert mit dem Bennet-Respirator. Mit Ringerlösung, Gelatine, Dextran und Albumin wurde eine Verdünnung des Blutes auf einen Hämatokrit von 25 % vorgenommen. Das Perfusionsmedium enthielt ferner Zusätze von Glucose, Insulin, Glucagon, Streptokinase, Antibiotika und Heparin. Calcium, Glucose, Insulin, Glucagon sowie geringe Mengen Noradrenalin wurden mittels einer Infusion zugeführt. Im Perfusat wurden Blutgase, Serumenzyme, Serumelektrolyte, Metabolite des Kohlenhydratstoffwechsels, freies Plasmahämoglobin,

+Mit Unterstützung durch die Deutsche Forschungsgemeinschaft

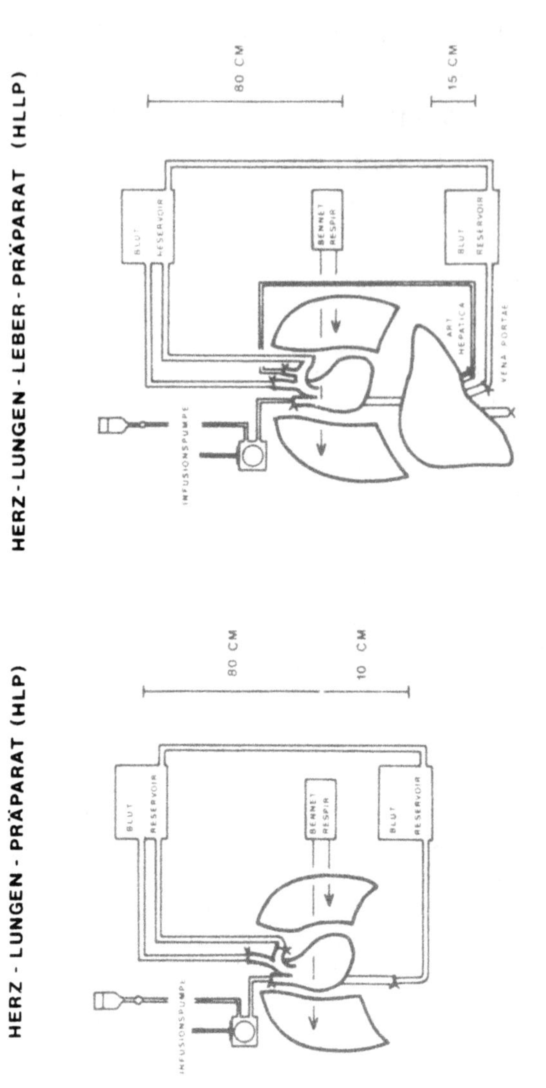

Abb. 1: Kreislauf des autoperfundierenden Herz-Lungen-(Leber)-Präparates

Hämatokrit, Osmolarität und Gesamteiweiß gemessen. Die histologische Untersuchung des Herz- und Lungengewebes erfolgte am Ende der Versuche, die des Lebergewebes zum Teil in stündlichen Abständen während der Perfusion.

Ergebnisse: Bei den an Hunden durchgeführten HLP-Perfusionen betrug die mittlere Durchströmungszeit 11,7 Stunden bei maximaler Dauer von 15,25 Stunden, bei den Schweinen 8,3 Stunden bei maximal 12,2 Stunden. Ein Vergleich mit den Ergebnissen der HLLP zeigt bei der Versuchsreihe ohne Herzinsuffizienz (n = 8) mittlere Perfusionszeiten von 7,44 Stunden, bei derjenigen mit Herzinsuffizienz (n = 8) von 3,0 Stunden. Die Blutgase der HLP waren charakterisiert durch das Überwiegen einer respiratorischen Alkalose. Bei den HLLP war bei ebenfalls konstanter Beatmung gegen Versuchsende eine metabolische Acidose nachweisbar. Bei den Plasmaenzymen zeigte sich inner-

halb der HLP eine Aktivitätszunahme der GOT, GPT und LDH mit der 4. Perfusionsstunde. In dem erweiterten Kreislaufsystem war ein GOT-, GPT- und LDH-Anstieg ab der 3. Stunde sowie eine GLDH-Zunahme ab der 6. Stunde auffällig (Abb. 2, Tab. 1).
Bei den Serumelektrolyten waren Anstiege der Natrium- und Kaliumkonzentrationen bei Hunden und Schweinen mit der 6. Perfusionsstunde statistisch nachzuweisen (Abb. 2, Tab. 1). Die HLLP zeigten keine weiteren biochemischen Veränderungen im Perfusionsmedium. Das freie Plasmahämoglobin war im HLP als Wirtskreislauf und im erweiterten Kreislaufsystem erhöht (Abb. 2). Die Metabolite des Kohlenhydratstoffwechsels, der Hämatokrit, die Osmolarität und das Gesamteiweiß blieben unverändert. Makroskopische und mikroskopische Veränderungen an Herz und Lunge sind aus Tab. 2 ersichtlich. Die Lunge zeigte ausgeprägte Befunde, die in den meisten Versuchen ab der 3. Stunde zu beobachten waren. Auffällig waren makroskopisch das Bild einer Stauung und eines Ödems. Am Herzen traten ab der

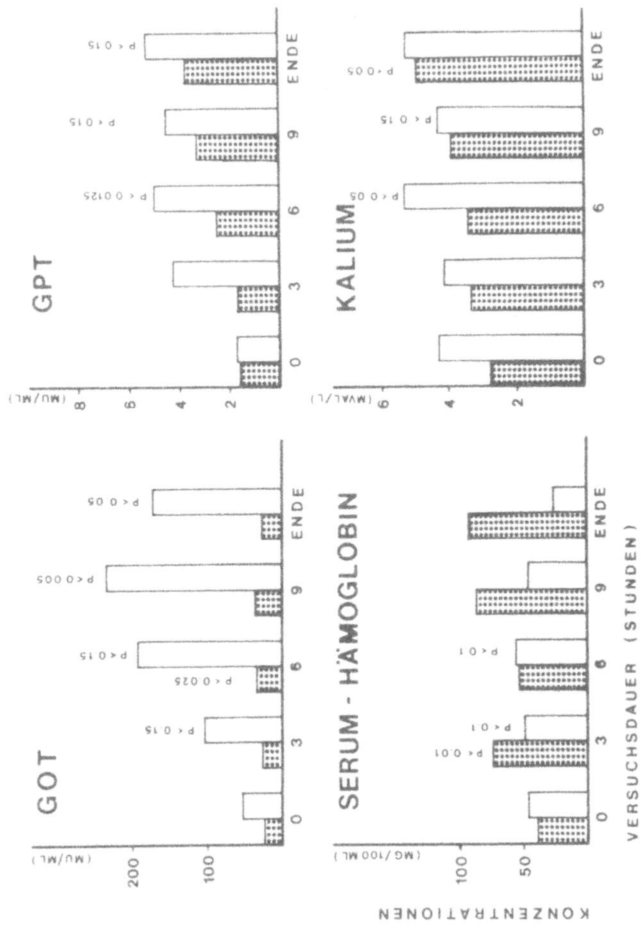

Abb. 2: Vergleich biochemischer Daten von HLP ☐ und HLLP ⁝

5. Stunde perivasculäre Blutungen, streifenförmige Blutungen und Ödem des Interstitiums auf. In den Punktionszylindern der Verlaufskontrollen der Leber im HLLP waren bereits nach 30 min Perfusion vorwiegend azinozentrale, fettfreie Vacuolen in den Leberzellen nachweisbar, die sowohl in der Anzahl wie auch in der Ausdehnung zur Läppchenperipherie hin zur 3. Stunde zunahmen. Gleichzeitig fielen ab der 3. Stunde erweiterte und prall gefüllte Sinusoide auf. Etwa ab der 6. Stunde kam es zur Ausbildung von sektorförmigen Blutseen inmitten lichtmikroskopisch sonst intakten Azini.

Tab. 1: Veränderungen im HLP und HLLP mit Zunahme der Perfusionsdauer

HLP	Zeit (Std)	1	3	6	9	12
	pH	7,5 ± 0,23	-	-	-	-
	LDH	385 ± 161	-	Anstieg	-	Anstieg
Hund	Biuret	3,39 ± 0,2	-	-	Anstieg	Anstieg
	Lactat	32,1 ± 13	-	-	-	-
	Natrium	147 ± 8,2	Anstieg	Anstieg	Anstieg	Anstieg
	pH	7,52 ± 0,1	-	-	-	-
	LDH	356 ± 185	-	-	Anstieg	Anstieg
Schwein	Biuret	3,88 ± 0,8	-	-	-	-
	Lactat	52,9 ± 7,8	-	-	Anstieg	-
	Natrium	148 ± 9,3	-	Anstieg	Anstieg	-
HLLP	pH	7,4 ± 0,1	-	-	Abfall	Abfall
ohne	LDH	9,3 ± 5,8	-	-	Anstieg	-
Herzinsuff.	GLDH	1,8 ± 3	-	-	-	-
	Lactat	54,2 ± 29,4	-	-	Anstieg	-
	Natrium	148 ± 11	-	-	-	-
	pH	7,43 ± 0,2	-	-	-	-
mit	LDH	371 ± 38	Anstieg	Anstieg	Anstieg	Anstieg
Herzinsuff.	GLDH	0,4 ± 0,2	-	Anstieg	Anstieg	Anstieg
	Lactat	68 ± 14,5	-	-	-	Anstieg
	Natrium	154 ± 10	-	-	-	-

Tab. 2: Makroskopische und mikroskopische Befunde am isolierten Herz-Lungen-Präparat

Zeit (Std)	Makroskopisch	Mikroskopisch
	Lunge: Ausgeprägte Veränderungen, insbesondere in Kurzversuchen	
3-7	1. Hypostase	1. Lokale Atelektase
	2. Petechien	2. Perivasculäre Hämorrhagien
	3. Kompensatorisches Randemphysem	3. Stauung, Blutung und Ödem
		4. Bullöses Randemphysem
	Herz: Diskrete Veränderungen, Auftreten 1-2 Stunden nach obigen Lungenbefunden	
5-7	1. Hämorrhagische Diathese	1. Perivasculäre Blutungen
	2. Gefügedilatation	2. Hämorrhagien und Ödem des Interstitiums

Zusammenfassung: 11 Autoperfusionen von Herz und Lunge zeigen, daß sowohl bei Hunden als auch Schweinen, gemessen an den biochemischen und morphologischen Befunden, eine normotherme Konservierung 4-6 Stunden störungsfrei möglich ist. Bis zu dieser Zeit fällt eine leichte respiratorische Alkalose und ein Enzymanstieg auf. Danach waren Kalium- und Natriumkonzentrierungen, weitere Enzymanstiege und zunehmende Lungenstauung mit Hämorrhagien zu beobachten. In 16 weiteren Versuchen erfolgte die isolierte Autperfusion von Herz, Lunge und Leber. Bei stabilerer Perfusion ließ sich eine ausreichende Leberkonservierung für einen Zeitraum von etwa 6 Stunden morphologisch und biochemisch definieren.

Summary: Biochemical and morphological findings in 11 autoperfusing heart-lung preparations show that a normothermic preservation is possible in dogs as well as pigs for 4-6 hours without any complications. During this time a slight respiratory alkalosis and an increase of SGOT was registered. Later on concentrations of potassium, sodium and other serum enzymes could be noticed as well as an increasing congestion in the lung with hemorrhages. In 16 other experiments isolated autoperfusion of heart-lung-liver preparations were carried out. By a more stable method of perfusion biochemical and morphological results assured a satisfactory liver preservation for about 6 hours.

Literatur

1. STARLING, E.: Principals of human physiology. Lea & Febinger, Philadelphia 713 (1920)
2. ROBICSEK, F., PRUITT, J. R., SANGER, P. W., DAUGHERTY, H. K., McMOORE, K., BAGBY, E.: The maintenance of function of the donor heart in the extracorporeal stage and during transplantation. Ann. Thoracic Surg. 6, 330 (1968)
3. TÖRÖK, B., RÖTH, E., SZMOLENZKY, T.: Experimentelle Wiederbelebung der Kadaverherzen bei Hunden. I. Die Charakterisierung der Funktion von autoperfundierenden Herz-Lungen-Präparaten. Z. Exper. Chirurgie 5, 87 (1972)
4. LIOTTA, D., ROSS, J. N., MAYFIELD, E., DARULKLAR, G. B., HILL, C. W., GHIDONI, J. J., DeBAKEY, M. E.: Resuscitation and preservation of the canine heart for homotransplantation: Preliminary studies in: Organ Perfusion and Preservation (ed. J. C. Norman) Appleton-Century Crofts, New York (1968)
5. STRUCK, E., KÖNIG, C., MERLE, D., HAMELMANN, H.: The autoperfusing heart-lung-liver preparation. A possibility for normothermic liver preservation. Abstracts of the 7th Congress of the European Society for Experimental Surgery. Amsterdam 1972.

Dr. D. Merle
Chirurgische Universitäts-
klinik
3550 Marburg/Lahn
Robert-Koch-Str. 8

40. Steigerung der spezifischen Wirkung immunosuppressiver Seren

K. Städtler, M. Allgöwer und G. A. Schoenenberger

Forschungsabteilung (Leiter: PD Dr. G. A. Schoenenberger) des Chirurgischen Departments der Universität Basel (Vorsteher: Prof. Dr. M. Allgöwer)

Solange der Klinik zur immunosuppressiven Therapie keine spezifischen Behandlungsmöglichkeiten zur Verfügung stehen, wird man bestrebt sein, eine Selektivität der unspezifisch wirkenden Immunosuppression zu erreichen. Mit biologischen Behandlungsmethoden ist dies bis zu einem gewissen Grad besser möglich als mit medikamentösen. Die guten Ergebnisse im Tierversuch bei Anwendung von Antilymphocytenseren konnten aber beim Menschen bisher nicht bestätigt werden. Deshalb bemüht man sich um eine Verbesserung der unbefriedigenden Serumtherapie.

Der immunosuppressiv wirksame IgG-Anteil von Antiseren wird von LANCE (1) und WOODRUFF (2) aufgrund von Adsorptionsstudien mit markiertem Gammaglobulin auf nur 1-5 % geschätzt. Wir versuchten durch wiederholte modifizierte Fraktionierung entweder IgG-Fraktionen mit gesteigerter spezifischer Aktivität auszusondern oder durch Verwendung keimfreier Tiere die spezifisch immunosuppressive Fraktion anzureichern und dabei eventuelle Substanzen mit hemmender Wirkung auszuschalten. Die Prüfung der Immunosuppression erfolgte mit Hauttransplantaten von Inzuchtmäusestämmen, die eine Differenz am H2-Locus aufwiesen. Die Empfänger bekamen am 2. und 5. Tag 0, 5 ml Serum i. p., bzw. die äquivalente Menge Gammaglobuline.

Zur Serumgewinnung wurden Kaninchen 2 mal im Abstand von 14 Tagen mit 10^9 Thymocyten eines definierten Mäuseinzuchtstammes intracutan immunisiert, beim ersten Mal unter Zugabe von komplettem FREUND'schen Adjuvans. 8 Tage nach der 2. Immunisierung wurden die Tiere ausgeblutet und das Serum durch Gleichgewichtsdialyse gegen 3 M Ammoniumsulfat mit einer Endsättigung von 1, 75 M präzipitiert. Dadurch erfolgte eine Anreicherung der Gammaglobuline von 16 auf 51 %. Die weitere Fraktionierung des durch Dialyse gegen einen 0, 01 M Phosphatpuffer (pH 8) von $(NH_4)_2SO_4$ befreiten Materials erfolgte an einer DEAE-Sephadex A-50-Säule, die mit 0, 012 M Phosphatpuffer equilibriert war. Die Proteine wurden bei pH 8 mit einem Volumen von 3, 5 l bei einem flachen Gradienten von 0, 012-0, 3 eluiert. Es wurde ein breiter, asymmetrischer Proteinpeak, der langsam abfiel, erzielt (Abb. 1).

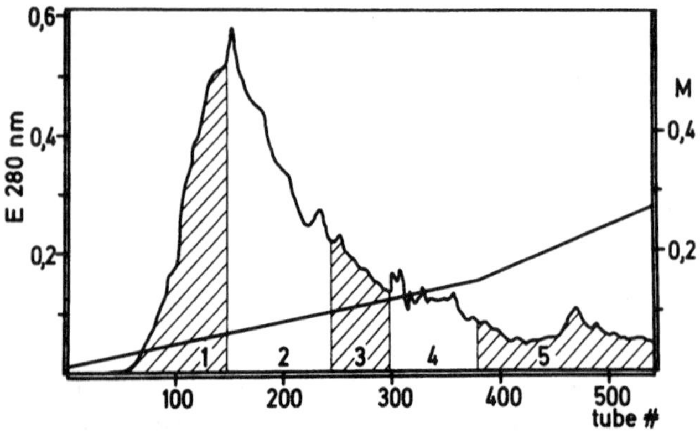

Abb. 1: Elutionskurve von Kaninchen-ATG an einer DEAE-Sephadex-Säule. Gradient: 0,012-0,3 M, Phosphatpuffer: pH 8,0, 1-5: Proteinfraktionen

Der Ionenaustauscher wurde mit 0,3 M Puffer nachgewaschen. Als Kriterium der Bildung einheitlicher Fraktionen des Säuleneluates dienten an Stelle des üblicherweise bestimmten Proteingehaltes Ladungsunterschiede der in der Polyacrylamid-Elektrophorese dargestellten Gamma-G-Banden. Dadurch konnten 5 Fraktionen gebildet werden. Das aus dem Ionenaustauscher erhaltene "End-Eluat" ergab die 6. Fraktion. Zur Behandlung nach Transplantation wurden die Fraktionen 1 und 2, die 100 bzw. 97 % Gammaglobuline enthielten, in verschiedenen Dosierungen verwendet. Sie bewirkten eine signifikante Transplantatverlängerung bei verminderter Lymphocytotoxicität. Eine Anreicherung der spezifischen Aktivität wurde aber nicht erreicht (Tab. 1).
Die 100 % IgG enthaltende Fraktion 1 wurde mit einem noch flacheren Gradienten (0,012-0,02 M, pH 8, Volumen 2 l) weiter aufgetrennt. Die 4 daraus resultierenden Unterfraktionen (Abb. 2) zeigten einen Anstieg der spezifischen Wirkung bis auf das 30-fache bei einem Mengenverlust von 50 %, der möglicherweise durch Eliminierung hemmender Proteinanteile bedingt ist (Tab. 2). Die wirkungsmäßig angereicherten Gammaglobuline zeigten keine lymphocytotoxische Wirkung mehr.

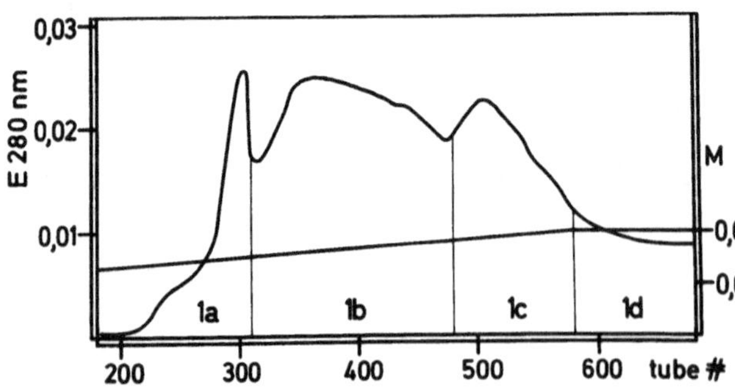

Abb. 2: Elutionskurve von reinem IgG (Fraktion 1, Abb. 1) an einer DEAE-Sephadex-Säule. Gradient: 0,012-0,02 M, Phosphatpuffer: pH 8,0, Unterfraktionen 1a-1d

Tab. 1: Verlängerung der Überlebenszeit von Hauttransplantaten bei Mäusen nach Behandlung mit ATS, ATG und IgG Fraktionen 1 und 2

Injiziertes Material	Dosierung: µg IgG/g KG am 2. und 5. Tag	Mittlere Transplantatüberlebensz. ($\pm$ SD)/TG	50 % Lymphocytotoxicitätstiter
Kontrollen (unbeh.)		10,2 $\pm$ 1,2	
Kontrollen (normal Kaninchenserum)	2 x 300	9,4 $\pm$ 1,6	
ATS	2 x 300	25,4 $\pm$ 5,6	1 : 360
ATG	2 x 300	27,6 $\pm$ 4,4	1 : 360
ATG	2 x 150	21,3 $\pm$ 5,2	
Fraktion 1	2 x 150	21,9 $\pm$ 4,1	1 : 160
Fraktion 2	2 x 150	20,9 $\pm$ 3,5	1 : 220
ATG	2 x 75	17,2 $\pm$ 3,1	
Fraktion 1	2 x 75	16,3 $\pm$ 2,8	
Fraktion 2	2 x 75	17,0 $\pm$ 3,5	

Tab. 2: Verlängerung der Überlebenszeit von Hauttransplantaten bei Mäusen nach Behandlung mit den Unterfraktionen 1a-1d

Injiziertes Material	Dosierung: μg IgG/g KG am 2. und 5. Tag	Mittlere Transplantatüberlebenszeit (± SD)/Tage
Kontrollen (unbehandelt)	——	10, 2 ± 1, 2
Kontrollen (Fraktion 1)	2 x 2, 5	10, 1 ± 1, 5
Fraktion 1 a	2 x 2, 5	12, 9 ± 1, 8
Fraktion 1 b	2 x 2, 5	15, 7 ± 2, 6
Fraktion 1 c	2 x 2, 5	14, 1 ± 2, 8
Fraktion 1 d	2 x 2, 5	15, 0 ± 3, 2

Es ist möglich, daß die nachgewiesene Hemmwirkung immunosuppressiver Antikörper durch andere IgG-Anteile oder Fraktionen eine Folge der Immunantwort auf Umweltantigene ist, die vorwiegend die Bildung entzündungshemmender Antigene auslösen. Um diese Hemm-Mechanismen auszuschalten, verwendeten wir immunosuppressive Antiseren, die von keimfreien Tieren stammten. Sie wurden von steril gehaltenen Fisher-Ratten gewonnen, die unter sterilen Bedingungen 4 mal im Abstand von 8 Tagen mit Thymocyten keimfreier Balb/e-Mäusen immunisiert worden waren. Als Kontrollmodell dienten Seren spezifisch pathogenfreier (SPF) Tiere. Der mit Zellulose-Acetat-Elektrophorese bestimmte Proteingehalt der Seren immunisierter Tiere und unbehandelter SPF-Kontrollen betrug 4, 8 g%. Der Gammaglobulingehalt, der sich durch die Immunisierung nicht änderte, war bei den SPF-Seren 0, 28 g% (5, 8 %) bei den Seren keimfreier Tiere 0, 08 g% (1, 7 %). Der 50 %-Titer der Lymphocytotoxicität betrug bei SPF-Seren 1:10, bei den sterilen Seren lag er unter der 50 %-Grenze. Das Serum immunisierter SPF-Tiere erzeugte keine wirksame Transplantatverlängerung ($p > 0,02$), wobei zu berücksichtigen ist, daß Ratten schlechte Antikörperbildner sind. Die entsprechenden Seren keimfreier Tiere dagegen verlängerten signifikant von 10, 2 ($\pm$1, 2) auf 14, 7 ($\pm$2, 67) Tage ($p < 0,001$). Wir erkennen daraus eine mögliche spezifische Hemmwirkung in konventionellen Seren, bzw. deren Gammaglobulin-Fraktionen, welche bei Tieren, die den Umweltantigenen nicht ausgesetzt sind, anscheinend nicht vorhanden sind. Eine Abtrennung dieser "Hemmwirkung" durch Reinigung und Anreicherung der immunosuppressiv relevanten IgG-Anteile von Antiseren erscheint möglich, wodurch die Gewinnung wirksamerer und weniger toxischer IgG-Fraktionen gegeben wäre.

Zusammenfassung: Durch wiederholte Ionenaustauscherchromatographie an einer DEAE-Sephadexsäule konnten aus ATS reine Gammaglobulinfraktionen gewonnen werden. Bei einer Fraktion war bei Verlust der Lymphocytotoxicität die immunosuppressive Aktivität auf das 30-fache gesteigert. Dies spricht für den Verlust bereits nachgewiesener Hemm-Mechanismen, die in Antiseren aus keimfreien Tieren offenbar nicht vorhanden sind. Eine Steigerung der spezifischen Wirkung bei Verminderung der Toxicität erscheint daher möglich.

Summary: By repeated ion exchange chromatography on DEAE-Sephadex, IgG-fractions with a substantial enrichment of the specific immunosuppressive actitivy from ATS were separated. Lymphocytotoxicity was abolished, suggesting inhibiting factors to be responsible for these properties. These factors are not present in serofrom germ-free animals. This approach, therefore, may provide a promising technique for further purification.

Literatur

1. LANCE, E. M.: J. exp. Med. 130, 49 (1969)
2. WOODRUFF, M. F., REID, B. L., JAMES, K.: Nature (London) 216, 758 (1967)
3. DONATSCH, P., ALLGÖWER, M., CUENI, L. B., STÄDTLER, K., SCHOENENBERGER, G. A.: Res. exp. Med. 157, 1 (1972)
4. PERPER, R. J., MONOVICH, R. E., van GORDER, T. J.: Immunology 21, 883 (1971)

Dr. K. Städtler
Chirurgische Universitäts-
klinik, Bürgerspital
CH-4000 Basel

41. Aktives Enhancement renaler Allotransplantate mit löslichem histokompatibilitätsreaktivem Material

U. H. v. Haefen[+], A. C. P. Martins, S. Wren, T. Shaipanich, G. Busch und R. E. Wilson

Abteilung für Chirurgie und Pathologie der Harvard Medical School am Peter Bent Brigham Hospital, Boston

Nach kontrollierter enzymatischer Spaltung der particulären Zellmembranfraktion mit Papain erscheinen in der wässrigen Phase histokompatibilitätsreaktive Substanzen (1), die die Eigenschaft bewahren, in allogenen Transplantationsmodellen biologische Aktivität zu äußern, wie die Übertragung von Transplantationsimmunität und Anregung homologer Lymphocyten zu blastogener und proliferativer Transformation (2). Es fehlen jedoch Untersuchungen darüber, ob analog entwickelte Antigene die normale Abstoßungsreaktion im Sinne des Enhancement modifizieren können. In Fortsetzung früherer Mitteilungen aus diesem Labor über die Induktion einer protektiven Immunreaktion mit donorspezifischen Alloantigen berichten wir hier über einige immunologische Eigenschaften proteolytisch gewonnener Transplantationsantigene aus der Lipoproteinfraktion von lymphoiden Zellen und über die Möglichkeit, die Abstoßung renaler Allotransplantate in Ratten spezifisch zu unterdrücken.

Methodik: Nieren von Hybriden der 1. Filialgeneration ($LBNF_1$ = LEWIS x BROWN NORWAY) wurden orthotop in bilateral nephrektomierte, antigen-vorbehandelte Lewis-Ratten (L) transplantiert (3). Nach Beendigung der präparatorischen Immunisation, d. h. am Tage der Transplantation und in gegebenen Fällen am Tage 100 post transplantationem wurde die zellgebundene Immunität durch den poplitealen Lymphknotentest der lokalen Graft-versus-Host-Reaktivität (GvHR) (4) gemessen.
Das Erscheinen und Verhalten cytotoxischer Antikörper gegen Donorlymphocyten wurde longitudinal untersucht wie auch das Schicksal donortypischer Hauttransplantate bei Tieren, die die Niere permanent akzeptiert hatten (Abb. 1).
Das Antigen wurde nach progressiver, hypotoner (0, 14-0, 01 M NaCl) Salzextraktion der gewaschenen, gefrorenen und wieder aufgetauten Milzzellsuspension aus der ultrazentrifugierten (105. 000 x g, 90 min) membranösen Lipoproteinfraktion durch enzymatische Spaltung mit kristallisiertem Papain (4 Einheiten enzymatische Aktivität/mg·Membranprotein) in der Gegenwart von aktivierendem Cystein-HCl gewonnen (Abb. 2).

[+]Stipendiat der Deutschen Forschungsgemeinschaft

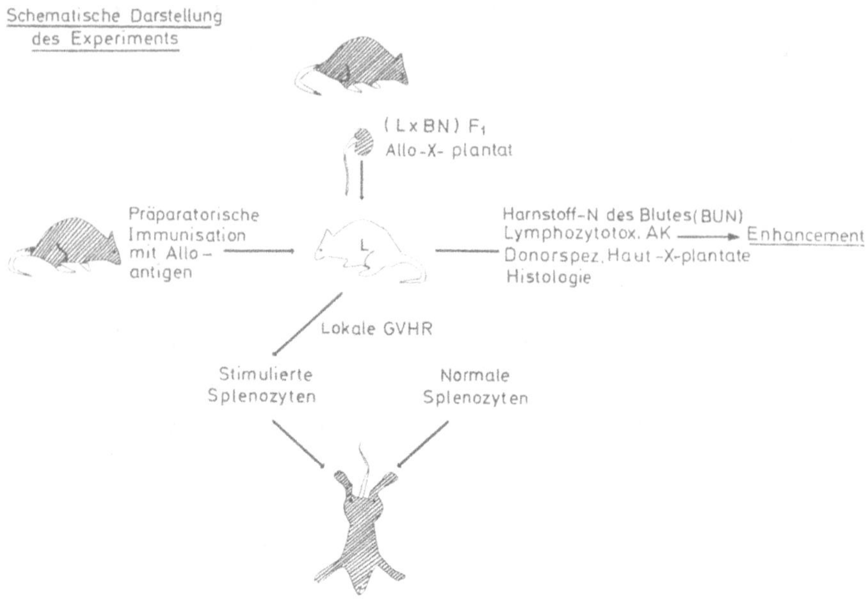

Abb. 1: Experimentelle Anordnung. Prospektive Empfänger (L) histoinkompatibler renaler Allotransplantate ($LBNF_1$) werden nach präparatorischer Immunisation mit donorspezifischem Antigen am Tage der Transplantation partiell (30 %) splenektomiert und die Aktivität immunokompetenter Milzzellen durch den Lymphknotentest der lokalen GvHR gemessen. Harnstoff-N des Blutes (BUN) und cytotoxische Antikörper gegen Donorlymphocyten (Cytotox) werden longitudinal untersucht

Ergebnisse: 24 Stunden nach der i. v. Gabe von 0, 5 mg spezifischem ($LBNF_1$) Antigen entwickelten immunokompetente L-Milzzellen eine signifikante ($p < 0,01$) Steigerung ihrer GvHR mit einem durchschnittlichen kumulativen Lymphknotengewicht von $\log_{10} = 2.0140$ mg sowohl gegenüber der normalen ($\log_{10} = 1.7140$ mg) als auch mit isologem Antigen stimulierten Kontrolle (n = 10) (Tab. 1). Optimale Verlängerung der mittleren Lebenserwartung von 10, 1 Tagen (unspez. Kontrolle) wurde erhalten, wenn 2, 0 mg spez. Alloantigen/kg als einmalige Injektion am Tage -1 (Tab. 2) oder wiederholt an den Tagen -11, -6 und -1 verabreicht wurden, doch erwiesen sich andere Immunisierungsprotokolle auch als erfolgreich. In der letzten Gruppe betrug die mittlere Überlebenszeit 47, 1 Tage+ (n = 10). 5/10 der Tiere hatte am 50. und 3/10 am 100. Tage eine ausgezeichnete Nierenfunktion,

+Der statistischen Kalkulation wurde eine maximale Überlebenszeit von 100 Tagen zugrunde gelegt

Herstellung des löslichen alloantigenetischen Materials

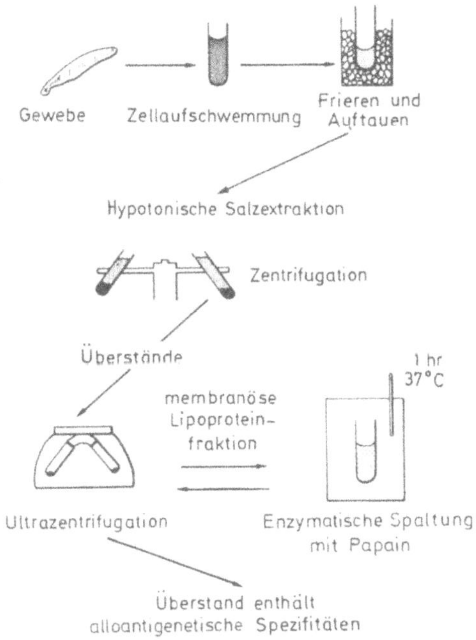

Abb. 2: Schematische Darstellung der Antigenzubereitung

wie auch 3 Tiere dieser Gruppen, die bei anabolischer Körperverfassung 250 Tage nach der Transplantation chronisch überleben. Eine positive Beziehung besteht zwischen dem Grad der GvHR und nachfolgender Allograftretention. Kurzzeitig vorbehandelte Tiere (am Tage -1 vor der Transplantation, Dosis 0,5 mg, 1,0 mg und 2,0 mg/kg), die länger als 24 Tage überlebten (individuelle Überlebenszeit 24, 27, 38, 38, 45, 58, 77, 84 $>$100 $>$ 100 Tage) zeigten im Lymphknotentest signifikante ($p < 0,001$) alloantigene Stimulation mit einer soliden inkrementellen Gewichtszunahme von etwa 100 % sowohl gegenüber der normalen als auch der kontrollierenden (Tiere, die weniger als 24 Tage überlebten) Reaktivität. Am Tage 100 nach der Transplantation zeigte die lokale GvHR einen Abfall auf subnormale Werte gleichzeitig mit der Fähigkeit dieser Tiere, donorspezifische Hauttransplantate permanent zu akzeptieren. Aus dem Titerverlauf lymphocytotoxischer Antikörper konnte kein Merkmal identifiziert werden, das eine definitive Beziehung zur Nierenfunktion aufweist. Jedoch reflektiert die Titerverlaufskurve Variationen des Immunisierungsprotokolls, indem mehrfach immunisierte Tiere einen frühzeitigen Anstieg des Titers zu maximalen Werten erkennen lassen (5).

Tab. 1: Der popliteale Lymphknotentest der lokalen GvHR als Indikator immunbiologischer Aktivität[+]
(Splenocyten immunisierter L-Ratten--> $LBNF_1$)[++]

Papain-gespaltenes Antigen	Experimentell $\bar{x} \pm SF$	Normal $\bar{x} \pm SF$	p Exp. /Norm.	p Exp. /Kontrolle
Reaktionslösung	1, 3156 0, 0221	1, 4963 0, 0644	0, 018	< 0, 001
Isologes Ag. 1) (Kontrolle)	1, 5768 0, 0593	1, 5868 0, 0650	0, 910	
Allo-Ag. 2) (unspezifisch)	1, 7347 0, 0844	1, 4543 0, 0635	0, 016	0, 152
Allo-Ag. 3) (spezifisch)	2, 0140 0, 0740	1, 7140 0, 0646	0, 006	< 0, 001

[+] log_{10}-Wert des mittleren Lymphknotengewichtes in mg (n = 10)

[++] 0, 5 mg AG. /kg KG i. v. 24 h vor Zelltransfer

1) Lewis-Ag.
2) Buffalo-Ag.
3) $LBNF_1$-Ag.

Tab. 2: $LBNF_1$---> L renale Allotransplantation. Vorbehandlung mit Donor-spezifischem ($LBNF_1$) Alloantigen

Gruppe D	Immunisationsprotokoll[+]			GvHR		
Tier	Dosis (mg/kg)	Intervall (Tag)		Experimentel	normal	Lebensdauer (Tage)
1	2	-1		1,9191	1,5563	12
2	2	-1		-	-	15
3	2	-1		2,1761	1,5315	58
4	2	-1		2,1173	1,7242	38
5	2	-1		2,0414	2,0414	45
6	2	-1		2,0645	1,6721	>100
			$\bar{x}$	2,0635	1,7134	44,7
			± SF	0,0555	0,1174	13,3
				p = 0,016		

+ mg $LBNF_1$-Antigen/kg KG i.v. 1 Tag vor der Nierentransplantation

++ $\log_{10}$-Wert des Lymphknotengewichts in mg

Zusammenfassung: Durch proteolytische Spaltung mit Papain dargestellte lösliche donorspezifische Alloantigene können die normale Rejektion renaler Allotransplantate im Sinne des aktiven Enhancement unterdrücken, wenn Dosis, Frequenz und Dauer der Antigenvorbehandlung kritisch eingestellt sind. Enhancement in dieser Form manifestiert sich in der Folge spezifischer alloantigener Stimulation auf cellulärer Ebene. Die lymphotoxische Immunreaktion scheint von demSchicksal des renalen Allotransplantates weitgehend dissoziiert zu sein. Immunokompetente Zellen aus der Milz von chronischen Trägern renaler Allotransplantate reagieren im GvH-Test mit nur gering abgeschwächter Aktivität, die von den normalen Zellen ununterscheidbar ist.

Summary: Active enhancement of renal allografts may be induced following intravenous pretreatment with papain - released soluble splenic antigen when certain parameters of antigen dosage and timing are critically selected. Enhancement in active form appears to become manifest following specific alloantigenic stimulation at the cellular level. The lymphocytotoxic antibody-response seems to be dissociated from subsequent allograft function. Immunocompetent spleen cells from chronically surviving renal allograft recipients retain the capacity to demonstrate normal GvH reactivity.

Literatur

1. MANN, D. L. et al.: Human Lymphocyte Membrane (H L - A) Alloantigens: Isolation, Purification and Properties. J. Immunol. 103, 282-292 (1969)
2. LEVENTHAL, B. G. et al.: Immunogenic Properties of Papain - solubilized Alloantigen. Transpl. Proc. III, 243-245 (1971)
3. LEE, S.: An improved technique of renal transplantation in the rat. Surgery 61, 771-773 (1967)
4. FORD, W. L. et al.: A Lymph-- Node - Weight Assay for the Graft - versus - Host Activity of Rat Lymphoid Cells. Transpl. 10, 258-266 (1970)
5. von HAEFEN, U. H. et al.: Immune Responsiveness and Active Enhancement of Rat Renal Allografts with Soluble Specific Antigen. Transpl. Proc. 1973 (im Druck)

Dr. U. H. von Haefen, Klinik und Poliklinik für Allgemeinchirurgie der Universität Göttingen, 3400 Göttingen, Goßlerstr. 10

42. Die Beurteilung der ^{86}Rb-Aufnahme im transplantierten Herzmuskelgewebe

B. Török, E. Roth, I. Tóth, Gy. Temes und T. Szmolenszky

Institut für Experimentelle Chirurgie der Medizinischen Universität Pécs / Ungarn

Die heterotope Herztransplantation, als Versuchsmodell, ist eine zur Klärung verschiedener Transplantationsfragen geeignete Methode (1-4). Bei eigenen Untersuchungen wurde außer der allgemeinen morphologischen und physiologischen Beobachtung des Modells die ^{86}Rubidium-Aufnahme des transplantierten Herzmuskels im Intervall von 4 Stunden bis 5 Tagen bewertet.

Methodik: Die Versuche wurden an 31 Rezipienten- und 31 Donor-Mischlingshunden unternommen. Die hypothermische Vorbehandlung[+] des Donorherzens und die operative Vorbereitung des Halsgefäßsystems des Rezipienten stimmte mit der gewöhnlichen Methode der heterotopen Herztransplantation am Hals überein, mit der Ergänzung, daß auch ein entlastender Vorhofseptumdefekt noch vor der Einplanzung ausgeführt wurde. Nachdem die Gefäßanastomosen angelegt wurden, haben wir das transplantierte Herz wieder in Gang gesetzt und die Halswunde geschlossen.
In dieser Versuchsserie wurde die Isotopenuntersuchung bei 10 Tieren durchgeführt. Diese erhielten 4 Stunden bis 5 Tage nach der heterotopen Einpflanzung 100 uCi ^{86}Rb Cl intravenös. Eine Stunde später wurden die Hunde getötet und die Radioaktivität vieler Muskelstücke des transplantierten, wie auch des eigenen Herzen gemessen. Die eigenen Herzen dienten zur Kontrolle. Zum Vergleich wurden gleichzeitig Muskelpartien aus dem M. rectus abdominis genommen. Die in cpm gewonnenen Angaben wurden prozentual verglichen. Alle Herzen wurden auch makroskopisch und mikroskopisch untersucht.

Ergebnisse: Nach Einpflanzung und Wiederherstellung der Zirkulation wurden die Herzen hyperämisch. In der Mehrzahl der Fälle fibrillierten sie kraftvoll, einige haben nach manueller Herzmassage wieder regelmäßig funktioniert. Die Beherrschung der Kammerfibrillation bereitete keine Schwierigkeit (AC-Impulse von 50-80 V Spannung und 50 msec Dauer).
Bei der Obduktion der Tiere wurden in den Transplantaten der Isotopen-Serie keine wesentliche makroskopische Abweichung von der Norm gefunden. Die mikroskopischen Beobachtungen sind in der Abb. 1 dargestellt. Die Zeichen der raschen Rejektion sind gut zu beurteilen.

[+]Die Zusammensetzung unserer Perfusionslösung: Natrium 140, Kalium 7, Kalcium 5, Magnesium 3, Chlorid 105, Lactat 50 mval/l, Glucose 2 g/l, Dextran 50 g/l, Heparin 50 mg/l, Bikarbonat 4, 8 mval /l, K-Mg-Aspartat[++] 1 g/l.

[++]Tromcardin[R]-Injektion wurde von Arzneimittelfabrik Trommsdorff (Aachen) zur Verfügung gestellt.

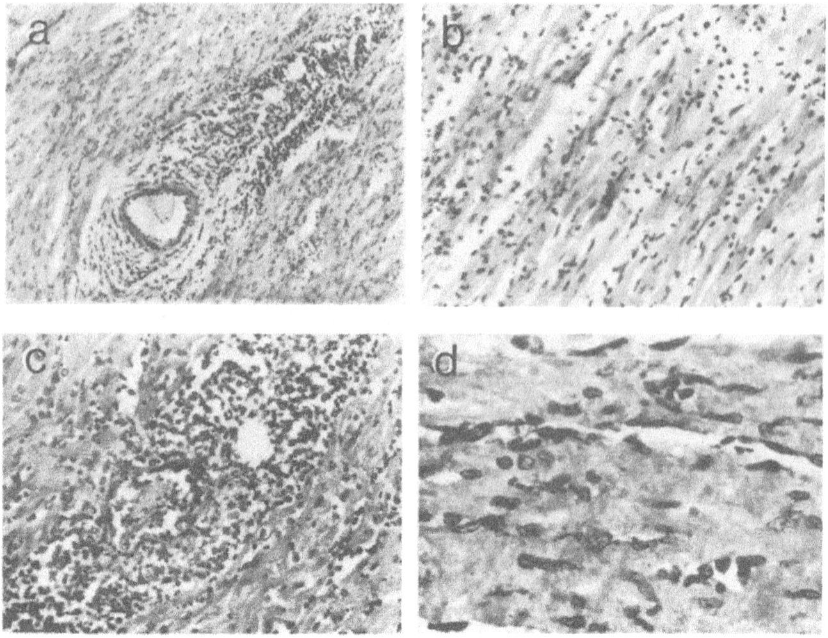

Abb. 1: Rejektionszeichen der Herzmuskulatur. a) 2 Tage nach Tr.: perivasculäre lymphocytäre Infiltration; b) 4 Tage nach Tr.: interstitielles Ödem und diffuse Infiltration; c) 6 Tage nach Tr.: Diffuse Infiltration der Muskulatur und Verengung der Gefäße; d) wie c) vergrößert: Homogenisation der Muskelfasern - ischämische Zeichen

Nach Messung der Radioaktivität der transplantierten und eigenen Herzen wurden die Werte der ^{86}Rb-Aufnahme der einzelnen Herzmuskelareale (Vorhöfe, re. und li. Kammer) gesondert prozentual ausgedrückt, wobei die in cpm gemessenen Werte der eigenen linken Kammerwand als 100 % betrachtet wurden. Die Verteilung der ^{86}Rb-Aufnahme der transplantierten Herzen ist aus Abb. 2 ersichtlich

Im gleichen Sinne wurde auch die ^{86}Rb-Aufnahme im M. rectus abdominis bewertet. Dessen sehr niedrige Aktivität beweist, daß der inaktive, nicht-kontrahierende Muskel aus der Zirkulation wenig ^{86}Rb aufnimmt. Es soll erwähnt werden, daß bei einem kaum kontrahierenden Herzen, welches bei der pathologischen Untersuchung eine fortgeschrittene Thrombose zeigte, nur eine unbedeutende ^{86}Rb-Aufnahme gemessen werden konnte (dieses Tier ist nicht in den erwähnten 10 Fällen mit enthalten). Dies weist daraufhin, daß die reduzierte Zirkulation und Funktion die Faktoren sind, welche die ^{86}Rb-Aufnahme im wesentlichen beeinflussen.

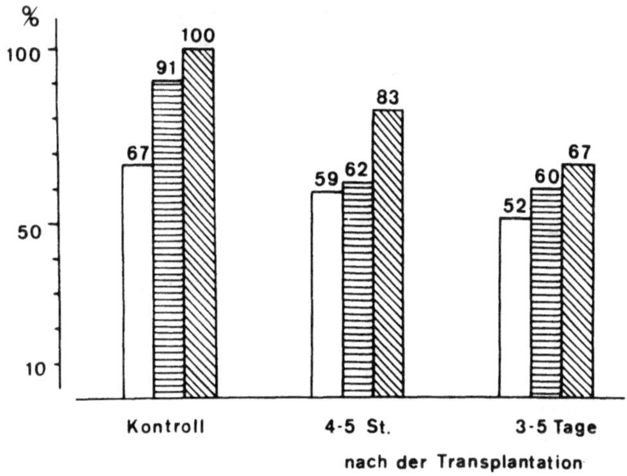

Abb. 2: Graphische Darstellung der Verteilung der relativen ^{86}Rb-Aufnahme. □ Vorhöfe, ▤ re. Kammer, ▧ li. Kammer

In Kenntnis der gewonnenen Angaben kann festgestellt werden, daß das heterotop transplantierte Herz immer eine niedrigere Aktivität aufweist als das eigene Herz. Dies hängt offensichtlich mit der verminderten Leistung des transplantierten Herzen zusammen. Das Transplantat leistet kaum Arbeit, da es weder die allgemeine, noch die eigene Zirkulation versorgen muß; da auch letztere durch die Zirkulation des Rezipienten gesichert wird. Das Transplantat hat nur die Aufgabe, das Blut aus dem eigenen Coronarsystem und den Herzhöhlen durch rhythmische Kontraktionen auszupumpen.
Dies drückt sich offensichtlich in den anfänglichen verminderten ^{86}Rb-Aufnahmewerten aus. Später fällt aber das transplantierte Herz einer Rejektion zum Opfer, es wird ischämisch, seine Funktion schwächer und in den Coronarien, gleichfalls der Transplantationsreaktion zufolge, entsteht eine relative Zirkulationsabnahme. Diese allmählich auftretende Zirkulations- und Funktionsabnahme spiegelt sich in der weiteren Verringerung der ^{86}Rb-Aufnahme (die anfängliche Aktivität der linken Kammer fällt von 83 % auf 67 %).
Aufgrund der Versuche kann festgestellt werden, daß die Messung der ^{86}Rb-Aufnahme auf die aktuelle Funktion des Transplantates hinzuweisen vermag. Deshalb ist anzunehmen, daß durch analoge Isotopenmessungen auch in vivo eine zuverlässige Information über das Schicksal des Transplantates gewonnen werden kann.

Zusammenfassung: An 10 heterotop transplantierten Herzen wurde - 1 Stunde nach i.v. Verabreichung von 100 uCi ^{86}Rb Cl - die Isotopenaufnahme der Herzmuskulatur gemessen. Die Radioaktivität des Transplantates ist immer niedriger gewesen, als die der eigenen Kontroll-Herzen. Die anfängliche Aktivitätsabnahme ist von der verminderten Arbeitsleistung der Herzen abhängig. Nach einigen Tagen fallen die Coronararterien wie auch das Muskelgewebe einer Rejektion zum Opfer. Das Herz wird ischämisch und die Kontraktionen werden schwächer. Die Zirkulations-, bzw. Leistungsabnahme äußert sich auch in der weiteren Verringerung der Radioaktivität. Zwischen den morphologischen Veränderungen und funktionellen Angaben besteht eine Parallelität.

Summary: The uptake of ^{86}Rubidium in tissue of 10 heterotopic transplanted hearts has been measured one hour after intravenous injection of 100 uCi ^{86}Rb Cl. The radioactivity of the transplants was always lower than the ones of own control hearts. The initial decrease of radioactivity depends on the reduced work of hearts. After some days the coronaries as well as the musculature fall victim to a rejection; the hearts are ischaemic, the contractions become weaker, i.e. the diminishing reduction of circulation and output are reflected in the additional fall of radioactivity. The morphological alterations and functional data show parallelism.

Prof. Dr. B. Török
Department of Experimental
Surgery, University School
of Medicine, Kodaly Z. u. 20
Pecs / Ungarn

43. Die Immunreaktionen nach allogener Schweinelebertransplantation*

H. Bockhorn, W. Lauchart, B. Ringe, C. Tidow, B. Grotelüschen, D. Seidler und R. Pichlmayr

Department für Chirurgie der Medizinischen Hochschule Hannover, Abteilung für Abdominal- und Transplantationschirurgie, Institut für Pathologie, Abteilung für Immun-Pathologie der Tierärztlichen Hochschule Hannover

Bekanntlich wird eine orthotop transplantierte Schweineleber, die nicht immunsuppressiv behandelt wird, länger behalten als vergleichsweise Haut- und Nierentransplantate (1). Die Ursache dieses Phänomens wird in der anderen immunologischen Reaktion des Schweines auf das Lebertransplantat gesucht. In der folgenden Arbeit sollen deshalb die cellulären und humoralen Immunreaktionen bei Lebertransplantationen mit denen bei Haut- und Nierentransplantationen verglichen werden. Da bei transplantierten parenchymatösen Organen ein Antikörperanstieg erst nach erfolgter Abstoßung bzw. nach Entfernung des Organes zu sehen ist, wurden die Versuche durch auxiliäre Leber- und Nierentransplantate, die nach 8 Tagen wieder entfernt wurden, ergänzt.

Methodik: Für die Versuche wurden 15-30 kg schwere Tiere der deutschen Landrasse und der Göttinger Miniaturschweine verwendet. Hauttransplantate wurden in einer Größe von 5 x 3 cm nebst autologer Kontrolle auf dem Rücken der Tiere eingepflanzt. Die Operationstechnik der orthotopen Lebertransplantation wurde weitgehend nach den Angaben von CALNE (2), die der auxiliären Lebertransplantation nach POUYET (3) durchgeführt. Die Vorsensibilisierung der Tiere geschah mit Hauttransplantaten des prospektiven Spenders.
Zum Nachweis humoraler Antikörper diente der Mikrolymphocytotoxicitätstest, der Leukoagglutinations- und Hämagglutinationstest; außerdem die Mixed-Agglutinationsreaktion und die Immunfluoreszenz. Die gemischte Leukocytenkultur (MLC - mixed lymphocyte culture), die Aufschluß über die Stärke der Histoinkompatibilität und die Veränderungen der Reaktivität der Lymphocyten im Verlauf einer Transplantation geben sollte, wurde nach der Methode von BACH (4) durchgeführt.

Ergebnisse: Bei der orthotopen Lebertransplantation ist bisher kein Tier an einer akuten Abstoßung gestorben. Nur in 1 Fall wurden nach 61 Tagen deutliche Zeichen einer Abstoßungsreaktion gesehen. Im allgemeinen war die Abstoßungsreaktion gering, die Überlebenszeiten lagen, unabhängig vom Verwandtschaftsgrad der Tiere, über 3 Wochen, in 3 Fällen über 1 Jahr. Der Nachweis humoraler Antikörper war mit den angegebenen Untersuchungsmethoden negativ. Die celluläre Immunreaktion, die bisher nur bei 2 Tieren in einem Zeitraum von mehr als 14 Tagen beobachtet werden konnte, zeigte eine leichte

+Diese Arbeit wurde mit Unterstützung der Deutschen Forschungsgemeinschaft durchgeführt

Depression oder ein gegenüber den Ausgangswerten unverändertes Verhalten der Lymphocytenreaktivität.
Hauttransplantate wurden zwischen dem 6. und 8. Tag abgestoßen. Die Abstoßungszeiten der Nierentransplantate lagen zwischen dem 6. und 10. Tag. Bei Geschwistertieren gab es allerdings Ausnahmen mit einer Überlebenszeit bis zu 20 Tagen. Wurde allein die allogene Niere belassen, war der Nachweis humoraler Antikörper nur in der Immunfluoreszenz positiv. Für den MLC-Test war ein Anstieg der Lymphocytenreaktivität kurz vor Abstoßung der Organe charakteristisch.
Nach auxiliärer Lebertransplantation und Entfernung des Organes nach 8 Tagen war ein Auftreten humoraler Antikörper im weiteren Verlauf nicht nachweisbar. Der Lymphocytenstimulationsindex, geprüft an 2 Tieren über 8 Tage, blieb weitgehend gleich. Nach Entfernung eines auxiliären Nierentransplantates kam es dagegen sehr rasch zum Auftreten von Antikörpern und zur Erhöhung des Lymphocytenstimulationsindex.
Abb. 1 zeigt den typischen Verlauf cytotoxischer Antikörper nach auxiliärer Nieren- bzw. Lebertransplantation.

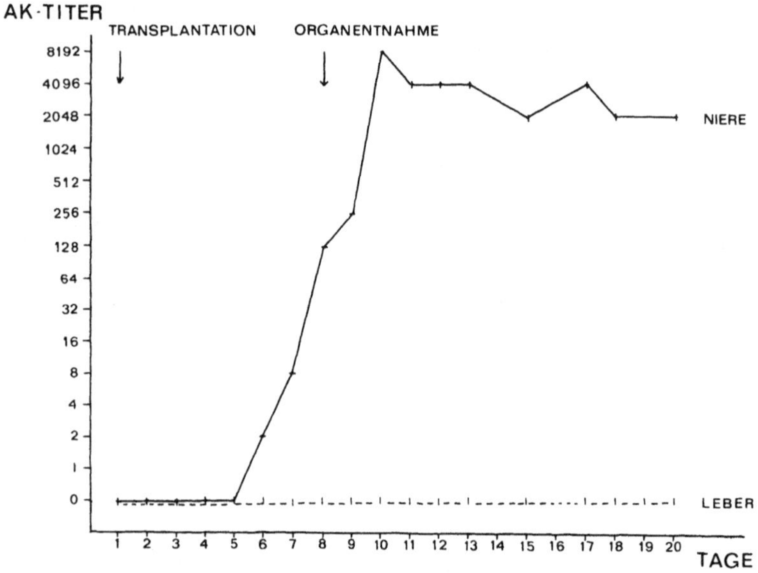

Abb. 1: Beispiel eines Verlaufes cytotoxischer Antikörper nach auxiliärer Nieren- bzw. Lebertransplantation

Abb. 2 zeigt den Verlauf der gemischten Leukocytenkultur bei einer gleichen Versuchsanordnung. Bei der auxiliären Nierentransplantation steigt der Stimulationsindex kurz vor Organentnahme, fällt dann rasch ab, um im weiteren Verlauf bis zu einem Stimulationsindex von 8 wieder anzusteigen. Bei der auxiliären Lebertransplantation bleibt der Stimulationsindex dagegen weitgehend unverändert.

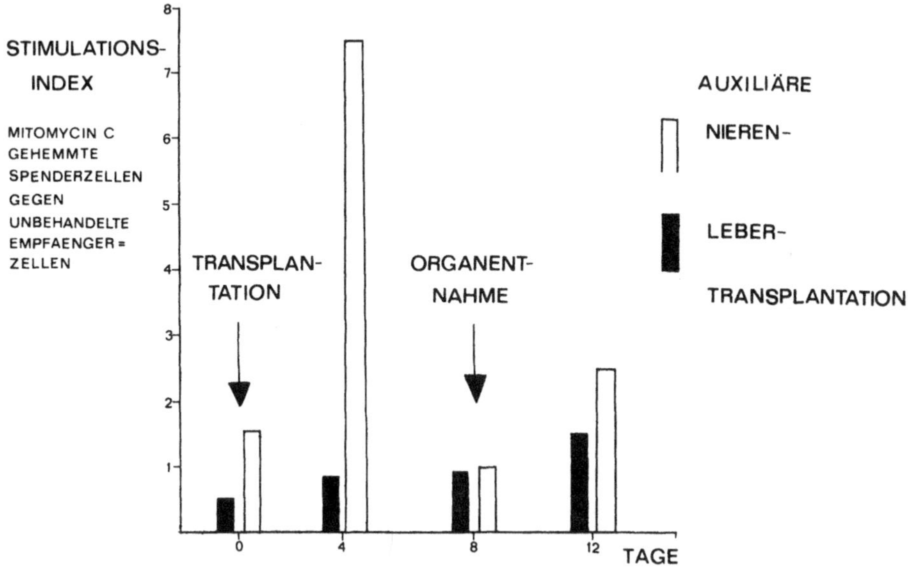

Abb. 2: Beispiel eines Verlaufes der gemischten Leukocytenkultur (MLC). Diese steigt bei der auxiliären Nierentransplantation im weiteren Verlauf auf einen Stimulationsindex bis zu 8 an

Tab. 1 gibt einen Überblick über den Antikörpertiter der auswertbaren allogenen Nieren- bzw. Lebertransplantationen. Es fällt auf, daß bei der auxiliären Lebertransplantation in 1 Fall eine deutliche Abstossungsreaktion der Leber vorhanden war und dennoch nach Organentnahme kein Anstieg des Hämagglutinationstiters erfolgte. Obwohl die Anzahl der Versuche bisher zu gering ist, um eine signifikante Aussage machen zu können, ist der Unterschied der cellulären und humoralen Immunreaktionen bei Lebertransplantationen gegenüber den Nierentransplantationen deutlich, so daß ein tolerogener Effekt der Leber angenommen werden kann (5).
Nach Vorsensibilisierung bewirkte die Implantation einer auxiliären Leber einen steilen Abfall des Antikörperspiegels und eine Depression der Lymphocytenreaktivität. Überraschenderweise wurde die Leber nach klinischem Befund nicht hyperakut abgestoßen. Nach Entfernung der auxiliären Leber kam es zu einem langsamen Anstieg der humoralen Antikörper und der Lymphocytenreaktivität.
Auxiliär implantierte Nieren wurden nach Vorsensibilisierung dagegen akut abgestoßen. Auch hier sank der Antikörperspiegel steil ab, stieg aber nach Entfernung des Organs rasch über den Ausgangswert an. Parallel verhielt sich die Reaktivität der Lymphocyten.
In dieser Versuchsanordnung ist der verzögerte Anstieg der humoralen Antikörper sowie der Lymphocytenreaktivität nach Lebertransplantation auffallend und könnte ebenfalls als ein tolerogener Effekt der Leber gedeutet werden.

Tab. 1: Antikörper-Titer nach allogener Nieren- und Lebertransplantation

Tier-Nr.	Transplantation	Überlebens-zeit (d)	Lympho-cytotoxine	Leuko-agglutinine	Haem-agglutinine	Histologie
N 2	ortho. Niere	20	-	-	-	+
N 10	"	8	-	-	-	+++
N 11	"	8	-	-	-	+++
N 12	"	9	-	-	-	+++
S 56	ortho. Leber	19			-	(+)
S 61	"	61			-	+++
N 13	aux. Niere		2048	8	2	+++
N 15	"		512	4	16	++
N 16	"		256	2	4	++
N 17	"		8192	32	16	+++
N 19	"		512	32	-	++
N 20	"		64	8	4	++
SA 1	aux. Leber	3			-	-
SA 2	"	6			-	-
SA 3	"	24			-	++
SA 4	"	10			-	+
SA 14	"	5			-	(+)
SA 15	"	5	-	-	-	(+)
SA 16	"	2 Mon.	-	-	-	(+)
SA 17	"	7	-	-	-	(+)

Zusammenfassung: Im Gegensatz zu den Befunden bei der Haut- und Nierentransplantation bleiben nach den bisherigen Ergebnissen sowohl nach orthotoper wie nach auxiliärer Lebertransplantation humorale Immunreaktionen aus, und die Lymphocytenreaktivität erfährt keine wesentliche Änderung. Dieses Phänomen kann als tolerogener Effekt der Leber bezeichnet werden, doch sind weitere Versuche und zusätzliche immunologische Reaktionen notwendig, um eine genaue Erklärung dieser Befunde zu geben.

Summary: Contrary to skin and kidney allografts in the pig, no humoral immunreaction was found in the orthotopic or auxiliary livertransplantations. In the postoperative period liver allografts the response in MLC showed unresponsiveness or mitigated depression as one would expect in tolerance.

Literatur

1. BOCKHORN, H. et al.: Langenbecks Arch. Suppl. Chir. Forum 1972, p. 135, Springer-Verlag Berlin - Heidelberg - New York
2. CALNE, R. Y., SELLS, R. A., PENA, H. R., DAVIS, D. R., MILLARD, P. R., HERBERTSON, B. M., BINNS, R. M., DAVIES, D. A. L.: Nature 223, 472 (1969)
3. POUYET, M. et al.: Ann. Chir. 24, 265 (1970)
4. BACH, M. L., BACH, F. H., WIDMER, M., ORANEN, H., WOLBERG, W. H.: Transplantation 12, 283 (1971)
5. FESTENSTEIN, H., LUBLING, N., CALNE, R. Y., BINNS, R. M.: Proc. 4th Symp. Charles Salt Res. Centre on Immunological Tolerance to Tissue Antigens, p. 215 (1971)

Dr. H. Bockhorn
Department für Chirurgie,
Abteilung für Abdominal- und Transplantationschirurgie der Medizinischen Hochschule
3000 Hannover
Podbielskistr. 380

44. Untersuchungen zur Sauerstoffversorgung des heterotopen auxillären Lebertransplantates (Modell Ratte)

M. Thermann, O. Zelder, C. R. Jerusalem und H. Hamelmann

Chirurgische Universitätsklinik Marburg/Lahn (Direktor: Prof. Dr. H. Hamelmann), Institut voor cytologie en histologie, Katholieke Universiteit Nijmegen/Niederlande

Mit Hilfe der Sauerstoffdruckmessung durch Oberflächenelektroden (3) ist es möglich, Aussagen über die Sauerstoffversorgung parenchymatöser Organe zu machen.

Methodik: Die auxiliären heterotopen Lebertransplantationen (n = 6) wurden nach HESS et al. (1) an Wistarratten durchgeführt. Nach Ligierung der A. hepatica wurden 2 Lappen der Spenderleber mit ca. 30 % des Gesamtparenchyms transplantiert und im Empfänger nur über die Pfortader mit Blut versorgt. Die Tiere waren mit Äther narkotisiert und atmeten spontan Zimmerluft. Die extracorporale Perfusion des Transplantates erfolgte mit Ringer-Lactat-Lösung mit Novocainzusatz, Temperatur 4°C.
Die lokalen Sauerstoffdrucke bestimmten wir mit einer Platinoberflächenelektrode nach KESSLER und LÜBBERS (3). Bei Scheinoperationen (n = 7) wurde nach Ligierung der A. hepatica ein dem Transplantationsvorgang entsprechender Zeitraum abgewartet. Dann erfolgte die Unterbindung der Parenchymanteile, die nicht zur Transplantation verwendet wurden (ca. 70 %). Die zirkulatorischen Bedingungen der beiden restlichen Lappen entsprachen dann denen des Transplantates.
Wir haben an 14 Tieren der Nijmegener und Marburger Arbeitsgruppe die pO_2-Werte im Verlauf von 12 Monaten nach der Transplantation verfolgt.

Ergebnisse: (Abb. 1). Operationsmethode modifiziert nach HESS et al. (1). Während der Vorbereitung zur Hepatektomie (Phase A) sank der Sauerstoffdruck nach Ligierung der A. hepatica innerhalb von 2-3 min von 21,4 ± 7,4 Torr auf 4,8 ± 4,7 Torr ab. In den folgenden 45 min (Phase B) blieben die pO_2-Werte gleich oder fielen leicht ab. Das zukünftige Transplantat war dabei mit portalem Blut versorgt. Während der Implantation (Phase C) herrschte im Organ Anoxie. Einige min nach Revascularisierung stieg der pO_2 auf 25,3 ± 7,2 Torr an, obwohl das Organ nur von der Pfortader mit Blut versorgt wurde.
Die Scheinexperimente zeigten einen prinzipiell gleichen Verlauf mit Abfall der Sauerstoffdruckwerte nach Ligierung der A. hepatica und ebenso deutlichem Anstieg nach Ligierung von 70 % des Leberparenchyms.
Bei den Messungen an überlebenden Tieren sank der unmittelbar nach Revascularisierung auf Normalwerte angestiegene pO_2 in der ersten Transplantationswoche erneut ab (Abb. 2) und blieb während der folgenden Wochen bemerkenswert niedrig. Dann nahmen die Sauerstoffdrucke langsam, aber kontinuierlich zu und lagen nach 30-40 Wochen im Bereich normaler Rattenlebern.

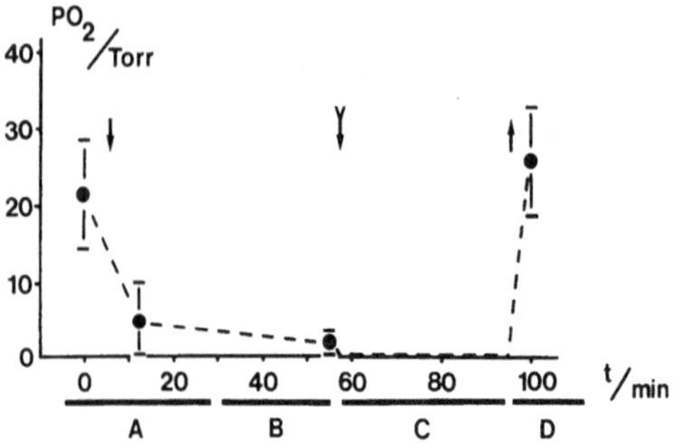

Abb. 1: pO_2-Werte im Verlauf der Transplantation. n = 6. Mittelwerte mit Standardabweichungen von gemittelten Werten der Einzelexperimente. A - Vorbereitung. Spenderhepatektomie mit Ligierung der A. hepatica (↓). B - Präparation des Empfängers zur Transplantation (zukünftiges Transplantat mit portalem Blut versorgt). C - Spenderhepatektomie und Implantation (Beginn mit Ligatur der nicht zur Transplantation verwendeten Leberlappen und der Pfortader (↓)). D - Revascularisierung (↑)
Signifikanzen: Ausgangs- und Endwert nicht signifikant unterschiedlich, ebenfalls 2. und 3. Wert (von links). Signifikanz zwischen den sonstigen Werten ($p < 0,01$).

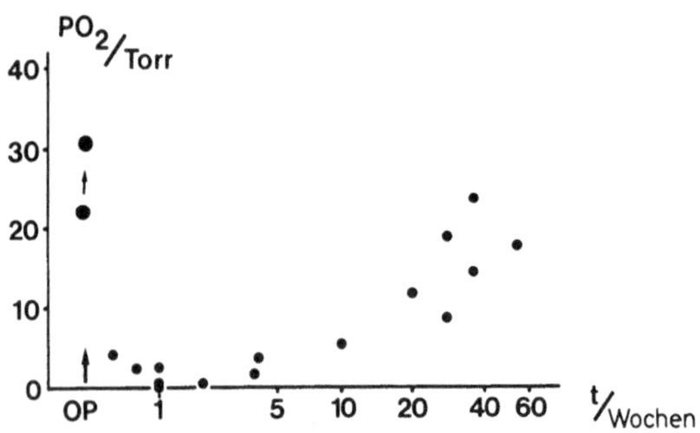

Abb. 2: pO_2-Werte im Verlauf von 12 Monaten nach Transplantation, n = 14. - Links Normalwerte bzw. Anstieg der Werte nach Revascularisation (Pfeil), übernommen aus einer weiteren Versuchsserie. Die folgenden Werte sind Mittelwerte der einzelnen Experimente. Pro Meßpunkt 10 Einzelmessungen. ● n = 5, • n = 1

Diskussion: Für den starken Abfall der pO_2-Werte nach Ligierung der A. hepatica ist neben dem Ausfall des arteriellen Blutes auch eine Minderung des portalen Flusses anzunehmen. Der Wiederanstieg nach Revascularisierung wird nach den Ergebnissen der Scheinoperation durch die veränderte Hämodynamik, nämlich relativ vermehrte Pfortaderdurchblutung des Transplantates erklärt, da das gesamte portale Blutvolumen durch die auf 30 % ihres Parenchyms verkleinerte Leber fließt.
Da es in den ersten Wochen nach Transplantation zu einer kompensa-

torischen Hypertrophie des Leberläppchens mit Zunahme des Läppchendurchmessers kommt (2), wächst die funktionelle Capillarstrecke der Leberläppchen und somit die Sauerstoffausnutzung. Im Zusammenhang mit dem erhöhten Sauerstoffbedarf des Parenchyms für die Syntheseleistung im Rahmen der Proliferation dürfte dies Ursache für die sehr niedrigen pO_2-Werte in den ersten Wochen nach der Transplantation sein.
Der Anstieg der pO_2-Werte fällt zusammen mit dem Ende des kompensatorisch-hypertrophischen Wachstums und dem Abschluß der mikroarchitektonischen Strukturänderungen des Hepatons. Da die Sauerstoffdruckwerte nach 1 Jahr trotz erheblicher Größenzunahme des Transplantates im Bereich normaler, d.h. auch mit arteriellem Blut versorgter Rattenlebern liegen, ist eine zusätzliche Versorgung des Transplantates durch eingesproßte Arteriolen zu diskutieren.

Zusammenfassung: Durch lokale Sauerstoffmessungen im Verlauf von auxiliären heterotopen Lebertransplantationen an Wistarratten fand sich 1. im Verlauf der Präparation ein Abfall der pO_2-Werte von 21,4 $\pm$ 7,4 Torr auf 4,8 $\pm$ 4,7 Torr, 2. ein Anstieg des pO_2 nach Revascularisierung auf 25,3 $\pm$ 7,2 Torr durch relativ vermehrte Pfortaderperfusion. Messungen im Verlauf von 12 Monaten nach Transplantation ergaben sehr niedrige pO_2-Werte in den ersten 4 Wochen mit allmählichem Anstieg bis in den Bereich der Normalwerte 1 Jahr nach Transplantation.

Summary: By means of local oxygen measurements in the course of heterotopic auxiliary liver transplantation we found 1. during preparation a strong drop of local oxygen pressures from 21,4 $\pm$ 7,4 Torr to 4,8 $\pm$ 4,7 Torr results, 2. after revascularisation of the graft pO_2 rises to 25,3 $\pm$ 7,2 Torr. The cause is a higher portal perfusion rate of the reduced liver parenchyma. After transplantation we found very low oxygen values in the first 4 weeks with gradual increase to normal values for rat livers after 12 month.

Literatur

1. HESS, F., JERUSALEM, C.R., v.d. HEYDE, N.: Arch. Surg. 104 75 (1972)
2. JATROPOULOS, M.: Anat. Entwicklungsgesch. 124, 455 (1965)
3. KESSLER, M., LÜBBERS: Oxygen transport in blood and tissue. Thieme-Verlag, Stuttgart 1968

Dr. M. Thermann
Chirurgische Universitätsklinik
3550 Marburg/Lahn
Robert-Koch-Str. 8

45. Die Glukagon-stimulierte Blutzuckerkonzentrierung als Leberfunktionstest vor und nach orthotoper Lebertransplantation vom Schwein*

E. Struck, K. Schuster, H.-J. Reiter, J. Nitschke und H. Hamelmann

Chirurgische Universitätsklinik Marburg (Direktor: Prof. Dr. H. Hamelmann)

Der durch Glucagon induzierbare Blutzuckeranstieg ist sowohl über die Glykogenolyse als auch über die Gluconeogenese (1) hauptsächlich an die Funktion der Leber gebunden. Diese Tatsache eröffnet die Möglichkeit einer Leberfunktionsprüfung durch Erfassung der Blutzuckerkonzentrierung nach Glucagongabe. In Versuchen am Schwein sollte geklärt werden, inwieweit dieser Glucagoneffekt nach Minderung der Leberfunktion im Anschluß an orthotope Lebertransplantation eine Änderung erfährt. Weiterhin sollte geprüft werden, inwieweit diese Änderung dem Ergebnis anderer Leberfunktionsteste zugeordnet werden kann.

Methodik: Die Untersuchungen erfolgten an insgesamt 44 nicht operierten und 10 operierten Hausschweinen mit einem Körpergewicht von 18-22 kg. Die Lebertransplantation wurde in Modifikation der Methoden von CALNE und STARZL durchgeführt (2). Die Zeiten für die anhepatische Phase lagen im Mittel bei 25,9 ± 2,3 min, die für die Leberanoxie bei 62,1 ± 5,3 min (Tab. 1).

Tab. 1: Versuchsdaten bei 10 orthotopen Lebertransplantationen am Schwein. Die Zeiten für die anhepatische Phase, Leberanoxie und Perfusionsdauer sind in min, die Überlebenszeit in Tagen angegeben

Nr.	Anhep. Phase (min)	Leber-anoxie (min)	Perf. Dauer (min)	Über-lebensz. (Tage)	Todesursache
1	25	69	11	3	Innere Blutung
2	25	65	16	191	Darmperforation
3	29	69	18	3	Luftembolie
4	21	65	15	13	Darmperforation
5	26	58	10	189	Darmperforation
6	26	63	12	1	Luftembolie
7	25	59	16	7	Magenulcus
8	29	63	15	40	Endocarditis
9	27	53	14	>200	
10	26	57	15	10	Darmperforation

Als Perfusionsflüssigkeit zur hypothermen Lagerungskonservierung wurde auf 4°C gekühlte Ringer-Lactat-Lösung mit Zusatz von Natriumbikarbonat, Heparin und Procain verwendet. Die Perfusionszeiten betrugen 14,2 ± 2,5 min. Immunsuppressive Therapie wurde mit

+Mit Unterstützung durch die Deutsche Forschungsgemeinschaft

Prednisolon in geringer Dosierung bis zum 4. postoperativen Tag durchgeführt. Als Todesursache standen Komplikationen von seiten des Magen-Darm-Traktes im Vordergrund. Als Kriterien der Leberfunktion dienten uns der durch Glucagon stimulierte Blutzuckeranstieg, die Bromthaleinclearance und die Fettsäureclearance. Glucagon wurde nüchternen Tieren in einer Menge von 0,25 mg/kg KG verabreicht und der Blutzucker vorher und nachher bis zu 60 min gemessen. Im Anschluß daran erfolgten eine wiederholte Gabe von Glucagon, ebenfalls 0,25 mg/kg KG zusammen mit Na-Lactat, 3,6 mval/kg KG, und die Bestimmung des Blutzuckers bis zu 60 min danach. Für den Vergleich der Ergebnisse zwischen nicht operierten und operierten Schweinen wurde die Blutzuckeränderung innerhalb der ersten 5 min nach Glucagoninjektion herangezogen. Bromthalein wurde in einer Dosis von 5 mg/kg KG verabreicht. Aus der Eliminationskurve wurde die Halbwertszeit zwischen der 3. und 5. min errechnet. Die Bestimmung der Fettsäureclearance, eines Funktionstestes des RES, erfolgte nach den Angaben von LEMPERLE (3). Es kam hierbei Intralipid zur Anwendung. Leberglykogen wurde als Gesamtleberglucose erfaßt (4).

Ergebnisse: Bei den an nicht operierten Schweinen durchgeführten Glucagontesten bestand ein Zusammenhang zwischen Zeitpunkt und Ausmaß der maximalen Blutzuckeränderung. In 10 Versuchen wurde das Blutzuckermaximum 5 min nach Glucagongabe erreicht und lag dabei 43,0 ± 14,4 mg% über dem Ausgangswert, 19 mal lag das Maximum 10-15 min nach Glucagoninjektion 54,3 ± 19,5 mg% über dem Ausgangswert und 15 mal lag das Maximum 20-30 min nach Glucagongabe 91,3 ± 23,4 mg% über dem Ausgangswert. Da alle Blutzuckerkurven 5 min nach Glucagongabe eine Änderung von 43,6 ± 16,4 mg% erreicht hatten, wurde dieser Wert als Vergleichswert zu postoperativen Versuchen herangezogen. In Einzelversuchen, bei denen die Lebervenen kanüliert und in 5-min Abständen Lebergewebsproben zur Glykogenbestimmung entnommen worden waren, kam es nach einmaliger Glucagongabe innerhalb von 25 min zu einem Anstieg des Blutzuckers um 44 mg%, während das Leberglykogen im gleichen Zeitraum von 4,9 auf 2,9 mg/g Leber absank. Bei wiederholter Gabe von Glucagon zusammen mit Lactat stieg der Blutzucker innerhalb von 50 min um 36 mg%, während das Leberglykogen unverändert bei 2,8 mg/g Leber blieb. Der Lactatspiegel sank im Lebervenenblut schneller ab als im peripheren Blut (Abb. 1). Es ist deshalb anzunehmen, daß der Blutzuckeranstieg bei einmaliger Glucagongabe auf Glykogenolyse, bei wiederholter Gabe von Glucagon zusammen mit Lactat vorwiegend auf der Gluconeogeneseleistung der Leber beruht. Nach Lebertransplantation war eine Abnahme der Glucoseneubildungsfähigkeit sowohl hinsichtlich durch Glucagon induzierter Glykogenolyse als auch Gluconeogenese deutlich (Tab. 2). Insbesondere am 6. postoperativen Tag war die Organfunktion bis unter 50 % des Normalwertes statistisch gesichert eingeschränkt, während nach dem 6. Tag eine Besserungstendenz bestand (Abb. 2). Als Ursachen für den auch von anderen Autoren (5) beobachteten verminderten Blutzuckeranstieg auf Glucagongabe nach Lebertransplantation werden eine Aktivitätsminderung der an der Glykogensynthese, der Glykogenolyse und der Gluconeogenese beteiligten Enzyme sowie eine Verminderung der Leberdurchblutung diskutiert. Untersuchungen des Leberglykogens in 8 Fällen ergaben einen Glykogengehalt von nur 1, 6 $\pm$ 0, 6 mg/g Leber nach Transplantation. Die Bromthaleinclearance zeigte in den ersten 3 postoperativen Tagen eine nur mäßige Verlängerung, am 6. postoperativen Tag war auch hier die stärkste Veränderung als Ausdruck einer Organfunktionsminderung zu beobachten. Die Fettsäureclearance zeigte während der ersten 10 postoperativen Tage eine kontinuierliche Verschlechterung. Eine zunehmende Schädigung der KUPFFER'schen Sternzellen, denen die Elimination der Fettsäuren aus dem Blutstrom obliegt, muß hierbei angenommen werden.

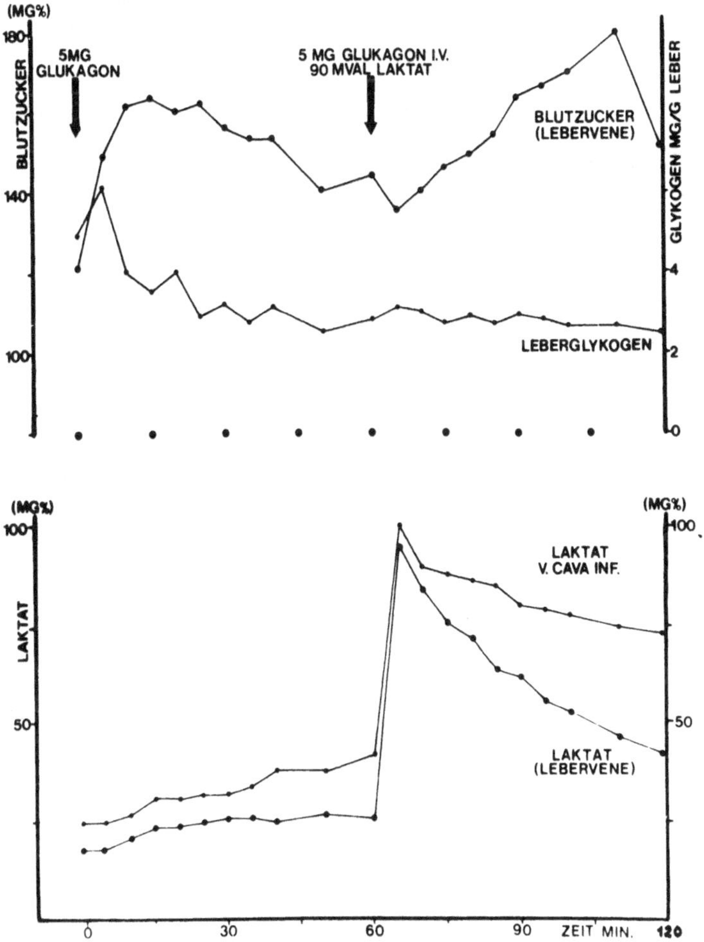

Abb. 1: Verlauf der Blutzucker- und Lactatkonzentration im Lebervenenblut, des Lactatgehaltes im Blut der V. cava inferior sowie des Leberglykogens bei einmaliger Glucagoninjektion und wiederholter Gabe von Glucagon zusammen mit Lactat

Tab. 2: Ergebnisse der Leberfunktionsproben vor und nach orthotoper Lebertransplantation am Schwein. Die Angaben des Glucagon-Testes und Glucagon-Lactat-Testes bezeichnen die Blutzuckersteigerung 5 min nach intravenöser Glucagongabe. Für die Bromthaleinclearance sind die Halbwertszeiten der Bromthaleinelimination zwischen der 3. und 5. min nach Bromthaleininjektion angegeben. Die Fettsäureclearance entspricht der Halbwertszeit der Fettsäureelimination zwischen der 2. und 12. min nach Fettsäureinjektion. Die Daten stellen Mittelwerte mit Standardabweichung dar. p = statistische Wahrscheinlichkeit. N. S. = nicht signifikant

Zeit	Glucagon-Test (mg% Glucose)	Glucagon-Lactat-Test (mg% Glucose)	Bromthalein-clearance (T/2 min)	Fettsäure-clearance (T/2 min)
präop.	43,6 ± 16,4	29,6 ± 14,5	1,3 ± 0,2	6,4 ± 2,5
12 Std postop.	29,6 ± 22,4 $p < 0,05$	14,5 ± 9,8 $p < 0,05$	1,7 ± 0,2 $p < 0,001$	9,8 ± 3,6 $p < 0,05$
2. Tag postop.	30,9 ± 14,7 N. S.	11,8 ± 9,1 $p < 0,05$	1,6 ± 0,3 $p < 0,01$	18,5 ± 5,9 $p < 0,001$
3. Tag postop.	33,4 ± 21,7 N. S.	14,6 ± 11,3 $p < 0,05$	1,7 ± 0,3 $p < 0,001$	19,4 ± 5,7 $p < 0,001$
6. Tag postop.	16,8 ± 10,9 $p < 0,001$	4,8 ± 7,1 $p < 0,001$	4,5 ± 2,4 $p < 0,001$	28,8 ± 10,9 $p < 0,001$
10. Tag postop.	22,4 ± 14,1 $p < 0,01$	8,6 ± 5,9 $p < 0,01$	2,9 ± 1,2 $p < 0,001$	42,0 ± 6,8 $p < 0,001$

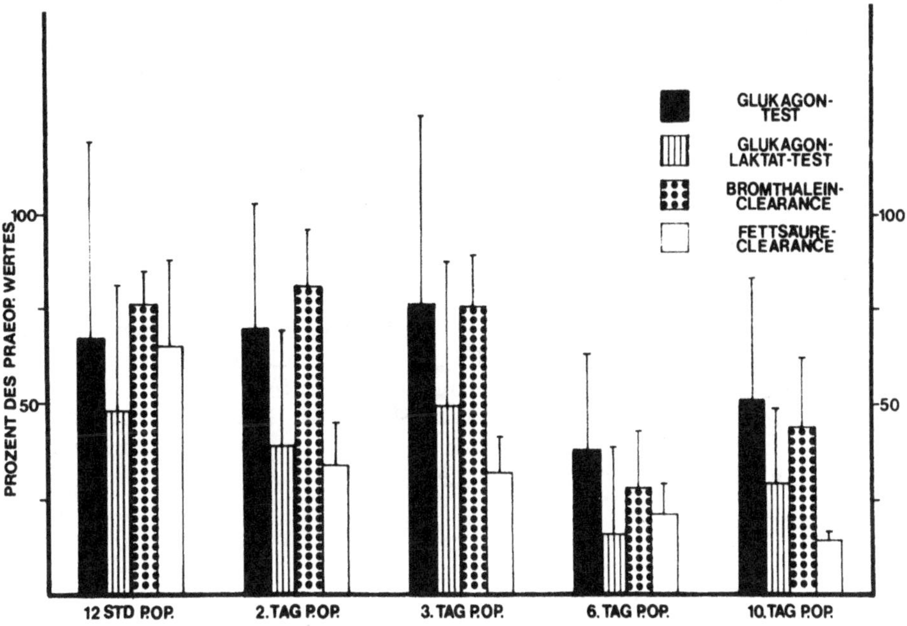

Abb. 2: Leberfunktion nach orthotoper Lebertransplantation am Schwein während der ersten 10 postoperativen Tage. Die Säulen bezeichnen die Organfunktion in Prozent des präoperativen Wertes mit Standardabweichung

Zusammenfassung: Die Messung des durch Glucagon stimulierten Blutzuckeranstieges scheint als zusätzlicher Parameter zur Beurteilung der Leberfunktion nach Lebertransplantation geeignet. In Übereinstimmung mit dem Bromthaleintest und der Fettsäureclearance zeigt der Glucagon-Test eine Verschlechterung der Organfunktion im Anschluß an die Lebertransplantation, die besonders am 6. postoperativen Tag auffällig war. Im weiteren postoperativen Verlauf konnte eine Besserungstendenz beobachtet werden.

Summary: The measurement of the glucagon-induced hyperglycemia seems to be a good index of liver function after liver transplantation. In accordance to BSP-clearance and fatty-acid-clearance the glucagon-test shows a deterioration of liver function after liver transplantation which was obvious on the 6th postoperative day. In the further course there was a tendency of improvement.

Literatur

1. SUTHERLAND, E. W., ROBISON, G. A.: The role of cyclic - 3', 5' -AMP in responses to catecholamines and other hormones. Pharmacol. Rev. 18, 145 (1966)
2. LIE, T. S., STRUCK, E., HOMOTH, U., TOTOVIC, V., TAUBER, R., NITSCHKE, J., HAMELMANN, H.: Vierstündige Leberkonservierung durch einfache Hypothermie. Transplantation und biochemische Befunde. Z. ges. exp. Med. 155, 211 (1971)
3. LEMPERLE, G.: Depression and stimulation of host defense mechanism after severe burns. Plast. Reconst. Surg. 45, 435 (1970)
4. STRUCK, E., ASHMORE, J., WIELAND, O.: Pyruvatcarboxylase-Aktivität und Glucoseneubildung in der isoliert perfundierten Rattenleber. Enzym. biol. clin. 7, 38 (1966)
5. LAMPE, E. W., MOBERG, A. W., SIMMONS, R. L., NAJARION, J. S.: Impairment of Glucose Homeostasis after Hepatic Ischemia. J. Surg. Res. 11, 224 (1971)

Prof. Dr. E. Struck
Chirurgische Universitäts-
klinik und -Poliklinik
3550 Marburg/Lahn
Robert-Koch-Str. 8

46. Serumlipide als Indikator der Abstoßungsreaktion bei der Lebertransplantation am Hund

K. von Bally, G. Bartsch, H. Nakano, H. Ebata, H. Bechtelsheimer und T. S. Lie

Chirurgische Universitätsklinik Bonn (Direktor: Prof. Dr. med, Dr. rer. nat. h. c. A. Gütgemann), Pathologisches Institut der Universität Bonn (Direktor: Prof. Dr. med. P. Gedigk), Wissenschaftliche Abteilung Fa. Nattermann (Leiter: Dr. med. G. Bartsch)

Lipide werden in der Leber synthetisiert und abgebaut. Ein Lebertransplantat muß diese Stoffwechselfunktion im Empfängerorgan gewährleisten. Ziel unserer Untersuchungen war es festzustellen, ob eine transplantierte Leber den Lipidstoffwechsel ausreichend übernimmt, welcher Zusammenhang zwischen Abstoßungsreaktion und Serumlipidwerten besteht, welche Beeinflussung eine Durchtrennung der Lymphverbindungen der Leber mit dem Körper auf den Lipidmetabolismus hat und wie ein postoperativer Hungerzustand bei der Transplantation die Serumlipide beeinflußt.

Methodik: 25 Bastardhunde von 13-17 kg/KG wurden zur Operation mit 20-25 mg/kg KG Pentobarbitalnatrium narkotisiert.
1. Gruppe: An 10 Hunden wurde eine allogene orthotope Lebertransplantation nach vorher erfolgter Anlage eines passageren portocavalen H-Shunts und femoro-jugularen Bypasses durchgeführt und nicht immunosuppressiv behandelt.
2. Gruppe: Der Gallengang und sämtliche Lymphbahnen zur Leber hin wurden ligiert und durchtrennt, so daß die Leber wie bei der Transplantation ausschließlich über ihre Blutgefäße Zusammenhang mit dem Körper hatte. Anschließend wurde eine Cholecystoduodenostomie angelegt.
3. Gruppe: 5 Hunde erhielten wie die operierten Hunde täglich 100 g Glucose und 500-1000 ml Flüssigkeit.
Es wurden Gesamtlipide, Phospholipide, Cholesterin (verestertes und freies), Triglyceride, Bilirubin (gesamtes und direktes), GOT, GPT, LDH, alkalische Phosphatase und Gesamteiweiß im Serum nach Normalwertbestimmung an 10 weiteren gesunden Hunden untersucht.

Ergebnisse: Alle Hunde überlebten mehr als 2 Tage. 6 Hunde starben infolge Abstoßungsreaktion 5-10 Tage postoperativ, im Durchschnitt nach 7 Tagen. Bis zum 4. Tag lagen die Serumlipide im Bereich der Norm. 2-3 Tage prämortal stiegen die Gesamtlipide, Phospholipide, Cholesterin und Triglyceride sehr steil meist nur für 1 Tag an, um unmittelbar vor dem Tode wieder abzufallen.

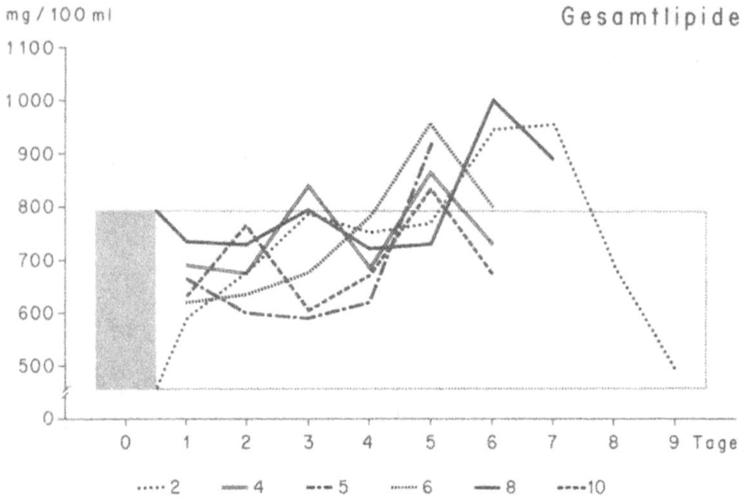

Abb. 1: Gesamtlipide im Serum nach Hundeleberallotransplantation

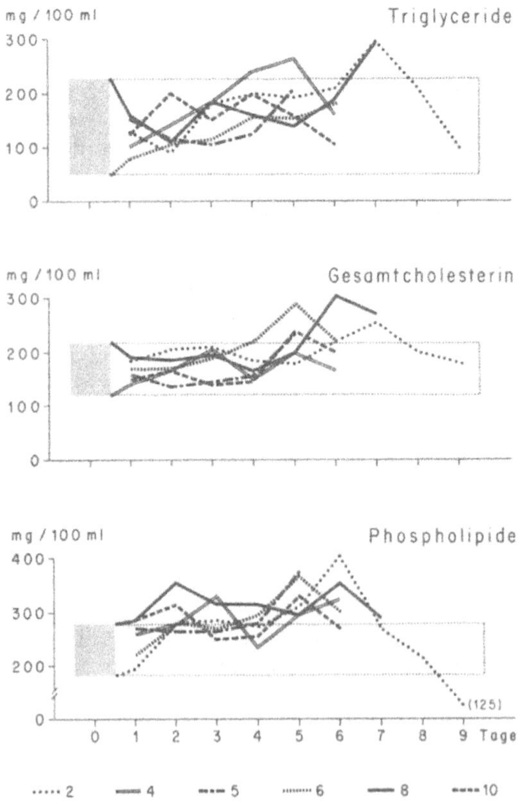

Abb. 2: Lipidfraktionen im Serum nach Hundeleberallotransplantation

Dieser Anstieg läuft parallel zu Hyperbilirubinämie und hohen Leberenzymwerten. Ein Lebertransplantat kann den Lipidmetabolismus aufrechterhalten, solange keine schwere Abstoßungsreaktion abläuft. Beim Verschlußikterus findet man eine Retention von Phospholipiden und Cholesterin, die normalerweise als Bestandteil der Galle ausgeschieden werden (1). Bei 1 Leberempfänger aus Gruppe 1 entstand ein Verschlußikterus (Bilirubin 5 mg% am 3. postop. Tag) und Phospholipide und Cholesterin stiegen sehr hoch an. Bei der experimentellen und klinischen Hepatitis wurde auch ein Anstieg der Phospholipide, Triglyceride und des freien Cholesterin bei Absinken des Estercholesterin in der ikterischen Krankheitsphase beschrieben (2). Bei der Abstoßungsreaktion in unseren Ergebnissen zeigte sich keine derartige biphasische Veränderung.

Gruppe 2: Diese Präparation führt zu einer lymphostatischen Hepatopathie. Die Serumlipide stiegen dabei leicht bis zum 5. Tag an mit Ausnahme der Triglyceride, um dann langsam wieder abzufallen. Die Gesamtbilirubinwerte lagen im Bereich der Norm. SGOT, SGPT und alkalische Phosphatase stiegen deutlich an und hatten ihren Höhepunkt am 5. bis 6. Tag erreicht oder schon überschritten, während die LDH sich unterschiedlich verhielt, im wesentlichen aber auch anstieg. Pathologisch-anatomisch soll es bei der lymphostatischen Hepatopathie zu einer Erweiterung der Disse' schen Räume durch Dilatation der Lymphgefäße kommen, wodurch die Sinusoide von den Leberzellenbalken abgehoben werden und eine Minderversorgung der Hepatocyten auftritt (3, 4).

Gruppe 3: Der Einfluß der relativen Nahrungskarenz auf den Lipidmetabolismus zeigte sich in einem Anstieg der Gesamtlipide, insbesondere durch die Triglyceridfraktion, im geringeren Maße durch die Phospholipide und das Cholesterin am 2. Tag. Dabei wurden wahrscheinlich die Triglyceride von den Depots zu den energieverbrauchenden Organen transportiert, wobei Phospholipide und Cholesterin als Bestandteil der Lipoproteine für den Transport der Triglyceride notwendig sind (5). Nach dem 3. Tag zeigte sich ein Abfall aller Lipidfraktionen in den Bereich der normalen Schwankungsbreite.

Zusammenfassung: Nach orthotoper Leberallotransplantation am Hund wurden Gesamtlipide, Phospholipide, Gesamt- und freies Cholesterin und Triglyceride im Serum untersucht. Das Transplantat gewährleistet den Lipidmetabolismus. Die Lipidwerte lagen zunächst im Normbereich. Am 5. bis 6. Tag stiegen die Serumlipide sehr hoch an, um unmittelbar vor dem Tode wieder abzufallen. Dieser kurze Anstieg weist auf eine fortgeschrittene Abstoßungsreaktion hin. Die zwangsläufige Durchtrennung sämtlicher mit der Leber in Verbindung stehender Lymphbahnen bei der Lebertransplantation führt zu einer lymphostatischen Hepatopathie des Transplantates mit einem ab dem 5. Tag reversiblen Anstieg der Serumlipide und der Leberenzymwerte, was neben der ischämischen und immunologischen Schädigung diagnostisch berücksichtigt werden muß.

Summary: After orthotopic canine liverallotransplantation serum-levels of phospholipids, cholesterol and cholesterolesters and trigylcerides were determined. The graft maintained lipid metabolism. Until the 4th day after transplantation serum lipid values stayed within normal range. They rose to a very high level the 5th day to drop immediately before death. This rise of serumlipids indicates an advanced rejection. The status after transplantation where the liver has no lymphatic connections to the body, leads to a lymphostatic hepatopathie with reversible rise in lipid- and liverspecific enzymvalues, what is to be distinguished from the ischemic and immunologic lesion of the graft.

Literatur

1. ENGLHARDT, A.: Plasmalipide. Dtsch. med. Wschr. 29, 20 (1971)
2. KATTERMANN, R. et al.: Leberschaden und Lipidstoffwechsel. Acta hepatosplenol. 18, 153 (1971)
3. HUTH, F. et al.: Morpholog. Btrg. Pathophysiolog. Lymphgefäßesystem der Leber. Virch. Arch. patholog. Anat. 351, 41 (1970)
4. FÖLDI, M.: Erkrankungen des Lymphsystems. Baden-Baden, Witzstrock 1971
5. SCHLIERF, G., KAHLKE, W.: Fettstoffwechsel. In: Klin. Pathophysiolog. hrsg. v. W. Siegenthaler, Stuttgart, Thieme 1970

Dr. K. von Bally
Chirurgische Universitätsklinik und Poliklinik
5300 Bonn 1
Venusberg

47. Die Transplantatüberlebenszeit homologer Rattenhaut nach gleichzeitiger Applikation von ALG und Freundschem Adjuvans*

J. Seifert, F. Agyare-Yeboah und W. Brendel

Institut für Chirurgische Forschung an der Chirurgischen Universitätsklinik München

Sowohl Antilymphocytenserum (ALG) als auch einige Adjuvantien (3, 4) haben per se einen immunsuppressiven Effekt. Da vermutet wird, daß der Wirkungsmechanismus beider grundsätzlich verschieden ist, sollte in den vorliegenden Untersuchungen geprüft werden, ob die Kombinationstherapie von ALG zusammen mit FREUND'schem Adjuvans (CFA) eine wesentliche Verlängerung homologer Rattenhauttransplantate erbringt.

Methodik: Kaninchen-Antiratten-Lymphocytenserum wurde durch Immunisierung von Kaninchen mit Lymphocyten aus dem Ductus thoracicus und Thymus der Ratte gewonnen. Nach Absorption und Sterilisation wurde aus dem Rohserum die Gammaglobulin-Fraktion in der Konzentration von 5 g% hergestellt und für die Applikation verwendet (lymphocytotoxischer Titer 1:64; Hämagglutinationstiter 1:4). Als Adjuvans wurde das komplette FREUND'sche Adjuvans (CFA) (Fa. Nordwald, Hamburg) appliziert. Bei 60 männlichen Sprague-Dawley-Ratten mit einem mittleren Körpergewicht von 260 g wurde die Haut von Ratten des Stammes DB_6 transplantiert. 4 Gruppen wurden gebildet: Gruppe I blieb nach der Transplantation unbehandelt; Gruppe II bekam 1 x/die 1 ml ALG i. p. alle 2 Tage 4 Wochen lang; Gruppe III erhielt nach dem gleichen Schema 1 ml CFA; in Gruppe IV bekamen die Tiere ALG und CFA gleichzeitig wie in der Gruppe II und III. Alle Tiere wurden nach Abstoßung der homologen Haut getötet. Das Serum wurde auf Vorhandensein von präzipitierenden Antikörpern (Agargel-Doppeldiffusionstest) untersucht.

Ergebnisse: Wie die Tab. 1 zeigt, wird homologe Rattenhaut innerhalb von 14 Tagen abgestoßen. Während CFA allein die Abstoßung nur um 1 Tag verzögert, ist die mittlere Überlebenszeit homologer Rattenhaut durch ALG auf 24 Tage verlängert. Dieser Effekt wird durch die Kombination beider Präparate auf 36 Tage, also um nahezu 100 % verbessert. Präzipitierende Antikörper gegen das Serum der Spendertiere konnte bei den Empfängerratten nur nach Monotherapie mit ALG oder CFA allein beobachtet werden, nicht jedoch nach Kombination beider Präparate.

+ Mit Unterstützung des SFB 37

Tab. 1: Überlebenszeit homologer Rattenhauttransplantate bei unbehandelten Tieren (Gruppe I), nach Applikation von ALG (Gruppe II), nach Applikation von FREUND'schem Adjuvans (Gruppe III) und nach Applikation von ALG + FREUND'schem Adjuvans (Gruppe IV)

	n	mittl. Überlebenszeit	$s\bar{x}$
Gruppe I	20	14,7	± 0,30
Gruppe II	13	26,4	± 0,88
Gruppe III	10	15,9	± 2,04
Gruppe IV	13	36,8	± 3,55

Diskussion: ALG wird in der Transplantationschirurgie dazu verwendet, die Immunantwort zu unterdrücken. Da das Serum jedoch ein Fremdprotein ist, kann dessen Effektivität durch dagegen gerichtete Antikörperreaktionen abgeschwächt werden. Adjuvantien dagegen dienen hauptsächlich dazu, eine Immunantwort auf Antigene zu verstärken. Andererseits ist nachgewiesen (1), daß auch Adjuvantien eine Immunsuppression sowohl auf die humoralen, wie auch auf die zellulären Abwehrmechanismen ausüben können. Die gleichzeitige Applikation von ALG und CFA läßt somit 2 gegensätzliche Reaktionsmöglichkeiten erwarten: 1. Eine Antigen-Antikörperreaktion gegen ALG könnte durch Adjuvantien so verstärkt werden, daß der immunsuppressive Effekt von ALG abgeschwächt oder sogar aufgehoben wird. 2. Die immunsuppressive Wirksamkeit von ALG und CFA könnte sich addieren oder sogar potenzieren. Das Ergebnis der vorliegenden Untersuchung zeigt, daß die Transplantatverlängerung durch Kombination von ALG mit CFA um 100 % gegenüber ALG allein verbessert werden kann. Da der Nachweis präzipitierender Antikörper, aber auch hämagglutinierender Antikörper (2) bei diesen Tieren nicht gelingt, im Gegensatz zu den Tieren, die mit CFA allein behandelt wurden, kommt eine Interpretation des Befundes durch sogen. "enhancing antibodies" kaum in Betracht. Weiterhin ist die Transplantatverlängerung durch CFA allein so gering, daß eine Addition verschiedener Wirkungsmechanismen unwahrscheinlich ist. Vielmehr läßt sich der Befund am einfachsten dadurch erklären, daß CFA ein stärkeres Antigen ist als ALG. Bei gleichzeitiger Applikation beider richtet sich somit die Immunantwort zunächst gegen das CFA, so daß ALG ohne einschränkende Antigen-Antikörperreaktion wirksam werden kann. Diese Potenzierung der immunsuppressiven Wirkung von ALG durch CFA ist sicher vorläufig nur im Tierexperiment von Bedeutung. Es ist jedoch denkbar, daß weniger toxische Adjuvantien auch in der Klinik angewendet werden können, um eine Transplantatverlängerung durch ALG zu verstärken.

Zusammenfassung: Auf 60 Sprague-Dawley-Ratten wurde die Haut von DB_6 transplantiert, um zu prüfen, ob die Kombinationstherapie von ALG mit FREUND'schem Adjuvans die Transplantatüberlebenszeit verändert. Eine signifikante Verlängerung der Transplantate über den ALG-Effekt hinaus durch Kombination beider läßt hoffen, daß auch in der Klinik weniger toxische Adjuvantien für eine Verstärkung der Immunsuppression zur Anwendung kommen.

Summary: Skin grafts from DB_6 rats were transplanted on 60 Sprague-Dawley rats. To get an idea of the immunosuppressive effect of CFA animals were treated either by CFA or ALG alone or by a combination of both. A significant prolongation of the skin grafts after a treatment with ALG plus CFA compared with ALG-treated grafts promises well that even for clinical use less toxic adjuvants can be employed for an improvement of a specific immunosuppression.

Literatur

1. ALLWOOD, G. G., ASHERSON, G. L.: Clin. exp. Immunol. 11, 579 (1971)
2. BRENT, L., PINTO, M.: Transplantation Abstracts 1972 (4. Intern. Congre.), Ed.: S. L. Kountz, Grune + Stratton, Inc., N. Y.
3. JANOVIC, B. D.: Nature (Lond.) 193, 789 (1962)
4. WOODRUFF, M. F. A., ANDERSON, N. F., ABAZA, H. M.: The lymphocyte in Immunology and Hemopoesis. Yoffey (London 1966)

Priv. Doz. Dr. J. Seifert
Institut für Chirurgische
Forschung an der Chirurgischen Universitätsklinik
8000 München 2
Nußbaumstr. 20

48. Verlängerte Überlebenszeit von Hauttransplantaten durch Applikation verschiedener Leberfraktionen

W. E. Michaelis, H. E. Köhnlein und F. Dietrich

Chirurgische Universitätsklinik Freiburg i. Br. (Direktor: Prof. Dr. M. Schwaiger)

CALNE et al. (1, 2) konnten auf sehr gute Erfolge bei der Transplantation der Schweineleber verweisen. Dabei erzielten sie nach Lebertransplantation auch verlängerte Überlebenszeiten von gleichzeitig transplantierten Nieren. Eine Behandlung von Transplantatempfängern mit Injektionen von Leber- und Milzextrakten führte ohne Gabe von Immunsuppressiva zu verlängerten Überlebenszeiten. Bisher war ungeklärt, ob die Verlängerung der Transplantatüberlebenszeit nach Leberextraktinjektionen auf Immunsuppression, Enhancement, Toleranzerzeugung oder Blockierung antigener Determinanten des Transplantates durch humorale Antikörper beruht, deren Bildung durch die Leber induziert wird.

Methodik: Auf 300 CBA-Inzuchtmäuse, aufgeteilt in 15 Gruppen zu je 20 Tieren, wurde Ohrhaut von C 57 B 1/6-Inzuchtmäusen übertragen. Es wurde der Einfluß verschiedener Leberpräparationen aus der Leber von C 57 B 1/6-Inzuchtmäusen (isogenetisch bezüglich der Transplantate) und BALB-Inzuchtmäusen (allogenetisch bezüglich der Transplantate) auf die Überlebenszeit der C 57 B 1/6-Hauttransplantate geprüft. Die Leberpräparationen wurden 1. 7 Tage lang vor der Transplantation i.p. appliziert oder subcutan implantiert und 2. vom 1. bis 7. Tag nach Hauttransplantation. Die Leberpräparationen bestanden aus a) Zellhomogenisat ohne intakte Einzelzellen, b) membranreicher Zellfraktion, c) membranarmer Zellfraktion (Kerne und Mitochondrien), d) Lebereinzelzellfraktionen, e) Leberstückimplantaten. Die Leberpräparationen waren bezüglich der Hauttransplantate isogenetisch (C 57 B 1/6) oder allogenetisch (BALB-C).

Ergebnisse: Isologe (C 57 B 1/6) Leberfraktionen, die vom 1.-7. Tag nach Transplantation verabreicht wurden, verlängerten die Überlebenszeit der C 57 B 1/6-Hauttransplantate signifikant, ebenso wie allogene (BALB-C) Leberfraktionen (Abb. 1).
Wurden die isogenetischen (C 57 B 1/6) Leberfraktionen 7 Tage lang vor der Transplantation verabreicht, so war die Überlebenszeit der Hauttransplantate um ca. 25 % auf 6,1 Tage verkürzt. Im Gegensatz hierzu verlängerten allogene (BALB-C) Leberfraktionen, die 7 Tage lang vor der Transplantation verabreicht wurden, die Überlebenszeit der Hauttransplantate auf ca. 11 Tage (Abb. 2).

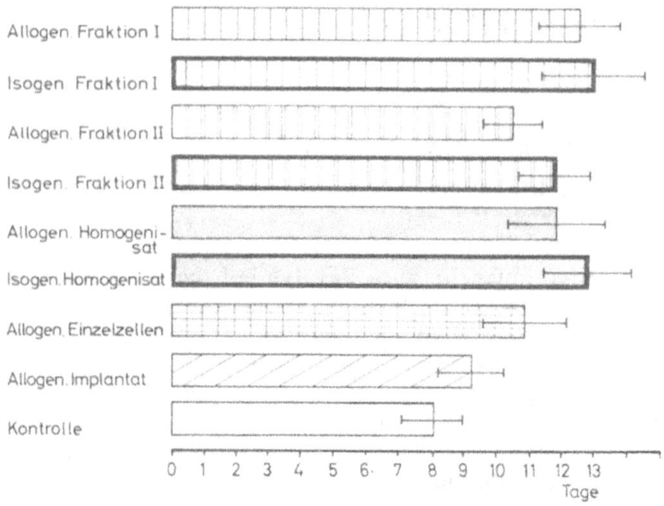

Abb. 1: Mittlere Überlebenszeit von C 57 B 1/6-Hauttransplantaten auf CBA-Empfängern nach Behandlung mit den angeführten Leberpräparationen vom 1. bis 7. Tag nach Transplantation; bei den Kontrollen erfolgte keine Behandlung. Allogen und isogen bezieht sich auf das Transplantat

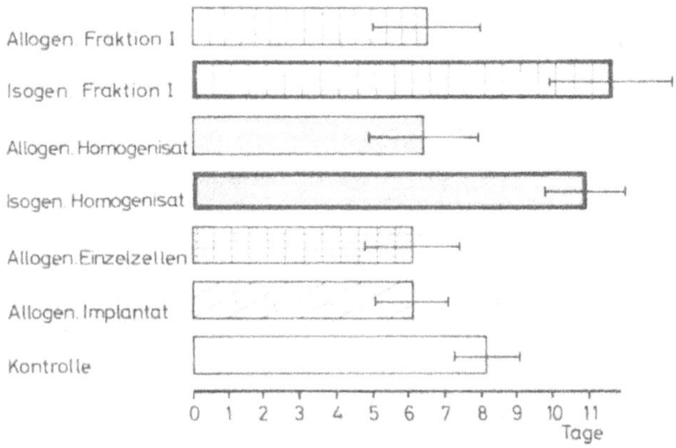

Abb. 2: Mittlere Überlebenszeit von C 57 B 1/6-Hauttransplantaten auf CBA-Empfängern nach Vorbehandlung der Empfänger durch tägliche Applikation von Leberpräparationen 7 Tage lang vor der Transplantation. Kontrolltiere wurden nicht behandelt. Allogen und isogen bezieht sich auf das Transplantat

Eine Überprüfung der Milzgewichte der Versuchstiere ergab bei allen Versuchsreihen eine teilweise erhebliche Gewichtszunahme. Die Milzgewichte wurden nach erfolgter Abstoßungsreaktion bestimmt: Allogene Fraktion I: 70 ± 4,7 mg, isogene Fraktion I: 142 ± 26,1 mg, allogene Fraktion II: 70 ± 4,0 mg, isogene Fraktion II: 130 ± 12,2 mg, allogenes Homogenisat: 83,5 ± 5,1 mg, isogenes Homogenisat 138,5 ± 21,1 mg, allogene Einzelzellen: 93 ± 12,2 mg, allogenes Implantat: 76,8 ± 8,7 mg, Kontrolle (nur Transplantation ohne Behandlung): 57,1 ± 2,8 mg. CBA-Normaltiere 41 ± 4,2 mg. Milzgewichte entsprechend den Versuchen von Abb. 2: Allogene Fraktion I: 74 ± 8,2 mg, isogene Fraktion I: 137 ± 26,5 mg, allogenes Homogenisat: 78,5 ± 7,2 mg, isogenes Homogenisat: 141 ± 25,8 mg, allogene Einzelzellen: 87,5 ± 11,7 mg, allogenes Implantat: 76,5 ± 7,9 mg.

Diskussion: Verschiedene Erklärungsmöglichkeiten für das Phänomen der verlängerten Überlebenszeit von Transplantaten nach Applikation von Spenderleberpräparationen sind diskutiert worden, jedoch die Erzeugung immunologischer Toleranz (1, 2), Immunsuppression oder Enhancement können die Ergebnisse dieser Untersuchung nicht befriedigend erklären, vor allen Dingen nicht die verlängerten Überlebenszeiten nach Applikation von zum Transplantat allogenet. (BALB-C) Leberfraktionen. Es ist zu vermuten, daß nach Applikation von Leberpräparationen 2 unterschiedliche Mechanismen zur Wirkung kommen, einmal werden gegen schwache C 57 B 1/6 und BALB-C-Leberantigene sensibilisiert (Abb. 2) und second set-Transplantate (C 57 B 1/6-Hauttransplantate) beschleunigt abgestoßen. Zum anderen induzieren die applizierten Leberpräparationen die Bildung humoraler Antikörper, die die antigenen Determinanten am Hauttransplantat blockieren, was die verlängerte Überlebenszeit der C 57 B 1/6-Hauttransplantate nach Applikation von C 57 B 1/6, wie auch nach BALB-C-Leberpräparationen erklären könnte.

Zusammenfassung: Die Applikation von Leberpräparationen nach Hauttransplantation führt zu einer Verlängerung der Transplantatsüberlebenszeit. Es ist dabei unwichtig, ob es sich um Leberpräparationen handelt, die bezüglich der Hauttransplantate isogenetisch oder allogenetisch sind. Es wird eine durch die Leberpräparation induzierte Blockierung antigener Determinanten am Transplantat vermutet.

Summary: After skin grafting we found a prolongation of the medial survival time of skin grafts after injection of liver preparations. It is of no importance, whether it is liver of the graft donner or not. We suppose a liver induced the blocking effect of the antigen determinants of the graft.

Literatur

1. CALNE, R. Y. et al.: Induction of immunological tolerance by porcine liver allografts. Nature 223, 472 (1969)
2. CALNE, R. Y. et al.: Immunsuppressive effects of soluble membrane fractions, donner blood and serum on renal allografts survival. Nature 227, 903 (1970)

Dr. W. E. Michaelis
Chirurgische Universitäts-
klinik
7800 Freiburg
Hugstetter Str. 55

49. Immunsuppressiver Effekt eines AMS (Antimakrophagenserum) bei xenogener Nierentransplantation

Ch. Chaussy, C. Hammer, J. v. Scheel, F. Eisenberger, K. J. Pfeifer, R. Rothe, W. Land, K. Pielsticker und W. Brendel

Institut für Chirurgische Forschung, Klinik und Poliklinik für Radiologie, Urologische Klinik und Poliklinik der Universität München

Die Rolle der Makrophagen bei der akuten cellulären Abstoßungsreaktion ist bis heute noch nicht eindeutig geklärt. Es kann jedoch angenommen werden, daß sie am Abstoßungsgeschehen beteiligt sind (1). So erschien der Versuch einer Immunsuppression mit Hilfe eines gegen Makrophagen gerichteten Serums aussichtsreich. Untersucht wurde die Wirkung dieses AMS auf die Überlebenszeit von Nierentransplantaten im System Fuchs-Hund, in dem in einer Kontrollserie der Typ einer akuten xenogenen Abstoßung beobachtet wurde (2, 3).

Methodik: Fuchsnieren wurden "en bloc" Bastardhunden (n = 5) in die Fossa iliaca transplantiert. Das Verhalten dieser Transplantate wurde unter der Applikation von AMS untersucht. Die Empfänger erhielten AMS einmal täglich in der Dosis von 0, 3 ml/kg KG i. v. vom Tage -3 bis Tag +6 (Trpl. = Tag 0) injiziert.
Hunde erhielten eine einmalige intraperitoneale Injektion einer Proteose-Peptone Lösung (Abb. 1).

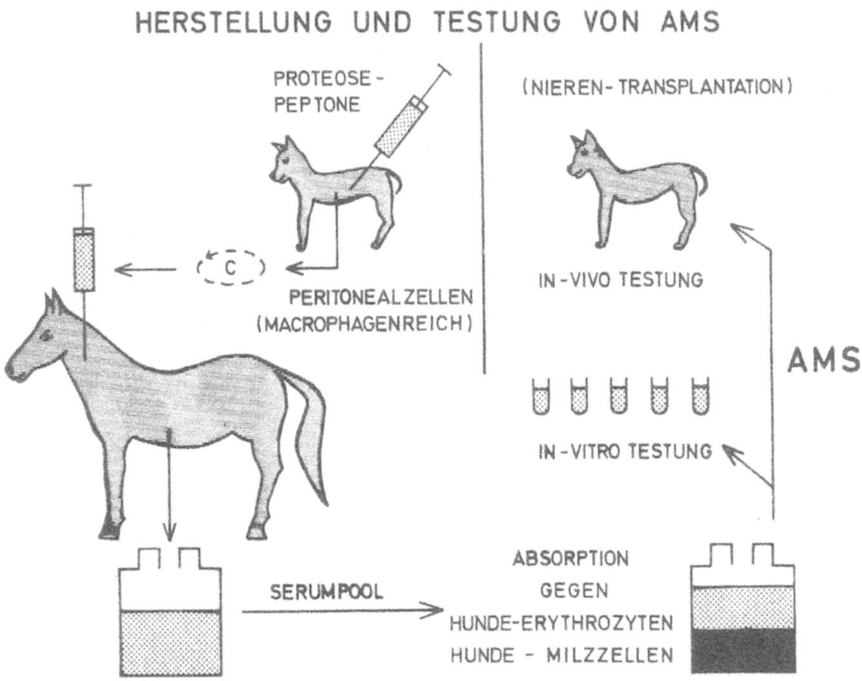

Abb. 1: Schematische Darstellung zur Herstellung eines Anti-Hundemakrophagenserums

Nach Töten der Tiere wurde das Peritonealexsudat durch Spülen der Bauchhöhle gewonnen. 50 % der erhaltenen Zellen waren Makrophagen. Mit diesen Peritonealzellen wurde 1 Pferd immunisiert und in Intervallen geblutet. Das erhaltene Serum wurde gepoolt, hitzeinaktiviert und gegen Hundeerythrocyten und Hundemilzzellen absorbiert. Das unabsorbierte Serum wies ein breites Antikörperspektrum auf. Neben Antikörpern gegen Makrophagen waren solche gegen Erythrocyten, Lymphocyten und verschiedene Organgewebe nachweisbar. Nach Absorption an Hundeerythrocyten und Milzzellen konnten unter Erhaltung eines Titers gegen Makrophagen andere Antikörpertiter eliminiert werden. Der Antikörpertiter gegen Makrophagen betrug 1:64 (Cytotoxicität).
Täglich wurden Serumuntersuchungen auf Harnstoff, Kreatinin, Osmolarität, Elektrolyte, Urinuntersuchungen auf Osmolarität, Elektrolyte und Protein und die Komplementbindungsreaktion gegen Fuchsleber- und nierenantigen (Organhomogenatsuspension) und die Hämagglutination gegen Fuchserythrocyten untersucht. Die Funktion des Transplantates wurde alternierend mit dem Ausscheidungsurogramm und der ^{131}J-Hippuran-Clearance mit der Anger-Scintillationskamera kontrolliert.

Ergebnisse: Die mittlere Überlebenszeit der mit AMS behandelten Hunde betrug 15, 8 $\pm$ 0, 7 Tage und war somit gegenüber der Kontrollgruppe (mittlere Überlebenszeit 6, 5 $\pm$ 0, 4 Tage) signifikant verlängert ($p < 0,005$). Das Verhalten der Retentionswerte im postoperativen Verlauf ist aus Tab. 1 zu entnehmen. Die nephrographische Verlaufskontrolle (Abb. 2) zeigt am 1. postoperativen Tag einen partiellen Akkumulationstyp aufgrund der postoperativen Schädigung. Am 5. und 9. postoperativen Tag ist eine Normalisierung des intrarenalen Hippurantransportes zu erkennen. 2 Tage vor dem Tod des Tieres zeigt der blutparallele Verlauf der Nephrogrammkurve eine massive Funktionsbeeinträchtigung des Transplantates.
Im Serum des Empfängers konnten vor und nach Transplantation in keinem Fall komplementbindende Antikörper nachgewiesen werden. Hämagglutinine gegen Fuchserythrocyten traten in 2 Fällen am 13. und 14. postoperativen Tag auf, während sie in der Kontrollserie bereits am 4. postoperativen Tag nachzuweisen waren. Sie erreichten Titer von 1:32 am 16. Tag (Tab. 1). Die täglichen Blutbilduntersuchungen ergaben eine passagere Leukopenie 1 Stunde nach Injektion des AMS. Im Differentialblutbild zeigte sich eine selektive Verminderung der Granulocyten bei nur geringgradiger Alteration der lymphocytären Anteile. 24 Stunden nach Injektion sind die Ausgangswerte wieder erreicht.

Tab. 1: Verhalten der Serumkreatinin- und Harnstoffwerte und der Hämagglutinine gegen Fuchserythrocyten im postoperativen Verlauf. Angegeben sind die Mittelwerte und der mittlere Fehler des Mittelwertes

Tag post. op.	mittl. Überlebenszeit (Tg)		Harnstoff (mg%)		Kreatinin (mg%)		S.-Kalium (mval/l)		Hämagglutinine ($^{-2}$log)	
	AMS	Kontrolle	AMS	Kontrolle	AMS	Kontrolle	AMS	Kontrolle	AMS	Kontrolle
0			33± 6	35± 5	0,9±0,3	1,1±0,2	4,3±0,2	4,8±0,2		∅
1			119± 2	148± 35	3,0±0,4	3,6±0,6	4,6±0,2	4,7±0,3		∅
2			242± 32	282± 64	4,4±0,6	7,1±0,7	5,2±0,2	4,6±0,5		∅
3		6,2±0,4	337± 25	410± 88	5,8±0,3	8,8±1,1	5,1±0,5	5,4±0,5		∅
4			307± 27	405± 61	7,0±0,4	9,0±1,0	5,0±0,6	6,0±0,4		0,3±0,2
5			401± 60	452±102	7,2±0,7	9,3±0,7	4,7±0,3	5,9±0,7		1,3±0,6
6			454± 56	531± 78	5,8±1,2	9,4±1,3	4,3±0,3	7,6±0,2	∅	2,7±0,7
7	15,8		458± 43	538± 28	5,5±1,0	9,6±1,0	4,0±0,1	-		3,5±1,5
8	±		465±100	-	4,5±0,9	-	3,8±0,2	-		
9	0,7		318± 87	-	4,0±0,7	-	4,1±0,2	-		
10			246± 53	-	3,3±0,9	-	4,3±0,3	-		
11			285± 65	-	5,3±1,3	-	4,3±0,3	-		
12			405± 79	-	6,9±1,7	-	4,5±0,1	-		
13			536±120	-	8,2±1,6	-	6,7±0,1	-	2,5±0,5	
14			560±154	-	9,1±1,6	-	7,4±0,3	-	3,5±1,0	
15			731±251	-	12,1±1,5	-	7,9±0,2	-	4,5±1,5	

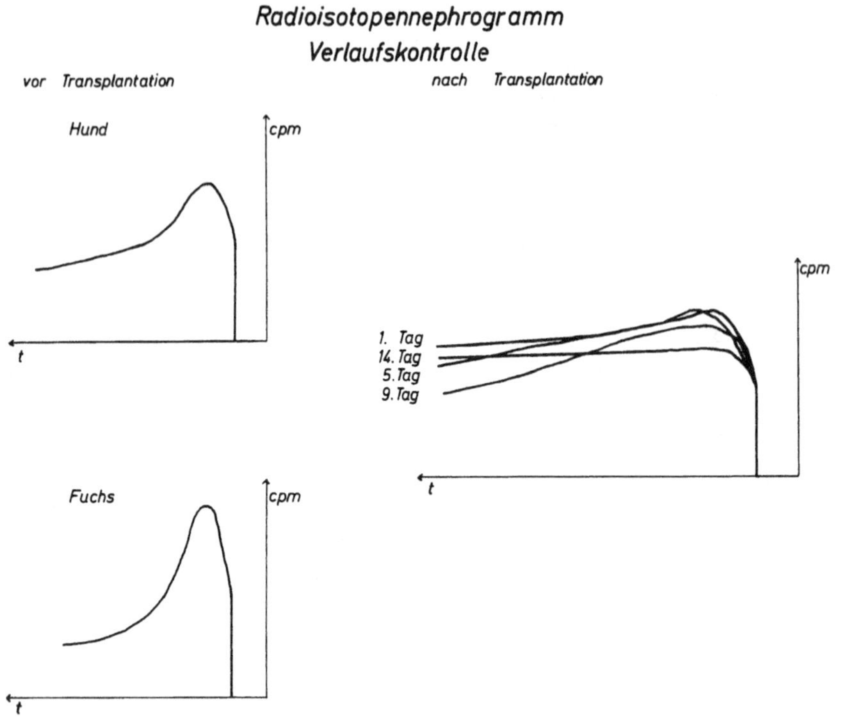

Abb. 2: Radioisotopennephrographische Verlaufskontrolle mit ^{131}J-Hippuran vor und nach Transplantation. Der Initialanstieg der Nephrogrammkurve wurde auf die gleiche Höhe normiert

Diskussion: Die immunsuppressive Wirkung eines spezifischen AMS läßt sich zusammenfassend folgendermaßen dokumentieren: 1. Eine signifikante Verlängerung der Funktionszeiten von Xenotransplantaten bei AMS-behandelten Tieren gegenüber der Kontrollgruppe. 2. Eine Unterdrückung bzw. Verzögerung der humoralen Immunantwort, abzulesen am Verhalten der Hämagglutinine. 3. Eine deutliche histologisch nachweisbare Verminderung der cellulären Infiltration. Die beobachtete immunsuppressive Wirkung des verwandten AMS scheint in erster Linie auf seiner serologischen Aktivität gegen Makrophagen zu beruhen, was auf eine Beteiligung dieser Zellpopulation bei der xenogenen para-akuten Abstoßungsreaktion hindeutet. Eine durch Zerstörung von Lymphocyten zu erklärende immunsuppressive Wirkung erscheint nur wenig wahrscheinlich, da 1. eine antilymphocytäre Aktivität in in-vitro-Testen nicht nachzuweisen war; 2. während der Applikationszeit keine Lymphopenie auftrat; 3. sich das histologische Präparat deutlich von dem einer ALG-behandelten Gruppe unterscheidet (eigene Untersuchungen).

Zusammenfassung: Durch Immunisierung eines Pferdes mit Hundeperitonealzellen wurde ein Antimakrophagenserum hergestellt. Nach Absorption an Hundeerythrocyten und Milzzellen besaß das Serum, bei einem cytotoxischen Titer von 1:64 gegen Makrophagen, keine hämagglutinierende und lymphocytotoxische Aktivität. Der immunsuppressive Effekt dieses Serums wurde an Nierentransplantaten im System Fuchs-Hund untersucht. Hunde, denen Fuchsnieren in die Fossa iliaca transplantiert wurden, erhielten täglich 0, 3 ml/kg KG AMS (3 Tage vor bis 6 Tage nach Transplantation). Verglichen mit der Kontrollgruppe (6, 4 $\pm$ 0, 2) konnte eine signifikante Verlängerung der Transplantatüberlebenszeit erreicht werden (15, 8 $\pm$ 0, 7). Die verzögerte humorale Antwort auf Fuchserythrocyten und eine Verminderung der cellulären Infiltration im histologischen Schnitt zeigten die immunsuppressive Wirkung dieses Serums.

Summary: An anti-macrophage-serum had been acquired by immunisation of a horse with peritoneal cells of dogs. Following absorption with erythrocytes and spleen cells of dogs, no antilymphocytotoxic and hemagglutinating activity was found. The titer against dog-macrophages was 1:64. The immunsuppressvie effect of this serum was tested by kidney grafting in the system fox-dog. Dogs, that were transplanted fox kidneys to the iliac vessels with an "en bloc method", received 0, 3 ml/kg b. w. AMS daily (day -3 - day 6). A significant prolongation of survival time (15, 8 $\pm$ 0, 7) as compared with control (6, 4 $\pm$ 0, 2) could be observed. This result, the delayed humoral response against fox erythrocytes and a decrease of infiltration as evaluated by histology give evidence of the immunsuppressive properties of this antimacrophage serum.

Literatur

1. BALCH, C. M., DIETHELM, A. G.: The pathophysiology of renal allograft rejection. J. surg. Res. 12, 350 (1972)
2. CHAUSSY, Ch., HAMMER, C., v. SCHEEL, J., LAND, W., PIELSTICKER, K., KLEIN, U., BRENDEL, W.: Verhalten xenogener Nierentransplantate im nahverwandten Speciessystem. Res. exp. Med. 157, 257 (1972)
3. CHAUSSY, Ch., HAMMER, C., EISENBERGER, F., v. SCHEEL, J., LAND, W., PIELSTICKER, K., BRENDEL, W.: Some aspects of the rejection of xenogeneic kidneytransplants in different donorrecipient combinations. Europ. Surg. Res. 4, 262 (1972)

Dr. Ch. Chaussy
Institut für Chirurgische Forschung an der Chirurgischen Klinik der Universität
8000 München 2
Nußbaumstr. 20

50. Veränderungen im Renin-Angiotensin-Aldosteron-System nach Nierenallotransplantation

G. Uhlschmid, F. Largiadèr, R. Beckerhoff, W. Vetter und H. Armbruster

Chirurgische Universitätsklinik A, Department für Innere Medizin, Kantonsspital Zürich

Bei 18 Nierentransplantatempfängern wurde prä- und postoperativ Plasmareninaktivität sowie Plasmaaldosteron mit folgender Fragestellung untersucht: 1. Verhalten nach Nierenallotransplantation, 2. Unterschiede zwischen vorgängig und intra transplantationem nephrektomierten Patienten, 3. Korrelation zwischen vorbestehendem Hochdruck, Posttransplantationsblutdruck und Plasmareninaktivität, 4. Einfluß von warmer und kalter Ischämie, 5. Einfluß von Abstossungskrisen, und 6. Veränderungen des Plasmareninspiegels durch Orthostase nach Transplantation.

Methodik: Die Messungen der Plasmareninaktivität (PRA) und des Plasmaaldosterons (PA) erfolgte mittels radioimmunologischer Methoden (2). Insgesamt wurden 179 Bestimmungen vor und während der ersten 4 Wochen nach Nierenallotransplantation vorgenommen. Untersucht wurden 18 Patienten (Alter 18-59 Jahre). 5 Patienten waren vor der Transplantation nephrektomiert (zwischen 1 Tag und 2 Jahren, davon 2 Patienten nach Transplantatnephrektomie). In allen Fällen bestand vor der Operation eine mehr oder weniger ausgeprägte Hypertonie. Die warme Ischämie der Nieren lag nie über 6 min, die kalte Ischämie zwischen 3 und 6 Stunden ohne Dauerperfusion und zwischen 7 1/2 und 15 Stunden mit Dauerperfusion. 9 Patienten mußten nach der Transplantation hämodialysiert werden. 6 Patienten zeigten Abstoßungserscheinungen, 3 davon erwiesen sich als reversibel.

Ergebnisse: PRA und PA erwiesen sich in den meisten Fällen während der ersten Tage nach Transplantation als stark erhöht (Mittelwert 11,4 ng/ml/3 h; Normwerte Renin bis 3 ng/ml/3 h; PA Mittelwert 310 pg/m, Normwerte bis 100 pg/ml). Dies traf auch für die erst bei der Transplantation nephrektomierten Patienten zu. Von 31 PRA Bestimmungen während der beiden ersten Tage lagen 8 im Normbereich.
Im Verlauf der beiden ersten Wochen kam es dann in den meisten Fällen zu einer Normalisierung von PRA und PA (Mittelwert PRA 2,85 ng/ml/3 h; PA 52 pg/ml), wobei 3 Patienten isolierte, hohe Extremwerte aufwiesen, ohne daß klinische oder serologische Anhaltspunkte für Abstoßung oder andere Störungen vorlagen. In der 4. Woche nach Transplantation wiesen 12 von 15 Patienten Normalwerte für PRA und PA auf. Renin- und Aldosteronwerte zeigten bei den nach 2 und 3 Wochen durchgeführten Orthostaseversuchen einen signifikanten Anstieg.

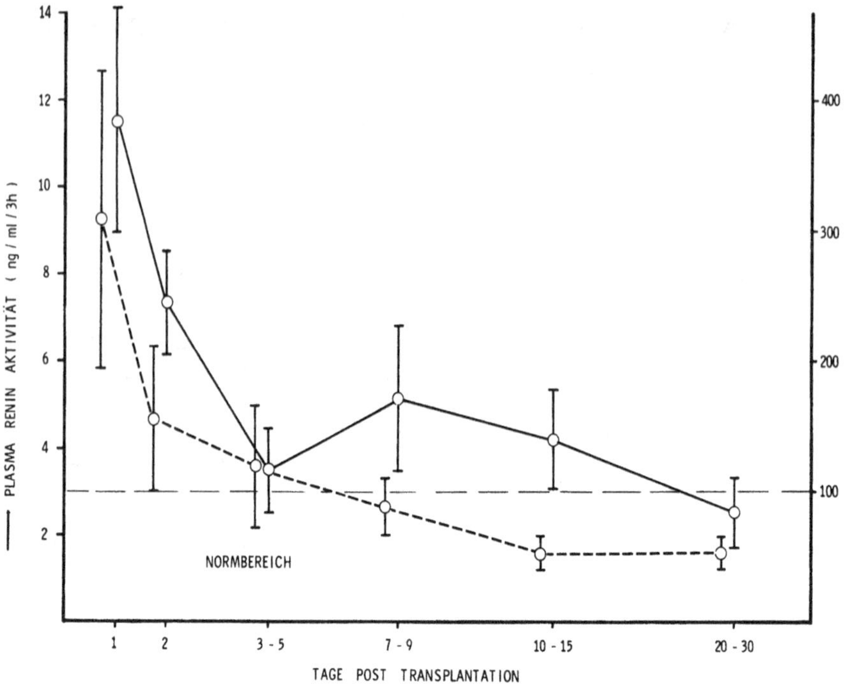

Abb. 1: Verlauf der Plasmareninaktivität (——) und des Aldosterons (- - -) bei 18 Nierenallotransplantatempfängern

Alle Untersuchungen ergaben eine weitgehende Parallelität von PRA und PA. Bei 7 von 9 Patienten ohne postoperative Dialyse fand sich ein rascher Abfall der PRA auf Normwerte ohne Einfluß auf die Hypertonie dieser Patienten, von denen 6 eine anfängliche Hypertonie aufwiesen. Von den 9 Patienten mit postoperativer Dialyse zeigten nur 2 einen raschen PRA-Abfall oder primär niedrige Werte. 8 dieser Patienten waren hyperton. Eine eindeutige Korrelation zwischen PRA/PA und Blutdruckhöhe konnte indess nicht nachgewiesen werden. Fälle mit hoher PRA und nur geringgradig erhöhtem Blutdruck stehen solchen mit ausgeprägter Hypertonie und normalen PRA Werten gegenüber.

Unterschiede im Verhalten von PRA/PA bei prä- und intra transplantationem nephrektomierten Patienten konnten ebensowenig gefunden werden wie Beziehungen von Prä- und Posttransplantations-Hypertonie.

Der Einfluß der warmen Ischämie kann nicht beurteilt werden, da alle Nieren eine solche von 3 bis max. 6 min aufwiesen, was keine signifikanten Unterschiede bewirken dürfte. Die kalte Ischämie, von 3 bis 15 h variierend, zeigt ebenso wie die Dauerperfusion keinen erkennbaren Einfluß auf PRA und PA nach Transplantation.

Von 6 sicheren Abstoßungskrisen zeigten nur 3 einen deutlichen PRA-Ansteig. Der Einfluß der klinisch manifesten Tubulonekrose ist nicht eindeutig.

Diskussion: Die Veränderungen der PRA und PA, wie sie nach Nierenallotransplantation gefunden wurden, können als Ausdruck folgender intrarenaler Veränderungen interpretiert werden:
1. Corticale Minderdurchblutung nach Transplantation und Minderdurchblutung durch ödematöse Schwellung. 2. Fortgesetzte warme Ischämie in kleineren Nierenabschnitten aufgrund dieser Minderdurchblutung nach Transplantation. 3. Veränderungen des Elektrolythaushaltes durch Tubulonekrose nach warmer und kalter Ischämie (wie auch bei akutem Nierenversagen bekannt). 4. Aktivierung der Reninausschüttung durch hypernaträmische Perfusion und/oder Immersion der isolierten Niere (1).
Die Tatsache, daß relativ niedrige Reninwerte bei hohem Blutdruck auftraten, kann bei den Patienten mit postoperativer Dialyse mit einer Überwässerung in Zusammenhang gebracht werden, die erfahrungsgemäß bei allen Transplantatempfängern in wechselndem Ausmaß besteht. Ähnliche Verhältnisse können umgekehrt bei Patienten mit hoher PRA und niedrigen Blutdruckwerten vorliegen.

Zusammenfassung: Die Veränderungen der PRA und PA, wie sie nach Nierenallotransplantation gefunden wurden, wurden bei 18 Patienten untersucht. PRA und PA erwiesen sich während der ersten 2 Tage nach Transplantation als stark erhöht. Gleichzeitig war eine wenig ausgeprägte Hypertonie festzustellen. Im Verlauf der ersten 4 Wochen kam es zu einer Normalisierung von PRA und PA. Eine eindeutige Korrelation zwischen PRA/PA und Blutdruck konnte nicht nachgewiesen werden. Von 6 sicheren Abstoßungskrisen zeigten nur 3 einen deutlichen PRA- und PA-Anstieg. Ein Vergleich zwischen PRA/PA-Normalisierung und Nierenfunktion wurde untersucht.

Summary: Changes in plasma renin activity and plasma aldosterone following allogeneic kidney transplantation were investigated in 18 patients. A significant rise of both PRA and PA during the first two days, together with almost unanimously elevated blood pressure was observed. Subsequently a fall of both parameters to normal within the first 4 weeks was noticed. No correlation to hight and persistence of elevated blood pressure was found. Of 6 rejection crises only 3 were accompanied by augmentation of PRA and PA. Comparisons are made between speed of PRA/PA normalization and kidney function.

Literatur

1. FLORES, J., DiBONA, D. R., BECK, C. H., LEAF, A.: The role of cell swelling in ischemic renal damage and the protective effect of hypertonic solute. J. clin. Invest. 51, 118 (1972)
2. HABER, E., KOERNER, T., PAGE, L. B., KLIMAN, B., PURNOCK, A.: Application of a radioimmunoassay for angiotensin I to the physiologic measurements of plasmarenin activity in normal human subjects. J. clin. Endocr. 29, 1349 (1969)

Dr. G. Uhlschmid, Chirurgische Universitätsklinik A,
Kantonsspital, CH-8006 Zürich

51. Zelluläre Immunreaktionen in vitro auf Tumorantigene*

M. Lindemann, R. Schmitz, I. Groos, G. Erwig und P. -H. Krause

Chirurgische Universitätsklinik der Universität des Saarlandes Homburg (Direktor: Prof. Dr. H. Lüdeke), Pathologisches Institut der Medizinischen Hochschule Hannover (Direktor: Prof. Dr. A. Georgii)

Bei den meisten experimentellen und einer zunehmenden Zahl humaner Tumoren lassen sich tumorspezifische Antigensysteme nachweisen. Die tumorspezifischen Transplantationsantigene (TSTA) der Tumorzellmembran sind für die immunologische Auseinandersetzung des Wirtes mit dem Tumor bzw. für eine mögliche Immundiagnostik von besonderer Bedeutung. Ziel unserer Untersuchung war, 2 aus der Transplantationsimmunologie geläufige in vitro Teste auf ihre Anwendbarkeit bei Tumoren zu untersuchen.

Methodik: Wistar- und ingezüchtete Lewis-Ratten erhielten neonatal Polyoma-Virus (0, 3 ml s. c.), ein für Nager onkogenes DNS-Virus. Die Tiere bekamen in Abhängigkeit von der Virusdosis nach einer Latenzzeit von 2-4 Wochen Fibrosarkome der Nieren.
Als Indikator- bzw. Effektorzellen wurden unter sterilen Bedingungen Mesenteriallymphknotenlymphocyten über Nylonwatte-Säulen oder periphere Lymphocyten über einen Ficoll-Na-Metrizoat-Gradienten isoliert und in definierten Volumina und Zellzahlen eingestellt. Eine nach KANNER (1) modifizierte gemischte Lymphocyten-Tumor-Reaktion (MLTR) diente als Parameter der Antigenerkennungsphase (2). Kurzzeitgewebekulturen (Endvolumen 1, 0 ml; Medium TC 199 mit Hepes-Puffer pH 7, 6; 10 % Rattenserum; 100 µg/ml Streptomycin; 100 U/ml Penicillin) von 1×10^6 Mesenteriallymphknotenlymphocyten mit unterschiedlichen Zellzahlen (1×10^3 - 1×10^5/ml) autochthoner Tumorzellen wurden in geschlossenen Gewebekulturröhrchen über 4 Tage inkubiert. Die Proliferation der Indikatorlymphocyten wurde durch Zugabe von ^{3}H-Thymidin über 20 h und Messung im Flüssigkeitsscintillationszähler bestimmt (IPM).
Der Mikrocytotoxicitätstest nach TAKASUGI und KLEIN (3) diente als Parameter der cytotoxischen Effektorphase (2). In Mikrotestgewebekulturplatten nach TERASAKI (Falcon Plastics) mit einem Volumen der Einzelkultur von 10 µl wurden von uns etablierte, primär durch Polyoma-Virus induzierte Sarkomzellen als Zielzellen (200-300/10 µl) über 24 h in Medium TC 199 bei 37°C in einer 5 %igen CO_2-Athmosphäre kultiviert. Nach Zugabe der Effektorlymphocyten in unterschiedlicher Konzentration (200-10 Lymphocyten/Tumorzelle) wurden die Kulturen für weitere 48 h belassen, gewaschen, fixiert, gefärbt und die noch adhärenten Tumorzellen mikroskopisch ausgezählt.

Ergebnisse: In Vorversuchen wurden die Kulturbedingungen beider Testsysteme standardisiert. Wegen der relativ großen Streuung waren pro Versuchsansatz 4- bis 5-fache Proben notwendig. Für die MLTR fanden wir bei Verwendung von heterologen Kälberserum eine deutliche unspezifische Stimulation verglichen mit autologem Ratten-

+Mit Unterstützung der DFG

serum. Bei kinetischen Untersuchungen über die Kulturdauer zeigten normale Lymphocyten am 1. Tag einen hohen Basiseinbau. Bei unspezifischer Stimulation mit PHA und im Ansatz als gemischte Leukocytenreaktion (MLC) von Lewis- mit Wistarrattenlymphocyten fand sich ein deutlicher Gipfel der Stimulation am 4. Tag. Bei Zugabe von Tumorzellen zeigte sich eine maximale Stimulation bei einem Verhältnis von 1 x 10^6 Indikatorlymphocyten zu 1 x 10^5 stimulierende Tumorzellen (Abb. 1). Durch Zugabe von Peritonealmakrophagen, isoliert aus dem Peritonealexsudat tumortragender Ratten, ließ sich keine Steigerung der Stimulation erzielen. Dagegen konnte durch vorherige Bestrahlung der Tumorzellen mit UV-Licht (300 sec) der stimulierende Effekt aufgehoben werden.

Voraussetzung für den Mikrocytotoxicitätstest war ein gutes Angehen der Tumorzellen in den Mikrokulturplatten. Die von uns untersuchten etablierten Polyoma-Tumorzell-Linien zeigten ein gutes Wachstum. Primärkulturen von Polyoma-Sarkomen wuchsen dagegen sehr schlecht. Auch die Primärkultur eines humanen Wilms-Tumors zeigte dieses Verhalten, doch konnten diese Zellen bereits in der 3. Passage mit Erfolg in den Mikrotestplatten gezüchtet werden. Schließlich mußte auch für den Mikrocytotoxicitätstest die optimale Ratio von Effektorlymphocyten zu Tumorzellen als Zielzellen ermittelt werden. Für unseren Versuchsansatz erwies sich ein Verhältnis von 50 Lymphocyten pro Tumorzelle als optimal (Abb. 2). Eine zu hohe Zahl von Lymphocyten führt zu einem unspezifischen Effekt durch "Übervölkerung" der Kultur.

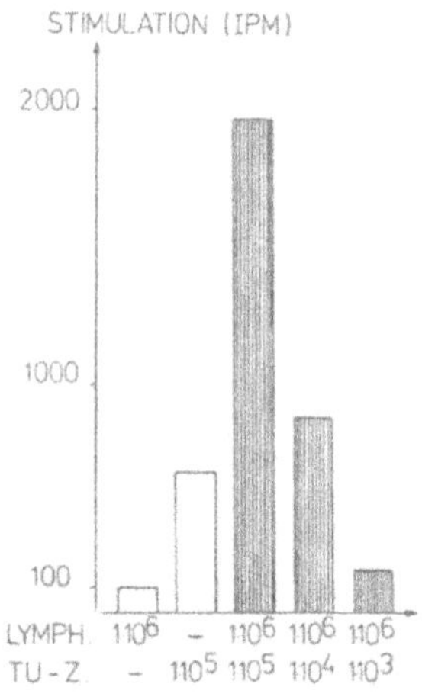

Abb. 1

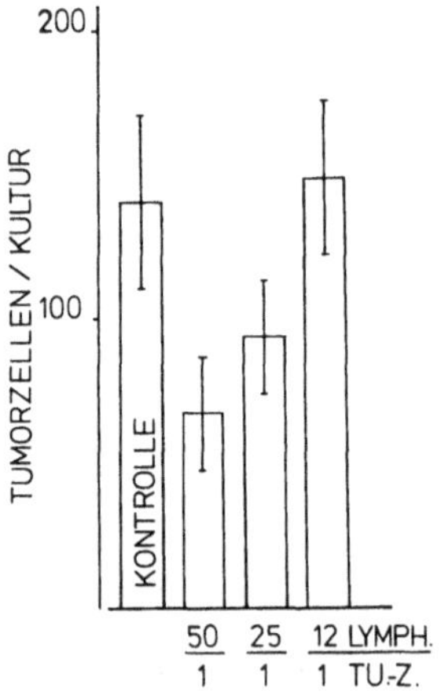

Abb. 2

Abb. 1: Stimulation der DNS-Synthese von Lymphknotenlymphocyten tumortragender Ratten durch autochthone Polyoma-Tumorzellen in vitro (MLTR)

Abb. 2: Cytotoxische Wirkung peripherer Lymphocyten tumortragender Ratten auf etablierte Polyoma-Tumorzellen in vitro (Mikrocytotoxicitätstest)

Diskussion: Die Stimulation von Lymphocyten durch Antigene und die Zerstörung von Zielzellen durch sensibilisierte Lymphocyten sind in vitro Teste von Lymphocytenfunktionen, die für die humane Transplantationsimmunologie inzwischen zu Routinemethoden entwickelt wurden. Unter sorgfältig ermittelten und definierten Versuchsbedingungen lassen sich diese Teste auch bei Experimentaltumoren anwenden. Obwohl technisch aufwendig, erscheint ihre klinische Anwendung als präoperative Immundiagnostik oder zur postoperativen Verlaufskontrolle möglich.

Zusammenfassung: Die Antigenerkennungsphase (gemischte Lymphocyten-Tumor-Reaktion) und die cytotoxische Wirkung (Mikrocytotoxicität) von Lymphocyten wurde in vitro bei Polyoma-Virus induzierten Tumoren untersucht. Unter definierten experimentellen Bedingungen ergeben beide Testsysteme reproduzierbare Ergebnisse. Ihre Anwendung bei bestimmten humanen Tumoren erscheint gerechtfertigt.

Summary: The in vitro antigen recognition phase (mixed lymphocyte tumor reaction) and the in vitro cytotoxic effector phase (microcitotoxicitiytest) of lymphocytes has been studied in Polyoma virus induced tumorsystem. Under carefully defined conditions both testsystems gave reproducible results. Therefore they may be used in selected human tumors.

Literatur

1. KANNER, S. P., MARDINEY, M. R., MANGI, R. J.: Experience with a mixed lymphocyte-tumor reaction as a method of detecting antigenic differences between normal and neoplastic cells. J. Immunol. 105, 1052-1055 (1970)
2. WAGNER, H.: The correlation between the proliferative and the cytotoxic response of mouse lymphocytes to allogenic cells in vitro. J. Immunol. 109, 630-637 (1972)
3. TAKASUGI, M., KLEIN, E.: A microassay vor vell-mediated immunity. Transplantation 9, 219-227 (1970)

Dr. M. Lindemann
Universitätskliniken im
Landeskrankenhaus Homburg,
Chirurgische Klinik
6650 Homburg/Saar

52. Untersuchungen zur Funktion des unteren Oesophagussphinkters unter physiologischen und pathologischen Bedingungen

R. Siewert, H. M. Jennewein und F. Waldeck

Klinik und Poliklinik für Allgemeinchirurgie der Universität Göttingen (Direktor: Prof. Dr. H. -J. Peiper), Pharmaforschung Biologie C. H. Boehringer

Aktuelle manometrische und auch röntgenologische Untersuchungen haben eindeutig die Existenz eines unteren Oesophagussphincters (UÖS) bewiesen. Im Rahmen des gastrooesophagealen Verschlusses kommt ihm eine entscheidende Bedeutung zu. Dieser Sphincter besitzt einen sich den entsprechenden Anforderungen reflektorisch anpassenden Basisdruck. Er kann in Koordination zur propulsiven Peristaltik der Speiseröhre schluckreflektorisch erschlaffen und unterliegt in seiner Funktion den Regulationen von Parasympathicus und Sympathicus (3). Das morphologische Äquivalent dieses Sphincters ist in der eigenen Schraubenarchitektur der terminalen Oesophagusmuskulatur und in ihrer besonderen Sensibilität gegenüber chemischen Substanzen zu sehen. Diese hochspezifische Sensibilität übertrifft die der angrenzenden Muskulatur des Speiseröhrenkörpers und des Magens um das Tausendfache (2). Neueste Untersuchungsergebnisse deuten nun auf eine Beeinflußbarkeit dieses Sphincters durch gastrointestinale Hormone hin (1, 2). Der Überprüfung dieser Beeinflußbarkeit unter physiologischen wie pathologischen Bedingungen galten unsere Untersuchungen.

Methodik: Die Untersuchungen zur Funktion des UÖS unter physiologischen Bedingungen wurden an freiwilligen Probanden und im Tierexperiment an Beagle- und Bastardhunden durchgeführt. Nach i. v. Applikation der Testsubstanzen (Pentagastrin, Caerulein, Sekretin, Glucagon; Dosierungen siehe Tab. 1 u. 2) wurden sowohl am wachen Probanden wie am narkotisierten und relaxierten Hund (Gallamin, Urethan) die Druckprofile im UÖS in Minutenabstand registriert. Die intraluminalen Druckmessungen erfolgten dabei mit der Durchzugsmanometrie (4).
Das Verhalten des UÖS unter pathologischen Bedingungen wurde an 3 verschiedenen Modellen am Hund in gleicher Weise untersucht: Nach intrathoracaler Verlagerung der Cardia, nach Längsmyotomie der Cardia und nach zirkulärer Exstirpation der terminalen Oesophagusmuskulatur.
Als Testsubstanzen wurden Pentagastrin (3, 0 µg/kg) und Glucagon (30 µg/kg) i. v. verwendet. Die Druckprofile mit der Durchzugsmanometrie wurden im Minutenabstand registriert.

Tab. 1: Beeinflußbarkeit des Druckes im UÖS durch Polypeptidhormone (Mensch)

Substanz / Dosierung		Druck im UÖS in mmHg	Druckänderung
Kontrolle		19,0 ± 7,3	
Pentagastrin	(0,6 µg/kg)	49,0 ± 6,0	↗
Caerulein	(20 ng/kg)	10,5 ± 1,8	↘
Calcitonin	(45 µg)	18,0 ± 4,9	→
Glucagon	(60 µg/kg)	7,0 ± 2,0	↘

Tab. 2: Beeinflußbarkeit des Druckes im UÖS durch Polypeptidhormone (Hund)

Substanz / Dosierung		Druck im UÖS in mmHg	Tonusänderung
Kontrolle		20,0 ± 4,3	
Pentagastrin	(3,0 µg/kg)	55,0 ± 10,0	↗
Caerulein	(3 ng/kg)	12,4 ± 7,2	↘
Sekretin	(1 kl. E/kg)	7,8 ± 5,2	↘
Glucagon	(30 µg/kg)	5,3 ± 3,2	↘

Ergebnisse: Durch Pentagastrin gelingt bei Hund und Mensch eine eindeutige und reproduzierbare Steigerung des Sphinctertonus (Tab. 1 u. 2). Sekretin, Glucagon und Caerulein führen dagegen zur Minderung des Druckes im UÖS. Mensch und Hund verhalten sich in diesen Versuchen bezüglich der Reaktion ihres UÖS gleich.
Nach Cardiahochverlagerung ist eine Funktionseinbuße der Cardia nicht nachweisbar. Der Tonuszuwachs (44,0 ± 14 mmHg) entspricht dem der Kontrollgruppe, und die Relaxation unter Glucagon ist ungestört (8,5 ± 3,7 mmHg). Nach Myotomie ist eine deutlich verminderte Pentagastrinstimulierbarkeit (27,0 ± 4,6 mmHg) zu verzeichnen, obwohl der Sphincterruhedruck im Vergleich zur Kontrollgruppe praktisch unverändert ist (17,0 ± 4,3 mmHg). Nach zirkulärer Myektomie gelingt eine unvollständige Ausschaltung des UÖS. Der Ruhedruck sinkt auf 3,6 ± 1,6 mmHg. Eine Stimulation durch Pentagastrin und Glucagon ist nicht mehr erreichbar (Abb. 1).

Pentagastrin - Stimulierbarkeit des UOS unter pathologischen Bedingungen

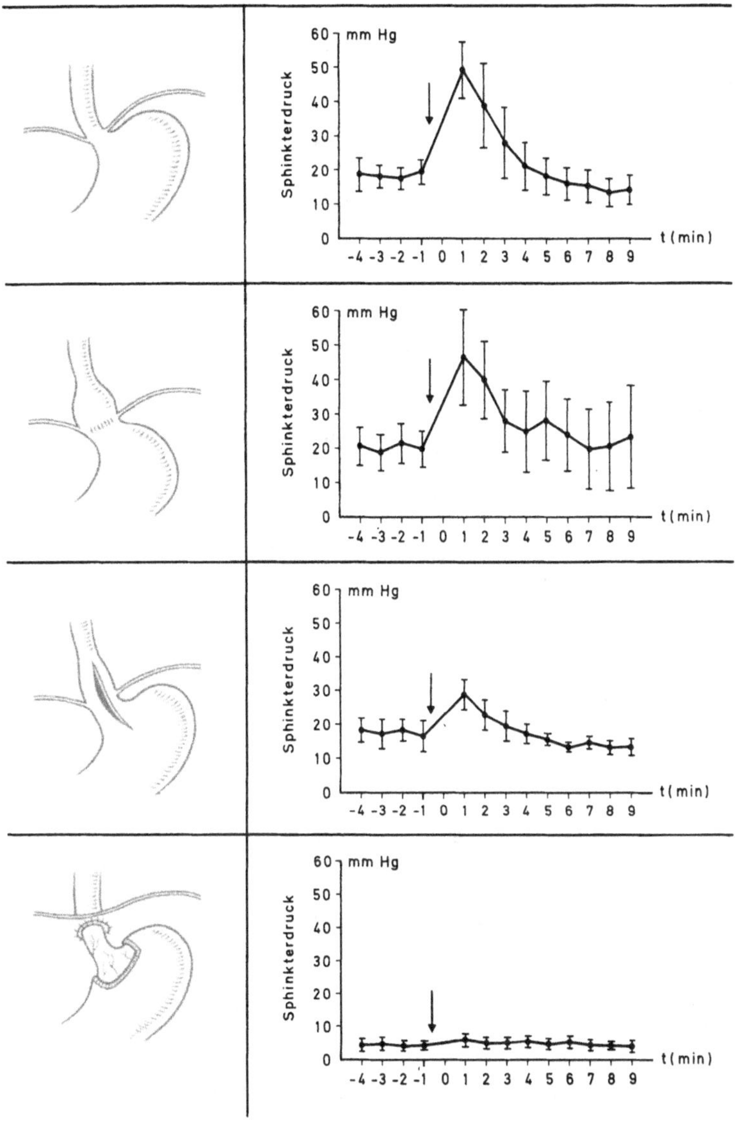

Abb. 1: Das Verhalten des UÖS vor und nach Cardiahochverlagerung, Myotomie und zirkulärer Myektomie unter Ruhebedingungen und nach Pentagastrin-Applikation (3, 0 μg/kg) (Pfeil) beim Hund

Diskussion: Nachdem durch manometrische Untersuchungstechniken die Existenz eines UÖS schon vor Jahren nachgewiesen werden konnte, gelang nun auch der Beweis, daß dieser gastrooesophageale Sphincter in seiner Tonusregulation dem Einfluß gastrointestinaler Hormone unterliegt. Eine besondere Bedeutung hat Gastrin, das nach exogener Applikation und endogener Freisetzung (1, 2) zur Tonuszunahme und Verschluß der Cardia führt. Deshalb ist eine Überprüfung der Pentagastrinstimulierbarkeit als Funktionstest der Cardia von besonderem Interesse. Als Antagonist zum Gastrin ist das Sekretin zu diskutieren, das nach exogener Applikation wie nach endogener Freisetzung (2) zur Relaxation des UÖS führt. Den anderen untersuchten Hormonen dürfte mehr theoretisches Interesse zukommen. Unsere Untersuchungen am Modell der Cardiahochverlagerung zeigen weiter, daß diese Funktion der gesunden Cardia unabhängig von ihrer Lokalisation und von lagebedingten Ventilmechanismen ist. Darüberhinaus gelingt erneut der Nachweis, daß die Sphincterfunktion von der terminalen Oesophagusmuskulatur erbracht wird. Nach ihrer Exstirpation ist bei sonst unveränderter Lage der Cardia ein UÖS nicht mehr nachweisbar. Trotz zunehmender Kenntnisse über die Physiologie des gastrooesophagealen Verschlusses ist die Genese der Cardiainsuffizienz nach wie vor unklar. Experimentell ist eine Insuffizienz des UÖS nur durch eine Alteration des Sphincters selbst, nicht durch Lageveränderungen zu erreichen. Diskutiert werden müssen daher nach den bis jetzt vorliegenden Untersuchungsergebnissen in erster Linie Störungen im Bereich der den Sphinctertonus regulierenden Funktionskreise. Neben den nervalen sind hier vor allem hormonelle Regulationsmechanismen zu nennen. Ein Mangel an Gastrin oder eine veränderte Sensibilität der Sphinctermuskulatur gegenüber Gastrin könnte eine Sphincterinsuffizienz erklären. Von anderen Autoren wird die Rolle des Sekretins in der Genese derartiger Insuffizienzen diskutiert (2). Einigkeit besteht darüber, daß rein mechanische Erklärungsversuche nicht mehr befriedigen können.

Zusammenfassung: Die Beeinflußbarkeit des UÖS durch Polypeptidhormone wird in der vorliegenden Arbeit an Mensch und Hund mit Hilfe manometrischer Techniken untersucht. Dabei gelingt der Nachweis, daß durch Pentagastrin eine Tonussteigerung, durch Caerulein, Glucagon und Sekretin dagegen eine Tonusminderung im UÖS bewirkt wird. Die Funktion der Cardia wird unter pathologischen Bedingungen durch Überprüfung ihrer Ansprechbarkeit auf Pentagastrin und Glucagon untersucht. Experimentell kann nur durch Alteration des Sphincters selbst, nicht durch Lageveränderungen eine Insuffizienz erreicht werden

Summary: Applying manometric techniques the effect of the peptide hormones pentagastrin, secretin, glucagon and caerulein on the pressure in the lower oesophageal sphincter (LES) was investigated in humans and dogs. Moreover the functioning of the LES and its reactivity on pentagastrin and glucagon were tested under various pathological and experimental conditions. While i.v. injections of pentagastrin resulted in an increase in sphincteric tone, secretin, glucagon and caerulein caused a decrease in sphincteric tone. In addition it has been shown that the reactivity of the sphincter only changes after severe surgical alteration but remains unaffected after surgical displacement into the thorax.

Literatur

1. CASTELL, D. O., HARRIS, L. D.: Hormonal control of gastroesophageal sphincter strength. New Engl. J. of Med. 282, 886-889 (1970)
2. COHEN, S.: The hormonal regulation of lower esophageal sphincter competence. Digestion 6, 231-240 (1972)
3. EDWARDS, D. A. W.: The oesophagus. GUT 12, 948-956 (1971)
4. WALDECK, F.: A new procedure for functional analysis of the lower esophageal sphincter. Pflügers Arch. 335, 74-84 (1972)

Dr. R. Siewert
Klinik und Poliklinik für
Allgemeinchirurgie der
Universität
3400 Göttingen
Goßlerstr. 10

53. Dumping-Syndrom bei Oesophagusersatz durch verschiedene Abschnitte des Darmes

H. Pichlmaier, F. Spelsberg, W. Brendel, J. Seifert, H. J. Lutz und G. Greger

Chirurgische Klinik der Universität München (Direktor: Prof. Dr. R. Zenker), Institut für Chirurgische Forschung an der Chirurgischen Klinik der Universität München (Leiter: Prof. Dr. W. Brendel)

Kranke mit Speiseröhrenersatz zeigen häufig postprandiale Erscheinungen, die dem Bild eines Dumping-Syndroms ähneln. Diese Beobachtung hat uns veranlaßt, ein vergleichbares Kollektiv an der Speiseröhre operierter Kranker nachzuuntersuchen und folgende Fragen zu stellen: 1. Lassen sich bei Patienten mit Speiseröhrenteilersatz postprandiale Erscheinungen nachweisen, die einem Dumping-Syndrom ähneln? 2. Können derartige Erscheinungen provoziert werden? 3. Bestehen Unterschiede bei Patienten mit einem Dünndarm- oder mit einem Dickdarminterponat?
Ergänzend zu diesen Untersuchungen wurden Tierversuche vorgenommen mit folgender Fragestellung: 1. Läßt sich nach Jejunuminterposition beim Hund ein Dumping-Syndrom provozieren? 2. Welchen Einfluß haben Vagotomie und Pyloroplastik auf das Dumping-Syndrom? 3. Können postprandiale Erscheinungen der genannten Art durch Verwendung eines Ileuminterponats vermieden werden?

Methodik: I. Patientenuntersuchung: Von 143 Patienten, die 1968 bis 1971 an der Speiseröhre operiert worden waren, wurden 20 vergleichbare Fälle ausgewählt und nachuntersucht. Die klinischen Erscheinungen wurden in einem Anamneseschema nach FISCHER klassifiziert und bewertet. Anschließend wurde eine Provokation durch Trinkenlassen von 150 ml 50 %iger Glucoselösung mit Kontrastmittelzusatz unter Röntgendurchleuchtung durchgeführt. Folgende Parameter wurden über 60 min fortlaufend bestimmt: EKG, Oesophagusmagendarmpassage, Blutdruck, Herzfrequenz, Atemfrequenz, Blutzucker, Hb, Hk, Gesamteiweiß, Leukocyten und Serumkalium.
II. Tierversuche: 32 Hunde wurden operiert. Nach Oesophagusteilresektion wurde bei 16 Hunden Jejunum, bei 16 Ileum interponiert. In der 1. Gruppe wurde 3 mal, in der 2. Gruppe 3 mal eine Vagotomie mit Pyloroplastik durchgeführt. Durch Instillation von 150 ml einer 50 %igen Glucoselösung in den Oesophagus wurde versucht, ein Dumping-Syndrom zu provozieren. Folgende Parameter wurden während der folgenden 60 min kontrolliert: Blutzucker, Herzfrequenz, Atemfrequenz, Blutvolumen, Plasmavolumen, Hk und Gesamteiweiß.

Ergebnisse: I. Patientenuntersuchungen: 1. Anamnestisch konnte bei Dünndarmersatz in 75 % ein schweres, bei Dickdarmersatz in 20 % ein leichtes spontanes Frühdumping-Syndrom ermittelt werden.
2. Nach Provokation kam es in Fällen mit Jejunuminterponat innerhalb von 5 min zum Auftreten zahlreicher, einem Dumping-Syndrom entsprechender Symptome, die nach 40 min im wesentlichen abgeklungen waren (Abb. 1).

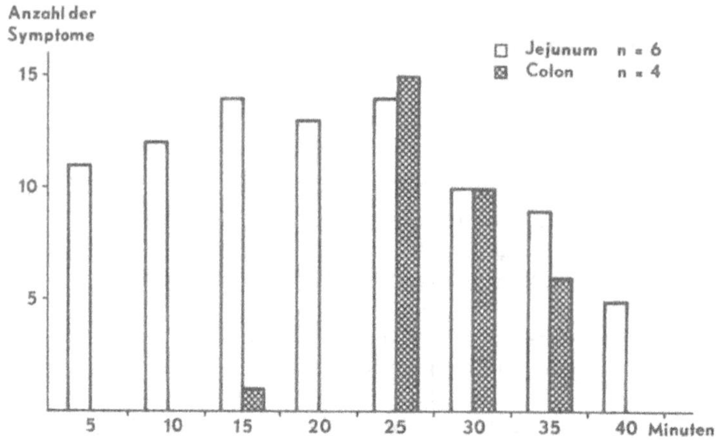

Abb. 1: Häufigkeit der Symptome bei provoziertem Früh-Dumping-Syndrom; Patienten mit Jejunum- und Coloninterposition nach Speiseröhrenteilresektion

Verweildauer des Kontrastmittels im Interponat im Mittel 43 min. Im EKG Hypoxiezeichen. Schockindex signifikant über 1 (Abb. 2).

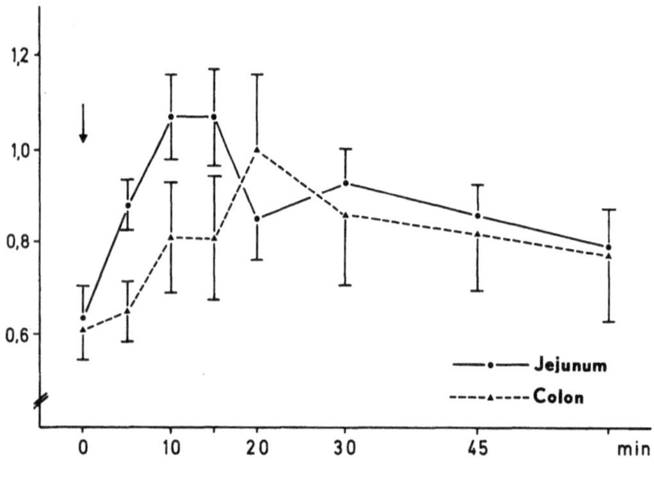

Abb. 2: Veränderung des Schockindex nach Provokation eines Früh-Dumping-Syndroms bei Patienten mit Jejunum- und Coloninterposition nach Speiseröhrenteilresektion

Zunahme von Hk und Hb. Blutzuckererhöhungen über die 60-Minutengrenze hinaus, Zunahme der Atemfrequenz.

3. Im Gegensatz zu diesem Kollektiv wiesen die Patienten mit Coloninterposition nur eine diskrete klinische Symptomatik zwischen der 20. und 35. min auf (Abb. 1), die Verweilzeit des Kontrastmittels in der Ersatzspeiseröhre betrug im Mittel 14 min, im EKG waren nur leichte Hypoxiezeichen erkennbar, der Schockindex nur bis 1. gering-

gradige Veränderungen von Hb und Hk. Anstieg der Atemfrequenz gering und zeitlich verzögert.

II. Tierversuche: Tab. 1 zeigt die Ergebnisse der Versuchsgruppen I und II.

Tab. 1: Veränderungen der einzelnen Parameter nach Provokation eines experimentellen Früh-Dumping-Syndroms beim Hund innerhalb von 60 min

Parameter	Gruppe 1	Gruppe 2
Blutzucker (Zunahme)	+ 113 %	+ 30 %
Herzfrequenz	+ 12 %	-
Atemfrequenz (Atemzüge/min)	v. 28-52	v. 26-28
Schockindex	+ 27 %	-
Blutvolumen	- 8 %	+ 5 %
Plasmavolumen	- 11 %	+ 7 %
Hk	+ 6 %	-
Gesamteiweiß	+ 7,5 %	-

In den Untergruppen mit Vagotomie von Gruppe 1 wurden die gemessenen Veränderungen verstärkt, beispielsweise Erniedrigung des Plasmavolumens um durchschnittlich 18 %, in Gruppe 2 konnte auch die Vagotomie und Pyloroplastik außer einer stärkeren Erhöhung des Blutzuckers und einer Zunahme des Plasmavolumens keine sonstigen signifikanten Veränderungen erzeugen.

Die eingangs gestellten Fragen lassen sich damit folgendermaßen beantworten: 1. Patienten mit Dünndarminterposition nach Speiseröhrenresektion leiden häufig an erheblichen postprandialen, Dumpingähnlichen Erscheinungen, während bei Zwischenschaltung von Colon die Erscheinungen nur selten und wesentlich schwächer ausgeprägt auftreten. 2. Bei Kranken mit Dünndarminterposition können derartige Erscheinungen provoziert werden. Bei Dickdarminterposttion gelingt dies nur in geringem Maß, was aufgrund unserer Untersuchungen Folge der Vagotomie mit Pyloroplastik ist.

In den Tierversuchen ließen sich folgende Beobachtungen machen:
1. Es läßt sich eindeutig belegen, daß durch Jejunuminterposition eine provozierbare Bereitschaft zu einem Dumping-Syndrom geschaffen wird. 2. Die zusätzliche Vagotomie und Pyloroplastik bei Jejuminterponat führt zu einer Verstärkung des Dumping-Syndroms.
3. Bei Verwendung von Ileum als Oesophagusersatz tritt ein postprandiales Dumping-Syndrom weniger häufig und gegebenenfalls nur abgeschwächt auf. Vagotomie und Pyloroplastik verstärken die Erscheinungen kaum.
Damit ist aus funktionellen Gründen die Verwendung von Dickdarm zur Überbrückung von Oesophagusdefekten vorzugsweise geeignet.

Zusammenfassung: Die Überbrückung von Oesophagusdefekten durch Interposition von Jejunum führt bei Mensch und Hund in vielen Fällen zu Dumping-ähnlichen Erscheinungen. Diese Erscheinungen lassen sich durch Schlucken bzw. Instillation von Glucoselösung in die Ersatzspeiseröhre provozieren. Durch Verwendung von Ileum (Hund) oder Colon (Mensch) lassen sich derartige postprandiale Beschwerden fast ausnahmslos vermeiden. Diese Beobachtungen basieren auf den Ergebnissen der hier mitgeteilten Nachuntersuchung von operierten Patienten bzw. Experimenten am Hund.

Summary: The interposition of jejunum for bridging esophageal defects produces in many cases dumping-like-symptoms in man and dog. These symptoms may be provoced by swallowing or by instillation of a solution of 50 % glucose into the esophageal substitute. Using the ileum (dog) or colon (man) these postprandial symptoms may be omitted in nearly all cases. These conclusione are based on the investigations of operated patients on the experimental work in dog presented in this paper.

Literatur

1. FISHER, J. A., TAYLOR, W., CANNONN, J. A.: Surg. Gynec. Obstet. 100, 559 (1955)

Prof. Dr. H. Pichlmaier
Chirurgische Klinik der
Universität
8000 München
Nußbaumstr. 20

54. Kontinuierliche Fett- und Glucoseresorptionsbestimmungen bei verschiedenen Anastomosierungsformen nach Gastrektomie beim Menschen

C. P. Schrader, E. Rebholz, L. Koslowski, P. Konold, G. Kieninger, G. Otten und C. Müller

Chirurgische Klinik und Poliklinik (Direktor: Prof. Dr. L. Koslowski), Nuclearmedizinische Abteilung des Medizinischen Strahleninstitutes der Universität Tübingen (Vorstand: Prof. Dr. U. Feine)

Mit der Gastrektomie gehen die motorischen Aufgaben des Magens, einer gesteuerten Reservoirfunktion, verloren. Es kommt zu Störungen im Zusammenspiel der an der Verdauung beteiligten Organe, zu einer Maldigestion und Malabsorption. Besonders die Neutralfette und Glucose stellen hohe Ansprüche an die Digestion bzw. an die portionierte Beschickung des Dünndarmtraktes zur Erhaltung einer geregelten Passage.

Methodik: An jeweils 3 gastrektomierten Patienten mit a) einem Ersatzmagen durch Gegenschaltung eines anisoperistaltischen Dünndarmsegmentes distal einer orthograd zwischen Oesophagus und Duodenum interponierten isoperistaltischen Dünndarmschlinge (3), b) mit einer Ersatzmagenbildung durch alleinige orthograde Interposition einer Dünndarmschlinge, c) einer Oesophago-Duodenostomie und d) einer Oesophago-Jejunostomie wurden unter strengen Grundumsatzbedingungen kontinuierliche Fett- und Glucoseresorptionsuntersuchungen durchgeführt. Die Untersuchungen erfolgten 4-6 Monate nach der Operation.

In einer 1. Versuchsreihe wurde den Patienten 15 μCi 14-C-markiertes Glycerin-Tripalmitat in einer Probemahlzeit verabreicht, die 0,5 g Fett/kg KG enthielt. Die 14-CO_2-Aktivität im Exspirationsvolumen der Probanden wurde über 6 Stunden mit dem Exhalationsmeßgerät FHT 50 A der Firma Friseke & Höpfner bestimmt (2). Während der 14-CO_2-Exhalationsmessungen wurden in 75 min Abständen Blutproben entnommen zur Neutralfettbestimmung nach EGGSTEIN (1).

In einer 2. Versuchsreihe wurden die gleichen Probanden mit einer 50 %igen Glucoselösung belastet. In 10 min Abständen wurden neben Blutdruck- und Pulskontrollen Blutproben entnommen. Die Blutzuckerbestimmung im Serum erfolgte mit der GOD-Methode nach Boehringer.

Ergebnisse: Trägt man in einem Diagramm die 14-CO_2-Exhalation gegen die Zeit auf, so ergeben sich sowohl für ein Kollektiv gesunder Probanden als auch die Patienten mit den verschiedenen Anastomosierungsformen nach Gastrektomie charakteristische Kurvenverläufe (Abb. 1).

Die 14-CO_2-Exhalationskurven der Patienten mit einer konventionellen Anastomosierungsform ohne Ersatzmagenbildung zeigen einen flachen Verlauf. Der Kurvengipfel ist schon nach 1 Stunde erreicht und deutlich niedriger als bei den übrigen Patienten. Dabei unterscheiden sich die Oesophago-Jejunostomie und Oesophago-Duodenostomie nicht voneinander. Die 14-CO_2-Exhalation der Patienten mit einem Ersatzmagen liegt deutlich höher, wobei sich die Kurvencharakteristik bei dem Ersatzmagen durch gegengeschaltete Dünndarmsegmente der gesunden Probanden nähert. Sie zeigt einen stufenförmigen Anstieg als Ausdruck einer portionierten Entleerung aus dem Ersatzmagen. Das 14-CO_2-Exhalationsmaximum wird erst nach 4 bis 5 Stunden erreicht.

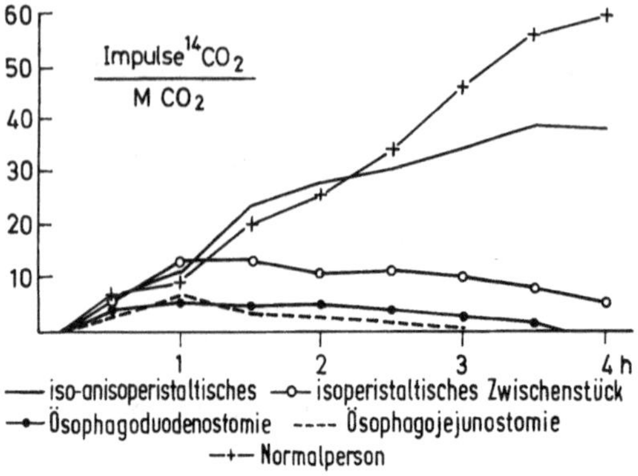

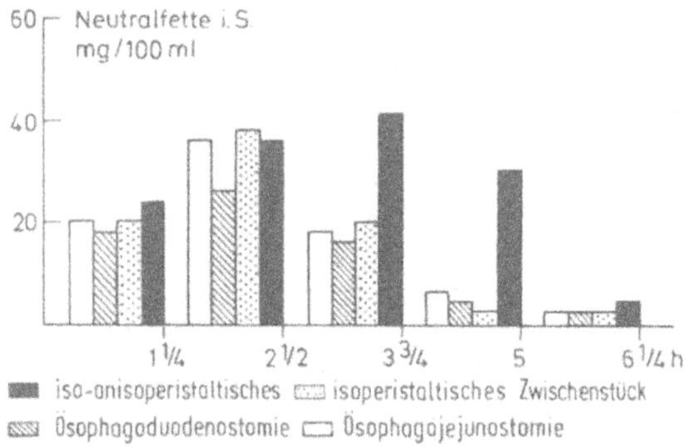

Abb. 1: (oben) Mittelwerte der 14-CO_2-Aktivität im Exspirationsvolumen in Abhängigkeit zur Zeit nach oraler Verabreichung von 15 μCi Glycerin-Tripalmitat bei verschiedenen Anastomosierungsformen nach Gastrektomie. (unten) Neutralfettanstieg im Blutserum nach Verabreichung einer Probemahlzeit mit 0,5 g Butter/kg KG (Differenzwerte)

Die Neutralfettbestimmung im Blutserum bestätigt die Exhalationsbefunde. Die Patienten mit einem Ersatzmagen zeigen gegenüber den konventionellen Anastomosierungsformen eine verzögerte und höhere Resorption der Fette. Eine intermediäre Fettstoffwechselstörung läßt sich aus dem Vergleich der Exhalationskurven mit dem Neutralfettanstieg im Serum, ihrem identischen, nur zeitlich verschobenen Anstieg und Abfall, ausschließen. Die Verstoffwechselung der Fette geht der Resorption parallel.
Die Blutzuckerkurven nach einmaliger Glucosebelastung zeigen bei allen gastrektomierten Patienten einen überhöhten Peak. Wegen der erheblich differierenden Werte von Patient zu Patient läßt sich lediglich bei den Probanden mit einem Ersatzmagen durch gegengeschaltete Dünndarmsegmente ein veränderter Kurvenverlauf abgrenzen (Abb. 2).

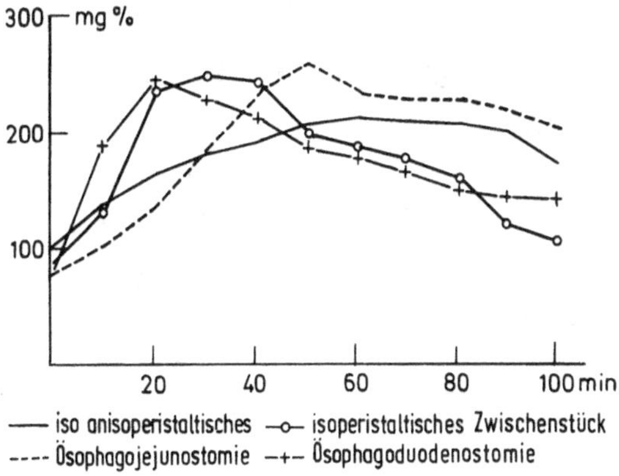

Abb. 2: Blutzuckermittelwerte nach Belastung gastrektomierter Patienten mit 50 %iger Glucoselösung

Er zeigt einen verzögerten Anstieg und langsamen Abfall als Ausdruck einer verzögerten Abgabe der Glucoselösung an den Dünndarm und einer verminderten Resorption aus dem Ersatzmagen selbst. Zum Zeitpunkt des Resorptionsmaximum ließ sich, mit Ausnahme der mit einem Ersatzmagen versorgten Patienten, eine Pulsfrequenzsteigerung um etwa 30/min und ein Blutdruckabfall zwischen 10 und 20 mmHg beobachten. Bei allen Patienten mit einer Oesophago-Duodenostomie und 2 mit einer Oesophago-Jejunostomie traten schon während der Untersuchung dünnflüssige Stuhlentleerungen auf.

Zusammenfassung: Die Kinetik der Fett- und Glucoseresorptionskurven bei verschiedenen Anastomosierungsformen nach Gastrektomie bestätigen in hervorragender Weise die Verbesserung der resorptiven Leistung in Abhängigkeit von der motorischen Funktion eines Ersatzmagens bei erhaltener Duodenalpassage. Die Aufgabe einer "gesteuerten Reservoirfunktion" läßt sich danach am besten mit einem Ersatzmagen durch gegengeschaltete Dünndarmsegmente erreichen.

Summary: The continuous registration of the absorption of fat and glucose after gastrectomy demonstrate the increase of absorption in relation to the motoric function of the food pouch. Good absorption was registrated with a food pouch reconstructed with an iso-aniperistaltic small bowel segment.

Literatur

1. EGGSTEIN, M., KREUTZ, F. H.: Ergebnisse der Laboratoriumsmedizin 2, 99 (1965)
2. GEBAUER, H., SUTTOR, F.: Ein Meßgerät zur kontinuierlichen Bestimmung der 14-C-Aktivität und CO_2-Konzentration mit großflächigen Methandurchflußzählrohren. Zschr. Atomforsch. 12, 9, 1-4 (1966)
3. SCHRADER, C. P., KOSLOWSKI, L., FEINE, U., KONOLD, P., REBHOLZ, E.: Vergleichende tierexperimentelle Untersuchungen über die Bildung eines Nahrungsreservoir, seines Entleerungstyps und seiner Auswirkung auf die Fettresorption. Langenbecks Arch. Chir. 329 (Kongreßbericht) 242 (1971)

Dozent Dr. C. P. Schrader
Chirurgische Klinik und
Poliklinik der Universität
7400 Tübingen
Calwer Str. 7

55. Präzision von Magensekretionstesten bei der chirurgischen Therapie des Ulcusleidens

H. Troidl, W. Lorenz, C. Hegewald, H. Rohde, G. Acker und W. Seidel

Chirurgische Klinik und Abteilung für exp. Chirurgie und pathol. Biochemie an der Chirurgischen Klinik der Universität Marburg

Bei der chirurgischen Therapie des Ulcusleidens haben sich einige Indikationen für Sekretionsteste erhalten, die neben Fragen der Forschung vor allem auf dem Gebiet der Operationskontrolle liegen (z. B. Feststellung der Vollständigkeit von Vagotomien oder einer ausreichenden postoperativen Säurereduktion). Diese Aufgaben können die Teste aber nur erfüllen, wenn ihre Präzision entsprechend den Richtlinien der klinischen Chemie ausreicht und ihr Aufwand in einem vernünftigen Verhältnis zum Wert des Ergebnisses steht. Deshalb wurde Reproduzierbarkeit und technische Vereinfachung des heute meist verwendeten Pentagastrintestes zur maximalen Stimulierung der Magensaftsekretion untersucht.

Methodik: Bei 45 Testpersonen (20 Normalpersonen, 25 Patienten mit Ulcus duodeni et ventriculi) wurden innerhalb 1-3 Wochen 2 Teste mit manueller Absaugung und bei 20 Normalpersonen je 1 Test mit manueller und maschineller Absaugung (Hico, Gastrovac 261, Hirtz, Köln) durchgeführt. Die Reihenfolge der Teste erfolgte nach einer Random-Tabelle der Random Corporation, England (1). Vorbereitung der Probanden, Kontrolle der Sondenlage, Sammlung der Basal- und stimulierten Sekretion sowie die Bestimmung der Säuremenge erfolgte nach der Methode von FEIFEL et al. (2) mit folgenden Ausnahmen: Bei der maschinellen Absaugung wurde die doppellumige Sonde der Firma Sherwood, St. Louis, verwendet. Die Pumpe wurde so eingestellt, daß jeweils einer Absaugzeit von 2 min mit einem Druck von -120 Torr eine Pause von 2 min folgte. Die Sekretion wurde statt mit Histalog mit Pentagastrin (Gastrodiagnost, Merck, s. c. 6 μg/kg) ausgelöst und der Magensaft nach Stimulierung in 9 Portionen von je 10 min gesammelt. Basalsekretion = Säuremenge vor Stimulierung (mEqu /h, maximal stimulierte Sekretion = Säuremenge nach Injektion von Pentagastrin (mEqu/h) (Addition der 3 aufeinanderfolgenden Portionen mit den größten Säuremengen, unabhängig von ihrem zeitlichen Auftreten, Multiplikation mit 2).

Ergebnisse und Diskussion: Die kollektive Reproduzierbarkeit der Teste bei beiden Serien, die für die operationstechnische Kontrolle des Operateurs am wesentlichsten ist (Ermittlung der Säurereduktion), erwies sich bei einer entsprechend großen Zahl von Untersuchungen als ausgezeichnet (Tab. 1). Die maschinelle Absaugung mit einer erheblichen technischen Vereinfachung der Teste ist deshalb zu empfehlen. Wesentlich problematischer war die Präzision der Teste im Einzelfall, der bei der von ZENKER et al. (3) empfohlenen Operationsauswahl eine entscheidende Rolle spielt. Beim Vergleich des manuellen Testes 1 und 2 waren die Differenzen dieser beiden Bestimmungen nicht normal verteilt, sondern folgten einer ziemlich komplexen, nur teilweise logarithmischen, Funktion, weshalb wir Einzelwerte angeben:

Tab. 1: Kollektive Reproduzierbarkeit von Pentagastrintesten

Technik	Test 1 Volumen (ml)	Test 1 Säure (mval/h)	Test 2 Volumen (ml)	Test 2 Säure (mval/h)	Differenz (%) Volumen	Differenz (%) Säure
a) Manuelle Absaugung						
Basalsekretion	84 ± 43	3,18 ± 2,60	81 ± 44	3,20 ± 3,41	4	1
Maximal stimulierte Sekretion	251 ± 98	29,2 ± 14,1	243 ± 100	29,5 ± 16,7	3	1
b) Manuelle (T 1) und maschinelle (T 2) Absaugung						
Basalsekretion	92 ± 47	4,1 ± 3,9	92 ± 47	3,0 ± 4,2	0	27+
Maximal stimulierte Sekretion	263 ± 115	31,4 ± 19,2	262 ± 108	28,9 ± 15,3	0	9

+ $p < 0,3$ im T-Test für gepaarte Daten

1. Bei der Basalsekretion zeigten 8 % der Testpersonen keine Differenz, 40 % eine Abweichung bis zu 40 %, 44 % bis zu 100 % und 8 % sogar mehr als 100 %. 2. Bei der stimulierten Sekretion gab es bei 13 % keine Differenz, bei 72 % bis zu 40 % und bei 15 % über 40 %. Für die Operationsauswahl anhand der Basalsekretion reicht damit die Präzision der Teste nicht aus, anhand der stimulierten Sekretion nur mit Einschränkungen.

Die Differenzen zwischen Test 1 und 2 von mehr als 40 % waren bei der Basalsekretion und stimulierten Sekretion überraschenderweise gleichmäßig über die Gruppe mit niedriger, mittlerer und hoher Sekretion verteilt. Damit dürften die Differenzen nicht in erster Linie der Technik bei den Sekretionstesten, sondern individuellen Schwankungen der Sekretion angelastet werden, denn technische Fehler haben ihre größte Häufigkeit bei kleineren Sekretmengen.

Die von uns gefundenen Testdiffcrenzen stellen eine Einteilung von Vagustyp und Belegzellen beim Ulcus duodeni nach CHECKETTS et al. (4) und SIRCUS (5) infrage, da diese Unterteilung nur auf Einzelbestimmungen mit einem maximalen Sekretionstest beruht.

Zusammenfassung: An 45 Testpersonen (20 Normalpersonen, 25 Ulcuspatienten) wurde die Präzision von Magensekretionstesten mit Hilfe von Doppeluntersuchungen geprüft. Im Gesamtkollektiv war die Reproduzierbarkeit der Teste ausgezeichnet, auch beim Vergleich von manueller und maschineller Absaugung. Beim einzelnen Patienten zeigten aber die Doppelteste, besonders in der Basalsekretion (50 % der Fälle) eine erhebliche Abweichung (über 40 %). Die Präzision der Teste reichte unter den gegebenen Bedingungen deshalb für die Operationskontrolle aus, nicht, oder nur bedingt (stimulierte Sekretion) für die Operationsauswahl anhand von Magensaftanalysen.

Summary: The precision of gastric secretory tests was investigated in 45 test persons (20 normal subjects, 25 patients with a chronical duodenal and gastric ulcer) using two maximum pentagastrin tests in each person. In the whole group, the reproducibility of the tests was excellent, even if the suction technique by hand and that by a machine were compaired. In the single patient, however, the double tests showed considerable differences, especially in the basal secretion (more than 40 % in more than 50 % of the cases). Under the conditions used the precision of the tests seemed to be statisfactory for a control of operations, but not (basal secretion) or only with restrictions (in maximally stimulated secretion) for an operation election with the aid of gastric secretory tests.

Literatur

1. GOLDSTEIN, A., ARONOW, L., SUMNER, M.K.: Principles of drug action. In: The Basis of Pharmacology (Hoeber Medical Division, New York), S. 800 (1969)
2. FEIFEL, G., LORENZ, W., HEIMANN, A., WÖRSCHING, I.: Klin. W' schr. 50, 413 (1972)
3. ZENKER, R., REICHEL, K., LORENZ, W., HAENDLE, H., FEIFEL, G.: Chirurg 39, 488 (1968)

4. CHECKETTS, R. G., GILLESPIE, I. E., KAY, A. W.: GUT 9, 683 (1968)
5. SIRCUS, W., SMALL, P.: Scott. Med. I. 9, 453 (1964)

Dr. H. Troidl
Chirurgische Klinik,
Abteilung für exp. Chirurgie
und pathol. Biochemie der
Universität
3550 Marburg

56. Der Einfluß von Gastrin und Pentagastrin auf die Magenentleerung des Menschen

M. Meves, H. G. Beger, D. Braun, J. F. Kalk, R. Bittner und E. Kraas

Röntgen- und Isotopenabteilung im Städt. Wenckebach-Krankenhaus, Berlin-Tempelhof (dirigierender Arzt: Dr. P. Meiisel), Chirurgische Abteilung, Klinikum Westend der FU Berlin (Direktor: Prof. Dr. E. S. Bücherl)

Im Mittelpunkt der Gastrinforschung stand seit der Entdeckung des antralen Peptidhormons seine stimulierende Wirkung auf die Magensekretion. Aus tierexperimentellen Beobachtungen (2), Ergebnissen von in vitro Messungen mit menschlicher Magenmuskulatur (1) und intragastralen Druckmessungen (5) muß jedoch geschlossen werden, daß Gastrin auch die motorischen Funktionen des Magens beeinflußt. Da die Regulation der Magenmotorik von großer klinischer Bedeutung ist, wurde in der vorliegenden Untersuchung der Einfluß von Gastrin auf die Magenentleerung (ME) am Menschen gemessen.

Methodik: An 13 magengesunden Probanden (n = 10 ♀, 3 ♂, Durchschnittsgewicht 65, 8 kg (58-78 kg), Durchschnittsalter 46, 7 J. (21-69 J.) wurde die ME unter dem Einfluß von Gastrin gemessen. Dabei wurde bei 5 Probanden Schweine-Gastrin I in einer Dosis von 2 µg/kg KG/20 min infundiert und bei 8 Probanden Pentagastrin (Gastrodiagnost[R]) in einer Dosis von 6 µg/kg KG/20 min. Es wurde den nüchternen Probanden ein mit dem Radionuclid Cr-51 (100 µCi) markiertes Standardfrühstück von 360 ml Volumen gegeben.
Die Messung der Magenpassage erfolgte mit 2 Scintillationsdetektoren durch analoge Aufzeichnungen von Aktivitätszeitkurven. Entsprechend dem exponentiellen Charakter der ME erhält man bei semilogarithmischer Abbildung eine Gerade, aus der die Geschwindigkeit der Entleerung abgelesen werden kann. Es wurde während 3 Meßperioden (je 20 min) kontinuierlich die ME verfolgt. In der 2. Periode wurde entweder Gastrin (5, 8-7, 5 µg/min) oder Pentagastrin (7, 3-23, 3 µg/min) kontinuierlich in eine Cubitalvene infundiert. Die dadurch erzielte Änderung der Steilheit der Geraden wird in % ausgedrückt und entspricht der Veränderung der Entleerungszeit, die durch Gastrin- bzw. Pentagastrin verursacht wird.

Ergebnisse: Aus Tab. 1 wird deutlich, daß die Rate der ME in der Periode I (ohne Gastrin) 20, 18 %/20 min beträgt. Während der Gastrin-Infusion erfolgt eine signifikante Verzögerung der Entleerung auf 2, 88 %/20 min. Nach Beendigung der Gastrin-Infusion ist die Entleerung wieder beschleunigt auf 10, 74 %/20 min. Bei der Pentagastrin-Gruppe beträgt die Entleerungsrate in der Periode I 20, 55 %/20 min, wird durch Pentagastrin verzögert auf 2, 18 %/20 min und ist dann wieder beschleunigt auf 9, 98 %/20 min.

Tab. 1: Änderung der Magenentleerung durch Gastrin und Pentagastrin

		Aktivitätsabfall in % in der Meßperiode			Signifikanz t-Test
		I	II[+]	III	
Gastrin I n = 5	$\bar{x}$	20,18	2,88	10,74	$p_{I-II} < 0,0025$
	σ	± 9,46	± 2,10	± 6,60	$p_{II-III} < 0,01$
Pentagastrin n = 8	$\bar{x}$	20,55	2,18	9,98	$p_{I-II} < 0,0005$
	σ	± 10,49	± 2,60	± 7,48	$p_{II-III} < 0,0025$

[+] Gastrinperiode

Die Einzelwerte der Probanden sind in Abb. 1 für Gastrin und in Abb. 2 für Pentagastrin aufgetragen

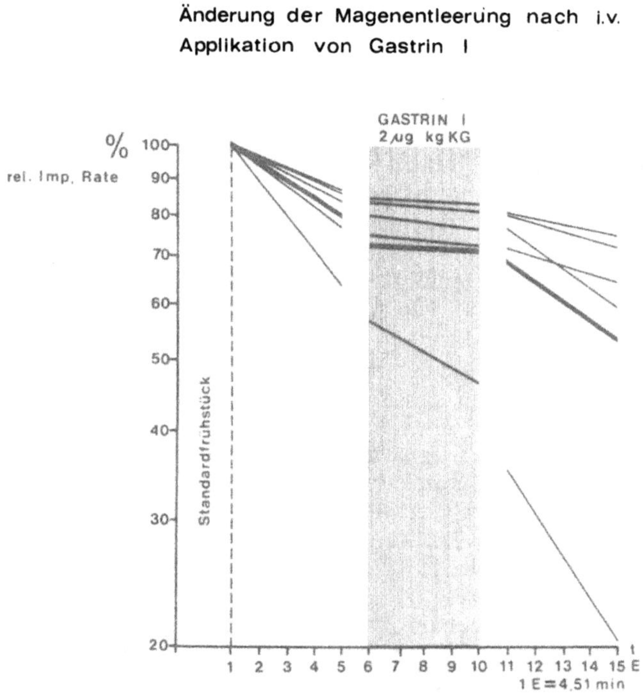

Abb. 1: Änderung der Magenentleerung eines Cr-51-markierten Probefrühstücks (350 ml) durch Gastrin I (2 µg/kg/20 min)

Änderung der Magenentleerung nach i. v. Applikation von Pentagastrin

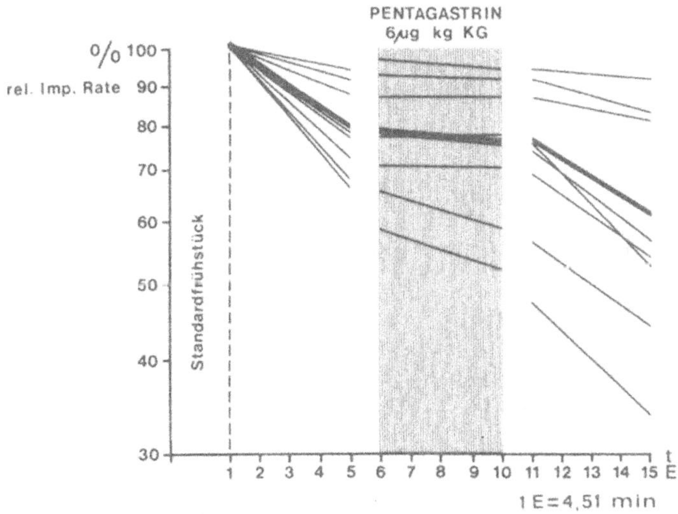

Abb. 2: Änderung der Magenentleerung eines Cr-51-markierten Probefrühstücks durch Pentagastrin (6 µg/kg KG/20 min)

Diskussion: Die Untersuchungsergebnisse beweisen, daß durch exogenes Gastrin und Pentagastrin die Entleerung fester Speisen aus dem Magen unter physiologischen Versuchsbedingungen gehemmt wird. Dieser Befund steht in Übereinstimmung mit tierexperimentellen Ergebnissen von COOKE et al. 1972 (2) und Untersuchungen am Menschen mit flüssiger Probemahlzeit von HUNT et al. 1967 (4) und MISIEWICZ et al. 1969 (5).
Widersprüchlich dazu erscheinen Meßergebnisse am isolierten Antrumstreifen (1) und in vitro an verschiedenen Tierspezies gemachten Beobachtungen, nach denen Gastrin und Pentagastrin die elektrische (slow-wave-Frequenz, 2) und die motorische (Amplitude und Frequenz der Antrumperistaltik, 5) Aktivität am Magen steigert. Diese unter dem Einfluß von exogenem Gastrin, bei gesteigerter Antrummotorik, beobachtete Verzögerung der ME kann mit dem bisherigen Wissen über die Regulation der Magenmotorik nicht eindeutig erklärt werden. Tierexperimentelle Beobachtungen ergeben Hinweise, daß die Entleerungsverzögerung durch eine Steigerung der antralen Retropulsion bei Verminderung der Propulsion bedingt oder durch eine Druckerhöhung im proximalen Duodenum verursacht wird. Da die Hemmung der ME durch exogenes Gastrin ohne zeitliche Verzögerung eintritt, ist eine direkte Gastrinwirkung auf die Muskulatur wahrscheinlich. Eine Verzögerung der ME durch eine pH-abhängige Sekretinfreisetzung im Duodenum kann daher nicht von Bedeutung sein.

Zusammenfassung: An 13 magengesunden Patienten wurde der Einfluß von Gastrin (n = 5) und von Pentagastrin (n = 8) auf die Entleerung rung einer Cr-51-markierten Standardmahlzeit aus dem Magen gemessen. Exogenes Gastrin (2 µg/kg/20 min) und Pentagastrin (6 µg/kg KG/20 min) hemmen signifikant die Magenentleerung.

Summary: The influence of gastrin (n = 5) and pentagastrin (n = 8) on gastric emptying during a Cr-51-labelled test meal was measured in 13 patients. Exogenous gastrin (2 µg/kg BW/20 min) as well as pentagastrin (6 µg/kg BW/20 min) significantly inhibits gastric emptying.

Literatur

1. BENNETT, A., MISIEWICZ, J. J., WALLER, S. L.: Gut 8, 470-484 (1967)
2. COOKE, A. R., CHVASTA, T. E., WEISBRODT, N. W.: Amer. J. Physiol. 223, 4, 934-938 (1972)
3. GRIFFITH, G. H., OWEN, G. M., CAMPBELL, P. H., SHIELDS, R.: Gastroneterology 54, 1, 1.7 (1968)
4. HUNT, J. N., RAMSBOTTOM, N.: Brit. med. J. 4, 386-390 (1967)
5. MISIEWICZ, J. J., WALLER, S. L., HOLDSTOCK, D. J.: Gut 1, 723-729 (1969)

Dr. M. Meves
Röntgen- und Isotopenabteilung
im Städt. Wenckebach-Krankenhaus
1000 Berlin 42
Wenckebachstr. 23

57. Über den Einfluß eines α-Rezeptorenblockers auf die Magensekretion

W. L. Brückner und R. Gros[+]

Chirurgische Poliklinik der Universität München (Direktor: Prof. Dr. F. Holle)

Über die Bedeutung der α- und ß-Rezeptoren im Magen-Darmtrakt ist wenig bekannt. Über den Einfluß von α-Rezeptorenblockern auf die Magensekretion liegen bisher nur einige Untersuchungen vor, die zum Teil recht unterschiedliche Ergebnisse zeigen. α-adrenerg blockierende Substanzen wurden von PRADHAN (1), JACOBSON (2) und BASS (3) an Hunden und Ratten erprobt.

Methodik: Bei 5 Katzen, bei denen zuvor eine Magenfistel angelegt worden war, wurde jeweils in 3 Untersuchungsserien die Basalserketion sowie die mit Histamin stimulierte (0, 04 mg/kg KG, s. c.) Magensekretion, vor und nach Gabe von Phenoxybenzamin (Dibenzyline[R], Präparat 2692 A der Firma RÖHM & HAAS, Pharma-GmbH, Darmstadt) untersucht (10 mg/kg KG, i. m.). Es wurden dabei folgende Parameter bestimmt: Volumen, pH-Wert, Gesamtsäuremenge und Gesamtpepsin, Natrium- und Kaliumsekretion. Die Bestimmung von Pepsin erfolgte nach einer modifizierten Methode von ANSON und MIRSKY (4). Die Bestimmung von Natrium und Kalium wurde mit dem Flammenphotometer EPPENDORF durchgeführt.

Ergebnisse: In der Basalsekretion kommt es nach Gabe von Phenoxybenzamin zu keiner signifikanten Änderung des Volumens (Abb. 1). In der Histamin-stimulierten Sekretion kann man nach Gabe von Phenoxybenzamin in der 1. Stunde ebenfalls keine signifikante Änderung des Volumens feststellen. In der 2. Stunde kommt es zu einer hochsignifikanten Abnahme des Volumens (73 %, $t = 6,0$, $p < 0,001$).
In der Histamin-stimulierten Sekretion kommt es nach Gabe von Phenoxybenzamin zu einem signifikanten Anstieg der Säuresekretion (Abb. 2) in den ersten 45 min (44 %, $t = 3,08$, $p < 0,005$), auf die in den folgenden 75 min eine signifikante Hemmung der Säuresekretion folgt (65 %, $t = 6,19$, $p < 0,001$).
In der Pepsinsekretion ist nach Gabe von Phenoxybenzamin in der Basalsekretion keine signifikante Veränderung zu beobachten, während es in der histamin-stimulierten Sekretion zu einer geringgradigen Hemmung derselben kommt (30 %, $t = 1,91$, $p < 0,1$).
In der Basalsekretion kommt es zu keiner signifikanten Veränderung der Kalium- und Natriumsekretion nach Gabe von Phenoxybenzamin. Nach Stimulierung mit Histamin jedoch kann man nach Gabe von Phenoxybenzamin eine signifikante Abnahme der Natriumsekretion beobachten, (45 %, $t = 3,21$, $p < 0,005$), während die Kaliumsekretion in der 1. Stunde nach Stimulation einen signifikanten Anstieg (30 %, $t = 3,27$, $p < 0,005$) und in der 2. Stunde einen signifikanten Abnahme zeigt.

[+]Mit Unterstützung der Deutschen Forschungsgemeinschaft

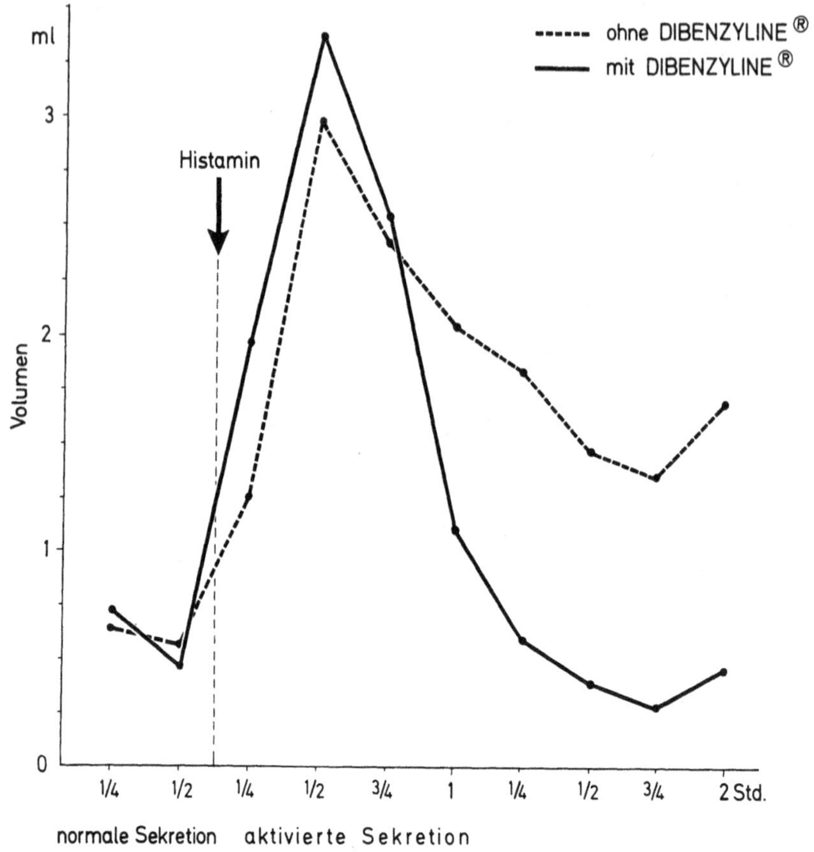

Abb. 1: Einfluß von Phenoxybenzamin auf das Magensaftvolumen

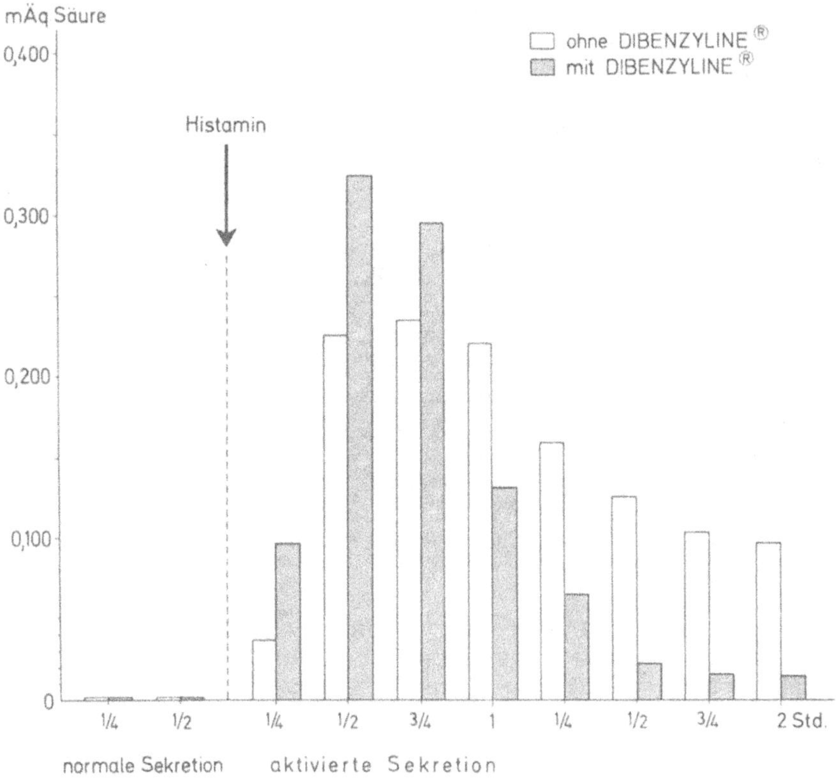

Abb. 2: Einfluß von Phenoxybenzamin auf die Säuresekretion

Diskussion: Über den Einfluß eines α-Rezeptorenblockers auf die Magensekretion ist in der Literatur noch wenig berichtet worden. JOW et al. (5) zeigten 1960, daß Phenoxybenzamin antisekretorische Wirkung bei Ratten hat. PRADHAN und WINGATE (1) beobachten 1966 bei Hunden eine Hemmung der Basalsekretion, sowie der mit Fleisch-, Bethanechol- bzw. Histamin-stimulierten Sekretion. BASS und PATTERSON (3) sahen 1967 ebenfalls bei Ratten eine antisekretorische Wirkung. Der Pepsinsekretion wurde bisher keine Bedeutung beigemessen. Phenoxybenzamin gehört in die Gruppe der sogen. Haloalkyloamine und ist, zusammen mit dem Dibenamine, zur Zeit der bekannteste und beliebteste α-Rezeptorenblocker. Es unterscheidet sich vom Diabenamine lediglich durch den Ersatz einer Benzylgruppe, ist 6 bis 10 mal stärker als dieses und entfaltet eine stärkere Antihistaminicum-Wirkung. Neben der bekannten Wirkung auf Herz- und Kreislauf gibt es zahlreiche Hinweise für einen Einfluß von Phenoxybenzamin auf Stoffwechsel und Zentralnervensystem. Es blockiert jedoch nicht die durch Adrenalin oder Nor-Adrenalin induzierte Hyperglycämie bzw. Lactacidämie, während seine Wirkung auf die freien Fettsäuren variabel ist. Die Hemmung der Lipolyse durch einen α-Rezeptorenblocker ist ebenfalls nicht spezifisch für Katecholamine, da auch die Wirkung anderer lipolytischer Substanzen (z.B. ACTH, Glucagon, Wachstumshormone) damit blockiert werden kann. Es ist durchaus möglich, daß die von uns beobachteten Veränderungen in der Magensekretion teilweise durch bisher noch nicht bekannte Substrat- und Metabolitverschiebungen erklärt werden könnten. Ob es sich bei den herausgestellten Wirkungen immer um eine Blockade der adrenozeptiven Strukturen oder um einen direkten Effekt auf den Zellstoffwechsel handelt, bleibt noch offen.

Zusammenfassung: An Katzen wurde der Einfluß eines α-Rezeptorenblockers (Phenoxybenzamin) auf die Basalsekretion, sowie auf die mit Histamin stimulierte Sekretion untersucht. Dabei zeigt sich, daß es in der Basalsekretion zu keiner signifikanten Veränderung kommt. In der histamin-stimulierten Sekretion konnte, nach Gabe von Phenoxybenzamin, eine signifikante Abnahme des Magensaftvolumens um 73 % in der 2. Stunde, eine signifikante Zunahme der Säuresekretion in den ersten 45 min (44 %) und eine signifikante Hemmung derselben in den folgenden 75 min (65 %) beobachtet werden, während die Hemmung der Pepsinsekretion nur geringgradig war (30 %). Außerdem wurde eine signifikante Hemmung der Natrium- und Kaliumsekretion festgestellt.

Summary: The influence of phenoxybenzamine on gastric secretion was studied in five cats with gastric fistulas. No significant changes were observed during baseline secretion. Following stimulation with histamine, however, a significant depression (73 %) of gastric volume was seen during the second hour, whereas the acid output was significantly increased (44 %) during the first 45 minutes and significantly decreased (65 %) during the following 75 minutes. Pepsin output was slightly depressed (30 %). In addition, a significant decreased output potassium and sodium as well could be observed.

Literatur

1. PRADHAN, S. N., WINGATE, H. M.: Arch. int. Pharmacodyn. 162, 303-310 (1966)
2. JACOBSON, E. D., SWAN, K. G., GROSSMAN, M. I.: Gastroenterology 52, 414-420 (1967)
3. BASS, P., PATTERSON, M. A.: J. Pharmacol. exp. Ther. 156, 142-149 (1967)
4. HAENDLE, A., LORENZ, W., STURM, H., WERLE, E.: Hoppe-Seyler's Z. Physiol. Chem. 349, 1201-1207 (1968)
5. JOW, E., WEBSTER, D. R., SKORYNA, S. C.: Gastroenterology 38, 732-739 (1960)

PD Dr. W. L. Brückner
Chirurgische Poliklinik
der Universität
8000 München 2
Pettenkoferstr. 8 a

58. Vergleichende Gastrinbestimmung beim Neugeborenen. Ein Beitrag zur Pathogenese des Neugeborenenulcus

H. Maier, C. Herfarth, P. Burmeister, J. Gunkel und G. Seibert

Chirurgische Universitätsklinik Freiburg (Direktor: Prof. Dr. M. Schwaiger), Medizinische Universitätsklinik Freiburg (Direktoren: Prof. Dr. W. Gerok, Prof. Dr. G. W. Löhr), Universitäts-Kinderklinik Freiburg (Direktor: Prof. Dr. W. Künzer)

Das sehr seltene Duodenal- und Magengeschwür des Neugeborenen wurde bisher in der Regel als Einzelfall beschrieben (1-4). Während für einen Teil der Magenperforationen eine minderwertige Wandanlage nachgewiesen werden konnte, ist die Pathogenese des Ulcus duodeni oder ventriculi perforatum des Neugeborenen unbekannt. Allgemein werden schwerer Geburtsstress, Asphyxie oder Einwirkung eines humoralen mütterlichen Faktors als Ursache angenommen. Beobachtung und operative Therapie eines perforierten Duodenalulcus bei einem 4 Tage alten Neugeborenen regten zu systematischen Untersuchungen zur Genese des Neugeborenenulcus an.

Kasuistik: Das männliche Neugeborene war nach einem protrahierten Geburtsverlauf durch Vakuumextraktion zur Welt gekommen. Nach zunächst unauffälliger Neugeborenenperiode trat am 4. Lebenstag unter dem Bild einer akut aufgetretenen Dyspnoe und Tachypnoe ein ausgedehntes Pneumoperitoneum mit beidseitigem Zwerchfellhochstand auf. Bei der sofortigen Laparotomie fand sich eine ca. kleinfingernagelgroße Perforation an der Duodenalvorderwand auf dem Boden eines akuten Ulcus duodeni. Der Defekt wurde durch Quervernähung verschlossen, der postoperative Verlauf war komplikationslos. Auffallend war bei dem Kind ein postoperativer Magensaft-pH von 1, 8 sowie noch 4 Wochen nach der Operation eine Plasma-Gastrinkonzentration von 230 pg/ml.

Da Gastrinbestimmungen beim Neugeborenen und Säugling nicht bekannt sind, wurden bei einem Kollektiv gastroenterologisch gesunder Neugeborener und Säuglinge eine Gastrinbestimmung und eine Magensaftuntersuchung durchgeführt.

Methodik: Gastrin wurde radioimmunologisch im Nüchternplasma bestimmt+ (Materialien der Firma Isotopendienst West, Frankfurt a. M.). Die Inkubation mit Antigastrinserum erstreckte sich über 72 Stunden. Die Abtrennung der nicht antikörpergebundenen Aktivität erfolgte mit Dextran-beschichteter Aktivkohle. Eine unspezifische Bindung des Hormons an Plasmaproteine wurde bei der Errechnung der Ergebnisse berücksichtigt.
Zur Magensaftanalyse wurde bei den Probanden nach nasopharyngealer Intubation einer Magensonde in einer Probe Nüchternsekret sofort und

---

+Wir verdanken die Bestimmung der Medizinischen Universitätsklinik Göttingen in einer zweiten Probe über 15 min kontinuierlich mit der Spritze abgesaugt. Es wurde der aktuelle Magensaft-pH gemessen, sowie die H^+-Konzentration titrimetrisch bestimmt und auf 100 ml Saftmenge umgerechnet.

Ergebnisse: Bei insgesamt 14 gastroenterologisch gesunden Neugeborenen und Säuglingen bis zum Alter von 4 Wochen wurde der Plasmagastrinspiegel bestimmt. Die Werte in pg/ml sind aus Tab. 1 zu entnehmen.

Tab. 1: Gastrinkonzentrationen (pg/ml) im Plasma von gastroenterologisch gesunden Säuglingen (links) und Erwachsenennormalwert (rechts)

				Mittelwert Säuglinge	Mittelwert Erwachsene
Ku.	110	Mü.	116	$\bar{x}$ = 122, 5 ± 25, 7	$\bar{x}$ = 103 ± 25, 6
Mö.	92	Sa.	84		
Gä.	106	Sb.	122		
Br.	136	Sc.	92		
Re.	130				
Ha.	128	Za.	310		
Ed.	125	Tr.	208		
Li.	148	Li.	182		
Al.	180				
Be.	146				

Der Mittelwert betrug für die Gruppe der gesunden Säuglinge: $\bar{x}$ = 122, 5 ± 25, 7 pg/ml. Eine Vergleichsgruppe gesunder Erwachsener ergab für diese Methode einen Mittelwert von $\bar{x}$ = 103, 2 ± 25, 6 pg/ml.

Bei dem Säugling Za. zeigte die Bestimmung der Plasmagastrinkonzentration 9 Wochen nach Übernähung eines Ulcus duodeni perforatum in der Neugeborenenperiode einen Wert von 230 pg/ml bei einem Erwachsenennormalwert dieser Methode von $\bar{x}$ ± s (pg/ml): 40 ± 18, 7[++].
Bei der von uns vorgenommenen 2. Bestimmung der Plasmagastrinkonzentration bei demselben Probanden im Alter von 15 Wochen fand sich ein Wert von 310 pg/ml bei einem Mittelwert gesunder Säuglinge von $\bar{x}$ = 122, 5 ± 25, 7 pg/ml. Ein Vergleich der Plasmagastrinkonzentrationen bei gastroenterologisch gesunden Neugeborenen und Säuglingen mit dem Ulcuspatienten Za. zeigt einen signifikant erhöhten Gastrinwert bei dem Ulcusträger.
Bei einer 2. Gruppe von 11 klinisch gesunden Neugeborenen wurde der aktuelle Magensaft-pH gemessen und die Acidität durch Titration der H^+-Konzentration bestimmt. Die Ergebnisse werden durch Tab. 2 veranschaulicht. Bei dem Kind Za. fand sich postoperativ ein Magensaft-pH von 1, 8. Ein Vergleich mit dem pH-Wert im Magensaft klinisch gesunder Säuglinge verdeutlich diesen niedrigen Wert (Abb. 2).

[++] Wir verdanken die Bestimmung der Medizinischen Universitätsklinik Göttingen

Tab. 2: Magensaftwerte einer Gruppe klinisch gesunder Neugeborener (2 Proben im Abstand von 15 min)

Probanden	Magensaftmenge (ml)	pH	(H^+) pro 100 ml (mval)
Ko.	2,0	5,5	8,5
Fö.	1,0	4,1	59
Mo.	0,5	4,5	26
Ri.	0,5	5,6	12
Er.	1,0	7,9	-
No.	1,0	6,6	1,2
Ms.	5,0	3,7	33
Za.	3,5	3,9	40
Fu.	2,5	4,05	17
Co.	3,0	5,6	13
Dr.	1,0	4,5	22
Ko.	0,5	6,9	1,8
Fö.	1,0	4,1	43
Mo.	0,5	4,7	26
Ri.	1,0	5,7	10
Er.	0,5	7,4	-
No.	-	-	-
Ms.	1,0	7,35	-
Za.	0,5	4,7	14
Fu.	3,5	3,85	18
Co.	5,0	5,1	20
Dr.	0,5	7,0	-

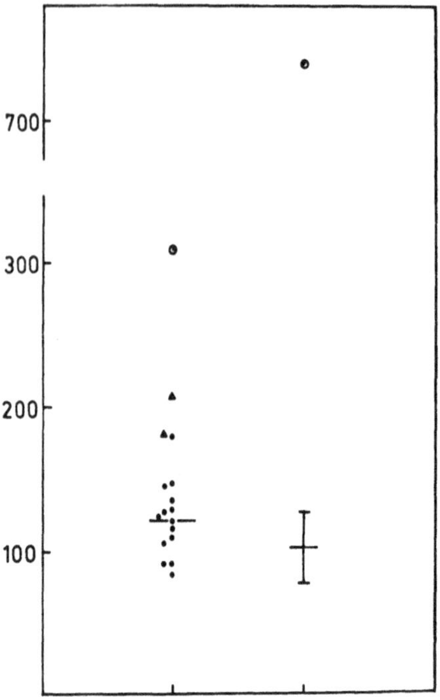

Abb. 1

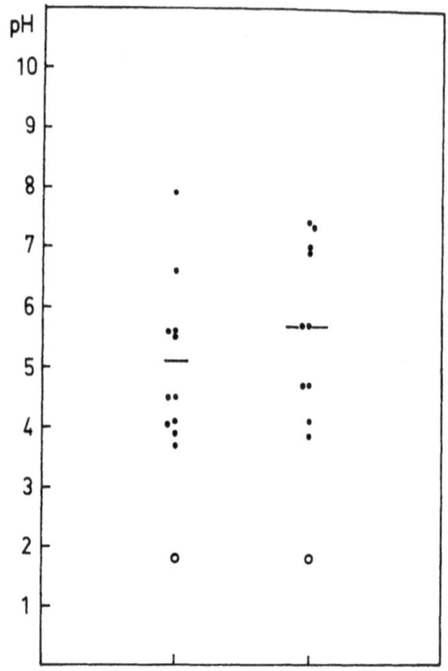

Abb. 2

Abb. 1: Gastrinkonzentrationen im Plasma (pg/ml) von 14 gastroenterologisch gesunden Säuglingen (links, Punkte); 1 Säugling mit perforiertem Ulcus duodeni (⊖) und 2 mit anderen Magenerkrankungen (Δ). Rechts Normalbereich für gesunde Erwachsene (x ± s) und ein Fall von Zollinger-Ellison-Syndrom (⊖)

Abb. 2: pH-Werte im Nüchternsekret von klinisch gesunden Neugeborenen und ein Kind mit Ulcus duodeni perforatum (0). Linke Reihe Magensaftaspiration unmittelbar nach Intubation der Sonde; rechte Reihe nach kontinuierlicher Aspiration über 15 min

Zusammenfassung: Für eine Gruppe gastroenterologisch gesunder Säuglinge wurde der Normalwert der Plasmagastrinkonzentration ermittelt und mit den Daten eines Patienten mit Ulcus duodeni perforatum in der Neugeborenenperiode verglichen. Bei dem Ulcuspatienten fand sich eine deutlich erhöhte Plasmagastrinkonzentration und eine Hyperacidität des Magensaftes im Vergleich zu einer Gruppe klinisch gesunder Neugeborener. Eine erhöhte Gastrinkonzentration ist als pathogenetischer Faktor des Neugeborenenulcus zu diskutieren.

Summary: The normal values of the plasmagastrin concentration was established for a group of gastroenterologically asymptomatical newborns. The comparison with a newborn with perforated duodenal ulcer showed a significantly higher plasma gastrin concentration in the ulcer patient. The comparison of the acidity of the gastric secretion showed a significantly lower pH-value in the ulcer patient compared to a group of clinically healthy newborns. Increased plasma gastrin concentration must be discussed as a pathogenic factor for the duodenal ulcer in the newborn.

Literatur

1. NUSS, D., LYNN, H. B.: Surgical Clinics of North America, 51, 4, 945-954 (1971)
2. RAFFENSPERGER, J. G. et al.: Surgery 123, 1269-1274 (1966)
3. THOMPSON, N. W. et al.: Arch. Surg. 90, 233-236 (1965)
4. TUDOR, R. B.: The Pediatric Clinics of North America, 14, 1, 109-139 (1967)

Dr. H. Maier
Chirurgische Universitätsklinik
7800 Freiburg i. Br.
Hugstetter Str. 55

59. Untersuchungen am Hund zur Hemmung der Magensekretion durch Calcium

K. H. Welsch, M. Härlin und F. Holle

Chirurgische Poliklinik der Universität München (Direktor: Prof. Dr. F. Holle)

Der vielfach beobachtete Anstieg der Magensekretion beim Menschen durch Hypercalcämie und mögliche Beziehungen zwischen Gastroduodenalulcus und Hyperparathyreoidismus (1, 2, 4, 5) waren der Anlaß zu zahlreichen tierexperimentellen Untersuchungen (3, 4). Als causale Faktoren des stimulatorischen Effektes von Calcium am Magen werden die Liberation von Gastrin (4), die Wirkung auf die parasympathische Innervation (5) und die Rolle der Calcium-Ionen bei der intracellulären Erregungsausbreitung diskutiert (2).
Obwohl vor allem der Hund bei vergleichenden Untersuchungen zwischen Mensch und Tier große Übereinstimmung der nerval und humoral bedingten Magensekretion zeigte, haben die bislang durchgeführten Experimente am Tier zur Frage der Beziehungen zwischen Hypercalcämie und Magensekretion ein offensichtlich konträres Verhalten gegenüber dem Menschen gebracht.
Es ist deshalb auch von klinischem Interesse, den Einfluß der akuten Hypercalcämie auf die gleichzeitig stimulierte Sekretion des Magens zu überprüfen, da eindeutige Ergebnisse dazu bisher nicht vorliegen.

Methodik: Für die Untersuchungen standen 11 Bastardhunde mit chronisch gefisteltem HEIDENHAIN-Nebenmagen zur Verfügung. Ein permanent intravenöser Zugang über mehrere Wochen für die an jedem Versuchstier mindestens durchgeführten 18 Einzelversuche wurde durch transjuguläre Plazierung von Venenkathetern in den rechten Herzvorhof erreicht, die subcutan am Hals mit speziellem Ventilverschluß herausgeleitet waren. Die Stimulation der Belegzellen erfolgte mit 0,04 mg Histamindihydrochlorid oder 0,006 mg gastrinaktivem Pentapeptid. Hypercalcämie mit 17,8 mg/kg-h Calcium in einer 20 %-igen Calciumgluconolactobionat-Lösung. Zur β-Rezeptoren-Blockade wurde 0,6 mg/kg-h Propranolol (Dociton) verwendet. Alle Pharmaca wurden als Dauerinfusion mittels elektrischer Injektionspumpe zugeführt und die Ergebnisse auf ihre Signifikanz statistisch überprüft. Nach Messung der Basalsekretion über 30 min erfolgte jeweils die Dauerstimulation des Magens über 4 Stunden. Das Magensekret wurde in 15 min Fraktionen gesammelt und als Parameter der Sekretion das Volumen, die HCL-Konzentration, die Ca-Ionen Konzentration und während der induzierten Hypercalcämie im 30 min Intervall der Serum-Ca-Spiegel bestimmt.

Ergebnisse: Dauerinfusion einer konstanten Menge Calcium über 3 Stunden mit mittlerer Erhöhung des Serum-Ca-Spiegels auf 14,2 mg% führt zu keinem signifikanten Anstieg der Magensekretion. Die durch gastrinaktives Pentapeptid stimulierte Magensekretion wird durch Hypercalcämie signifikant gehemmt (Abb. 1).

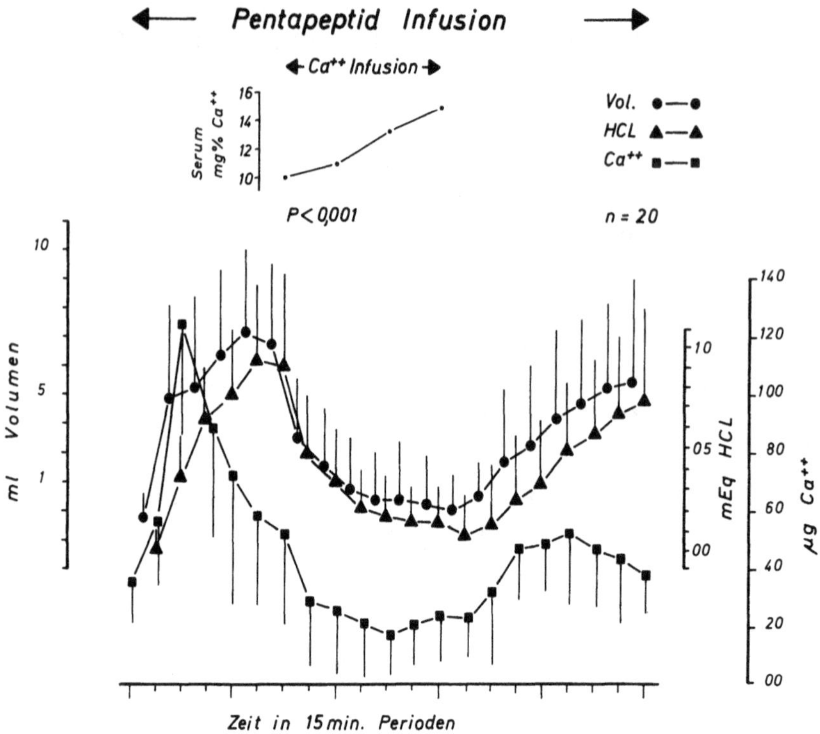

Abb. 1: Verhalten der Pentapeptid-stimulierten Magensekretion während gleichzeitiger Hypercalcämie (n = 20)

Die Hypercalcämie hat keinen signifikanten Einfluß auf die durch Histamin stimulierte Magensekretion. β -Rezeptoren-Blockade führt zur statistisch signifikanten Steigerung der durch gastrinaktives Pentapeptid stimulierten Magensekretion. Die potenzierende Wirkung von Propranolol auf die Pentagastrin-stimulierte Magensekretion wird durch Hypercalcämie inhibiert (Abb. 2). Die Histamin-stimulierte Magensekretion kann durch Hypercalcämie und β -Rezeptoren-Blokkade nicht beeinflußt werden. Die Stimulation des Magens mit Histamin oder gastrinaktivem Pentapeptid führt zum kurzfristigen initialen Anstieg des Gesamtcalcium-Gehaltes im Magensaft. Während der induzierten Hypercalcämie wird keine Änderung der Calciumkonzentration im Magensaft beobachtet.

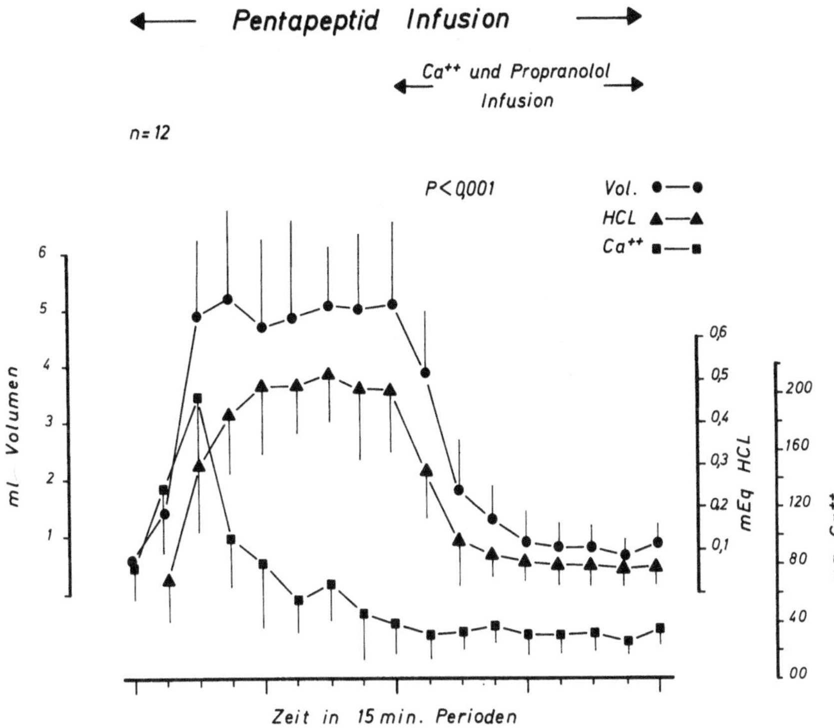

Abb. 2: Inhibition der Pentapeptid-stimulierten Magensekretion während Infusion von Calcium und Propranolol (n = 12)

Zusammenfassung: Im Gegensatz zu den Befunden beim Menschen wird bei Hunden durch Hypercalcämie keine Steigerung der Magensekretion erreicht. Sowohl die Wirkung von gastrinaktivem Pentapeptid als auch die Potenzierung der Magensekretion mit Propranolol wird während der Hypercalcämie inhibiert. Bei submaximaler Stimulation der Belegzellen des Hundemagens mit Histamin bleibt der Sekretionsanstieg durch Hypercalcämie oder Propranolol unbeeinflußt. Die vorliegenden Ergebnisse sprechen für ein konträres Verhalten der Magensekretion des Hundes während der Hypercalcämie gegenüber dem Menschen. Mit Sicherheit zeigen die Untersuchungsergebnisse, daß die Übertragung physiologischer Informationen auf verschiedene Spezies mit Zurückhaltung geschehen muß.

Summary: During acute hypercalcemia in contrast to the results in man an increase of gastric juice acid secretion in dogs was not observed. Both the influence of gastrinlike pentapeptid as the potentiation of gastric secretion with propranolol was inhibited during hypercalcemia. The manner in which hypercalcemia leads to the inhibition of stimulated gastric secretion is not clear. We found no change in histamin-stimulated acid output of stomach by the administration of calcium or propranolol. These results indicate that another mechanism exists for the calcium effect in dog stomach and physiological information must be transformed with caution between different species.

Literatur

1. BARRERAS, R. F., DONALDSON, R. M.: Effects of induced hypercalcemia on human gastric secretion. Gastroent. 52, 670 (1967)
2. DEYHLE, P., MIEDERER, S. E., OTTENJANN, R.: Der Einfluß akuter Hypercalcämie auf die durch Hypermagnesiämie gehemmte Magensekretion. Klin. Wschr. 48, 384 (1970)
3. LICK, R. F., WELSCH, K. H., HART, W., BRÜCKNER, W., BENNEWITZ, K.: Hypercalcämie und Magensekretion. Zschr. f. Gastroent. 4, 225 (1966)
4. REEDER, D. D., JACKSON, M., BAN, J., CLENDINNEN, G., DAVIDSON, W. D., THOMPSON, J. C.: Influence of hypercalcemia on gastric secretion and serum gastrin concentration in man. Ann. Surg. 172, 540 (1970)
5. SMALLWOOD, R. A.: Effect of intravenous calcium administration on gastric secretion of acid and pepsin in man. GUT 8, 592 (1967)

PD Dr. K. H. Welsch
Chirurgische Poliklinik
der Universität
8000 München
Pettenkoferstr. 8a

60. Der Einfluß der trunculären Vagotomie mit Pyloroplastik oder Antrektomie auf die Gastrinfreisetzung bei Ulcus duodeni-Patienten

H. D. Becker, D. D. Reeder und C. Thompson

Chirurgische Universitätsklinik Göttingen (Direktor: Prof. Dr. H. -J. Peiper), Department of Surgery of Texas, Galveston, Texas (Chairman: Prof. Dr. C. J. Thompson)

Trunkuläre Vagotomie mit entweder Pyloroplastik (V + P) oder Antrektomie (V + A) sind häufig gebrauchte Operationsverfahren in der Behandlung des Ulcus duodeni. Das Polypeptidhormon Gastrin ist der potenteste physiologische Stimulus der Magensekretion. Die Bedeutung des endogenen Gastrins für die Hypersekretion bei Ulcus duodeni-Patienten ist jedoch noch nicht vollständig bekannt.
In den vorliegenden Experimenten haben wir den Einfluß von V + P und V + A auf die Gastrinfreisetzung nach einer Standardmahlzeit bei Ulcus duodeni-Patienten untersucht.

Methodik: 5 weibliche und 12 männliche Patienten mit einem Ulcus duodeni wurden in dieser Studie untersucht. Das Durchschnittsalter betrug 43 Jahre. Die Diagnose eines Ulcus duodeni war röntgenologisch oder endoskopisch diagnostiziert und während der Operation bestätigt worden. Bei den Patienten wurde entweder eine trunkuläre Vagotomie mit HEINICKE-MIKULICZ-Pyloroplastik (V + P) oder eine trunkuläre Vagotomie mit Antrektomie und Gastro-Duodenostomie (V + A) vorgenommen. Die Auswahl erfolgte durch Los. Die Serumgastrinantwort auf ein Standardmahl (1. 250 Kalorien, 63 g Protein, 40 g Fett, 159 g Kohlehydrate) wurde bei allen Patienten gemessen und mit der von 10 Normalpersonen verglichen. Die Gastrinkonzentrationen im Serum wurden mittels eines von uns entwickelten Radioimmunassays gemessen. Die Ergebnisse werden als Gastrinkonzentration zu einer bestimmten Zeit oder als integrierte Gastrinantwort während 60 min angegeben. Die Magensekretionsanalysen wurden prae- und postoperativ vorgenommen. Es wurden nur Patienten mit negativem Holländertest für diese Studie verwandt.

Ergebnisse: Die mittlere Nüchtern-Gastrinkonzentration bei 17 Patienten mit Ulcus duodeni war 129 $\pm$ 11 pg/ml. Sie ist damit signifikant höher als die Konzentration der 10 untersuchten Normalpersonen (84 $\pm$ 7 pg/ml; $p < 0,005$). Nach den Standardmahlzeiten stieg das Serumgastrin maximal auf 195 $\pm$ 20 pg/ml bei den Ulcus duodeni-Patienten und auf 122 $\pm$ 11 pg/ml bei den Kontrollpersonen. 3 bis 6 Monate postoperativ bewirkte V + P (10 Patienten) einen signifikanten Anstieg der basalen Gastrinkonzentration von 130 + 9 pg/ml praeoperativ auf 167 $\pm$ 14 pg/ml postoperativ. Der maximale Anstieg nach einer Standardmahlzeit war 52 % praeoperativ und 60 % postoperativ. V + A (7 Patienten) resultierte in einer nicht signifikanten Erniedrigung der basalen Gastrinkonzentration von 128 ± 21 pg/ml auf 109 ± 13 pg/ml. Die Gastrinausschüttung nach einer Mahlzeit war nicht durch V + A verändert. Nach V + P oder V + A war die basale oder submaximale Pentagastrin stimulierte Magensekretion um etwa 70 % vermindert.

Zusammenfassung: Die vorliegende Untersuchung bestätigt unsere früheren Befunde, daß die basale und postprandiale Serumgastrinkonzentration bei Ulcus duodeni-Patienten höher zu sein scheint als bei Kontrollpersonen. Da eine Antrektomie keine signifikante Verminderung der basalen oder postprandialen Gastrinwerte bewirkt, scheinen bedeutende extraantrale Gastrindepots zu bestehen. Die Vagotomie scheint der bedeutendere Faktor bei der Minderung der Magensekretion durch diese Operationsmethode zu sein.

Summary: These results show, that basal serum gastrin levels and the serum gastrin response to a standard meal are elevated in patients with duodenal ulcer disease. Since antrectomy did not reduce significantly the basal or postprandial serum gastrin levels, extraantral sources of gastrin seem to be important. Vagotomy seems to be the most important factor in reducing the gastric hypersecretion.

Dr. H. D. Becker
Chirurgische Universitäts-
klinik
3400 Göttingen
Goßlerstraße

61. Untersuchung des Glucosestoffwechsels nach selektiver Vagotomie und Pyloroplastik

R. Bittner, H. G. Beger, E. Kraas und E. Gerhards

Chirurgische Universitätsklinik im Klinikum Westend, Berlin
(Direktor: Prof. Dr. E. S. Bücherl)

Störungen des Glucosestoffwechsels - frühe postprandiale Hyperglycämie mit nachfolgender Hypoglycämie - sind nach magenresezierenden Eingriffen seit langem bekannt. In der vorliegenden Arbeit wurde untersucht, ob auch nach selektiver Vagotomie und Pyloroplastik in der frühen postoperativen Phase vergleichbare Veränderungen zu beobachten sind.

Untersuchungsgut und Methodik: 9 Patienten (3 ♀, 6 ♂) mit einem Durchschnittsalter von 36 Jahren (19-64) und einem Durchschnittsgewicht von 61 kg (44-85) wurden in der frühen postoperativen Phase (6.-13. Tag) nach selektiver Vagotomie und Pyloroplastik (FINNEY) (s.V.+P.) insgesamt 13 mal untersucht. In der Kontrollgruppe befanden sich 11 Magengesunde (Control) (1 ♀, 10 ♂), deren Durchschnittsalter 50 Jahre (31-77) und Durchschnittsgewicht 66 kg (51-84) betrug und die ebenfalls in der frühen postoperativen Phase (3.-21. Tag) nach intraabdominellen Eingriffen insgesamt 16 mal untersucht wurden. Alle Patienten waren lebergesund und hatten keine Diabetesanamnese. Die letzte Mahlzeit lag wenigstens 12 Stunden zurück. In sämtlichen Blutproben, die gleichzeitig einem in der Pfortader (V. port.) liegendem 1,2 mm dicken Teflonkatheter und einer in einer Cubitalvene (V. cub.) gelegenen Braunüle entnommen wurden, bestimmten wir die Glucose- (enzymatisch) und Insulin- (Radioimmunmethode-IRI) Konzentration. Die statistische Auswertung erfolgte nach der t-Verteilung (STUDENT). Die Kurven in den Diagrammen ergeben sich aus den Mittelwerten ($\bar{x}$) der insgesamt 29 Meßreihen. Die Standardabweichungen (σ) der wichtigsten Meßpunkte werden angegeben.

1. Intravenöse Glucosebelastung: Nach Messung der basalen Insulinsekretion und des Nüchternblutzuckers wurde 0,5 g/kg KG Glucose (50 %ige Lösung) in 5 min appliziert und daran eine kontinuierliche Infusion von ebenfalls 0,5 g/kg KG Glucose (50 %ige Lösung) über 55 min angeschlossen. Die Entnahme der Blutproben erfolgte nach 2, 4, 6, 8, 10, 15, 20, 30, 45, 60, 75, 90, 105 und 120 min.

2. Orale Glucosebelastung: Nach Messung der basalen Insulinsekretion und des Nüchternblutzuckers wurde 1 g/kg KG Glucose in 50 %iger Lösung über 5 min oral verabfolgt. Die Entnahme der Blutproben erfolgte nach 4, 8, 12, 16, 20, 30, 45, 60, 75, 90, 105, 120, 135, 150 und 180 min.

Ergebnisse: 1. Intravenöse Glucosebelastung: Nach selektiver Vagotomie und Pyloroplastik (n = 5) ist der Kurvenverlauf sowohl der Glucose- als auch der Insulinkonzentration im cubitalen und portalen Blut annähernd gleich dem der Kontrollgruppe der Magengesunden (n = 10). Folgende Mittelwerte mit Standardabweichung wurden zu den wichtigsten Meßpunkten errechnet (in Klammern die Werte der Kontrollgruppe). Glucosekonzentrationen (mg/100 ml) V. port.: B 74, 2 ± 13, 8, (87, 5 ± 11, 9), 6 min 424, 2 ± 67, 0 (411, 7 ± 77, 0), 60 min 340, 8 ± 45, 4 (344, 1 ± 79, 9), 120 min 188, 6 ± 49, 3 (212, 1 ± 35, 8); V. cub.: B 74, 4 ± 12, 1 (90, 1 ± 13, 8), 6 min 368, 8 ± 55, 3 (360, 6 ± 66, 9), 60 min 314, 4 ± 56, 7 (332, 0 ± 76, 1), 120 min 194, 7 ± 55, 8 (223, 8 ± 47, 8).
Insulinkonzentrationen (µU/ml) V. port.: B 21, 2 ± 3, 6 (38, 1 ± 19, 5), 2 min 246, 0 ± 116, 5 (242, 8 ± 111, 7), 6 min 105, 0 ±54, 2 (73, 4±31, 2) 60 min 226, 0 ± 174, 0 (183, 2 ± 135, 5), 120 min 127, 5 ± 83, 8 (158, 0 ± 95, 3); V. cub.: B 11, 4 ± 6, 2 (17, 2 ± 4, 3), 2 min 35, 0 ± 24, 0 (53, 8 ± 38, 9), 6 min 51, 8 ± 17, 2 (52, 9 ± 18, 3), 60 min 48, 2 ± 24, 3 (57, 4 ± 36, 3), 120 min 49, 2 ± 19, 5 (77, 9 ± 41, 8).
2. Orale Glucosebelastung: Abb. 1 zeigt, daß nach s. V. +P. der Gipfel der Glucosekonzentration im peripheren Blut deutlich früher (45 min) und signifikant ($p < 0,005$) um 31 % niedriger liegt als bei Magengesunden. Während nach 150 min bereits wieder Basalwerte gemessen werden, liegt die Konzentration in der Kontrollgruppe noch nach 180 min signifikant ($p < 0,025$) mit 52 % über dem Nüchternwert. Im Pfortaderblut ist der Konzentrationsverlauf nahezu identisch wie in Abb. 1. Die Insulinkonzentration im peripheren Blut ist bei 30 min nach s. V. +P. deutlich höher als bei den Magengesunden, jedoch ist der Unterschied wegen der erheblichen Streuungsbreite nicht signifikant.
Im Pfortaderblut zeigen die Insulinkonzentrationen einen unterschiedlichen Verlauf (Abb. 2). Während sie in den ersten 60 min nach s. V. +P. um mehr als 40 % höher liegen, kehrt sich nach 75 min das Verhältnis um, so daß dann in der Kontrollgruppe die Konzentrationen um mehr als 50 % höher liegen. Der Unterschied bei 120 min ist signifikant ($p < 0,025$).

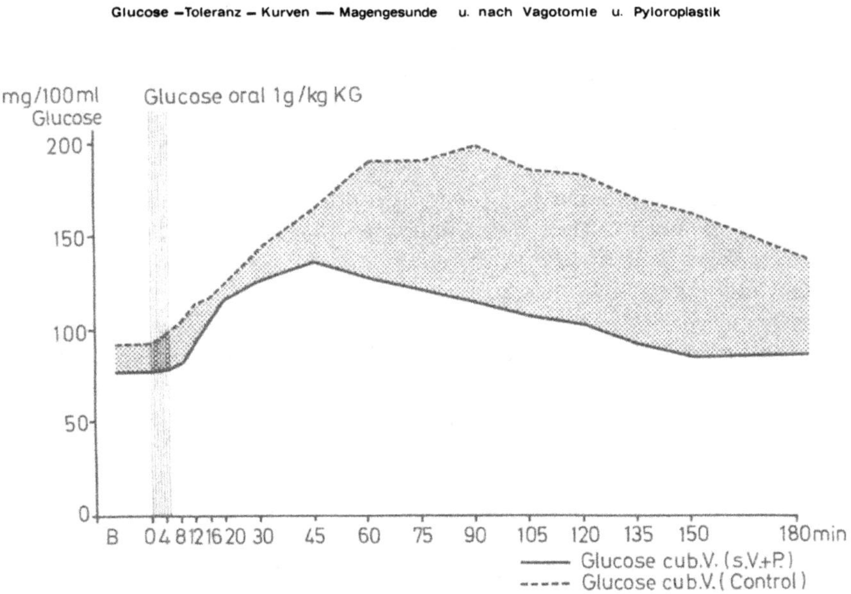

Abb. 1: Glucose-Toleranz-Kurven (V. cub.) nach s. V. +P. (n = 8) und bei Magengesunden (Control) (n = 6). Standardabweichungen der wichtigsten Meßpunkte: s. V. +P. B ± 7, 1, 45 min ± 37, 8, 90 min ± 29, 8, 120 min ± 22, 0, 180 min ± 10, 0; Control: B ± 6, 3, 45 min ± 22, 7, 90 min ± 25, 8, 120 min ± 35, 8, 180 min ± 44, 9

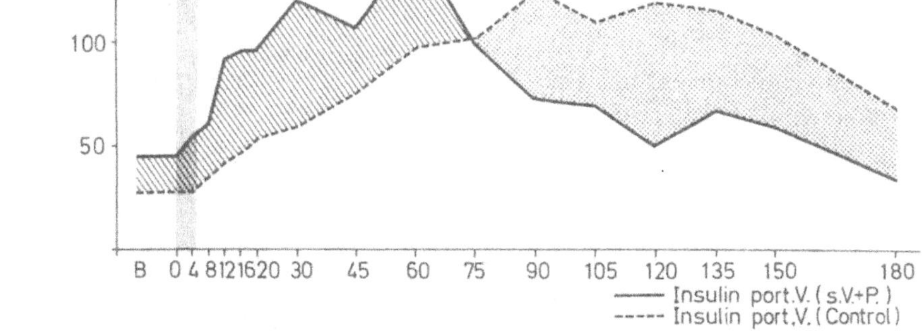

Abb. 2: Insulinkonzentrationen im Pfortaderblut nach s. V. +P. (n = 8) und bei Magengesunden (Control) (n = 6). Standardabweichungen der wichtigsten Meßpunkte: s. V. +P. B ± 48, 0, 30 min ± 68, 6, 60 min ± 191, 6, 120 min ± 31, 3, 180 min ± 27, 1; Control: B ± 13, 2, 30 min ± 12, 4, 90 min ± 23, 0, 120 min ± 62, 0, 180 min ± 49, 3

Diskussion: Nach s.V.+P. wurde bei unserem Krankengut nach oraler Glucosebelastung keine Hyperglycämie beobachtet. Vergleichbare Arbeiten sind uns aus der Literatur nicht bekannt. Lediglich BREUER et al. (1) berichten, daß bei ihren Patienten, allerdings 1 Jahr nach Vagotomie und Pyloroplastik, ähnlich wie bei den Magenresezierten (2) eine Hyperglycämie auftritt. Als deren Ursache sehen sie (1) nicht die rasche Magenentleerung (2), sondern eine relativ zu niedrige Insulinkonzentration an. Eine beschleunigte Magenentleerung für Glucoselösung wurde zwar auch von uns nach s.V.+P. beobachtet, jedoch kam es weder zur frühen postprandialen Hyperglycämie, noch zur späten Hypoglycämie. Danach ist anzunehmen, daß nach s.V.+P. wenigstens in der frühen postoperativen Phase die Glucoseutilisation beschleunigt ist. Da keine veränderte Ansprechbarkeit des Inselzellapparates gefunden wurde, weist die rasche Glucoseverwertung auf die Beteiligung eines oder mehrerer gastrointestinalen Modulatoren hin.

Zusammenfassung: Bei Patienten (n = 8) mit s.V.+P. wurde in der frühen postoperativen Phase nach oraler Glucosebelastung (1 g/kg KG) keine frühe postprandiale Hyperglycämie und keine Hypoglycämie beobachtet. Bei intravenöser Glucosebelastung ergab sich eine normale Ansprechbarkeit des Inselzellapparates.

Summary: Patient (n = 8) with s.V.+P. in the early postoperative period after oral administration of glucose (1 g/kg BW) showed no early postprandial hyperglycemia and no hypoglycemia. After intravenous glucose challenge there was a normal pancreatic islet cell responce.

Literatur

1. BREUER, R.I., MOSES, H., HAGEN, T.C., ZUCKERMAN, L.: Gastric operations and glucose homeostasis. Gastroenterology 62, 1109 (1972)
2. HART, W., HOLLE, F., HEYMANN, H.: Glucosetoleranz nach Billroth I und II und ihre Beziehung zum "Dumpingsyndrom" Langenbecks Arch. klin. Chir. 302, 106 (1963)

Dr. R. Bittner
Chirurgische Universitätsklinik im Klinikum Westend
1000 Berlin 19
Spandauer Damm 130

62. Die klinische Bedeutung der Serum-Gastrin-Bestimmung beim Zollinger-Ellison-Syndrom

J. C. Thompson, H. D. Becker und D. D. Reeder

Chirurgische Universitätsklinik Göttingen (Direktor: Prof. Dr. H. -J. Peiper), Department of Surgery, University of Texas, Galveston (Chairman: Prof. Dr. J. C. Thompson)

Mit der Entwicklung hochempfindlicher Bestimmungsmethoden für die Serumgastrinkonzentration ist die Diagnose eines Zollinger-Ellison-Syndroms erheblich erleichtert worden. Nach den bisher vorliegenden Ergebnissen ist es jedoch wahrscheinlich, daß einige Patienten mit einem gastrinproduzierenden Tumor zunächst nur eine geringgradige Erhöhung der Serumgastrinwerte aufweisen. In den vorliegenden Untersuchungen haben wir versucht, bestimmte Charakteristica im Verhalten des Serumgastrins in dieser Patientengruppe aufzuzeigen.

Methodik: Es wurden nur Patienten in die Studie aufgenommen, bei denen ein Zollinger-Ellison-Tumor histologisch gesichert wurde. Bei allen Patienten wurden prä- und postoperativ multiple Nüchtern-Serumgastrinbestimmungen durchgeführt. Des weiteren wurde das Verhalten des Gastrins nach einer Standardmahlzeit untersucht. Alle Patienten erhielten eine Calcium-Infusion (4 mg/kg/hr), eine Glucagon-Infusion (30 µg/kg/hr) oder eine Injektion von Sekretin (1 U/kg). Die gleichen Untersuchungen wurden bei gesunden Kontrollpersonen und bei Ulcus duodeni-Patienten durchgeführt.
Die Serum-Gastrinkonzentrationen wurden mittels eines von uns entwickelten Radioimmunassays bestimmt.

Ergebnisse: Die Nüchtern-Serumgastrin-Konzentrationen bei insgesamt 40 Patienten mit Zollinger-Ellison-Syndrom schwankten zwischen 200 und 65.000 pg/ml. Nach totaler Gastrektomie mit Oesophago-Jejunostomie zeigten alle Patienten einen signifikanten Anstieg der Serumgastrin-Konzentrationen nach dem Essen einer Standardmahlzeit. Alle Patienten mit Zollinger-Ellison-Syndrom zeigten einen deutlichen Anstieg der Serumgastrinwerte während einer i. v. Calciuminfusion. Eine Infusion von Glucagon oder Sekretin bewirkte bei allen Patienten mit Zollinger-Ellison-Syndrom eine Erhöhung des Gastrins, während bei Normalpersonen und Patienten mit Ulcus duodeni eine signifikante Erniedrigung der Basalwerte auftritt.

Zusammenfassung: Die vorliegenden Untersuchungen zeigen, daß einige Patienten mit Zollinger-Ellison-Syndrom zunächst nur eine geringgradige Erhöhung der Serumgastrinwerte aufweisen. Totale Gastrektomie vermindert lediglich geringgradig den Serumgastrinanstieg nach einer Standardmahlzeit. Nach den vorliegenden Befunden scheint es wahrscheinlich, daß die mitgeteilten Teste (Calcium, Sekretin und Glucagon) bei der Erkennung atypischer Fälle von Zollinger-Ellison-Syndrom von großem Nutzen sein können.

Summary: Our results show that a certain number of patients with Zollinger-Ellison-Syndroms show primarily only a small elevation of serum gastrin levels. Total gastrectomy reduces only slightly the serum gastrin response to a standard meal. The intravenous infusion of calcium or glucagon or the intravenous injection of secretin seems to be important in the diagnosis of atypical cases of Zollinger-Ellison-Syndrome.

Prof. Dr. J. C. Thompson
Department of Surgery,
University of Texas,
Galveston/Texas

63. Untersuchungen zum Abbau des Gastrins

D. D. Reeder, H. D. Becker und J. C. Thompson

Chirurgische Universitätsklinik Göttingen (Direktor: Prof. Dr. H. -J. Peiper), Department of Surgery, University of Texas, Galveston, Texas (Chairman: Prof. Dr. J. C. Thompson)

Die Halbwertszeit des antralen Hormons Gastrin im Serum ist kürzer als 10 min. Die Organe, in denen endogenes Gastrin abgebaut wird, sind unbekannt. In früheren Experimenten haben wir zeigen können, daß die Leber zwar exogenes, nicht jedoch endogenes Gastrin metabolisiert. In den vorliegenden Untersuchungen haben wir die Bedeutung des Magencorpus, des Dünndarms und der Nieren für den Abbau des endogenen Gastrins untersucht.

Methodik: Bei insgesamt 48 Hunden wurde die Serumgastrinkonzentration im arteriellen Einfluß und venösen Ausfluß des Magencorpus, Dünndarms und der Nieren vor und während der Stimulation der Gastrinfreisetzung durch Antrumirrigation gemessen. Serumgastrinkonzentrationen wurden mittels eines von uns entwickelten Radioimmunoassay-Systems bestimmt. Antigastrin - Antikörper wurden in Kaninchen erzeugt, wobei synthetisches menschliches Gastrin als Antigen benutzt wurde. Das Assay-System gebraucht die 2-fach-Antikörper-Methode von ODELL, RAYFORD und ROSS.

Ergebnisse: Magenfundus (14 Hunde): Die basale Gastrinkonzentration betrug 108 pg/ml in der Arterie und 99 pg/ml in der Vene. Während der Stimulation des Antrums stieg das Gastrin in der Arterie auf 278 pg/ml, im venösen Ausfluß jedoch nur auf 208 pg/ml ($p < 0,05$).
9 der 14 Hunde zeigten einen signifikanten Anstieg der Magensekretion und wiesen eine hoch signifikante arteriovenöse Differenz der Gastrinkonzentrationen auf. Bei 5 der 14 Hunde stieg die Magensaftsekretion während der Antrumstimulation nicht signifikant an, und es fand sich keine arteriovenöse Gastrindifferenz. Die im Magensaft gemessenen Gastrinkonzentrationen waren sehr niedrig.
Dünndarm (11 Hunde): Die basale Gastrinkonzentration betrug 96 pg/ml im arteriellen Einfluß und 98 pg/ml im venösen Ausfluß des Dünndarms. Während der Perfusion des Antrums mit Acetylcholin stieg das Gastrin arteriell auf 328 pg/ml, jedoch nur auf 208 pg/ml in der Vene ($p < 0,02$). Die Perfusion des Magenantrums mit Säure bewirkte einen prompten Abfall der Serumgastrinkonzentration; die arteriovenöse Differenz war nicht mehr signifikant.
Niere (23 Hunde): Die basale Gastrinkonzentration betrug 47 pg/ml arteriell und 46 pg/ml venös. Die Stimulation des Magenantrums bewirkte einen Anstieg auf 192 pg/ml in der Arterie, jedoch nur auf 125 pg/ml im venösen Ausfluß ($p < 0,05$).

Kontrolluntersuchungen zeigten keinen Verlust von endogenem Gastrin bei der Passage durch Leber, Lunge und Muskulatur.

Zusammenfassung: An insgesamt 48 Hunden wurde der Einfluß der Passage von endogenem Gastrin durch Magencorpus, Dünndarm und Niere untersucht. Während der Basalperiode wird Gastrin nicht von diesen Organen extrahiert. Bei Erhöhung der Serumgastrinspiegel durch Antrumstimulation mit Acetylcholin tritt ein etwa 30 %iger Verlust bei der Passage durch diese Organe auf. Diese Befunde lassen vermuten, daß Gastrin im Magencorpus, Dünndarm und Nieren abgebaut wird.

Summary: On 48 dogs we studied the effect of transit through gastric corpus, small bowel and kidney on the level of endogenous gastrin. During basal period gastrin was not extracted by these organs. Increase of gastrin levels by antrum stimulation caused a 30 percent loss during the passage through these organs. These results provide evidence that the gastrin is metabolized in gastric corpus, small bowel and kidney.

D. D. Reeder, M. D.
Department of Surgery
University of Texas
Galveston / Texas

64. Pathogenese der erhöhten Magensäuresekretion nach Dünndarmresektion. Ein Beitrag zur Frage des Gastrinabbaus

K. Junghanns, H. Kaess, A. Encke, K. H. Kersting, L. Sellschopp und C. Kamb

Chirurgische Universitätsklinik Heidelberg (Direktor: Prof. Dr. Dr. F. Linder), Medizinische Universitätsklinik Heidelberg (Direktor: Prof. Dr. G. Schettler)

Bereits 1914 kann STASSOFF (3) eine Erhöhung der Magensäuresekretion nach Dünndarmresektion feststellen. Spätere Untersuchungen anderer Autoren (1, 2, 5) zeigen, daß eine partielle Dünndarmresektion sowohl klinisch wie experimentell zu einer Erhöhung der 24-Stundensekretion führt. Die Pathogenese dieser vermehrten Säureproduktion ist umstritten. Neben erhöhter Nebennierenrindenhormonsekretion werden eine verzögerte Magenentleerung, eine Dünndarmerweiterung vor der Anastomose und eine Keimbesiedlung des Restdarmes angeschuldigt. Darüberhinaus werden die Freisetzung eines säurestimulierenden Faktors im Restdünndarm oder die Verminderung eines Magensäureinhibitors diskutiert.
Entsprechend den pathophysiologischen Vorstellungen von TEMPERLEY (4) zur Inaktivierung des wichtigsten magensäurestimulierenden Hormons Gastrin untersuchen wir die Frage des Einflusses der Dünndarmresektion auf den Gastrinspiegel. Unter der Annahme, daß Gastrin im Antrum gebildet und in Leber, Niere, Muskel, Lunge und auch Dünndarm abgebaut wird, muß man nach Dünndarmresektion eine Erhöhung des Serumgastrinspiegels erwarten.

Methodik: Bei 16 deutschen Schäferhunden aus der Zucht der Tierfarm der Universität Heidelberg mit einem Gewicht von 16 bis 25 kg und einem Alter von 12 bis 19 Monaten, werden in einer 1. Operation teils denervierte (HEIDENHAIN), teils innervierte Nebenmägen (PAWLOW) angelegt. Intraoperativ wird Blut gleichzeitig aus der Pfortader und der Peripherie, sowie aus der Nierenvene und -arterie für Gastrinspiegelbestimmungen entnommen. Als standardisierbaren Test für vergleichende Serumgastrinspiegeluntersuchungen am wachen Hund verwenden wir einen modifizierten Freßversuch 2 Wochen nach Anlegen des Nebenmagens mit standardisierten Blutentnahmen aus der V. cubitalis: Nüchtern 10, 30 und 60 min nach Nahrungsaufnahme. Gleichzeitig durchgeführte Magensäureuntersuchungen bestätigen die funktionelle Wirksamkeit der Nahrungsaufnahme.
In einer 2. Operation werden bei 5 Hunden die proximale Hälfte, bei 6 Hunden die distale Dünndarmhälfte reseziert. Auch bei diesem Eingriff werden synchrone Blutentnahmen aus der Pfortader und der Peripherie sowie aus Nierenvene und -arterie vorgenommen. 2-3 Wochen nach dem Zweiteingriff erfolgen erneute Freßversuche mit Serumgastrinspiegelbestimmungen. Die statistische Signifikanzprüfung erfolgte im FRIEDMAN-Test und im WILCOXON-Paartest.

Ergebnisse: Der Serumgastrinspiegel steigt vor und nach Dünndarmresektion beim Freßversuch postcenal deutlich an (Abb. 1 u. 2).

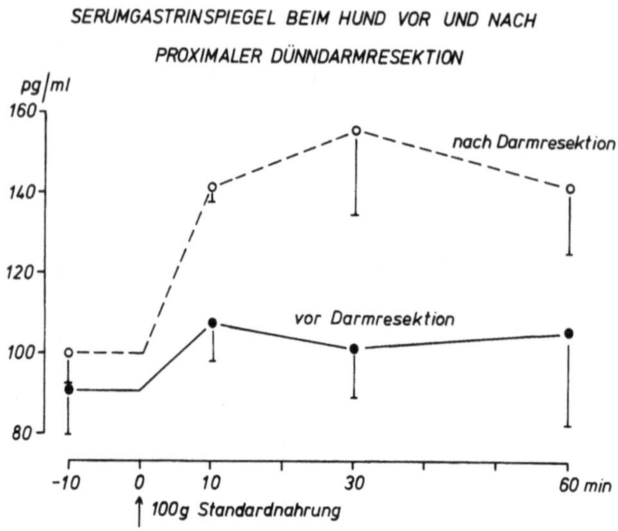

Abb. 1: Serumgastrinspiegel im Freßversuch vor und nach proximaler Dünndarmresektion

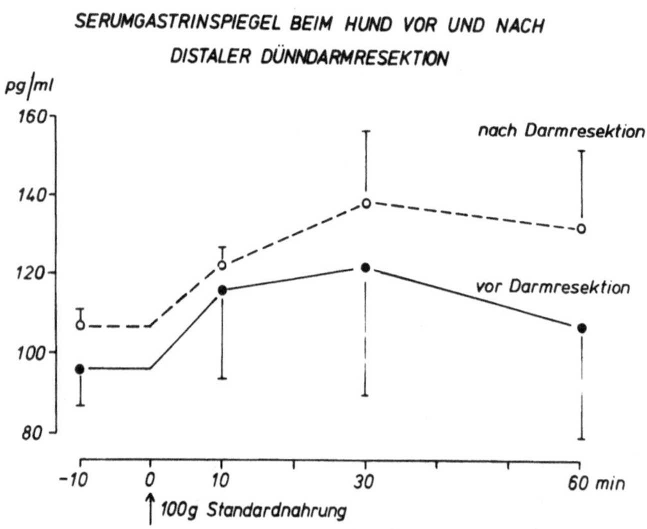

Abb. 2: Serumgastrinspiegel im Freßversuch vor und nach distaler Dünndarmresektion

Der Anstieg ist bei den resezierten Tieren ausgeprägter, allerdings sind auch die Nüchternwerte mit 101 pg/ml gegenüber 84, 4 pg/ml nach der Darmresektion bereits signifikant erhöht. Vor der Resektion finden sich die höchsten Werte nach 10-30 min. Sie fallen dann langsam wieder ab und erreichen nach 60 min im Mittel noch nicht das Basalstadium. Nach der Resektion wird der höchste Mittelwert nach 30 min gefunden. Der Anstieg des Serumgastrinspiegels ist nach proximaler Resektion (Abb. 1) eindeutiger als nach Entfernung des Ileum (Abb. 2).

Die synchronen Blutentnahmen bei 6 Hunden aus der V. und A. renalis ergeben in der Arterie höhere Spiegel als in der Vene. Die Mittelwerte liegen bei 66,7 pg/ml und 59,8 pg/ml. Der Unterschied ist statistisch gesichert. Die Gastrinspiegel in der Pfortader während der Narkose liegen im Mittel bei 86,9 pg/ml, im gleichzeitig entnommenen peripheren Blut bei 68,7 pg/ml. Im WILCOXON-Paartest ist dieser Unterschied ebenfalls signifikant. Der Einfluß der Narkose auf den Nüchtern-Serumgastrinspiegel ist gering und statistisch nicht signifikant. Die Magensäuresekretion ist im Freßversuch nach der Dünndarmresektion gering erhöht. Die statistische Signifikanzanalyse zeigt erst nach 2 Stunden eine Erhöhung der Sekretionskurve. Diese gesteigerte Säuresekretion ist nur im Freßversuch, hier aber beim denervierten und innervierten Magen in gleicher Weise feststellbar.

Diskussion: Die in unseren Tierexperimenten nach Dünndarmresektion gefundene Erhöhung der Säuresekretion im Freßversuch und des Serumgastrinspiegels lassen vermuten, daß dem Gastrin in diesem Zusammenhang eine wesentliche Bedeutung zukommt. Der Anstieg der Basalwerte und der Stimulationskurve des Gastrins nach der Resektion zeigen, daß neben Leber und Niere offenbar auch der Dünndarm ein Ort der Gastrininaktivierung ist. Besonders der proximale Dünndarm scheint dabei eine wesentliche Rolle zu spielen. Da das stärkste magensäurestimulierende Hormon Gastrin durch den fehlenden Dünndarm nicht genügend abgebaut wird, steigen Serumgastrinspiegel und Magensäuresekretion.

Zusammenfassung: An 16 Hunden mit innervierten und denervierten Nebenmägen wird eine proximale und distale Dünndarmresektion durchgeführt. Die vor und nach Resektion vorgenommenen Serumgastrinspiegeluntersuchungen in einem standardisierten Freßversuch zeigen eine statistisch signifikante Erhöhung sowohl der Nüchternwerte als auch der nahrungsinduzierten Stimulationswerte nach Entfernung des Dünndarms. Intraoperative Serumgastrinspiegeluntersuchungen ergeben in der Pfortader deutlich höhere Werte als im peripheren Blut. Auch im Blut der Nierenarterie liegt der Spiegel höher als im Nierenvenenblut. Neben Leber, Lunge, Niere und Muskulatur ist der Dünndarm als weiterer Abbauort des Gastrins anzusehen; deswegen steigt nach partieller Dünndarmresektion der Serumgastrinspiegel an.

Summary: Proximal and distal small bowel resections are carried out in 16 dogs with innervated and denervated gastric fundic pouches. Serumgastrin levels are higher in stimulation tests after partial intestinal resection. Gastrinlevels are elevated in portal compared to peripheral blood and in renal artery significantly higher than in renal vein. Besides liver, lung, kidney and muscle the small intestines seems to play an important role in the inactivation of gastrin. This may explain an increased gastric acid production after intestinal resection.

Literatur

1. LANDOR, J. H., BAKER, W. K.: Gastric hypersecretion produced by massive small bowel resection in dogs. J. Surg. Res. 4, 518 (1964)
2. OSBORNE, M. P., FREDERICK, P. L., SIZER, J. S., BLAIR, D., COLE, P., THUM, W.: Mechanism of gastric hypersecretion following massive intestinal resection clinical and experimental observations. Ann. Surg. 164, 622 (1966)
3. STASSOFF, B.: Experimentelle Untersuchungen über kompensatorische Vorgänge bei Darmresektionen. Bruns' Beitr. Klin. Chir. 89, 527 (1914)
4. TEMPERLEY, J. M., STAGG, B. H., WYLLIE, J. H.: Disappearence of gastrin and pentagastrin in the portal circulation. GUT 12, 372 (1971)
5. WESTERHEIDE, R. L., ELLIOTT, D. W., HARDACRE, J. M.: The potential of the upper small bowel in regulating acid secretion. Surgery 58, 73 (1965)

Dr. K. Junghanns
Chirurgische Universitätsklinik
6900 Heidelberg

65. Die Anwendung des gegengeschalteten Dünndarmsegmentes zur Passageverlangsamung nach subtotalen Dünndarmresektionen

G. Kieninger, V. Weisswange, C. P. Schrader, L. Koslowski, P. Konold und G. Otten

Chirurgische Klinik und Poliklinik (Direktor: Prof. Dr. L. Koslowski), Medizinisches Strahleninstitut der Universität Tübingen (Direktor: Prof. Dr. W. Frommhold)

Ausgedehnte Dünndarmresektionen wegen Volvulus, Gefäßverschluß, entzündlichen Dünndarmerkrankungen, Malignom oder Trauma führen ab einem Resektionsausmaß von 50-75 % häufig zur Maldigestion und Malabsorption. Wesentlich verantwortlich dafür ist die stark beschleunigte Dünndarmpassage der Ingesta.
Die Passageverlangsamung mittels Gegenschaltung von Darmsegmenten, erstmals 1896 von MALL (4) versucht und 1959 von HAMMER et al. (2) wieder aufgegriffen, hat bisher klinisch nur in Einzelfällen Anwendung gefunden (5).
Wir haben deshalb die Brauchbarkeit dieses Verfahrens experimentell an 46 Göttinger Zwergschweinen untersucht.

Methodik: In einer ersten Versuchsreihe wurde an 10 Tieren der Dünndarm bis auf 100 cm Jejunum + 10 cm Ileum, bzw. 100 cm Ileum + 10 cm Jejunum reseziert und eine End-zu-End-Anastomose angelegt. Das Ausmaß der Resektion betrug durchschnittlich 90 % der Dünndarmlänge.
3 Monate postoperativ wurde die Dünndarmpassagezeit unter Verwendung von 200 ml dickflüssiger Micropaque-Suspension röntgenologisch bestimmt. Als Passagezeit wurde die Zeitspanne vom Beginn der Magenentleerung bis zum Durchtritt des Kontrastmittels durch die Ileocoecalklappe bezeichnet. Die Sedierung der Tiere erfolgte mit Stressnil^{R}, 8 mg/kg KG.
In einer zweiten Versuchsreihe mit 36 Tieren wurden an den gleichen Resektionsmodellen zur Passageverlangsamung primär ein bzw. 2 Dünndarmsegmente von 5 bzw. 10 cm Länge anisoperistaltisch zwischengeschaltet. Die Zwischenschaltung erfolgte in der Mitte oder am Ende des verbliebenen Dünndarmrestes von 110 cm Länge (Abb. 1).

Die 5 überlebenden Tiere der ersten Versuchsreihe wurden in gleicher Weise sekundär mit anisoperistaltischen Segmenten versehen. Die Tiere waren zu diesem Zeitpunkt bereits stark kachektisch.
3 Monate postoperativ wurde bei allen 41 Tieren die Passagezeit unter völlig identischen Bedingungen bestimmt.

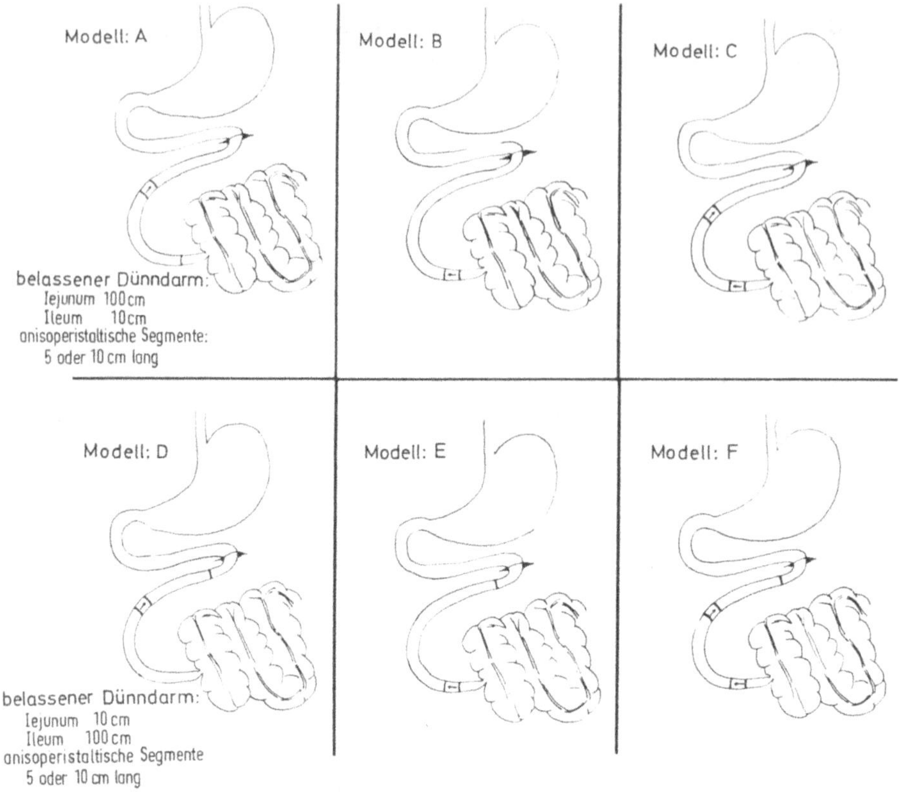

Abb. 1: Anisoperistaltische Zwischenschaltung von Dünndarmsegmenten nach subtotaler Dünndarmresektion beim Schwein

Ergebnisse: Bei subtotaler Dünndarmresektion ohne Gegenschaltung eines Darmsegmentes betrug die Dünndarmpassagezeit bei belassenem Jejunumrest im Mittel 17 min, bei belassenem Ileumrest im Mittel 25, 5 min (Tab. 1).

Resektionstyp	Tiere	Passagezeiten (min)					Mittelwert
Jejunum 100 cm Ileum 10 cm	5	18,5	23	13,5	15	15	17 min
Jejunum 10 cm Ileum 100 cm	5	22,5	21,5	24,5	29	30	25,5 min

Tab. 1: Passagezeitbestimmung nach subtotaler Dünndarmresektion ohne Gegenschaltung von Darmsegmenten

Bei subtotaler Dünndarmresektion mit Gegenschaltung eines oder zweier Darmsegmente von 5 oder 10 cm Länge, verlängerte sich die Passagezeit bei den Jejunum-Tieren auf durchschnittlich 88 min, bei den Ileum-Tieren auf mehr als 150 min (Tab. 2).

	Versuchsmodell		Tiere	Passagezeit (min)				Mittelwert (Gruppe)	Mittelwert (Gesamt)
Jejunum 100 cm	A	5 cm →	3	82	65	55		67	Jejunum 88 min
	A	10 cm	4	68	75	65	113	80	
	B	5 cm	4	60	107	104	145	104	
	B	10 cm	3	136	85	100		107	
	C	2 x 5 cm	3	72	75	88		78	
	C	2 x 10 cm	3	73	115	77		88	
Ileum 100 cm	D	5 cm →	4	sämtliche Passagen >150 min*					Ileum >150 min
	D	10 cm	4						
	E	5 cm	3						
	E	10 cm	4						
	F	2 x 5 cm	3						
	F	2 x 10 cm	3						
			41						

*Durchleuchtung danach abgebrochen

Tab. 2: Passagezeitbestimmung nach subtotaler Dünndarmresektion mit Gegenschaltung von Dünndarmsegmenten unterschiedlicher Länge und Lokalisation (36 x primäre, 5 x sekundäre Gegenschaltung)

Dies bedeutet eine Verlängerung um das mehr als 5-fache bzw. 6-fache. Unterschiede zwischen primärer und sekundärer Gegenschaltung waren nicht nachweisbar.
Ein Ileus als Folge der Darmgegenschaltung trat bei keinem der Versuchstiere auf.
Die signifikant verlängerte Passagezeit bei Verwendung von anisoperistaltischen Segmenten korreliert mit den postoperativen Gewichtskurven und der Allgemeinentwicklung der Tiere.

Diskussion: Die günstigen tierexperimentellen Ergebnisse mit der Gegenschaltung von kurzen Dünndarmsegmenten zur Passageverlangsamung nach subtotalen Dünndarmresektionen rechtfertigt die Anwendung dieser Methode beim Menschen. Überschreitet die Länge des anisoperistaltischen Segmentes 10 cm nicht, so ist nach unseren Erfahrungen nicht mit der Gefahr einer Ileusentwicklung infolge zu starker Widerstandserhöhung durch das Segment zu rechnen, wie dies von anderer Seite mitgeteilt wurde (1). Zwar behält die Peristaltik im gegengeschalteten Segment infolge polaren Aufbaus der Darmwand prinzipiell die ursprüngliche Richtung bei, jedoch sind Dünndarmsegmente bis 10 cm Länge zu kurz, um eine echte Antiperistaltik zu erzeugen (3). Dementsprechend fand sich bei unseren Untersuchungen kein Aufstau vor dem gegengeschalteten Segment. In auffallender Weise war die Kontrastmittelpassage vom Eintritt ins Duodenum an verlangsamt.

Die chirurgische Behandlung einer Malabsorption nach subtotalen Dünndarmresektionen mittels anisoperistaltisch zwischengeschalteter Segmente ist dann indiziert, wenn eine ausreichende Ernährung auch bei intensiver internistischer Betreuung nicht erreichbar ist. Bei Resektionen über 75 % der Dünndarmlänge ist dies meist der Fall. Die Gegenschaltung kann, abhängig von den beim Ersteingriff angetroffenen Verhältnissen, primär oder, nach Manifestation einer konservativ nicht zu beherrschenden Mangelernährung, in einem Zweiteingriff vorgenommen werden.

Zusammenfassung: An 46 Göttinger Zwergschweinen wurden nach subtotalen Dünndarmresektionen zur Verlängerung der Dünndarmpassagezeit und damit zur Verbesserung der Resorptionsverhältnisse kurze Darmsegmente anisoperistaltisch zwischengeschaltet. Die damit erzielten günstigen tierexperimentellen Ergebnisse rechtfertigen die klinische Anwendung der Methode.

Summary: On 46 minipigs we inserted reversed intestinal segments after massive small bowel resections in order to increase intestinal transit time and to improve intestinal absorption. The excellent experimental results legitimate the clinical use of this method.

Literatur

1. BLÖMER, A., KÄUFER, C., LENZ, H., DÜX, A.: Dünndarm-Myotomie zur Verlangsamung der Magen-Darmpassage. Langenbecks Arch. Chir. Suppl. Chir. Forum 1972, 273-275
2. HAMMER, J. M., SEAY, P. H., JOHNSTON, R. L., HILL, E. J., PRUST, F. H., CAMPBELL, R. J.: The effect of antiperistaltic bowel segments on intestinal emptying time. A. M. A. Arch. Surg. 79, 537-541 (1959)
3. LENZ, H., ROHR, H.: Die Darmgegenschaltung und ihre Folgen für die Bewegungsmechanik. Ein Beitrag zur Frage der Antiperistaltik des Dünndarms. Fortschr. Röntgenstr. 97, 321-331 (1962)
4. MALL, F.: Reversal of the intestine. Johns Hopkins Hosp. Rep. 1, 93-114 (1896)
5. WINCHESTER, D. P., DORSEY, J. M.: Intestinal segments and pouches in gastrointestinal surgery. Surg. Gynec. Obstet. 132, 131-147 (1971)

Dr. G. Kieninger, Chirurg. Univ. Klinik u. -Poliklinik, 7400 Tübingen

Langenbecks Arch. Chir. Suppl. Chir. Forum 1973

66. Lymphuntersuchungen zur Klärung der Absorptionsstörung und Anpassungsvorgänge nach verschiedenen Dünndarmresektionen

E. Proß

Chirurgische Universitätsklinik Mainz (Direktor: Prof. Dr. F. Kümmerle)

Nach den heutigen Erkenntnissen findet die Absorption von Eiweißen, Kohlenhydraten und Fetten in den obersten Dünndarmabschnitten statt (2). Die klinische Erfahrung lehrt aber, daß ausgedehnte proximale Dünndarmresektionen ohne wesentliche Spätfolgen toleriert werden, während nach distalen Resektionen, auch wenn sie nur kürzere Ileumabschnitte betreffen, Zeichen der Malabsorption auftreten meist in der Form einer Steatorrhoe. Am empfindlichsten reagiert die Fettabsorption auf Dünndarmresektionen, dagegen wird die Eiweiß- und Kohlenhydratabsorption nur durch subtotale Resektionen beeinträchtigt. Da die Lymphe das Haupttransportsystem für die Fette bildet, wurde versucht, nach verschiedenen Dünndarmresektionen durch Lymphanalysen einen Einblick in die Absorptionsstörungen bzw. Adaptationsvorgänge zu gewinnen.

Methodik: Als Versuchstiere dienten männliche Albinoratten mit einem Gewicht von 200-300 g. Ratten eignen sich für diese Untersuchung besonders, da 4/5 der im Ductus thoracicus fließenden Lymphe aus dem intestinalen Lymphgebiet stammen (1, 4). Auch ist bei ihnen die Absorptionsleistung schon nach 50 % Dünndarmresektion deutlich gestört, andererseits aber nach 3 Monaten die völlige Adaptation eingetreten (3). Bei einer Versuchsgruppe wurde die proximale, bei einer zweiten die distale Dünndarmhälfte reseziert. 1, 4 und 12 Wochen nach den Resektionen wurde der Ductus thoracicus kanüliert, die Lymphe über 24 Stunden gesammelt und analysiert. Geprüft wurden das Gewichtsverhalten, die Lymphveränderungen - Elektrolyte, Glucose, Gesamteiweiß, Elektrophorese, Gesamtlipide, Neutralfette, veresterte Fettsäuren, Phosphatide, Gesamtcholesterin und freies Cholesterin. Zusätzlich wurden die Därme lichtmikroskopisch untersucht.

Ergebnisse: Als zunächst auffälligste Auswirkung konnte bei den Versuchstieren in beiden Gruppen eine signifikante geringere Gewichtszunahme im Vergleich zu den Kontrolltieren festgestellt werden, wobei nach 12 Wochen die Gewichtszunahme der proximal resezierten deutlich unter jener der distal resezierten Tiere lag. In einem Abfall aller Fettparameter zeigte sich die gestörte Fettabsorption. Bei der Neutralfettbestimmung fanden sich 4 Wochen post operationem die niedrigsten Werte, während gegen Versuchsende wieder ein leichter Anstieg zu verzeichnen war (Abb. 1). Dagegen fielen die Phosphatide sofort postoperativ stark ab und hielten sich dann auf dem erniedrigten Niveau (Abb. 2). Ein signifikanter Gruppenunterschied zwischen den proximalen und distalen Resektionen war für diese Parameter nicht festzustellen. Das Gesamtcholesterin schwankte nach proximalen Resektionen nur unwesentlich, fiel nach distalen Resektionen aber schon in der 1. Woche signifikant ab, stieg zwischenzeitlich wieder

an und lag gegen Versuchsende erneut signifikant unter den Kontrollen und auch unter den Werten der proximal resezierten Tiere.
Bei der Bestimmung der Glucosekonzentration konnte in beiden Gruppen nach einem zunächst leichten Abfall ein der Fettkonzentration umgekehrt proportionaler Anstieg gemessen werden. Unter den Elektrolyten fiel eine signifikante Erhöhung der Calciumwerte zu allen postoperativen Zeitpunkten auf, besonders deutlich nach proximalen Resektionen. Ein ähnliches Verhalten wurde für Chlor gefunden. Demgegenüber fiel Kalium nach distalen Resektionen signifikant ab.
Bei der Gesamteiweißbestimmung ließ sich nach proximalen wie distalen Resektionen die gleiche Tendenz erkennen. Nach einem anfänglichen Anstieg über die Kontrollwerte war nach 4 Wochen ein Abfall und gegen Versuchsende wieder ein Anstieg zu verzeichnen. Die Veränderungen waren nach proximalen Resektionen ausgeprägter und wie die Elektrophorese zeigte, vorwiegend durch die Schwankungen des Albumins und der beta-Globuline bedingt.
Die lichtmikroskopischen Untersuchungen ergaben die bekannten morphologischen Anpassungszeichen. Veränderungen an den Lymphgefäßen, auch Ektasien, die etwa auf einen Stau hindeuteten, konnten nicht gefunden werden.

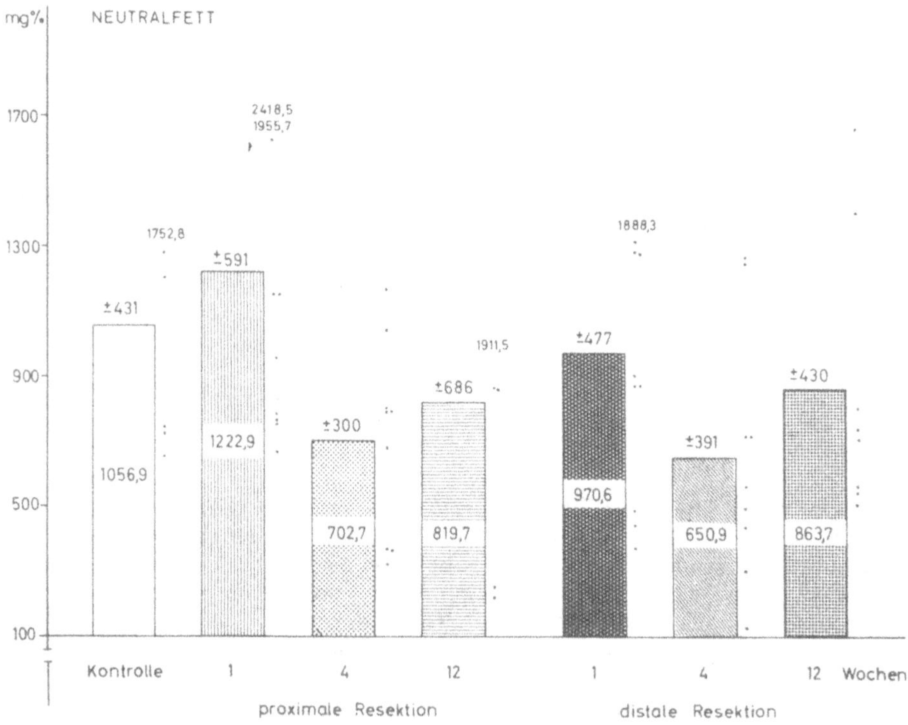

Abb. 1: Neutralfettkonzentration (Mittelwerte mit einfachen Standardabweichungen und Einzelwerten)

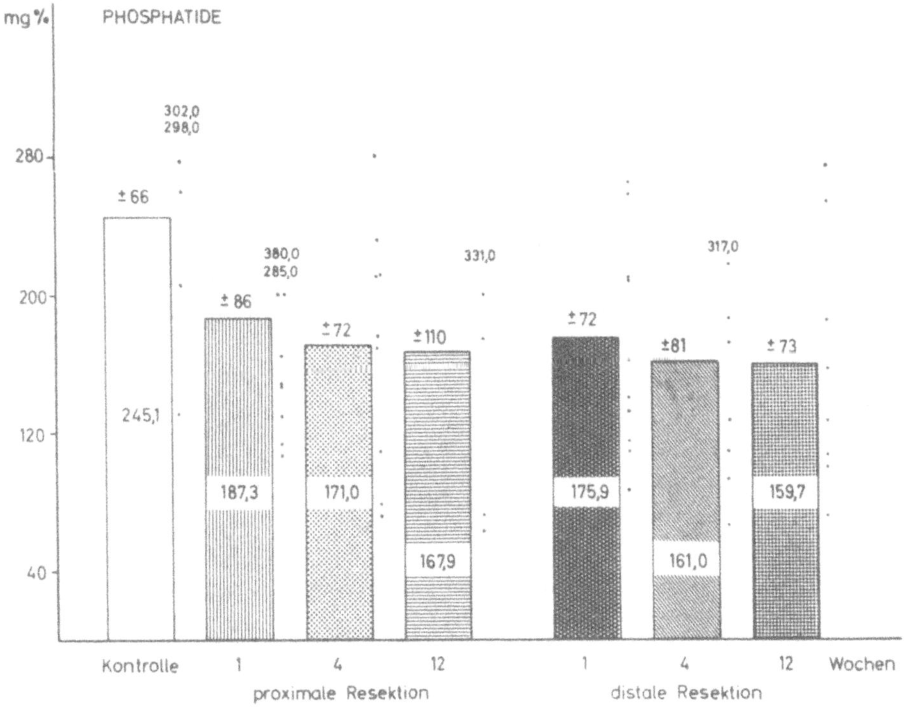

Abb. 2: Phosphatidkonzentration (Mittelwerte mit einfachen Standardabweichungen und Einzelwerten)

Diskussion: Die Versuche zeigen, daß auch nach kleineren Dünndarmresektionen Absorptionsstörungen auftreten. Nach relativ kurzer Zeit von etwa 4 Wochen tritt eine Anpassung in der Form ein, daß sich die Fettabsorption auf ein erniedrigtes Niveau einpendelt. Gemessen an den Störungen der Fettabsorption konnte zwischen proximalen und distalen Resektionen kein signifikanter Unterschied festgestellt werden. Dies muß so gedeutet werden, daß bei der proximalen Resektion die absorbierende Oberfläche selbst reduziert wird, während der Effekt nach distaler Resektion indirekt durch Verlust von Gallensalzen erzielt wird. Dafür sprechen auch die signifikante Erniedrigung des Gesamtcholesterins und des Kaliums nach distalen Resektionen. Eine entscheidende Rolle für die geringen Gruppenunterschiede spielt dabei sicher auch, daß bei den distalen Resektionen die Ileocoecalklappe nicht mitentfernt wurde. Die scheinbare Zunahme der Glucosekonzentration erklärt sich bei gleichbleibendem Blutzuckerspiegel rein rechnerisch aus der Tatsache, daß bezogen auf den ml Lymphe mit Abnahme der Fettkonzentration die wässrige Phase und damit die Zuckermenge zunimmt.
Die geringfügigen Veränderungen der übrigen Parameter hängen sicher teilweise ebenfalls mit der veränderten Fettkonzentration der Lymphe zusammen. Lediglich für die Eiweißerhöhung bzw. den Albuminanstieg direkt postoperativ muß diskutiert werden, ob dies nicht

auf eine vermehrte Eiweißexsudation ins Interstitium des Operationsgebietes zurückzuführen ist.

Zusammenfassung: Bei Ratten wurden nach Dünndarmresektionen Lymphanalysen durchgeführt. Die Befunde sprechen dafür, daß die Malabsorption nach proximalen Resektionen auf die Reduktion der absorbierenden Oberfläche, nach distalen auf die verminderte Gallensalzresorption zurückgeführt werden muß.

Summary: In rats lymph analyses were done after resection of small intestine. The findings are indicating, that malabsorption is caused differently: After proximal resection because of removing absoptive surface, after distal resection by loss of bile salts.

Literatur

1. BOLLMANN, J. L., CAIN, J. C., GRINDLAY, J. H.: Techniques for collection of lymph from the liver, small intestine, or thoracic duct of the rat. J. Lab. Clin. Med. 33, 1349 (1948)
2. BORGSTRÖM, B., DAHLQUIST, A., LUNDH, G., SJÖVALL, J.: Studies of intestinal digestion and absorption in the human. J. Clin. Invest. 36, 1521 (1957)
3. NYGAARD, K.: Resection of the small intestine in rats. Acta Chir. Scand. 132, 731 (1966)
4. RUSZNYEK, J., FÖLDI, M., SZABO, G.: Lymphologie. Stuttgart 1969

Prof. Dr. E. Proß
Chirurgische Universitätsklinik
6500 Mainz
Langenbeckstr. 1

67. Das Verhalten des Histaminspiegels im venösen und Pfortaderblut vor und nach abdominellen Eingriffen

C. Witte, H. G. Beger, R. Bittner und D. Stopik

Chirurgische und Medizinische Klinik der FU Berlin im Klinikum Westend

Mit der Entwicklung einer hochempfindlichen und spezifischen Methode zur Bestimmung von Histamin im menschlichen Vollblut und Plasma in jüngster Zeit ist es möglich geworden, die Rolle des Histamins bei verschiedenen physiologischen und pathophysiologischen Zuständen zu untersuchen.

Methodik: Im Rahmen von Untersuchungen über die Pathogenese des postoperativen Stress-Ulcus wurde zunächst bei 17 Patienten im Alter von 19-77 Jahren (Durchschnittsalter 48 Jahre) vor und nach größeren abdominellen Eingriffen die Histamin-Konzentration (HK) im venösen und portalen Vollblut gemessen. Das Pfortaderblut wurde aus einem Teflon-Katheter entnommen, der am Ende der Laparotomie über eine Mesenterialvene in die Pfortader eingelegt und dessen Lage röntgenologisch kontrolliert wurde. Die Blutentnahmen erfolgten 30 min und 4 Stunden nach Ende der Operation und dann täglich bis zum 7., in Einzelfällen bis zum 16. postoperativen Tag. Bei 8 weiteren Patienten wurde die HK im Plasma aus venösem und Pfortaderblut bis zum 4. postoperativen Tag gemessen.
Die Histaminbestimmung im Vollblut erfolgte durch Ionenaustauschchromatographie an Dowex 50 W - X8, das Histamin im Plasma wurde aus 20 ml Vollblut durch Ionenaustauschchromatographie an Dowex 50 W - X8 und anschließender Extraktion in Butanol im alkalischen isoliert und jeweils fluorometrisch nach Kondensation mit o-Phthaldialdehyd gemessen.

Ergebnisse und Diskussion: Die Ergebnisse der Histaminbestimmung im Vollblut sind in Tab. 1 zusammengefaßt.

Tab. 1: Histaminspiegel im venösen und Pfortaderblut in ng/ml (Mittelwerte $\pm \sigma$)

Zeit	n	venös	portal
vor OP	6	115 ± 41	-
nach OP 30'	15	68 ± 35	88 ± 39
4 h	12	72 ± 33	72 ± 36
1. Tag	17	71 ± 35	77 ± 36
2. Tag	15	104 ± 56	101 ± 44
3. Tag	12	104 ± 35	111 ± 41
4. Tag	7	129 ± 66	129 ± 52
6. Tag	5	128 ± 69	138 ± 73
7. Tag	5	112 ± 44	117 ± 43
10.Tag	4	139 ± 55	140 ± 48
13.Tag	3	136 ± 90	135 ± 88

Die präoperativ gemessene HK im venösen Blut beträgt 115 ± 41 ng/ml. Die Extremwerte sind 42 und 156 ng/ml. Unmittelbar nach Operation werden die niedrigsten Vollblutkonzentrationen von 68 ng/ml gemessen. Die Werte steigen dann an und erreichen den Ausgangswert am 4. postoperativen Tag. Um den 10. Tag ist ein weiterer leichter Anstieg zu beobachten. Zwischen dem Verhalten der HK im Pfortader- und venösen Vollblut läßt sich ein Unterschied nicht erkennen. Zu erwartende Änderungen der Plasma-HK entgehen bei einer Relation von etwa 100:1 zwischen Vollblut- und Plasma-HK der methodischen Erfaßbarkeit.
Der postoperativ zu beobachtende Abfall der Vollblut-HK könnte mit einem über die im Operationsgebiet erfolgende gesteigerte Histaminfreisetzung hinausgehenden Histaminverbrauch erklärt werden. Da in dem Verhalten der HK im Vollblut keine Unterschiede zwischen venösem und Pfortaderblut zu erkennen waren, lag es nahe, die Plasma-HK in der gleichen Anordnung zu messen. Die Ergebnisse sind in Abb. 1 aufgezeichnet.

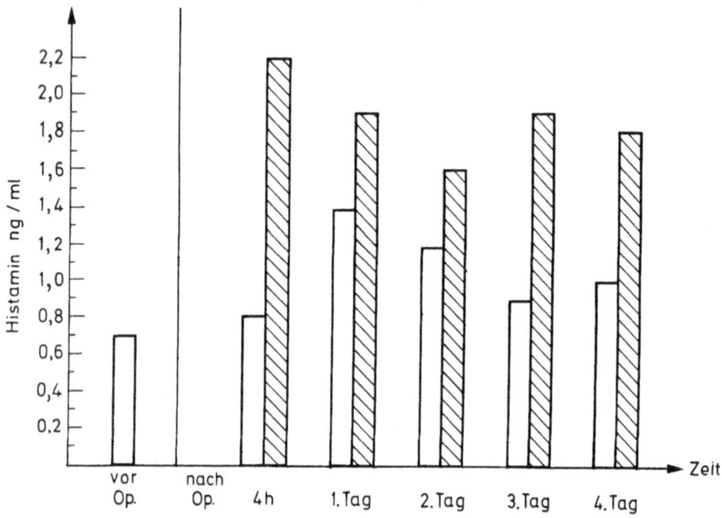

Abb. 1: Plasmahistaminspiegel in ng/ml (Mittelwerte) im venösen und Pfortaderblut (schraffiert)

Im Vergleich zur Vollblut-HK läßt sich unmittelbar postoperativ eine deutliche Differenz zwischen der venösen und portalen Plasma-HK feststellen. Der eigentlich auch hier zu erwartende Abfall der venösen Plasma-HK ist nicht zu erkennen, wofür die kleine Zahl an untersuchten Patienten bei relativ großer methodischer Fehlerbreite von etwa ± 50 % verantwortlich sein dürfte. Dagegen ist eine hohe HK im Pfortaderblut zu beobachten. Eine Erklärung könnte darin liegen, daß die gesteigerte Histaminfreisetzung im Operationsgebiet den Verbrauch an Histamin in diesem Teilkreislauf überwiegt.

Die Differenz zwischen venöser und portaler HK wird in den ersten postoperativen Tagen kleiner, überwiegend aufgrund eines Anstiegs der venösen HK gegenüber dem präoperativen Mittelwert von 0,7 $\pm$ 0,3 ng/ml. Die Plasma-HK von 1,4 ng/ml liegt in einem Bereich, in dem die Magensäuresekretion submaximal stimuliert wird. Ein weiterer Anstieg im postoperativen Verlauf müßte zu einer gesteigerten Säuresekretion führen und könnte damit durchaus eine Rolle in der Genese des postoperativen Stress-Ulcus spielen. Weitere Untersuchungen über das Verhalten der Plasma-HK in Verbindung mit Säuresekretionsanalysen sind an einem größeren Patientengut im Gange.

Zusammenfassung: Bei 25 Patienten wurde vor und nach größeren abdominellen Eingriffen die Histaminkonzentration im systemvenösen und portalen Vollblut und Plasma gemessen. Unmittelbar postoperativ ist ein erhöhter Histaminverbrauch zu beobachten, der über die Histaminfreisetzung im Operationsgebiet hinausgeht. Die Plasma-HK im Pfortaderblut liegt deutlich über der des venösen Blutes.

Summary: In 25 patients we measured histamine in venous and portal blood and blood plasma before and after abdominal operations. An increased consumption of histamine was found in the early postoperative period. The plasma histamine in the portal blood was higher than in the venous blood.

Dr. C. Witte
Chirurgische und Medizinische Klinik der FU Berlin
im Klinikum Westend
1000 Berlin 33
Heiligendammer Str. 3

68. Isolierte Dünndarmperfusion nach Langzeitkonservierung*

W. Meyer, J. O. Ruiz, P. L. Castelfranchi und R. C. Lillehei

Chirurgische Universitätsklinik Düsseldorf (Direktoren: Prof. Dr. K. Kremer, Prof. Dr. W. Bircks) und Minn. Univ. Hospitals Minneapolis

Ziel der vorliegenden experimentellen Arbeit war es, eine Methode zur Untersuchung der Dünndarmfunktion nach Langzeitkonservierung zu erarbeiten. Die Perfusionseinheit haben wir bereits an anderer Stelle beschrieben (1, 2). Kriterien einer ausreichenden Dünndarmfunktion in vitro nach erfolgter Konservierung waren der Sauerstoffverbrauch und Sauerstoffabgabe des perfundierten Dünndarms, der Organwiderstand, Enzymstudien wie die Glutamatoxalacetattransaminase (SGOT), Lactatdehydrogenase (LDH), saure Phosphatase und die Beta-Glucuronidase-Bestimmung sowie der D-Xyloseabsorptionstest.

Methodik: Dünndarmkonservierung: Ausgewachsenen Bastardhunden mit einem durchschnittlichen Gewicht von 15 kg wurde nach vorheriger Intubationsnarkose der gesamte Dünndarm bis zur Ileocoecalklappe mit dem arteriellen und venösen Gefäßstiel entfernt. Die A. mesenterica cran. wurde kanüliert und mit Ringer' s-Lactat zum Auswaschen des Blutes durchströmt. Das Blut des Tieres diente als Teil des Perfusates für die spätere Perfusion. Die Dünndarmpräparate wurden in hyperbarem Sauerstoff (4 Atm. O_2) und in Hypothermie (4^oC) für 12, 24 und 48 Stunden konserviert (Swenko Preservation chamber) (3). In einem Kontrollversuch erfolgte die Perfusion ohne jegliche Vorkonservierung.
Dünndarmperfusion: An die jeweilige Dünndarmkonservierung schloß sich für 2 Stunden die Perfusion mit einem Apparat an, dessen wichtigste Teile ein schwingender Membranoxygenator, eine Pulspumpe und ein Wärmeaustauscher waren. Als Perfusat diente eine Blut-Ringer' s-Lactat- und niedermolekulare Dextranlösung (50 Teile Blut, 45 Teile Ringer' s-Lactat und 5 Teile niedermolekulares Dextran = insgesamt 1.000 ml). Die Osmolarität lag nach Hinzufügen der Dextranlösung bei ca. 300 mOs. 20 mg Heparin waren je 500 ml Perfusat zugegeben. Ein Gasgemisch von 95 % O_2 und 5 % CO_2 bewirkten eine ausreichende arterielle Sättigung. Über die A. mesenterica cran. erfolgte nach Anschluß an die Perfusionsapparatur der arterielle Zufluß, entsprechend konnte der Gesamtflow über die nicht kanülierte V. mesenterica cran. in einem Behälter gemessen werden, in den das venöse Blut der Schwerkraft folgend, floß. Durch Angleichen des Schlagvolumens von ca. 70 Schlägen/min konnte der Druck bei 70/30 bis 80/40 mmHg gehalten werden. Die Temperatur des Perfusates lag bei 39^oC, was einer Organtemperatur von $34-36^oC$ entsprach. Arterielle und venöse Blutgasbestimmungen ermöglichten die Berechnung der O_2-Abgabe sowie des O_2-Verbrauches des Dünndarms. Formeln zur Bestimmung des Sauerstoffverbrauches sind an anderer Stelle von uns wiedergegeben (2).

+Die experimentellen Untersuchungen wurden 1972 im Institut für exp. Chirurgie in Minneapolis/Minn. (Prof. Dr. R. C. Lillehei) durchgeführt

Cytoplasmatische und lysosomale Enzymstudien schlossen die Bestimmung der SGOT, LDH, sauren Phosphatase und der Beta-Glucuronidase ein. Mit Hilfe von 10 g D-Xylose konnte die Absorptionsfähigkeit des perfundierten Dünndarms gemessen werden. Danach ergaben sich 4 Untersuchungsreihen:

Gruppe 1: 8 Kontrollperfusionen ohne Konservierung
Gruppe 2: 5 Perfusionen mit für 12 Stunden konservierten Dünndarmpräparaten
Gruppe 3: 5 Perfusionen mit für 24 Stunden konservierten Dünndarmpräparaten
Gruppe 4: 5 Perfusionen mit für 48 Stunden konservierten Dünndarmpräparaten

Ergebnisse: In der Kontrollgruppe zeigte sich ein konstanter Flow und Druck mit gleichbleibendem Organwiderstand. Ein anfänglich erhöhter Organwiderstand in den Gruppen 2 und 3 normalisierte sich während der Perfusion wieder. Steigenden Perfusionsdruck und steigenden Organwiderstand beobachteten wir bald nach Perfusionsbeginn bei den für 48 Stunden konservierten Dünndarmpräparaten (Abb. 1). Die Länge der Konservierung war umgekehrt proportional zur Sauerstoffabgabe und zum Sauerstoffverbrauch. Zwischen der Gruppe 1 und 2 bestanden keine signifikanten Unterschiede bezüglich des Sauerstoffverbrauchs ($p < 0,45$), doch bestand ein signifikanter Unterschied ($p\ 2,5 \times 10^{-3}$) zur Gruppe 3. Der venöse Ausfluß korrelierte mit der Sauerstoffabgabe in allen Gruppen (Tab. 1).

Tab. 1: Sauerstoffverbrauch und Sauerstoffabgabe während Dünndarmperfusion

	Sauerstoffverbrauch ml/min/100 g		Sauerstoffabgabe ml/min/g (Mittelwerte)	
	20 min	120 min	20 min	120 min
Gruppe 1 (Kontrolle)	1,0 ± 0,16	0,75 ± 0,19	1,94	2,6
Gruppe 2 (12 Stunden Konservierung)	0,88 ± 0,09	0,69 ± 0,12^{+}	1,57	2,07
Gruppe 3 (24 Stunden Konservierung)	0,41 ± 0,09	0,38 ± 0,19^{++}	1,08	1,02
Gruppe 4 (48 Stunden Konservierung)	0,38 ± 0,02	0,11 ± 0,05	0,98	0,38

$^{+}$p 0,45
$^{++}$p $2,5 \times 10^{-3}$

Tab. 2 zeigt die Freisetzung von Enzymen. Die Werte lagen signifikant höher in der Gruppe 3 und 4, verglichen mit den Werten der Kontrollgruppe (Tab. 2).

Tab. 2: Enzymgehalt während 2-stündiger Dünndarmperfusion

	SGOT	LDH	Saure Phosphatase	Beta-Glucoronidase
Gruppe 1 (Kontrollgruppe)	112 ± 11,5	1664 ± 527	6,0 ± 1,9	63,6 ± 26,8
Gruppe 2 (12 Stunden Konservierung)	441 ± 53	4582 ± 740	10,0 ± 3,4	76,7 ± 0,30
Gruppe 3 (24 Stunden Konservierung)	363 ± 20	3916 ± 312	9,9 ± 1,5	49,9 ± 18,9
Gruppe 4 (48 Stunden Konservierung)	562 ± 76	4408 ± 1936	10,3 ± 3,9	111,1 ± 55

SGOT = Sigma Frankel-Einheiten/ml
LDH = B. B. -Einheiten/ml
Saure Phosphatase = absolute Einheiten µg/ml
Beta-Glucoronidase = Fishman-Einheiten ml bei 37°C 30 min

In der Kontrollgruppe wurde D-Xylose nach intraluminärer Gabe schnell resorbiert (10 g D-Xylose aufgelöst in 100 ml Wasser). Die Resorption von D-Xylose setzte bei allen konservierten Dünndarmpräparaten verlangsamt ein mit daraus resultierenden niedrigen Blutspiegelwerten. 48 Stunden konservierte Dünndarmabschnitte zeigten einen reduzierten D-Xylosegehalt im Perfusat als Ausdruck einer verminderten Resorption (Abb. 2).

Histologie: Mikroskopische Blutungen und ein interstitielles Ödem waren charakteristisch für die Gruppe 3 und 4, wobei allerdings bereits makroskopische Veränderungen, wie Schleimhautblutungen und Anschwellen des Darmes während der Perfusion in der Gruppe 4 auf o. a. histologisches Bild hindeuteten.

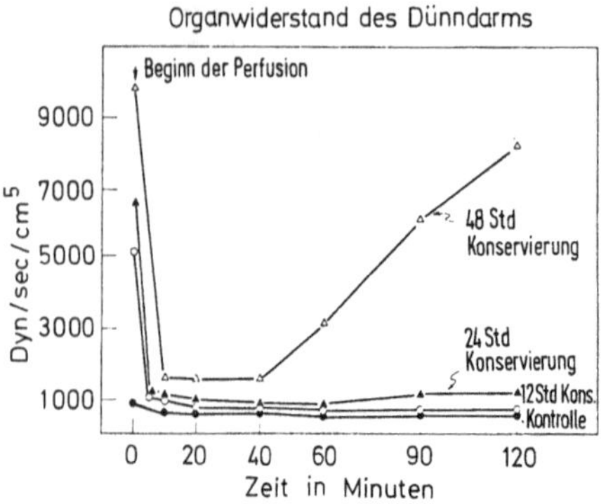

Abb. 1

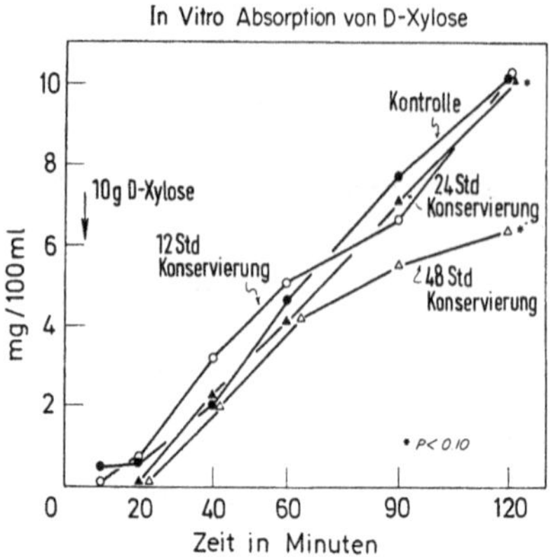

Abb. 2

Abb. 1: Mittelwerte des Organgefäßwiderstandes während 2-stündiger Dünndarmperfusion nach Langzeitkonservierung
Abb. 2: Resorption von D-Xylose während 2-stündiger Dünndarmperfusion nach Langzeitkonservierung. Gabe von 10 g D-Xylose in das Darmlumen

Zusammenfassung: Dünndarmpräparate von Hunden wurden in Hypothermie (4°C) und mit hyperbarem Sauerstoff (4 Atm.) bis zu 48 Stunden konserviert. Die Funktion des Dünndarms wurde während anschließender Perfusion in vitro in Normothermie geprüft. Als Parameter der Funktionstüchtigkeit des Dünndarms dienten der Sauerstoffverbrauch, der Organwiderstand, die Enzymfreisetzung sowie die D-Xylose-Absorption. Bis zu 12 Stunden konservierte Dünndarmpräparate zeigten keinerlei celluläre Schäden. Bis zu 24 Stunden konservierte Dünndarmabschnitte bewiesen noch ausreichende Funktionstüchtigkeit. Bei über diesen Zeitraum hinaus gelagerten Dünndarmpräparaten war ein gesteigerter Organwiderstand mit vermindertem venösen Ausfluß, vermindertem Sauerstoffverbrauch und herabgesetzter D-Xyloseabsorption zu beobachten. Der Sauerstoffverbrauch des Dünndarms war umgekehrt proportional zur Zeitdauer der Konservierung.

Summary: Canine small intestines were preserved under conditions of hypothermia (4°C) and hyperbaria (4 Atm) for periods up to 48 hr. Function of the preserved bowel was assayed by in vitro normothermic intestinal perfusion. Parameters for viability included oxygen consumption, vascular resistance, d-xylose absorption and enzyme release. Small bowel preserved for 12 hr showed a profile consistent with maintained cellular integrity. Acceptable viability was obtained for up to 24 hr, but beyond that vascular resistance increased with an associated decrease in venous outflow, oxygen consumption and d-xylose absorption. There was an inverse relationship of oxygen consumption and preservation time.

Literatur

1. MEYER, W., CASTELFRANCHI, P. L., HENDRICKS, J., RUIZ, O., LILLEHEI, R. C.: Ein neues System zur Organkonservierung. Langenbecks Arch. klin. Chir. 329, 259 (1971)
2. MEYER, W., CASTELFRANCHI, P. L., SCHULTZ, L. S., RUIZ, O., HENDRICKS, J., AQUINO, C. J., LILLEHEI, R. C.: Physiologic studies during perfusion of the isolated canine pancreas. The endocrine and exocrine behavior. Europ. Surg. Res. Vol 4, No. 4-5, 319 (1972)
3. LYONS, G. W., MANAX, W. G., LARGIADER, F., LILLEHEI, R. C.: Intestinal absorption of ileum preserved by hypothermia and hyperbaric oxygen for 24 and 48 hours. Surg. Forum 16, 357 (1965)

Dr. W. Meyer
Chirurgische Universitäts-
klinik
4000 Düsseldorf

69. Elektromyographische Veränderungen des frei transplantierten Dünndarms

J. F. Bußmann, K. R. Loewe und B. C. Manegold

Chirurgische Klinik (Direktor: Prof. Dr. M. Trede) und Pathologisches Institut (Direktor: Prof. Dr. G. Schallock) des Klinikums Mannheim der Universität Heidelberg

Mit einer freien Dünndarmtransplantation ist zwangsläufig eine Denervierung und vorübergehende Blutleere des verwendeten Darmstückes verbunden. Um hierdurch verursachte Veränderungen der motorischen Funktion des Transplantates nachweisen zu können, haben wir über seine elektrische und mechanische Aktivität Verlaufsbeobachtungen angestellt.

Methodik: Die Untersuchungen wurden an 32 Bastardhunden durchgeführt, denen ein 15 cm langes Segment des unteren Ileums als autologes Transplantat unter die Haut der linken Halsseite gepflanzt wurde. Die Arterie des Transplantates ließ sich entsprechend ihrem Kaliber entweder an die A. thyreoidea sup. oder die A. carotis comm., die Vene entweder an die V. maxillaris ext. oder die V. jugularis ext. anschließen. Perfundiert wurden die Transplantate bei Zimmertemperatur entweder mit einem Flüssigkeitsgemisch aus niedrigmolekularem Dextran und Ringer-Lactat-Lösung oder mit Serum des betreffenden Hundes. Mit einer flüssigkeitsgefüllten Ballonsonde wurden die intraluminalen Druckschwankungen, mit einer in die Längsmuskelschicht des Darmstückes eingestochenen Stahlnadel, die elektrischen Summenpotentiale unipolar abgeleitet und mit den Atemschwankungen simultan registriert. Die für die Aufzeichnung der Potentialschwankungen gewählte Zeitkonstante betrug 2 sec.
Für die Beurteilung der elektrischen Aktivität des Transplantates stellen die im angelsächsischen Schrifttum auch als basic electric rhythm (= BER) oder slow waves bezeichneten langsamen elektrischen Grundschwankungen mit ihrer Höhe und Frequenz ein relativ objektives Vitalitätskriterium dar (4). Dagegen treten die den langsamen Wellen aufgepfropften Spikes und die mit der Ballonsonde registrierten Darmkontraktionen zu unregelmäßig auf, um für Vergleichsuntersuchungen verwendet werden zu können.

Ergebnisse: Regelmäßig kam es nach Herauslösung des Transplantates aus der Darmkontinuität, aber noch vor Abtrennung seines Gefäßstiels von der A. und V. mesenterica sup., zu einem Rückgang der Frequenz der langsamen Wellen von 11-13/min auf 9-11/min. Am blutleeren Darm während des bis zu 15 min dauernden Transplantationsvorganges nahm die Frequenz weiter bis auf 3-6/min ab. Gleichzeitig verringerte sich die Höhe der langsamen Wellen um wenigstens die Hälfte. Mit der gleichen Geschwindigkeit, mit der Frequenz und Höhe der langsamen Wellen während der Blutleere zurückgingen, kehrten sie nach Wiederdurchblutung auch zu ihren Ausgangswerten zurück. Dabei erreichte deren Höhe vorübergehend sogar größere Werte als vorher. 14 Tage nach Transplantation betrug diese nicht einmal mehr 1 mV.

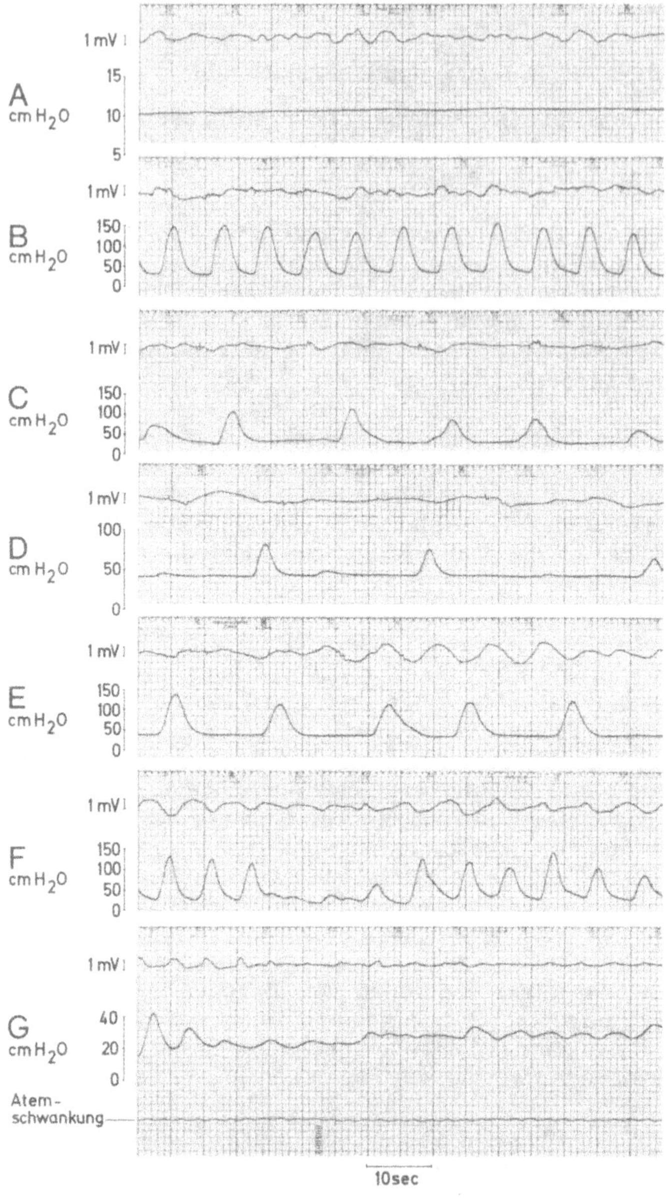

Abb. 1: Elektromyographische und manometrische Ableitungen vom vorletzten Ileumsegment vor und nach der Transplantation. Hund Nr. 1/9. A kurz nach der Laparotomie; B unmittelbar vor der Transplantation, Transplantat nur noch am Gefäßstiel hängend; C 2. bis 3. min während der Blutleere; D 5. bis 6. min während der Blutleere; E unmittelbar nach Wiederdurchblutung; F 10 min nach Wiederdurchblutung; G 14 Tage nach Transplantation

Abb. 1 zeigt die einzelnen Phasen dieser Entwicklung anhand der in Versuch 1/9 gewonnenen elektromyographischen und manometrischen Ableitungen: Nach Laparotomie, noch bevor irgendwelche anderen Manipulationen an dem eventrierten Darmabschnitt vorgenommen worden waren, betrug die Frequenz der langsamen Wellen 12/min und ihre Höhe 1,5 mV (Abb. 1 A). Nachdem das Ileumsegment aus der Darmkontinuität herausgetrennt war und nur noch am freipräparierten Gefäßstiel hing, war die Frequenz auf 9/min zurückgegangen, die Höhe im wesentlichen aber unverändert geblieben (Abb. 1 B). Während des Transplantationsvorganges und der in diesem Fall nur 6 min dauernden Blutleere ging die Frequenz der langsamen Wellen auf 3-4 und ihre Höhe auf 1 mV zurück (Abb. 1 C u. D). Unmittelbar nach Wiederdurchblutung stieg die Frequenz wieder auf 8/min an, die Potentialdifferenz vorübergehend sogar auf 3 mV (Abb. 1 E). Nach 10 min hatten die elektrischen Grundschwankungen wieder die gleiche Frequenz und Höhe wie unmittelbar vor Transplantation erreicht (Abb. 1 F). 14 Tage später aber wies der Stromverlauf deutlich niedrigere Potentialschwankungen als vor der Transplantation auf (Abb. 1 G).
Ähnlich verhielt sich der Stromverlauf auch bei den Segmenten des unteren Ileums, die zur Kontrolle lediglich aus der Darmkontinuität herausgetrennt wurden, sonst aber in Verbindung mit der A. und V. mesenterica sup. verblieben und während einer 15 min dauernden Blutleere mit Serum perfundiert wurden. In Versuch 6/8 ging dabei die Frequenz der langsamen Wellen von im Durchschnitt 13/min kurz nach Eröffnung der Bauchhöhle (Abb. 2 A) auf etwa 11/min nach Heraustrennen des Ileumsegmentes aus der Darmkontinuität (Abb. 2 B) zurück. Gleichzeitig nahm ihre Höhe von etwa 3 mV auf 2,5 mV gering ab. Während der Blutleere verringerte sich die Frequenz der langsamen Wellen weiter auf 8/min in der 3. bis 5. min und auf 6/min in der 13. bis 15. min (Abb. 2 C u. D). Ihre Höhe stieg bis zur 4. min über die Ausgangswerte an, nahm dann aber verhältnismäßig rasch bis auf 1,5 mV ab. Bereits 1/2 min nach Wiederdurchblutung lag die Freqenz der langsamen Wellen wieder bei 9-10/min und ihre Höhe bei 4,5 mV (Abb. 2 E). Letztere fiel von der 3. min an wieder auf 3 mV (Abb. 2 F) und sank schließlich bis unter 2 mV ab (Abb. 2 G). Gleichzeitig erreichte die Frequenz wieder ihren Ausgangswert vor Perfusion. 23 Tage nach Blutleere betrugen die Potentialschwankungen nur noch knapp 1 mV, die Frequenz war mit 11/min jedoch noch ebenso hoch wie vor Blutleere (Abb. 2 H). In weiteren Kontrolluntersuchungen konnte ein unmittelbarer Einfluß der Denervierung auf Höhe und Frequenz der langsamen Wellen nicht festgestellt werden.

Diskussion: Die Abnahme der Frequenz der langsamen Wellen nach Heraustrennung des Ileumsegmentes aus der Darmkontinuität ist entsprechend der Gradienttherapie von ALVAREZ und MAHONEY (1) durch den verlorengegangenen Einfluß eines oralwärts davon gelegenen hypothetischen Pacemakerzentrums zu erklären. Die in dem verpflanzten Dünndarmsegment während des Transplantationsvorganges auftretende geringere Frequenz und Höhe der langsamen Wellen ist allein auf die Blutleere und nicht auf die Denervierung zurückzuführen. Diese Veränderungen entwickeln sich sehr viel rascher als bei Ischämie infolge Unterbrechung des Blutstroms (5). Sie bilden sich nach Wiederdurchblutung mit der gleichen Geschwindigkeit zurück,

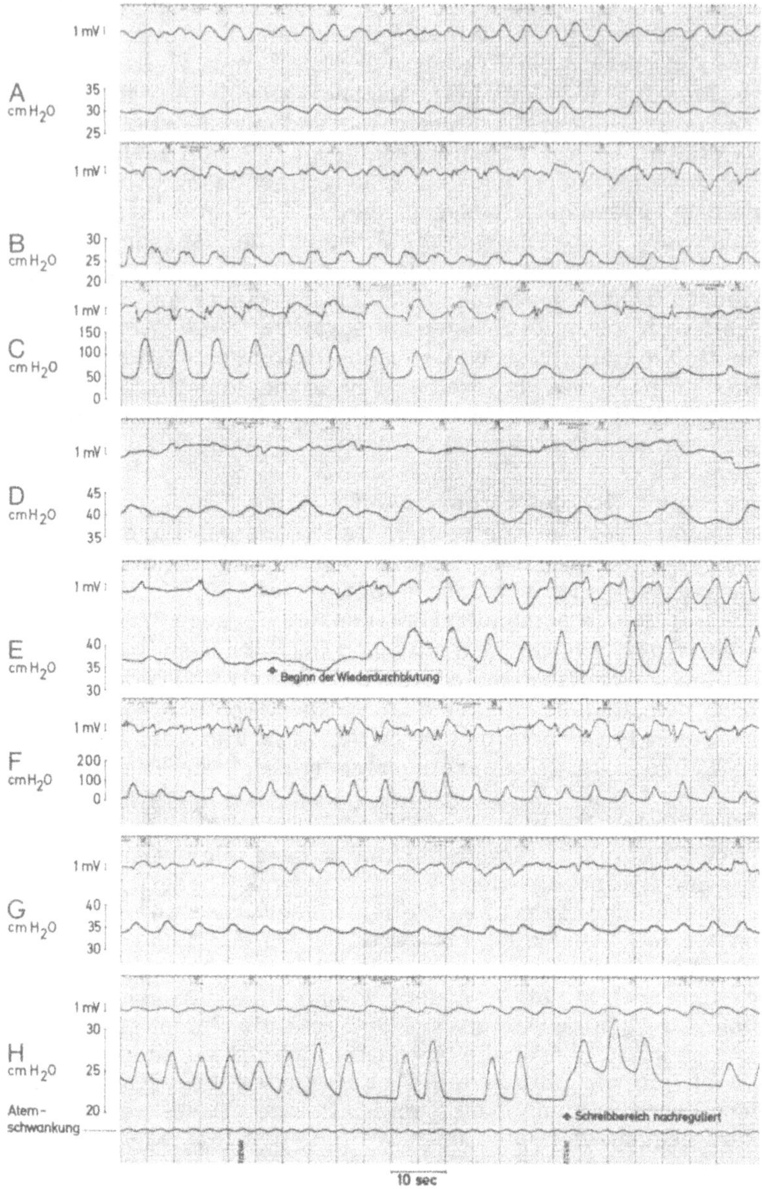

Abb. 2: Elektromyographische und manometrische Ableitungen vom verletzten Ileumsegment vor und nach ausschließlicher Blutleere. Hund Nr. 6/8. A kurz nach Laparotomie; B Ileumsegment aus der Darmkontinuität herausgetrennt, nur noch am Mesenterialstiel hängend; C 3. bis 5. min während der Blutleere; D 13. bis 15. min während der Blutleere; E Ende der Blutleere, Wiederdurchblutung; F 3. bis 5. min nach Wiederdurchblutung; G 13. bis 15. min nach Wiederdurchblutung; H 23 Tage nach 15 min dauernder Blutleere und Wiederdurchblutung

mit der sie entstanden sind. Sie sind nach einer Blutleere von begrenzter Dauer voll reversibel.
Die Abnahme der Potentialdifferenz der langsamen Wellen 14 Tage nach Transplantation entsteht sekundär und ist mit Darmwandveränderungen in Zusammenhang zu bringen, die durch einen Tonusverlust der peripheren Gefäße eintreten. Diese im Anschluß an die Transplantation nachweisbare Gefäßerweiterung ist gleichermaßen Folge der Denervierung und Ischämie (2, 3). Sie führt zur Blutströmungsverlangsamung, zu disseminierten Nekrosen und schließlich zur Vernarbung der Darmwand. Eine Schwellung oder ein Untergang von Ganglienzellen des Auerbach' schen Plexus konnte nicht nachgewiesen werden. Nur anfänglich fand sich in ihrer Umgebung ein Ödem sowie eine Ansammlung lymphocytoider und histiocytärer Zellen.

Zusammenfassung: Bei autologen Dünndarmtransplantationen an Hunden wurde untersucht, welchen Einfluß die hierbei unumgängliche Denervierung und vorübergehende Blutleere auf die elektrische und mechanische Aktivität des verpflanzten Darmsegmentes haben. Weder die Denervierung noch eine Blutleere von begrenzter Dauer führen primär zu einer Schädigung des Transplantates. Beide sind jedoch für einen Tonusverlust der peripheren Gefäße des verwendeten Darmabschnittes, die damit verbundene Blutströmungsverlangsamung sowie die nachfolgenden disseminierten Nekrosen und Vernarbungen der Darmwand verantwortlich zu machen. Auf diese Weise kommt es sekundär zu einer Abnahme der Höhe der elektromyographisch aufgezeichneten langsamen Wellen.

Summary: This experiment was conducted to determine the effects of the unavoidable denervation and temporary deprivation of blood on the electrical and mechanical activity in the transplanted segment of autologous transplantations of small intestine of dogs. Neither the denervation nor the deprivation of blood, if of limited duration, lead primarily to a damage of the transplanted tissue. Both, however, cause a loss of tonus of the peripheral vessels of the transplanted segment of intestine, which in turn causes a slowing down of bloodflow and subsequent disseminated necroses and scar tissue formation on the intestinal wall. A secondary result is the decrease in heighth of electromyographically reported slow waves.

Literatur

1. ALVAREZ, W. C., MAHONEY, L. J.: Action currents in stomach and intestine. Amer. J. Physiol. 58, 476-493 (1922)
2. BUSSMANN, J. F., HARTUNG, U., LOEWE, K. R., DIETZE, W.: Beitrag zur freien autologen Dünndarmtransplantation. Langenbecks Arch. Chir. Suppl. Chir. Forum 1972, 119-122
3. LOEWE, K. R., BUSSMANN, J. F.: Tierexperimentelle Untersuchungen über die Veränderungen des Dünndarms nach freier autologer Transplantation. Verh. dtsch. Ges. Path. 56, 628 (1972)

4. PROSSER, C. L., BORTOFF, A.: Electrical activity of intestinal muscle under in vitro conditions. In: Handbook of Physiology. Alimentary Canal. Motility. Section 6, Volume IV, Chapt. 99. Washington, D. C.: Amer. Physiol. Soc. 1968, S. 2025-2050
5. SCHAMAUN, M.: Experimentelle elektromyographische Untersuchungen zur Pathophysiologie der Dünndarmmotorik bei chirurgischen Krankheitsbildern. Z. ges. exp. Med. 141, 89-162 (1966)

PD Dr. J. F. Bußmann
Chirurgische Klinik des
Klinikums Mannheim der
Universität Heidelberg
6800 Mannheim 1
Theodor-Kutzer-Ufer

70. Diaminoxydase, Histamin und Histidin im Dünndarm nach experimenteller Ischämie

H. Richter, J. Kusche, K.-Th. Schumann, J. Schmidt und W. Lorenz

Abteilung für experimentelle Chirurgie und pathologische Biochemie an der Chirurgischen Universitätsklinik Marburg

Der Verschluß der A. mesenterica sup. in der Klinik durch Thrombose und Embolie oder im Experiment durch Ligatur führt unter Ausbildung eines Schocks zum Tode. Die Ursache des Kreislaufversagens besteht in erster Linie nicht im Verlust von Flüssigkeit und Elektrolyte in den ischämischen Darm, da ein entsprechender Volumenersatz ohne Erfolg bleibt (1) und bei gesunden Kontrolltieren die i.v. Verabreichung von Extrakten des ischämischen Darmes zum tödlichen Schock führt (2). Nervale, sympathicotone Mechanismen im Splanchnikusgebiet, verbunden mit einer Freisetzung von vasoaktiven Substanzen, wie Endotoxinen, basischen Polypeptiden, Serotonin und Histamin, könnten die progrediente arterielle Hypotension auslösen, die schließlich zum tödlichen Schock führt.
Histamin und das Histamin inaktivierende Enzym Diaminoxydase (DAO) kommen in hoher Konzentration im Dünndarm des Menschen und verschiedener Säuger vor. Da die pathophysiologische Bedeutung von Histamin und DAO bei Darmverschluß und -ischämie unbekannt ist, sollte uns ihre Bestimmung im Darm nach experimenteller Ischämie erste Aufschlüsse hierüber geben.

Methodik: Bei 10 Bastardhunden beiderlei Geschlechts wurde bei Spontanatmung in Pentobarbital-Narkose folgender Eingriff durchgeführt (Abb. 1):

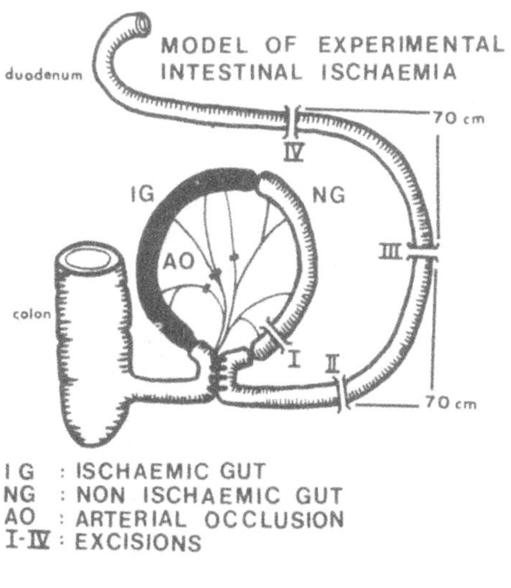

Abb. 1

Nach Laparotomie wurde eine Schlinge des terminalen Ileums von ca. 30-40 cm Länge durch Seit-zu-Seit-Anastomose aus der Darmpassage ausgeschaltet. Das Lumen der Schlinge wurde mit 1 l körperwarmer Ringerlösung gereinigt. Ligaturen unterteilten die Schlinge in 2 Abschnitte. An den Punkten I-IV wurde jeweils ca. 1 g Gewebe entnommen und der Darm durch einschichtige Naht verschlossen. Schließlich wurde am distalen Abschnitt der Schlinge durch Unterbindung der entsprechenden Arterien die Ischämie erzeugt. Nach der Operation wurde das Abdomen verschlossen. Der arterielle Druck, der über einen Femoralis-Katheter mittels eines Statham-Druckwandlers registriert wurde, fiel während der 10-stündigen Versuchsdauer um ca. 20 mmHg. 10 Stunden nach Ischämiebeginn wurde die Schlinge des terminalen Ileums entfernt, gleichzeitig mit Gewebsproben 10 cm proximal der Punkte II-IV. In den Gewebsproben und im Darminhalt wurde die DAO-Aktivität spectrophotometrisch (3) bestimmt, Histamin (4) und Histidin (5) fluorometrisch nach Chromatographie an Dowex 50.

Ergebnisse: Im Dünndarm nahm die Histaminkonzentration von proximal nach distal kontinuierlich ab, die DAO-Aktivität dagegen zu (Tab. 1). Die reziproke Korrelation beider Größen ($r = -0,76$) wurde durch die Ischämie noch verstärkt ($r = -0,99$).

Tab. 1: Diaminoxydase und Histamin im Dünndarm vor und nach Ischämie des terminalen Ileums

Gewebsprobe	n	vor Ischämie	nach Ischämie
		Diaminoxydase-Aktivität	(mU/g Frischgewicht)
I	10	19,0 ± 13,0	28,7 ± 16,8
II	7	18,5 ± 11,0	27,8 ± 12,8
III	7	12,3 ± 6,1	19,3 ± 4,6
IV	7	9,1 ± 3,4	13,1 ± 5,0
		Histaminkonzentration	(µg/g Frischgewicht)
I	10	7,0 ± 10	4,1 ± 4,0
II	8	19,3 ± 17,5	2,4 ± 2,7
III	7	26,2 ± 27,7	3,8 ± 6,0
IV	8	29,3 ± 23,2	5,2 ± 8,9

Nach der Ischämie stieg die DAO-Aktivität in allen Teilen des nichtischämischen gesamten Dünndarmes um durchschnittlich 51 % ($p < 0,05$) an. Die Histaminkonzentration fiel dagegen trotz der durch die Verwendung von Bastardhunden bedingten großen Streuung der Werte um 77 % ($p < 0,05$). Ähnliche Veränderungen, wie im gesamten Dünndarm zeigten sich auch in der ausgeschalteten Schlinge (Tab. 2). Einem Anstieg der DAO-Aktivität im nichtischämischen Teil ($p < 0,05$) entsprach eine Abnahme des Histamingehaltes um 42 %. Im ischämischen Darmteil verminderte sich dagegen die DAO-Aktivität um 55 % ($p < 0,02$), die Histaminkonzentration stieg hier um mehr als 100 % an ($p < 0,05$). Im Darminhalt des nichtischämischen Schlingenteils fand sich eine sehr hohe DAO-Aktivität bei entsprechend geringer Histaminkonzentration. Im Inhalt des ischämischen Teils war der Be-

fund entgegengesetzt. Die Konzentration der Histamin-Precursor-Aminosäure Histidin (66, 5 ± 5 µg/g) stieg im nichtischämischen Darm um 49 % an ($p < 0,02$), blieb aber im ischämischen Darmteil unverändert.
Zur Klärung der Spezifität der durch die Ischämie verursachten Veränderungen des Histamin- und DAO-Gehaltes des Darmes, bestimmten wir die Proteinkonzentration mit Hilfe der Biuret-Reaktion. Der Mittelwert von 151 ± 19 mg/g wurde durch die Ischämie nicht verändert.
Scheinoperationen, bei denen lediglich der Verschluß der Äste der A. mesenterica sup. nicht durchgeführt wurde, führten an 10 Hunden zu einer leichten, nicht signifikanten Steigerung der DAO-Aktivität der Darmwand von 12 %, der Histamingehalt zeigte keine Veränderung.

Tab. 2: Diaminoxydase und Histamin vor und nach Ischämie in der Schlinge des terminalen Ileums

Darmwand- oder Darminhalt-Probe	n	Diaminoxydase-Aktivität (mU/g Frischgewicht)	n	Histaminkonzentration (µg/g Frischgewicht)
Darmwand vor Ischämie (Excision I)	10	19, 0 ± 13, 0	10	7, 0 ± 10, 0
Nicht-ischämischer Schlingenteil nach Ischämie (NG)	7	28, 7 ± 11, 0	10	4, 1 ± 4, 0
Ischämischer Schlingenteil (IG)	7	8, 5 ± 6, 7	10	14, 2 ± 9, 3
Inhalt des Nicht-ischämischen Schlingenteils	10	61, 3 ± 34, 0	8	3, 3 ± 5, 3
Inhalt des ischämischen Schlingenteils	10	21, 7 ± 12, 3	8	12, 3 ± 23, 0

Die Ergebnisse lassen folgende Beschlüsse zu: 1. Die Veränderungen der DAO-Aktivität und der Histaminkonzentration im Dünndarm nach arterieller Ischämie sind wahrscheinlich spezifisch. 2. Der Histamingehalt des Dünndarmes zeigt eine reziproke Korrelation zur DAO-Aktivität. Möglicherweise wird freigesetztes Histamin sehr rasch von der DAO des Darmes inaktiviert. Damit könnte die DAO den Organismus vor einer Histaminfreisetzung in den Kreislauf schützen.

Zusammenfassung: Bei Bastardhunden beiderlei Geschlechts wurde vor und nach experimenteller Ischämie des terminalen Ileums Histamin, Histidin und die Diaminoxydase (DAO)-Aktivität in Dünndarmwand und im Darminhalt gemessen. Im nichtischämischen Dünndarm stieg die DAO-Aktivität und der Histidingehalt nach Ischämie an, der Histamingehalt fiel dagegen ab, was auf eine Histaminfreisetzung hinwies. Im ischämischen Darm stieg dagegen der Histamingehalt bei gleichzeitiger Abnahme der DAO-Aktivität und gleichbleibendem Histidingehalt. Die reziproke Korrelation zwischen Histamingehalt und DAO-Aktivität des Dünndarms wird als Hinweis darauf gedeutet, daß das Enzym durch die Inaktivierung von freigesetztem Histamin den Organismus vor dessen Wirkungen schützt.

Summary: In mongrel dogs of both sexes histamine, L-histidine and diamine oxidase (DAO) activity were determined in the wall and content of the gut before and after experimental ischemia of the terminal ileum. In the non-ischemic gut, the DAO activity and the histidine content were increased, the histamine content was decreased, whereas in the ischemic part of the intestinal loop the histamine content was augmented and the DAO activity diminished. From the inverse correlation between BAO activity and histamine content of the gut it may be assumed, that this enzyme plays a protective role for the organism against released histamine.

Literatur

1. FINE, J.: Lancet 1, 320 (1965)
2. BURRI, C., ALLGÖWER, M.: Schweiz. Med. Wschr. 95, 808 (1965)
3. HOLMSTEDT, B., THAM, R.: Acta physiol. scand. 45, 152 (1959)
4. LORENZ, W., BENESCH, L., BARTH, H., MATEJKA, E., MEYER, R., KUSCHE, J., HUTZEL, M., WERLE, E.: Z. Analyt. Chem. 252, 94 (1970)
5. KUSCHE, J., LORENZ, W.: Arch. Pharmak. Suppl. to Vol. 270, 81 (1971)

Dr. H. Richter
Chirurgische Universitätsklinik, Abt. für exp. Chirurgie u. path. Biochemie
3550 Marburg

71. Kontinente Ileostomie mit Hilfe eines intraabdominellen Ileum-Reservoirs

N. G. Kock

Chirurgische Universitätsklinik III, Sahlgrenska sjukhuset, Göteborg

Die internistische Behandlung von Colitis ulcerosa ist heute nur symptomatisch. Kurativ ist zur Zeit allein das chirurgische Entfernen des Colons. Die Einsicht über diese Tatsache hat dazu geführt, daß wir in zunehmendem Maße solche Patienten durch Proktocolektomie behandeln. Wenn auch diese Patienten völlig geheilt werden, bedeutet dieser Eingriff jedoch, daß sie eine Ileostomie haben müssen. Die verbesserte Operationstechnik und modernen Ileostomiebandagen haben in hohem Grad die Situation für diese Patienten verbessert. Aber auch eine gut funktionierende Ileostomie macht vielen dieser Patienten große Schwierigkeiten. Der Abfluß von Darminhalt durch die Ileostomie ist mehr oder weniger kontinuierlich und kann kaum durch diätetische Maßnahmen beeinflußt werden. Weil die Ileostomiebandage fast immer Stuhl enthält, besteht die Möglichkeit eines Lecks. Sowohl der Austritt von Darminhalt als auch eine Überempfindlichkeit gegen den Klebstoff der Ileostomiebandage führen leicht zu Hautirritationen, welche weitaus die häufigste Komplikation bei Ileostomie-Patienten darstellt. Aus diesen Gründen war es wünschenswert, solchen Patienten eine Möglichkeit zu kontrollierten Darmentleerungen geben zu können. Wir haben uns daher bemüht, den Patienten mit Ileostomie ein Darmreservoir zu schaffen. Ein solches Reservoir muß besonderen Anforderungen gerecht werden (Tab. 1).

Tab. 1: Anforderungen an eine "Kontinente Ileostomie"

1. Intraabdominales intestinales Reservoir
   a) Volumen 400-500 ml
   b) Niedriger intraluminaler Druck
2. Verschlußmechanismus

Nach dem Funktionsstudium der verschiedenen Typen von Blasensubstituten wurde ein neuer Typ einer intestinalen Blase mit der Absicht konstruiert, die durch die motorische Aktivität des Darmes hervorgerufenen intraluminalen Druckerhöhungen zu vermeiden.
Etwa 15 cm des distalen Ileums läßt man für den Ausführungsgang unberührt (Abb. 1). Oberhalb dieses Darmabschnittes werden 30 cm des Ileums wie ein U gefaltet und die Schenkel an der antimesenterialen Seite zusammengenäht. Das Lumen wird eröffnet und die Schleimhaut ebenfalls mit Catgut kontinuierlich zusammengenäht. Das terminale, nicht geöffnete Ileumsegment wird in das Lumen des Reservoirs hineingezogen und mit Seidennähten fixiert. Dieser invaginierte "Nippel", welcher wie ein Ventil funktioniert, sollte etwa 4 cm lang sein. Das Reservoir wird mit einer inneren Mucosa- und einer äußeren Serosanaht durch jeweils fortlaufende Catgutsuturnahtreihe verschlossen. Der Ausgang des Reservoirs wird in einem schrägen Kanal durch die

Bauchwand gezogen, worauf eine kurze Ileostomie angelegt wird (Abb. 2).

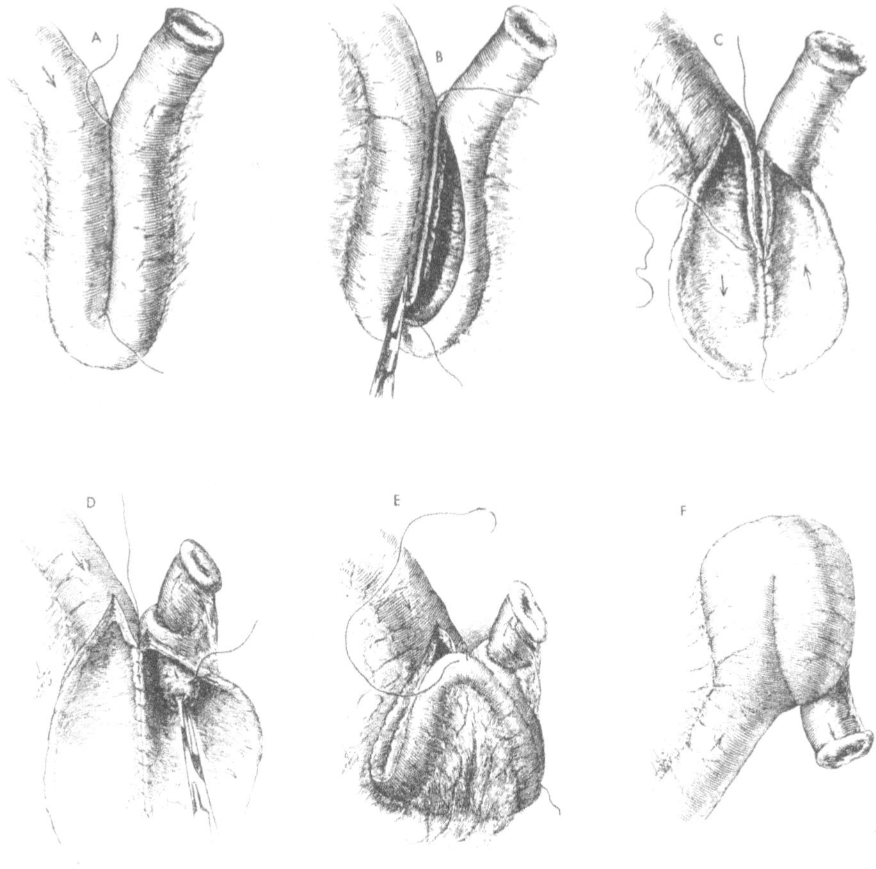

Abb. 1

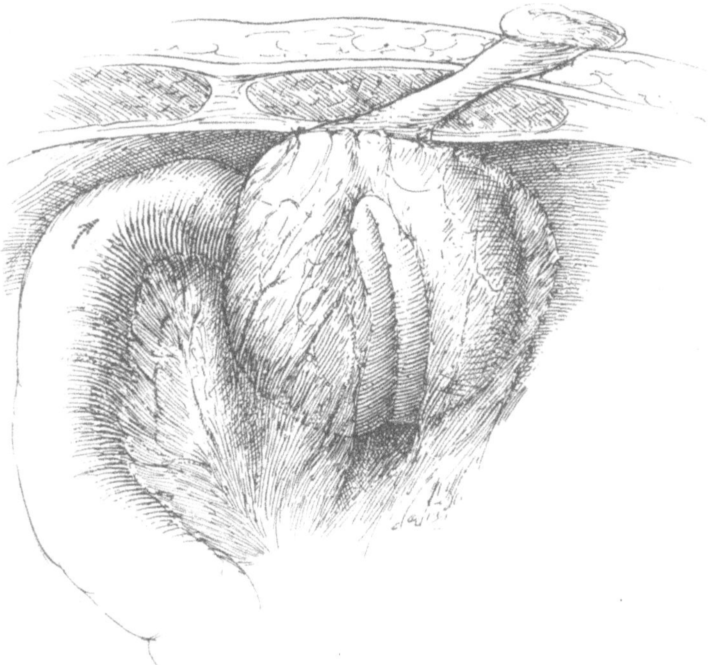

Abb. 2

Unmittelbar postoperativ beträgt das Volumen des Reservoirs etwa 70 ml, nach 3-6 Monaten 300-600 ml. Die Patienten entleeren die Blase 2-4 mal/24 Stunden mittels einer Rektalsonde und brauchen keinen Ileostomiebeutel. Die Ileostomie wird nur mit einer Kompresse zur Absorption des sezernierten Schleimes gedeckt.
90 Patienten wurden wegen Colitis ulcerosa, Morbus Crohn oder familiärer Polyposis operiert und mit diesem Typ von Ileostomiereservoir versehen. Bei 35 dieser Patienten wurde das Reservoir durch eine 2. Operation einige Jahre nach der totalen Colektomie angelegt. 3 Patienten sind gestorben. 1 starb an Lungenembolie kurz nach der Operation. Bei 1 Patienten trat nach der Operation ein Ileus auf, der operiert werden mußte und an dessen Operationskomplikationen er 4 Monate nach Anlegung des Reservoirs starb. Schließlich starb 1 Patient an Peritonitis als Folge einer Nahtinsuffizienz in dem Reservoir. Bei 3 Patienten wurde das Reservoir wieder entfernt, einmal wegen Rezidiv eines Morbus Crohn, einmal wegen Nahtinsuffizienz und einmal wegen unzulänglicher Funktion.
84 Patienten wiesen ein intaktes Reservoir auf. Von diesen sind 71 kontinent und benötigen keine Ileostomiebandage. Bei 7 Patienten besteht zuweilen ein Leck und sie benutzten daher Ileostomiebandagen bei besonderen Anlässen, wie Theaterbesuchen. 6 Patienten müssen immer Ileostomiebandagen wegen eines Lecks benutzen (Tab. 2).

Tab. 2: Funktionelle Resultate bei 84 Patienten

Ileostomiebandage benutzen:	71 niemals
	7 bisweilen
	6 immer

Die Methode wurde während der 5 Jahre, in denen sie angewandt wurde, modifiziert (1, 2, 3). Mit der hier beschriebenen Modifikation wurden alle Patienten kontinent.

Zusammenfassung: Bei 90 Patienten wurde wegen Colitis ulcerosa, Morbus Crohn oder familiärer Polypose eine Proktocolektomie durchgeführt und ein Ileostomiereservoir angelegt. Die Observationszeit betrug 5 Jahre oder weniger. Die Ergebnisse mit diesem Typ von Ileostomiereservoir ist insofern ermunternd, weil 71 von 84 Patienten kontinent wurden und keine Ileostomieverbände benötigen. Die Patienten entleeren die Reservoirs 2-4 mal/24 Stunden mittels einer Rektalsonde.

Summary: A new type of ileostomy provided with an intra-abdominal ileal reservoir has been elaborated. After proctocolectomy because of ulcerative colitis. Morbus Crohn or familial polyposis 90 patients have been provided with this type of ileostomy. Some of the patients have now been observed for more than 5 years. Seventy-one of 84 patients are "continent" and never use ileostomy appliances. They empty their reservoir 2-4 times a day by inserting a catheter through the ileostomy.

Literatur

1. KOCK, N. G.: Intra-abdominal "reservoir" in patients with permanent ileostomy. Arch. Surg. 99, 223-231 (1969)
2. KOCK, N. G.: Ileostomy without external appliances: A survey of 25 patients provided with intra-abdominal intestinal reservoir. Ann. Surg. 173, 545-550 (1971)
3. KOCK, N. G.: Continent ileostomy. Progr. Surg. 12 (1973)

Dr. N. G. Kock
Chirurgische Universitätsklinik III, Sahlgrenska sjukhuset
413 45 Göteborg/Schweden

72. Experimentelle Erfahrungen mit einem neuen Durakonservierungsverfahren für kinderchirurgische Belange

G. H. Willital und K. H. Pesch

Kinderchirurgische Station der Chirurgischen Universitätsklinik Erlangen-Nürnberg (Direktor: Prof. Dr. G. Hegemann), Pathologisches Institut der Universität Erlangen (Direktor: Prof. Dr. V. Becker)

Neben der zur Zeit zur Verfügung stehenden lyophilisierten Dura (1, 2), haben wir ein neues Konservierungsverfahren für Duramaterial entwickelt und experimentell dieses autoplastische Implantationsmaterial genauestens untersucht.

Methodik: Bei Herstellung dieser Durapräparate erfolgte der Wasserentzug aus der nativen Dura nicht durch den üblichen Prozeß der Lyophilisierung, sondern erstmalig durch organische Lösungsmittel. Die Sterilisation der Präparate wurde mit 2, 5 Mrad. j-Strahlung durchgeführt, die eine völlige Keimfreiheit garantiert. Erhöhung der j-Strahlung auf 5 Mrad. senkt die Reißfestigkeit um 10 %. Zur Überprüfung der Reinheit der Duraimplantate (frei von Antigenen, frei von pyrogenen Stoffen, frei von nicht kollagenem Eiweiß) diente die Bestimmung des Tyrosin- und Hydroxyprolingehaltes, die die Kollagenreinheit der Durapräparate (Tyrosingehalt unter 0, 697 Gew. %, Hydroxyprolingehalt über 9, 9 Gew. %) dabei einwandfrei nachwiesen. Abgesichert wurde dieses Ergebnis weiterhin durch die Bestimmung der Schrumpfungstemperatur, die für dehydratisierte Dura bei 50, 6°, für lyophilisierte Dura bei 52, 9° lag, sowie durch tierexperimentelle Pyrogenteste, die in allen Fällen keine signifikante Temperaturerhöhung ergaben. Zur weiteren genauen Analyse dieser Durakonserve wurden a) histologische und elektronenmikroskopische Untersuchungen der Nativdura, der dehydratisierten und der lyophilisierten Dura durchgeführt, b) eine Reihe physikalischer Meßwerte für beide Präparate ermittel, c) anhand von 105 tierexperimentellen Untersuchungen an Kaninchen un Schweinen der Einheilungsprozeß der Dura und auftretende Komplikationen verfolgt. Der Umwandlungsprozeß des Duraimplantates wurde durch Relaparotomien 1 Woche bis 6 Monate postoperativ histologisch genau festgehalten.

Ergebnisse: Histologische Untersuchungen der Nativdura zeigen streng parallel gerichtete Kollagenfasern. Bei der mit organischen Lösungsmitteln dehydratisierten Dura liegt ein analoges Bild vor mit einheitlicher, paralleler Anordnung der Kollagenfasern, die hier aufgrund des Wasserentzuges dichter aneinander zu liegen kommen. Lyophilisierte Dura dagegen zeigt ein völlig anderes Strukturbild mit Auflockerung der Kollagenfasern durch Spalträume und gewundenem wellenartigen Verlauf der Fasern. Diese im Vergleich zum Nativpräparat deutliche Strukturveränderung ist durch den Lyophilisierungsprozeß bedingt, wobei das sich zwischen den Fasern befindliche Wasser zu Eiskristallen formt, die anschließend unter Vacuum sublimieren. Elektronenmikroskopische Untersuchungen bestätigen diese Strukturunterschiede (Abb. 1, 2).

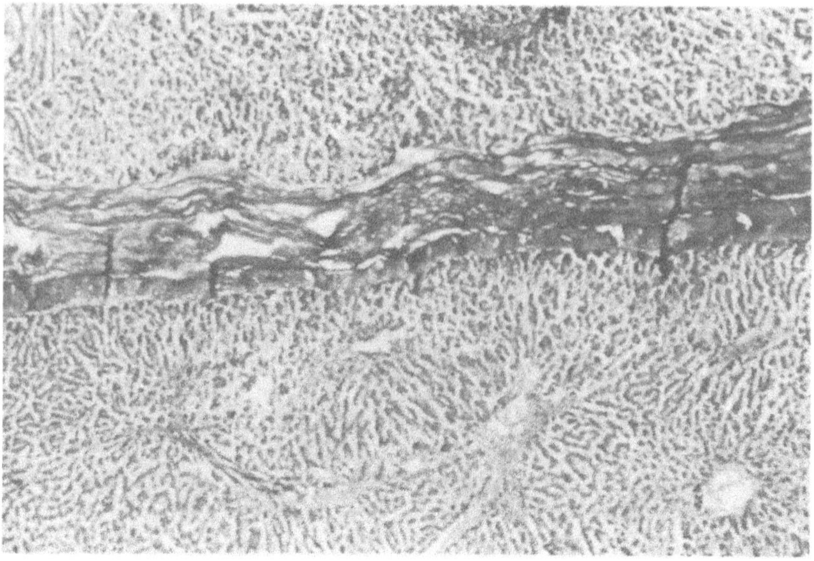

Abb. 1: Lösungsmitteldehydratisierte Dura mit linearer Ausrichtung der kollagenen Fibrillen analog der Nativdura

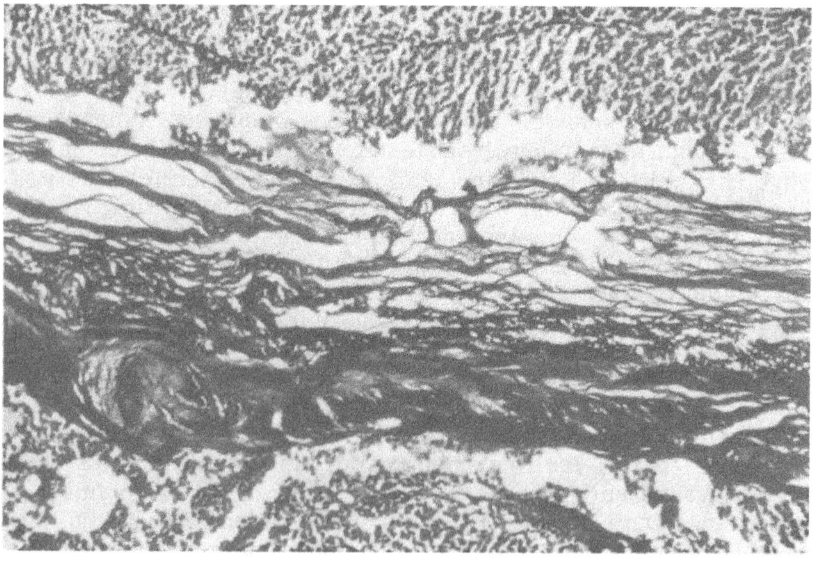

Abb. 2: Lyophilisierte Dura mit großen Spalträumen zwischen den kollagenen Fibrillen und spongiosaähnlichem Aussehen; lyophilisiert induziertes Wellenphänomen der kollagenen Fasern

Tab. 1: Physikalische Meßwerte von lösungsmitteldehydratisierter Dura, wobei die geringe Dehnbarkeit dieses Materials hervorzuheben ist

Dura	Dicke (mm)	Höchstkraft (kp)	Dehnung bei Höchstkraft (%)	Dehnung bei 1 kp (%)	Elastizitätsgrenze (kp)
lyophilisiert (n = 8)	0, 80 ± 0, 16 +	4, 6 ± 1, 72	22, 6 ± 3, 3	6, 9 ± 1, 2	0, 7 ± 0, 2 +
lösungsmittel-getrocknet (n = 8)	0, 51 ± 0, 11 +	5, 8 ± 2, 15	22, 7 ± 4, 2	6, 2 ± 1, 4	1, 1 ± 0, 4 +

+ signifikante Wertepaare

Bei der physikalischen Messung zeigten die in Lösungsmitteln getrockneten Duren signifikant geringere Dicken aufgrund der oben beschriebenen Konservierungsmethoden. Die Höchstkraft ist bei beiden Präparaten gleich. Bei Dehnungsmessungen ist stets eine Tendenz zur geringeren Dehnbarkeit bei lösungsmittelgetrockneten Duren festzustellen. Dieser Unterschied wird signifikant manifest bei Bestimmung der Elastizitätsgrenze (Tab. 1). Lyophilisierte Dura ist bei niedrigen Zug- bzw. Druckwerten stärker dehnbar. Dieser Nachteil fällt zwar bei Duraersatzplastiken in der Neurochirurgie nicht ins Gewicht, ist aber bei Omphalocelen und Zwerchfelldefekten unerwünscht. Dieses sogen. lyophilisiert-induzierte Wellenphänomen der kollagenen Fasern fehlt bei lösungsmitteldehydratisierter Dura.

Insgesamt wurden 105 Implantationsversuche (Bauchfellersatzplastiken, Zwerchfellersatzplastiken) durchgeführt, um so Einbau, Umbau und Qualität dieser Ersatzplastiken beurteilen zu können. 46, 5 % der Bauchdeckenersatzplastiken bei Kaninchen waren nach einer Beobachtungszeit von 6 Monaten straff eingeheilt, 12, 5 % zeigten eine leichte Vorwölbung. In 33 % bzw. 41 % waren lokale Infekte die Ursache von Adhäsionen mit Darm oder Aussackungen. Die Duraersatzplastiken des Zwerchfells (40 % der linken Zwerchfellkuppel), verstärkt mit Dacron auf der abdominellen Seite, ergaben bei Relaparotomien 3 bzw. 5 Monate postoperativ einen völlig straffen Zwerchfellersatz. Die röntgenologischen Untersuchungen zeigten keine Vorwölbung und eine uneingeschränkte Zwerchfellbeweglichkeit. Die morphologisch-histologischen Veränderungen der implantierten Dura mit zeitlichen Ablauf anhand von 550 histologischen Schnitten zeigten nach 2-3 Wochen Implantationsdauer entzündliche Infiltrate aus Lymphocyten, Plasmazellen etc. und teilweise Auflösung der Fasern. Nach 1 1/2 Monaten sind die Kollagenfasern in den Randbezirken aufgelöst und durch ein gefäßreiches, organisiertes Bindegewebe ersetzt.

Zusammenfassung: Dehydratisierte Dura zeigt einen der Nativdura analogen Strukturaufbau. Aufgrund dessen zeigt diese Dura die physikalische Eigenschaft einer geringen Dehnbarkeit. 105 tierexperimentelle Untersuchungen an Schweinen und Kaninchen (Bauchdeckenersatzplastik und Zwerchfellersatzplastik) ergaben in 59 % eine komplikations- und reizlose Ersatzplastik. In 1 1/2 bis 2 Monaten ist der Umbau der Dura abgeschlossen. Als kinderchirurgische Indikationsgebiete sehen wir: Bauchwandersatzplastik bei Omphalocelen (selektive Operationsindikation), Gastroschisis, Prune-Belly-Syndrom, Zwerchfellersatzplastik, Duraplastik an Schädel und Rückenmark, Brustwandplastiken, zirkuläre Duraplastik bei hepatodigestiven Anastomosen, Anal- und Rektumprolaps, Verschluß bei vesico-intestinalen Fissuren.

Summary: Dehydrated duraimplants have a similar structure compared to the native dura material; according to this, this dura is of high tensile strength and low flexibility. 105 experimental studies on rabbits and pigs demonstrated - within a 6 months period - quite clearly in 59 % a tight abdominal wall replacement respectively replacement of the diaphragm without any complications. After 1 1/2-2 months the transformation of the duraimplant had come to an end. Paediatric surgical indications are: Abdominal wall replacement in cases of exomphalos, gastroschisis, prune belly. Partial replacement of the diaphragm. In neurosurgery: Closure of duradefects of the head and of the spine. Closure of large defects in the chestwall. Circular duraplasty in hepatodigestiv anastomosis. Anal- and rectal prolaps. Closure of bladder exstrophy.

Literatur

1. JOPPICH, I.: Versuche zum Bauchwandersatz bei übergroßen Omphalocelen mit lyophilisierter Dura. Mels. Med. Mitt. 112, 147 (1969)
2. KÖHNLEIN, H. E.: Verwendung lyophilisierter Dura zum Teilersatz der Blase. Bruns' Beitr. klin. Chir. 219, 81 (1971)

Dr. G. H. Willital
Kinderchirurgische Station
der Chirurgischen Universitätsklinik
8520 Erlangen
Maximiliansplatz

73. Vergleichende Untersuchungen über fortlaufende arterielle pO_2-Messungen und Kreislaufkontrollen bei Kurznarkosen mit CT[2]1341, Methohexital, Propanidid und Thiobarbiturat

G. Hempelmann, W. Hempelmann und S. Piepenbrock

Institut für Anaesthesiologie der Medizinischen Hochschule Hannover (Direktor: Prof. Dr. E. Kirchner)

Zur Durchführung peripherer Arteriographien haben wir die 4 Kurznarkotika CT 1341 (ALTHESIN), Methohexital (BREVIMYTAL), Propanidid (EPONTOL) und ein Thiobarbiturat (TRAPANAL) bei 58 Patienten mit arteriosklerotischen Verschlußerkrankungen eingesetzt.

Methodik: Neben der Kontrolle von Blutdruck und Herzfrequenz sowie der arteriellen Blutgase mittels Einzelanalyse (pO_2, pCO_2, pH, BE) vor, während und nach Narkose, haben wir bei 46 Patienten den arteriellen Sauerstoffpartialdruck kontinuierlich mit einer polarographischen Mikromethode während der ganzen Narkose (Spontanatmung von Raumluft) gemessen (1-4).

Ergebnisse: 1. CT 1341: Das intravenöse Steroid-Anaestheticum CT 1341 wurde in einer Dosierung von 0,05 ml/kg bei 18 Patienten verwendet. Eine Minute nach Narkosebeginn kam es zum Abfall des systolischen Blutdrucks um durchschnittlich 20 % (Tab. 1); die hypotensive Phase hielt in der Regel nicht lange an, so daß 3 min nach CT 1341-Injektion keine wesentlichen Unterschiede mehr nachweisbar waren. Während der Narkose kam es zur signifikanten Herzfrequenzsteigerung auf 94/min (Abb. 1). Die fortlaufenden arteriellen pO_2-Messungen ($n = 12$) ergaben einen Ausgangswert von $71,4 \pm 2,5$ Torr (Abb. 2). 3 1/4 min nach Narkosebeginn war ein mittlerer Minimalwert von $46,1 \pm 3,0$ Torr erreicht ($p < 0,001$). Ein Patient mußte nach der 3. min kurzfristig mit Sauerstoff beatmet werden, da es bei ihm zu einem dramatischen pO_2-Abfall mit allen klinischen Zeichen der Hypoxie gekommen war.

2. Methohexital: 1 mg/kg Methohexital führte bei 18 Patienten zu einem Blutdruckabfall um 10 %; in der 2. min nach Narkosebeginn war der Ausgangswert wieder erreicht (Tab. 1). Trotz Prämedikation war die Herzfrequenz vor der Narkose höher als am Vortage. In der 1. min der Methohexitalnarkose stieg sie auf einen Maximalwert von 95/min, um bis zur 10. min allmählich wieder zum Ausgangswert zurückzukehren (Abb. 1). Aus den fortlaufend gemessenen pO_2-Kurven ($n = 12$) errechneten wir einen mittleren Minimalwert von $52,2 \pm 2,2$ Torr 2 1/2 min nach Narkosebeginn ($p < 0,001$). Nach mehr als 7 min waren Werte über 60 Torr erreicht (Abb. 2). Die pCO_2-Werte waren nach 8 min im Vergleich zu den Ausgangswerten leicht erhöht (Tab. 2).

3. Propanidid: Bei Kurznarkosen mit Propanidid kommt es zu einem Blutdruckabfall um 30 % während der ersten Minuten, sowie zu einem typischen Frequenzanstieg (5). 4 mg/kg Propanidid führten bei 12 mit der pO_2-Elektrode fortlaufend kontrollierten Patienten zu einem initia-

len Hyperventilationsmaximum von 91,9 ± 3,8 Torr und nach 3 1/2 min zu einem mittleren pO_2-Minimum von 60,8 ± 2,7 Torr ($p < 0,001$; Abb. 2). 5 Patienten lagen mit ihrem Minimalwert in der hypoventilatorischen Phase zwischen 54 und 48 Torr (3).

4. Thiobarbiturat: Bei 10 Patienten führte die Injektion von 4 mg/kg Thiobarbiturat ebenfalls zu einem initialen Blutdruckabfall (-14 %) und Frequenzanstieg (+ 9 %) (Abb. 1; Tab. 1). Der pO_2-Wert sank kontinuierlich ab, um nach 3 1/2 min einen Minimalwert von 45,9 ± 3,0 Torr zu erreichen ($p < 0,001$). Ein Patient mußte mit Sauerstoff assistiert beatmet werden, da der pO_2-Wert auf 37,4 Torr herabgefallen war und klinische Zeichen einer Hypoxie mit Rhythmusstörungen in Form von Extrasystolen aufgetreten waren. 9 der untersuchten Patienten lagen mit ihrem pO_2-Minimum unter 55 Torr, 5 sogar unter 45 Torr. 8 min nach Narkosebeginn lag der arterielle pO_2 noch signifikant unter dem Ausgangswert (Tab. 2). Bei insgesamt 3 Patienten traten unter der Narkose Rhythmusstörungen in Form von Extrasystolen auf.

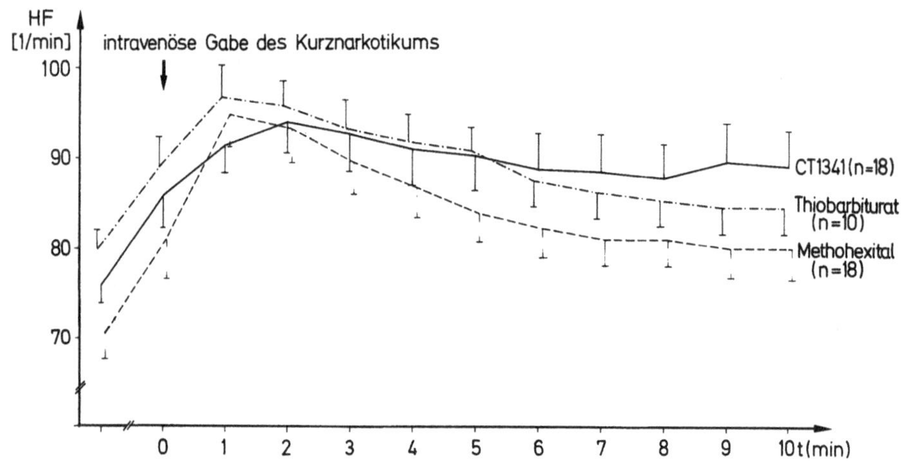

Abb. 1: Veränderungen der Herzfrequenz bei Kurznarkosen mit CT 1341 (n = 18; 0,05 ml/kg), Methohexital (n = 18; 1 mg/kg) und Thiobarbiturat (n = 10; 4 mg/kg)

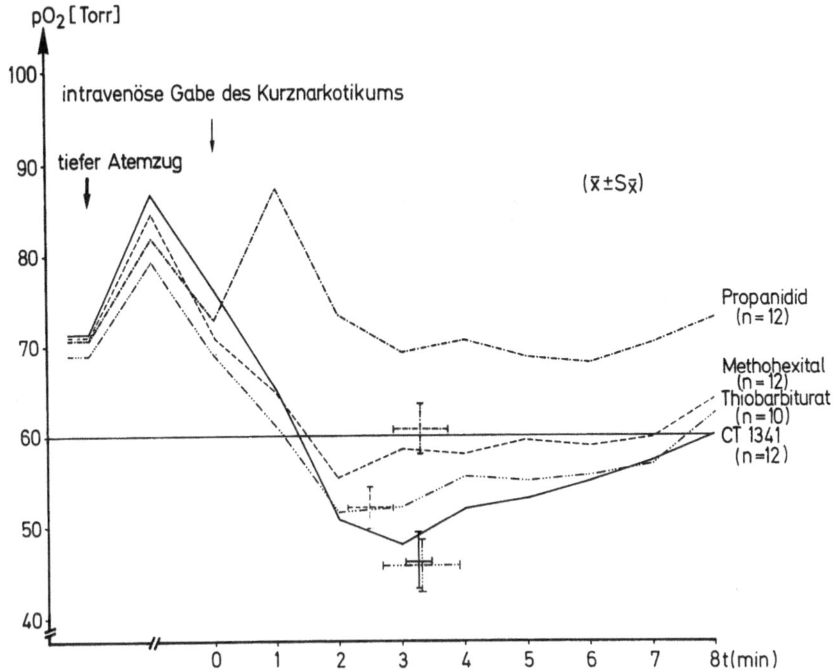

Abb. 2: Mittelwertskurven sowie pO_2-Minima ($\bar{x} \pm S_{\bar{x}}$) der fortlaufend gemessenen arteriellen Sauerstoffpartialdrucke während Kurznarkosen mit CT 1341 (0, 05 ml/kg), Methohexital (1 mg/kg), Propanidid (4 mg/kg) und Thiobarbiturat (4 mg/kg)

Diskussion: In unseren Untersuchungen war die pO_2-Erniedrigung unter Thiobarbiturat- und CT 1341-Narkose am stärksten ausgeprägt. Nach Methohexital-Gabe lag das mittlere pO_2-Minimum noch unter der kritischen Grenze von 60 Torr. Während der Propanididnarkosen war die pO_2-Abnahme am geringsten. Dennoch darf nicht übersehen werden, daß auch in dieser Gruppe 5 Patienten durch Hypoxie gefährdet waren (3). Die pCO_2-Kontrollwerte waren nach Thiobarbiturat stärker als nach CT 1341 und Methohexital, während sie nach den Propanididnarkosen den Ausgangswerten entsprachen. Da die einzelnen Gruppen jeweils aus höchstens 18 Probanden bestanden, sind Aussagen über weitere Nebenwirkungen problematisch. Eins läßt sich jedoch feststellen: Unter CT 1341-Narkose traten Hustenattacken (bei 20 %) und motorische Unruhe besonders an den Extremitäten (bei 60 %) deutlich häufiger auf als in den anderen Gruppen. Ebenfalls möchten wir nicht unerwähnt lassen, daß es sowohl durch Propanidid als auch CT 1341 zu schwersten anaphylaktoiden Zwischenfällen kommen kann, die eine kritiklose Anwendung dieser beiden Präparate fragwürdig erscheinen läßt. Unter Berücksichtigung dieser Gesichtspunkte, sowie hämodynamischer Ergebnisse (4, 5) bietet sich besonders Methohexital zur Durchführung von Kurznarkosen an. Aufgrund unserer Ergebnisse mit der fortlaufenden pO_2-Messung möchten wir jedoch feststellen, daß heute keine Vollnarkose - auch keine sogen. Kurznarkose -

Tab. 1: Blutdruckveränderungen während Narkoseeinleitungen mit CT 1341 0, 05 ml/kg
Methohexital 1 mg/kg
Thiobarbiturat 4 mg/kg

	CT 1341 n = 18	Methohexital n = 18	Thiobarbiturat n = 10
Ruhewert (Vorabend)	142, 8 ± 6, 0 / 78, 9 ± 3, 0	148, 3 ± 6, 6 / 81, 9 ± 2, 5	139, 5 ± 5, 9 / 81, 0 ± 4, 6
vor Narkose	146, 4 ± 7, 0 / 83, 3 ± 2, 5	137, 5 ± 4, 3 / 76, 4 ± 2, 4	144, 5 ± 7, 3 / 79, 0 ± 4, 2
nach Injektion des Narkosemittels 1'	118, 1 ± 5, 7 / 72, 5 ± 2, 5	124, 2 ± 7, 3 / 69, 7 ± 4, 2	128, 0 ± 5, 1 / 75, 0 ± 4, 4
2'	127, 2 ± 5, 3 / 75, 8 ± 2, 3	140, 3 ± 6, 0 / 78, 3 ± 3, 2	125, 0 ± 6, 0 / 72, 0 ± 6, 2
3'	135, 8 ± 5, 8 / 78, 6 ± 2, 4	143, 3 ± 7, 0 / 77, 7 ± 3, 4	131, 5 ± 4, 9 / 75, 5 ± 5, 6
4'	141, 1 ± 6, 6 / 79, 7 ± 2, 4	138, 6 ± 6, 1 / 75, 0 ± 2, 8	130, 5 ± 5, 3 / 73, 5 ± 4, 8
5'	141, 4 ± 6, 3 / 78, 3 ± 2, 3	134, 7 ± 5, 7 / 71, 9 ± 2, 8	135, 5 ± 6, 2 / 76, 5 ± 5, 2
6'	137, 8 ± 6, 0 / 76, 4 ± 2, 0	133, 8 ± 5, 6 / 71, 1 ± 2, 7	136, 0 ± 7, 1 / 76, 5 ± 5, 4
7'	136, 9 ± 5, 1 / 77, 2 ± 1, 9	133, 0 ± 5, 3 / 70, 8 ± 2, 5	134, 5 ± 7, 5 / 75, 0 ± 5, 5
8'	138, 3 ± 4, 9 / 77, 8 ± 1, 8	132, 5 ± 4, 7 / 70, 6 ± 2, 2	134, 0 ± 7, 8 / 73, 5 ± 5, 7
9'	138, 1 ± 5, 1 / 78, 1 ± 1, 8	131, 9 ± 4, 7 / 70, 6 ± 2, 2	133, 5 ± 8, 4 / 73, 0 ± 6, 1
10'	138, 9 ± 5, 3 / 78, 6 ± 1, 8	133, 3 ± 4, 7 / 71, 4 ± 1, 9	132, 0 ± 8, 6 / 72, 5 ± 6, 2

Tab. 2: Ergebnisse der blutgasanalytischen Untersuchungen vor sowie 8 min nach Injektion des Kurznarkotikums ($\bar{x} \pm S_{\bar{x}}$)

Anzahl n	Alter Jahre	Gewicht kg	pO_2 Torr	pCO_2 Torr	pH	BE mval/l	pO_2 Torr	pCO_2 Torr	pH	BE mval/l
1. CT 1341 (0, 05 ml/kg)										
18	53, 6	68, 6	70, 8 ± 1, 9	38, 5 ± 1, 1	7, 423 ± 0, 013	+ 0, 9	60, 9 ± 1, 0	41, 4 ± 1, 3	7, 402 ± 0, 010	+ 0, 7
2. Methohexital (1 mg/kg)										
18	61, 2	74, 2	70, 7 ± 1, 8	42, 6 ± 1, 0	7, 410 ± 0, 006	+ 1, 4	64, 1 ± 1, 5	45, 5 ± 0, 9	7, 397 ± 0, 009	+ 2, 0
3. Propanidid (4 mg/kg)+										
12	60, 7	74, 2	70, 9 ± 2, 6	40, 6 ± 1, 3	7, 371 ± 0, 010	-	72, 2 ± 3, 3	40, 6 ± 4, 6	7, 362 ± 0, 011	-
4. Thiobarbiturat (4 mg/kg)										
10	58, 2	70, 2	68, 9 ± 1, 6	40, 9 ± 1, 1	7, 418 ± 0, 009	+ 1, 8	62, 7 ± 1, 4	44, 4 ± 1, 8	7, 405 ± 0, 014	+ 2, 3

+In der Propanidid-Gruppe erfolgte die Kontrollabnahme nach im Mittel 6 min ohne Beatmungsmöglichkeit und Sauerstoffapplikation durchgeführt werden sollte (3, 4).

Zusammenfassung: Kurznarkosen wurden bei insgesamt 58 Patienten mit CT 1341, Methohexital, Propanidid und einem Thiobarbiturat unter Blutdruck-, Herzfrequenz- und Blutgaskontrolle (kontinuierliche arterielle pO_2-Messung) durchgeführt.

Summary: In 58 patients blood pressure, heart rate and blood gases (continuous arterial pO_2-monitoring) were controlled during anesthesia with CT 1341, methohexitone, propanidid, and thiobarbiturate.

Literatur

1. FABEL, H.: Arch. Kreisl.-Forsch. 57, 145 (1968)
2. HEMPELMANN, G. et al.: Fortlaufende Messungen des arteriellen Sauerstoffdruckes. Anwendungsmöglichkeiten und Beispiele aus der Anaesthesie. Anaesthesiologie und Wiederbelebung, Springer, Berlin (im Druck)
3. HEMPELMANN, G. et al.: Anaesthesist 2, 40 (1972)
4. HEMPELMANN, G. et al.: Anaesthesist 1973 (im Druck)
5. SOGA, D., BEER, R.: In Ch. Lehmann: Anaesthesiologie und Wiederbelebung, Springer, Berlin, 57 (1972)

Dr. G. Hempelmann
Institut für Anaesthesiologie,
Medizinische Hochschule
3000 Hannover
Karl-Wiechert-Allee 9

74. Coronare und allgemeine Hämodynamik beim Menschen unter dem Einfluß von Propanidid (Epontol®)*

H. Schenk, H. Sonntag, D. Regensburger, U. Donath und C. Fuchs

Physiologisches Institut, Lehrstuhl I, Klinik für Thorax-, Herz- und Gefäßchirurgie der Universität Göttingen

Der Einfluß auf die coronare und allgemeine Hämodynamik von Propanidid wurde von uns an 8 herz- und kreislaufgesunden Patienten untersucht. Das mittlere Alter der Untersuchten lag bei 34 Jahren (Altersverteilung von 23-46 Jahren), ihr Gewicht betrug 74, 3 kg im Mittel.
Fortlaufend wurden EKG, Aorten-, linksventriculärer Druck sowie maximale Druckanstiegsgeschwindigkeit mit einem Katheter-Tipmanometer und exspiratorischer CO_2-Gehalt mit einem Uras-Gerät registriert. Jeweils vor der Narkoseeinleitung am wachen Patienten und unter Epontol-Infusion von 2 mg/kg · min - nachdem initial 7 mg/kg injiziert worden waren - wurden die Verhältnisse im Säure-Basen-Status, der arterielle und coronarvenöse O_2-Gehalt, die Coronardurchblutung - mit Hilfe der von BRETSCHNEIDER (1) entwickelten Argonmethode -, das Herzzeitvolumen - mit dem Slama-Piiper-Gerät - und die Serumelektrolytkonzentrationen gemessen. Der myocardiale Sauerstoffverbrauch und der Cornarwiderstand, Herzindex HI, Schlagvolumenindex SVI und der nach BRETSCHNEIDER modifizierte Tention-Time-Index "TTI" wurden aus den Meßdaten errechnet (Tab. 1).

Tab. 1: Verhältnisse im Säure-Basen-Haushalt vor und unter dem Einfluß von Epontol

Epontol (n = 8) Blutgase und Säure-Basen-Status		vor		unter	
		$\bar{x}$	$s_{\bar{x}}$	$\bar{x}$	$s_{\bar{x}}$
Hb	[g %]	13,5	o,5	13,6	o,6
O_2-Sättigung	[%]	95,2	o,7	95,8	o,9
pO_2	[mmHg]	87,5	3,8	89,o	2,9
pCO_2	[mmHg]	38,2	1,1	36,7	1,3
pH		7,345	o,oo4	7,36o	o,oo8
St.-Bic.	[mval/l]	2o,8	o,4	2o,6	o,4
Base-Excess	[mval/l]	-4,49	o,5	-4,56	o,6
Elektrolyte					
Natrium	[mval/l]	141	1,7o	141	1,7o
Kalium	[mval/l]	3,84	o,o7	3,81	o,o4
Calcium	[mval/l]	4,51	o,o6	4,5o	o,o8
Magnesium	[mval/l]	1,51	o,o5	1,5o	o,o4

+Mit Unterstützung der Deutschen Forschungsgemeinschaft im Rahmen des SFB 89 - Kardiologie Göttingen

Vor und unter der Eponotol-Narkose veränderten sich die Elektrolytkonzentrationen nicht. Der Säure-Basen-Status und die arterielle O_2-Sättigung zeigten jeweils zum Zeitpunkt der Coronardurchblutungsmessung gleiche Werte. Eine hierdurch bedingte Beeinflussung der coronaren Hämodynamik kann folglich ausgeschlossen werden. Die leichte metabolische Acidose vor der Narkoseeinleitung muß auf die vor Operationen notwendige Nahrungskarenz und die Erwartungsangst der Patienten zurückgeführt werden. Hierdurch bedingt lagen die nicht näher aufgeführten Werte für die Konzentrationen von Freien Fettsäuren und Glucose im Blut aufgrund eines wahrscheinlich erhöhten Katecholamin-Spiegels oberhalb der Norm (Tab. 2).

Tab. 2: Hier sind die ermittelten hämodynamischen und die wichtigsten, den myocardialen O_2-Verbrauch bestimmenden Determinanten aufgeführt: Coronardurchblutung ($\dot{V}$ cor), Coronarwiderstand (W cor), mittl. diast. Aortendruck ($\bar{p}$ diast), myoc. O_2-Verbrauch, coronarvenöse O_2-Sättigung, Herzfrequenz, Herzindex (HI), Schlagvolumenindex (SVI), peripherer Widerstand (W per), mittl. Aortendruck ($\bar{p}$ aorta), max. Druckanstiegsgeschwindigkeit im linken Ventrikel (dp/dt_{max}), linksventriculärer endiastolischer Druck (LVEDP) und der Tention-Time-Index nach BRETSCHNEIDER "TTI"

Epontol (n = 8) 7 mg/kg + 2 mg/kg·min	vor		unter	
	$\bar{x}$	$s_{\bar{x}}$	$\bar{x}$	$s_{\bar{x}}$
$\dot{V}$ cor [ml/min·1oo g]	93	4	182	1o
W cor $\left[\frac{mmHg}{ml/min \cdot 1oo\ g}\right]$	0,91	0,02	0,43	0,04
$\bar{p}$ diast [mmHg]	88	2	81	2
O_2-Verbrauch [ml/min·1oo g]	1o,6	0,6	2o,3	1,8
O_2-Sättigung cor.ven. [%]	31,9	1,o	32,8	2,2
Herzfrequenz [1/min]	81	2	127	4
HI [$1/min \cdot m^2$]	3,92	0,12	3,63	0,19
SVI [ml/m^2]	47	2	29	2
W per $\left[\frac{mmHg}{ml/min \cdot kg}\right]$	0,96	0,04	0,91	0,06
$\bar{p}$ aorta [mmHg]	92	4	88	3
dp/dt_{max} [mmHg/sec]	172o	89	147o	85
LVEDP [mmHg]	11,4	2,2	15,2	1,4
"TTI" $\left[mmHg \cdot \sqrt{\frac{1}{min}}\right]$	994	27	1o99	73

Der individuell unterschiedlich, im Mittel jedoch um 13 % erhöhte Ausgangswert für die Coronardurchblutung $\dot{V}$ cor von 93 ml/min · 100 g sollte diese Vermutung ebenfalls bestätigen.
Die unter Epontolwirkung eintretende, periphere Widerstanderniedrigung von 0,96 auf 0,91 mmHg/ml/min · kg - sie ist signifikant - wird für die durchschnittliche Senkung des mittleren Aortendrucks von 92 auf 88 mmHg verantwortlich sein. DOENICKE et al. (2) erklären diese durch eine Epontol bedingte Histaminfreisetzung. Der mittlere Frequenzanstieg von 81 auf 127/min wird durch die reflektori-

sche adrenerge Stimulation ausgelöst sein. Der hierzu benötigte, energetische Mehrbedarf ist sicherlich in erster Linie für die Steigerung des myocardialen Sauerstoffverbrauchs von durchschnittlich 10, 3 auf 20, 3 ml/min · 100 g verantwortlich. Trotz der Senkung des für die Coronardurchblutung bedeutsamen, mittleren Aortendrucks von 88 auf 81 mmHg wurde die Durchblutung infolge stärker ausgeprägter Widerstandserniedrigung im gleichen Verhältnis wie der Sauerstoffverbrauch des Herzens gesteigert. Ebenso wie bei den Tierexperimenten von WIRTH und HOFFMEISTER (3) blieb die coronarvenöse Sauerstoffsättigung vor und unter Epontolapplikation unverändert. Eine Stabilisierung der Hämodynamik wurde trotz der Frequenzerhöhung nicht erreicht, denn der Einfluß der systolischen Auswurfminderung auf das HZV überwiegt. Zu sehen ist dieses in der ausgeprägten Senkung des Schlagvolumenindex SVI von 47 auf 29 ml/m^2. Das Herzindex sank unter diesen hämodynamischen Bedingungen von 3, 92 auf 3, 63 l/m^2.
Nach Abklingen der durch das initial applizierte Epontol hervorgerufenen Kreislaufwirkungen erreicht der Blutdruck während der nachfolgenden Epontolinfusion nicht die Ausgangswerte. Da der systolische Druckabfall zu diesem Zeitpunkt den diastolischen mit 10 % gegenüber 4 % vom Ausgangswert deutlich und signifikant überwiegt, kann der arterielle Blutdruckabfall nicht nur dem peripheren Widerstandsverlust zugeschrieben werden, sondern muß auch mit der verminderten Pumpleistung des Herzens begründet werden. Diese trotz adrenerger Stimulation entstehende Kontraktilitätsminderung des Herzmuskels findet ihre Bestätigung in der signifikanten Abnahme des dp/dt max von 1. 720 auf 1. 470 mmHg/sec und dem Anstieg des enddiastolischen Drucks von 11, 4 auf 15, 2 mmHg. Diese Erscheinungen müssen als Zeichen einer passageren Herzinsuffizienz gedeutet werden.

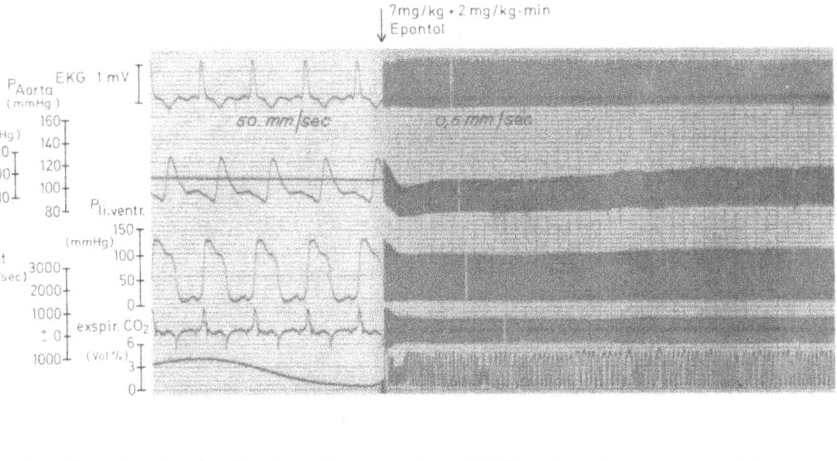

Abb. 1: Fortlaufende Registrierung des EKG, des Aorten- und des linksventriculären Drucks, des dp/dt sowie des exspiratorischen CO_2-Gehalts während der Narkoseeinleitung

Die Steigerung der Coronardurchblutung darf auf keinen Fall als eine "Luxusdurchblutung" angesehen werden, wie sie bei einem Coronardilatator benignen Typs oder Äther vorliegt. Durchblutungs-, Sauerstoffverbrauchssteigerung und die gleichzeitige Kontraktilitätsminderung des Herzens sowie die Verschlechterung der peripheren Kreislaufsituation lassen dieses Medikament bei Patienten mit myocardialen Insuffizienzerscheinungen und eingeschränkter Coronarreserve als kontraindiziert erscheinen. Ähnliche, die Indikation einschränkende Bedenken haben unter anderen Autoren auch DUDZIAK (4) und PODLESCH (5) geäußert. Zu erwähnen ist auch, daß bei Narkoseeinleitung mit Epontol im Verhältnis 1:1000 mit schwersten anaphylaktischen Reaktionen gerechnet werden muß.

Zusammenfassung: Eine Epontoldosis von 7 mg/kg + 2 mg/kg · min zur Narkoseeinleitung bei 8 Patienten verursachte einen Abfall des art. Drucks. Dieser Effekt kann nicht allein mit einem Absinken des peripheren Widerstandes, sondern muß ebenfalls mit einem direkten negativ inotropen Einfluß des Propanidid erklärt werden. Darüberhinaus wird durch das Medikament ein signifikanter Anstieg der Coronardurchblutung und des myocardialen Sauerstoffverbrauchs hervorgerufen. Die Verwendung von Propanidid bei Patienten mit Herzinsuffizienz sollte daher vermieden werden.

Summary: A dose of 7 mg/kg + 2 mg/kg · min propanidid for general anesthesia investigated in 8 patients caused a transient fall of arterial blood pressure. This effect is not only due to a decrease of total peripheral resistance but as well as to a direct negative inotropic action of propanidid. Furthermore coronary blood flow and myocardial oxygen-consumption were enhanced significantly. In conclusion, the use of propanidid in patients with myocardial insufficiency appears to be contraindicated.

Literatur

1. BRETSCHNEIDER, H. J., COTT, L., HILGERT, G., PROBST, R., RAU, G.: Verh. Dtsch. Ges. Kreislaufforschg. 32, 267 (Darmstadt 1966)
2. DOENICKE, A., LORENZ, W.: Anaesthesist 19, 413 (1970)
3. WIRTH, W., HOFFMEISTER, F.: Anaesthesiologie u. Wiederbelebung 4, 17 (1965)
4. DUDZIAK, R.: Anaesthesist 19, 51 (1970)
5. PODLESCH, I., ZINDLER, M.: Anaesthesiologie u. Wiederbelebung 4, 160 (1965)

Dr. H.-D. Schenk
Physiologisches Institut der Universität, Lehrstuhl Physiologie I
3400 Göttingen, Humboldtallee 7

75. Veränderung der Gefäßpermeabilität nach Blutverlust

F. X. Sailer und N. Papastavrou

Chirurgische Universitätsklinik Gießen (Direktor: Prof. Dr. K. Vossschulte

Über die Gefäßpermeabilität im Bereich der Endstrombahn nach Blutverlust ist wenig bekannt. Theorien über eine allgemeine Permeabilitätserhöhung, vor allem nach größeren Blutverlusten, stehen Untersuchungen mit radioaktiv markierten Plasmaproteinen gegenüber, die dies nicht bestätigen konnten. Die Schwierigkeiten, eine Klärung herbeizuführen, sind vor allem auf das Fehlen geeigneter Versuchsanordnungen zurückzuführen. In unserer vorliegenden Arbeit haben wir versucht, durch intravitale Fluorescenzmikroskopie Einblick in die Permeabilitätsvorgänge an den Kapillarwänden nach Blutverlusten zu bekommen.

Methodik: Als Versuchstiere benutzten wir 23 Kaninchen. Die Beobachtung der terminalen Strombahn erfolgte nach der Methode von CHAMBERS und ZWEIFACH am vorgelagerten Mesenterium, das, um eine Austrocknung oder Abkühlung zu vermeiden, mit einer 38,5^{o} warmen Tyrodelösung bespült wurde. Als Mikroskop verwandten wir das LEITZ' sche Intravitalmikroskop mit der entsprechenden Ausstattung für die Fluorescenzmikroskopie. Den Versuchstieren wurde über einen in die V. iliaca vorgeschobenen Katheter eine Blutmenge von 1 % bzw. 2 % ihres Körpergewichtes entzogen.
Zur Beobachtung kamen 3 Tiere sofort, 3 1 Stunde und 7 6 Stunden nach dem Blutentzug. 2 Tieren wurde nur eine Blutmenge von 1 % ihres Körpergewichtes entzogen und die Gefäßpermeabilität nach 6 Stunden geprüft. Bei 8 Tieren wurde zum Vergleich die Gefäßpermeabilität ohne Blutentzug untersucht. Als Fluorescenzfarbstoff injizierten wir Brillantsulfoflavin (WITTE) in 1 % Lösung 1 ml/kg KG intravenös. Nach HAUCK und SCHRÖER (3) koppelt sich das Brillantsulfoflavin an die Beta-Globuline im Kaninchenplasma.

Ergebnisse: Beim Normaltier erschien der Farbstoff nach 3-5 sec in der terminalen Strombahn und trat sofort wolkenartig im Bereich der Kapillaren und Venolen aus (Abb. 1). Nach durchschnittlich 5 min erschien der Farbstoff in den Lymphgefäßen. Mit zunehmender Anreicherung der Fluorescenzintensität in den Lymphgefäßen verminderte sich die extravasale Fluorescenz. In den Blutgefäßen nahm der Farbstoff allmählich ab und war im Mittel nach 20 min nur mehr schwach und hauptsächlich im Randstrom sichtbar. In der Gruppe, die nach dem Blutentzug sofort beobachtet wurde, fand sich in etwa das gleiche Bild. Der Farbstoff erschien lediglich in Abhängigkeit von der Durchströmungsverlangsamung etwas später in der Peripherie. Bei den Tieren, die 1 Stunde nach dem Blutentzug beobachtet wurden, kam es nur bei 1 Tier zum Farbstoffaustritt aus dem venösen Schenkel der Kapillaren und aus den Venolen. Quantitativ war dieser Austritt deutlich geringer als in den vorherigen Gruppen. Die übrigen nach 1 Stunde beobachteten Tiere zeigten keinen Farbstoffaustritt mehr. Auch die

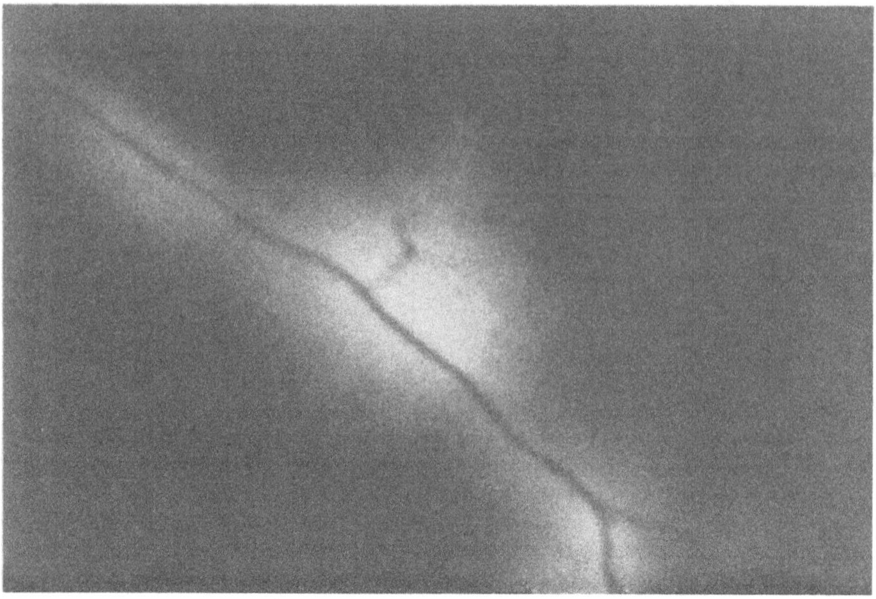

Abb. 1: Wolkenartiger Farbaustritt aus einer Venole und aus Kapillaren beim Normaltier

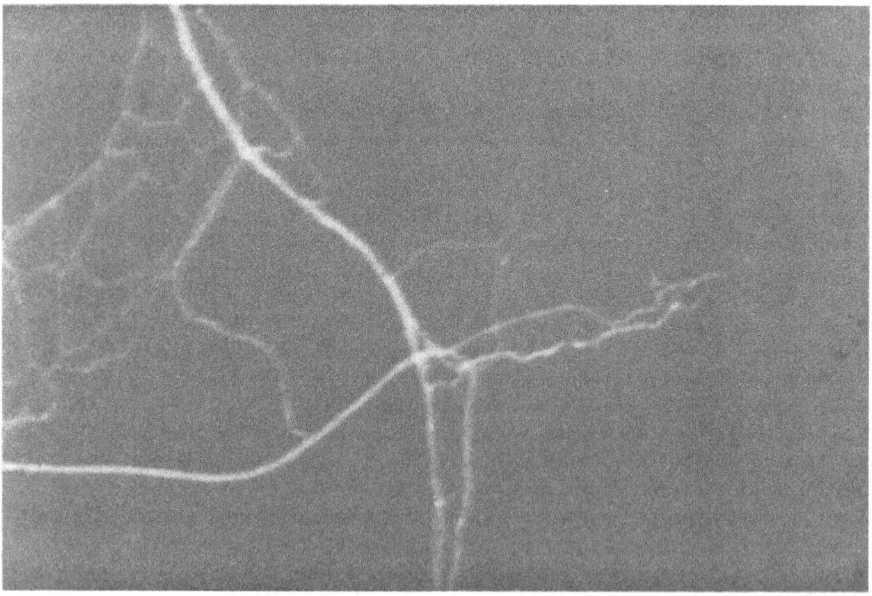

Abb. 2: Kein Farbstoffaustritt 6 Stunden nach Blutverlust

6 Stunden nach dem Blutverlust untersuchten Kaninchen ließen keinen Austritt des Fluorescenzfarbstoffes aus den Gefäßen erkennen (Abb. 2). Die Tiere, denen nur eine Blutmenge von 1 % des Körpergewichts entzogen wurde, zeigten dagegen nach 6 Stunden keinen sichtbaren Unterschied zu den Normaltieren. Einen Zusammenhang des Farbstoffaustritts mit dem Blutdruck konnten wir nicht finden. Obwohl bei den sofort nach dem Blutentzug beobachteten Tieren der Blutdruck am stärksten abgesunken war (RR $\bar{x}$ 33 mmHg), kam es im Vergleich mit den Normaltieren (RR $\bar{x}$ 88 mmHg) zum unveränderten Farbstoffaustritt.
6 Stunden nach dem Blutverlust trat kein Farbstoff aus, obwohl sich zu diesem Zeitpunkt der Blutdruck wieder deutlich erholt hatte (RR $\bar{x}$ 66 mmHg).
Daraus schließen wir, daß die Verminderung der Permeabilität für Brillantsulfoflavin nicht durch eine Herabsetzung des Filtrationsdrucks, sondern durch Abdichtungsvorgänge an den Kapillar- und Venolenwänden selbst zustande kommt, die sich nach einem größeren Blutverlust allmählich ausbilden. Ein morphologisches Substrat als Ursache für diese Permeabilitätsverminderung ist mit dem Kapillarmikroskop auch bei stärksten Vergrößerungen nicht zu erkennen.

Zusammenfassung: An 23 Kaninchen wurde die Gefäßpermeabilität der Endstrombahn nach Blutverlusten mit Hilfe der intravitalen Fluorescenzmikroskopie untersucht. Während beim Normaltier der Farbstoff sofort wolkenartig aus den Kapillaren und den Venolen austrat, kam es in Abhängigkeit von der Zeit nach dem Blutverlust zur Verminderung der Gefäßpermeabilität für das injizierte Brillantsulfoflavin und schließlich 6 Stunden nach dem Blutentzug zu überhaupt keinem sichtbaren Durchtritt des Farbstoffs durch die Gefäßwand. Da kein Zusammenhang des Farbstoffaustritts mit dem Blutdruck gefunden wurde, wird angenommen, daß die Verminderung der Permeabilität ihre Ursache in Abdichtungsvorgängen an den Kapillar- und Venolenwände hat.

Summary: Vascular permeability in terminal circulation after blood loss was examined in 23 rabbits by method of intravital fluorescence microscopy. Whilst in normal animal samples an immediate cloudy extravasation of the dye stuff in the capillaries and small veins occurred a decreasing capillary permeation for the injected brillantsulfoflavin which was directly proportional to the time after loss of blood was recorded and finally 6 hours after blood-letting no appearance of the dye stuff through the vascular wall could be seen at all. Since no relationship between the dye stuff extravasation and blood pressure could be established, we assume that the cause of the decreasing capillary permeability lies in the sealing processes in terminal vascular walls.

1. BARATZ, R. A., INGRAHAM, R. C.: Capillary permeability during hermorrhagic shock in the rat. Fed. Proc. 13, 7 (1954)
2. FINE, J., SELIGMAN, A. R.: Traumatic shock VII. A study of the problem of the "lost plasma" in hemorrhagic, tourniquet and burn shock by the use of radioactive Jodo-Plasma protein. J. Klin. Invest. 23, 720 (1944)

3. HAUCK, G., SCHROER, H.: Fluorescenzmikroskopische Lebendbeobachtungen zur Frage einer Abhängigkeit der Gefäßwand-Schrankenfunktion vom hämostatischen Gleichgewicht. Thromb. Diathes. haemorrh. 13, 439 (1965
4. WITTE, S.: Eine Methode zur Untersuchung der Capillarpermeabilität. Z. ges. exp. Med. 129, 181 (1957)
5. WITTE, S.: Fluorescenzmikroskopische Untersuchungen über die Capillarpermeabilität. Z. ges. exp. Med. 129, 358 (1957)

Prof. Dr. F. X. Sailer
Chirurgische Universitätsklinik
6300 Gießen

76. Akute normovolämische Hämodilution bei elektiven chirurgischen Eingriffen

W. P. Klövekorn[+], H. Laks, R. N. Pilon, W. P. Anderson, J. R. Maccallum und F. D. Moore

Department of Surgery and Anesthesiology, Peter Bent Brigham Hospital and Harvard Medical School, Boston

Trotz vielfältiger Bemühungen (Spenderauswahl, Australia Antigen-Test) ist die Hepatitisrate bei homologen Bluttransfusionen noch immer unverändert hoch. Nachstehende tierexperimentelle Befunde bei akuter normovolämischer Hämodilution (HD) konnten erstmals im klinischen Versuch bestätigt werden: 1. Trotz dilutionsbedingter Anämie bleibt die O_2-Versorgung des Organismus gewährleistet. 2. Arterieller Blutdruck, Säure-Basen-Haushalt und Blutgerinnung werden nicht pathologisch verändert. 3. Die Gewebsperfusion wird verbessert, Mikrozirkulationsstörungen während der Operation sowie postoperative thrombembolische Komplikationen sind weniger zu befürchten (1, 2, 3). Mittels akuter HD kann beim selektiven chirurgischen Patienten unmittelbar präoperativ durch Austauschtransfusionen mit einer kolloidalen Lösung autologes Frischblut zur späteren (intra- und postoperativen) Reinfusion gewonnen werden. Dabei ergab sich, daß homologe Bluttransfusionen erst erforderlich werden, wenn der intraoperative Blutverlust mehr als 2 l beträgt.

Methodik: Die akute HD wurde an 4 Patienten durchgeführt, die zum Totalersatz eines Hüftgelenkes zur Operation kamen. Nach Einleitung der Narkose (Pentothal, Fluroxene) wurden folgende Katheter eingeführt: 1. venös für Blutentzug und Infusion; 2. zentralvenös zur Messung des zentralen Venendruckes (CVP); 3. A. pulmonalis (Swan-Ganz Flow Directed Thermodilution Catheter) zur Messung des Pulmonalisdruckes (PA) und Herzminutenvolumens (CO) mittels Thermodilutionsmethode; 4. A. radialis zur Messung des Blutdruckes (BP). In Abb. 1 ist der Versuchsablauf schematisch wiedergegeben. Nach Einführen der Katheter erfolgte die Bestimmung der Ausgangswerte (C). Sodann wurde innerhalb von 20 min Blut venös entnommen (in ACD Fenvall Beutel) und durch gleichzeitige venöse Infusion von 5 % PPL Lösung (PLASMANATE®, Cutter Laboratories, Inc., Berkeley, Calif.) und Ringer's Lactate isovolämisch ersetzt, bis ein Hämatokrit von ca. 30 % erreicht war (HD 1). Anschließend wurde in gleicher Weise eine 2. HD bis zu einem Hkt von ca. 20 % durchgeführt (HD 2). Bei HD 1 und HD 2 Wiederholung der Messungen wie bei C. Nach Beendigung der HD und aller Messungen erfolgte der chirurgische Eingriff, am Ende der Operation wurden alle Messungen wiederholt (EO). Folgende Parameter wurden gemessen: 1. Hkt, Hb; 2. arterieller, zentralvenöser und A. pulmonalis Blutdruck (BP, CVP, PA). Herzminutenvolumen (CO); 4. art. und ven. Blutgase (pO_2, pCO_2), O_2-Sättigung (SO_2) und Sättigungsdifferenz ($AVDO_2$); 5. O_2-Bindungskurve, P_{50}

[+]Mit Unterstützung der Deutschen Forschungsgemeinschaft, des NIH und contracts des US Army Medical and Development Command und 2,3-DPG; 6 art., ven. und Muskeloberflächen pH (Corning Muscle Surface pH Electrode, Research pH-Meter, Modell 12-B);

7. Lactat und Pyruvat; 8. Serum, Protein und Albumin; 9. Thrombocyten, Fibrinogen, Prothrombin- und Thromboplastinzeit (bei C und HD 2); 10. am prä- und postoperativen Tag Blutvolumen (BV) mittels Cr^{51} Erythrocytenvolumen (EV) und Evan's blue Plasmavolumen (PV) - zusätzlich wurde das EV während der HD fortlaufend gemessen.

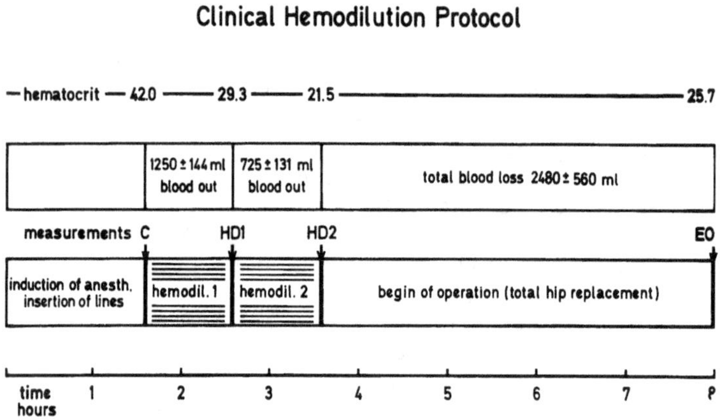

Abb. 1: Versuchsablauf bei klinischer Hämodilution

Ergebnisse: Bei der präoperativen HD wurde im Mittel ein Hkt-Tiefstwert von 21,5 ± 0,7 % erreicht. Nach Reinfusion des autologen Blutes betrug der Hkt am Ende der Operation 25,7 ± 2,7 %. Durch die HD wurde den Patienten 48 % des BV (1.975 ± 275 ml) bzw. 35 % des EV (609 ± 152 ml) entzogen. Wie Abb. 2 zeigt, führt die HD zu einem signifikanten ($p < 0,001$) Anstieg des CO auf 136,3 ± 11,6 %, das Schlagvolumen (SV) nimmt um 138,2 ± 18,4 % zu (Tab. 1). Spiegelbildlich zum CO-Anstieg fällt der periphere Gesamtwiderstand ab. Die O_2-Transportkapazität (O_2TC) ist weit weniger reduziert als der Hb-Verminderung entsprechen würde (Abb. 2). Die Blutgaswerte, vor allem der zentralvenöse pO_2, sind zu keinem Zeitpunkt kritisch vermindert (Tab. 2). Auf eine normale O_2-Versorgung weisen auch die pH-Werte sowie Lactat und Pyruvat hin (Tab. 1, 2). Der arterielle Blutdruck bleibt konstant. Eine Erhöhung der O_2-Affinität des Hb (P_{50}) tritt nicht ein (Tab. 2). Die Werte für Gesamtprotein bzw. Albumin bewegen sich immer im physiologischen Bereich (Tab. 1). Bei keinem Patienten wurden Blutgerinnungs- und Wundheilungsstörungen beobachtet; der postoperative Verlauf war komplikationslos. Das BV zeigte am ersten postoperativen Tag keinen signifikanten Unterschied zum BV vor der HD, der Hkt betrug zu diesem Zeitpunkt 28,8 ± 3,8 %.

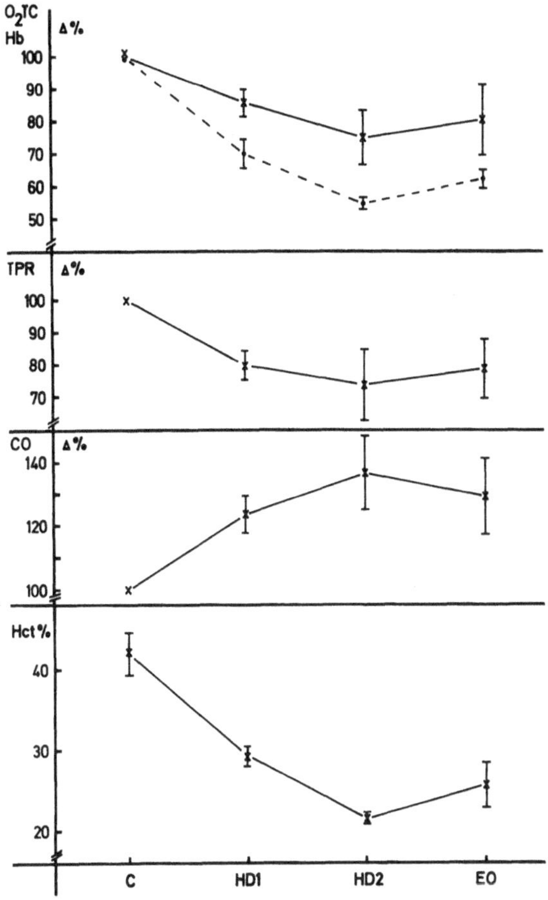

Abb. 2: Verhalten von Hämatokrit (Hct), Herzminutenvolumen (CO), peripherem Widerstand (TPR) und O_2-Transportkapazität (O2TC) während HD und bis zum Ende der Operation

Diskussion: Die vorliegenden Versuche zeigen, daß vom cardio-respiratorisch gesunden Patienten eine akute HD auf einen Hkt von 20 % gut toleriert wird. Trotz einer nahezu 50 %igen Abnahme der Hb-Konzentration wird die O_2-Versorgung aufgrund eines kompensatorischen Anstieges des CO aufrechterhalten. Die CO-Zunahme scheint, wie Untersuchungen von SUNDER-PLASSMANN et al. (4) nahelegen, auf der dilutionsbedingten Verbesserung der Fließeigenschaften (Viscositätssenkung) des Blutes zu beruhen. Für die Entwicklung einer Hypoxie ergeben sich keine Anhaltspunkte. Im Gegensatz zu nicht diluierten Patienten, bei denen intraoperativ ein pH-Abfall - hauptsächlich des Muskeloberflächen pH - zu beobachten ist, deutet der pH-Anstieg in den vorliegenden Versuchen (Tab. 2) auf eine homogene Gewebsperfusion hin, die allgemein nach akuter HD nachgewiesen werden kann (3). Im Vergleich zu "Normalpatienten" erleiden "diluierte Patienten" bei volumengleichem intraoperativen Blutverlust aufgrund ihres verminderten EV wesentlich geringere Erythrocytenverluste.

Tab. 1: Veränderung von Hämatokrit (Hkt), Herzfrequenz (HF), Schlagvolumen (SV), art. Blutdruck (BP), Pulmonalisdruck (PA), zentralem Venendruck (CVP), Lactat, Pyruvat, Serum Protein und Albumin während HD und bis zum Ende der Operation. Angegeben sind jeweils der Mittelwert ± SEM

Zeit	Hkt %	HF S/min	SV %	BP mmHg	PA mmHg	CVP cmH_2O	Lactat mM/l	Pyruvat mM/l	Protein g%	Albumin g%
C	42, 0 ± 2, 7	83 ± 3	100	122/78	21/14	14, 5 ± 2, 0	1, 4 ± 0, 2	0, 10 ± 0, 01	6, 1 ± 0, 3	3, 4 ± 0, 2
HD 1	29, 3 ± 1, 7	80 ± 2	129, 6 ± 8, 0	117/80	22/16	16, 3 ± 2, 0	1, 7 ± 0, 2	0, 13 ± 0, 02	5, 5 ± 0, 3	3, 5 ± 0, 1
HD 2	21, 5 ± 0, 7	83 ± 2	138, 2 ± 18	115/76	24/16	17, 3 ± 2, 0	1, 8 ± 0, 1	0, 13 ± 0, 02	5, 3 ± 0, 4	3, 6 ± 0, 1
	25, 7 ± 2, 7	73 ± 2	147, 9 ± 17	119/76	19/10	12, 8 ± 2, 0	2, 3 ± 0, 1	0, 16 ± 0, 01	5, 0 ± 0, 3	3, 4 ± 0, 2

Tab. 2: Veränderung der art. und ven. Sättigung (SaO_2, SvO_2), des art. und ven. pO_2 (apO_2, vpO_2), des art. und ven. pCO_2 ($apCO_2$, $vpCO_2$), des art. und ven. Blut-pH (apH, vpH), des Muskeloberflächen pH (mpH), der 2, 3-DPG Konzentration und des P_{50} während HD und bis zum Ende der Operation

Zeit	SaO_2 %	SvO_2 %	apO_2 mmHg	vpO_2 mmHg	$apCO_2$ mmHg	$vpCO_2$ mmHg	apH	vpH	mpH	2, 3-DPG uM/gHb	P_{50} mmHg
C	97, 8 ± 0, 7	88, 7 ± 5, 3	250 ± 26	65 ± 9	40, 9 ± 2, 3	42, 5 ± 2, 7	7, 390 ± 0, 023	7, 377 ± 0, 026	7, 242 ± 0, 029	16, 2 ± 0, 3	25, 0 ± 0, 1
HD 1	98, 4 ± 0, 1	87, 4 ± 5, 9	262 ± 25	65 ± 9	38, 7 ± 2, 8	42, 3 ± 1, 8	7, 401 ± 0, 027	7, 373 ± 0, 025	7, 246 ± 0, 041	16, 0 ± 0, 3	-
HD 2	98, 0 ± 0, 4	85, 7 ± 7, 3	269 ± 25	61 ± 9	38, 0 ± 3, 6	41, 0 ± 2, 9	7, 413 ± 0, 030	7, 376 ± 0, 023	7, 285 ± 0, 030	15, 3 ± 0, 3	24, 9 ± 0, 4
EO	97, 7 ± 0, 5	71, 5 ± 5, 9	185 ± 44	44 ± 6	39, 2 ± 2, 1	44, 6 ± 1, 5	7, 436 ± 0, 028	7, 400 ± 0, 019	7, 416 ± 0, 030	15, 1 ± 0, 5	24, 1 ± 0, 8

Durch die Reinfusion des autologen Frischblutes konnte der intraoperative Blutverlust quantitativ ersetzt werden. Bei 1 Patienten (intraoperativer Blutverlust 3, 8 l) mußten zusätzlich 750 ml homologe Erythrocyten infundiert werden.

Zusammenfassung: Bei 4 Patienten wurde der Hkt präoperativ durch HD mit PLASMANATE^R auf 21, 5 % gesenkt. Die intraoperativen Blutverluste wurden mit dem durch die HD gewonnenen Blut quantitativ ersetzt. Die gemessenen Parameter zeigen, daß akute präoperative HD bei elektiven chirurgischen Patienten ohne Gefahr durchgeführt werden kann. Diese Technik vermindert die Notwendigkeit homologer Bluttransfusionen und damit die Gefahr von Hepatitis und Transfusionsreaktionen.

Summary: In 4 patients Hct was lowered to 21, 5 % by preoperative hemodilution (HD) with PLASMANATE^R. The blood provided by HD was used to replace intraoperative blood loss. Our data suggest that acute preoperative HD can be used savely in elective surgical patients. This technique can help to reduce the use of homologous blood, thus reducing the incidence of hepatitis and transfusion reactions.

Literatur

1. MESSMER, K., SUNDER-PLASSMANN, L., JESCH, F., GÖRNANDT, L., SINAGOWITZ, E., KESSLER, M.: Res. exp. Med. 159, 152 (1972)
2. MESSMER, K., SUNDER-PLASSMANN, L., KLÖVEKORN, W. P., HOLPER, K.: Adv. Microcirc. (Karger) 4, 1 (1972)
3. MESSMER, K., LEWIS, D. H., SUNDER-PLASSMANN, L., KLÖVEKORN, W. P., MENDLER, N., HOLPER, K.: Europ. Surg. Res. 4, 55 (1972)
4. SUNDER-PLASSMANN, L., KLÖVEKORN, W. P., MESSMER, K.: Anaesth. 20, 172 (1971)

Dr. W. P. Klövekorn
Institut für Chirurgische
Forschung, Chirurgische
Universitätsklinik
8000 München 15
Nußbaumstr. 20

77. Sauerstofftransport und Hämodynamik nach Blutersatz durch stromafreie Hämoglobinlösung

L. Sunder-Plassmann, R. Pfeiffer, F. Jesch und K. Meßmer

Institut für Chirurgische Forschung, Chirurgische Universitätsklinik München

Jeder Blutersatz durch erythrocytenfreie Kolloidlösungen führt zur Verminderung der O_2-Kapazität des Blutes, welche unter normovolämischen Bedingungen innerhalb Grenzen (Hkt $\geqq$ 20 %) durch Steigerung des Herzzeitvolumens kompensiert werden kann (3). Wie früher nachgewiesen, beruht diese HZV-Zunahme weitgehend auf der Viscositätsverminderung des Blutes (4). Volumeneffekt und Blutviscositätssenkung entscheiden daher über die therapeutische Wirksamkeit herkömmlicher Plasmaersatzmittel. Stromafreie Hämoglobinlösung besitzt 2 entscheidende Vorteile: Die O_2-Kapazität wird, je nach Konzentration der Lösung, nur unwesentlich vermindert und die Blutviscosität aber tiefer gesenkt als durch eine künstliche Kolloidlösung gleicher Konzentration. Die Nierenfunktion wird nicht eingeschränkt. Ob diese Vorteile in vivo tatsächlich wirksam werden, läßt sich nur aus dem Verhalten von Blutvolumen, HZV und O_2-Affinität nach Blutersatz mit Hb-Lösung feststellen. Diese Parameter wurden in einem standardisierten Hämodilutionsmodell an 11 Hunden geprüft.

Methodik: 1. Hämodilution: In oberflächlicher Pentobarbitalnarkose (20 mg/kg i. v.) wurde an 8 Hunden der Hämatokrit durch wiederholten Blutaustausch gegen gleiche Volumina 6 % Hb-Lösung[+] (1) schrittweise auf 20 % (n = 4) bzw. bis auf 7 % (n = 4) gesenkt. Nach jedem Blutaustausch wurden HZV, art. Mitteldruck, myocardiale Kontraktilität (2), Säure-Basen-Status, Blutgase sowie Blut- und Plasmaviscosität bestimmt. Bei Versuchsbeginn, bei Hkt 20 %, 7 % sowie 120 min nach Hkt 7 % erfolgte die Messung des Blutvolumens (Cr-51 markierte, autologe Erythrocyten). Von 3 Tieren wurde zu Versuchsbeginn und bei Hkt 20 % aus art. und ven. Mischblut eine O_2-Bindungskurve erstellt (Aequilibrierung mit 7 Eichgasen, pO_2 12-192 mmHg, manometrische Messung nach v. SLYKE).
2. Hämodilution nach Hämokonzentration: Durch mehrfachen Blutaustausch gegen homologes Erythrocytenkonzentrat wurde an 3 Tieren der Hkt zunächst akut auf 62 % erhöht. Dann wurden 20 ml/kg Blut gegen die gleiche Menge 12 % Hb-Lösung ausgetauscht. Alle Parameter wurden zu Beginn, bei maximaler Hämokonzentration sowie 10 und 60 min nach Blutaustausch gegen Hb-Lösung gemessen.

Ergebnisse: 1. Hämodilution: Obwohl das zirkulierende Blutvolumen kontinuierlich bis auf 50 % vermindert wird, bleibt das HZV während der Dilution konstant und sinkt erst innerhalb der Beobachtungsperiode ab. Dagegen fällt der art. Mitteldruck schon während der Dilution von 147 auf 113 mmHg. Der myocardiale Kontraktivitätsindex bleibt über die gesamte Versuchsdauer unverändert. Der art. O_2-Gehalt fällt von 17 Vol % auf 8, 4 Vol %, bei gleichzeitigem Anstieg des Plas-

[+] Biotest Serum Institut, Frankfurt/Main

ma-Hb auf 4, 5 ± 0, 5 g%. Die $AVDO_2$ wird zunächst bei 4, 4 Vol % konstant gehalten, nach Beendigung der Dilution jedoch auf 6, 3 Vol % erhöht, entsprechend einer Zunahme der a-v Sättigungsdifferenz von 17 auf 73 %. Gleichzeitig wird der c. v. pO_2 von 57 auf 7 mmHg vermindert (Abb. 2).

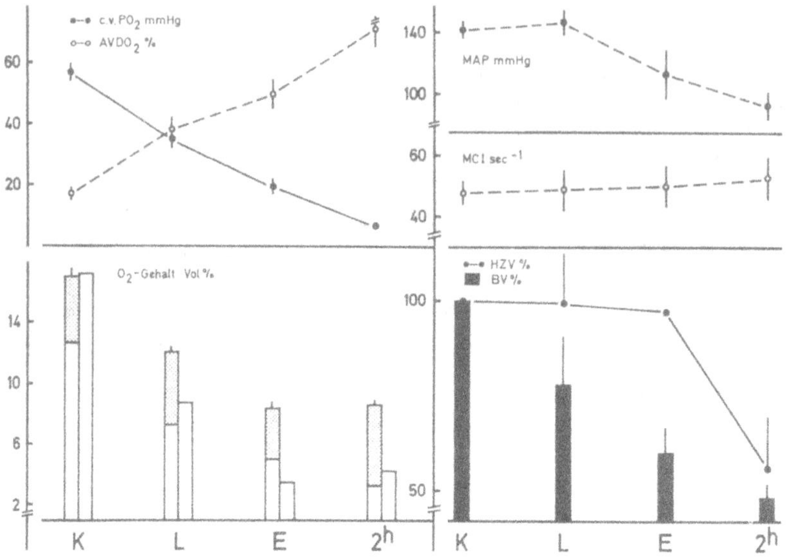

Abb. 1: Veränderungen der Hämodynamik und Blutgase bei extremer Hämodilution. Linke Bildhälfte unten: Gesamte Säulenlänge = art. O_2 Blutgehalt; ⁘ = $AVDO_2$ Vol %. Unterer Teil der Säulen = venöser O_2 Blutgehalt. Helle Säulen: An Erythrocyten-Hb gebundener O_2 Anteil. Linke Bildhälfte oben: c. v. pO_2 = zentralvenöser pO_2, AVDO2 % = arteriovenöse O_2 Sättigungsdifferenz.
Rechte Bildhälfte unten: HZV = Herzzeitvolumen, BV = Blutvolumen, Mitte: MCJ = myocardialer Kontraktionsindex (2). Oben: MAP = arterieller Mitteldruck.
Bezeichnungen auf der Abszisse: K = Kontrollwerte, L = limitierte Dilution (Hkt 22 %), E = extreme Dilution (Hkt = 11 %), 2^h = 2 h nach E

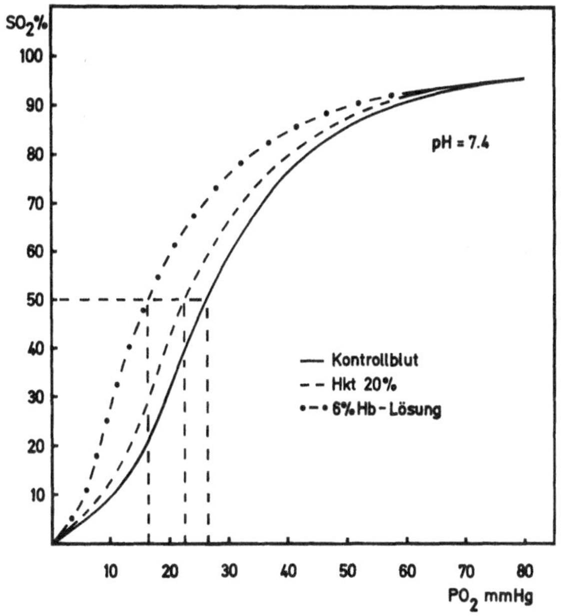

Abb. 2: O_2 = Dissoziationskurven von Kontrollblut (p_{50} = 26, 3 mmHg) bei limitierter Dilution (p_{50} = 24, 1 mmHg) und von der reinen Hb-Lösung (p_{50} = 16, 3 mmHg)

Die reine Hb-Lösung besitzt einen erniedrigten p_{50} (Halbsättigungsdruck des Hb) von 16 mmHg. Die bei einem Hkt von 20 % resultierende p_{50} Verminderung im Blut der Tiere von 26, 3 auf 24, 1 mmHg ist geringfügig. Bei limitierter Hämodilution waren alle hämodynamischen Veränderungen prinzipiell ähnlich, jedoch weniger stark ausgeprägt (Tab. 1). Bei extremer Dilution versterben alle Tiere ca. 160 min nach Erreichen des Hkt Tiefstwertes, limitierte Dilution dagegen überlebten 3 von 4 Tieren langfristig.

2. Hämodilution nach Hämokonzentration: Durch akute isovolämische Hämokonzentration von 45 % Hkt auf 62 ± 2 % wird das HZV auf 32 % des Kontrollwertes vermindert, der periphere Strömungswiderstand auf 230 ± 49 % erhöht. Die O_2-Blutkapazität steigt von 21 auf 29 %, die $AVDO_2$ von 3, 1 auf 14, 3 Vol %. Durch isovolämischen Austausch von 20 ml/kg Blut gegen 12 % Hb-Lösung wird eine Senkung des TPR sowie Zunahme des HZV bewirkt, ohne daß allerdings die Kontrollwerte wieder erreicht werden. 10 min nach Austausch beträgt die Konzentration von freiem Plasma-Hb 4, 1 g%. Verglichen mit den Ausgangswerten korreliert deshalb nach Hb-Infusion ein niedrigerer Hkt (41 gegenüber 45 %) mit einer höheren O_2-Kapazität (24 bzw. 21 Vol %). Die $AVDO_2$ bleibt mit 9, 8 Vol % auch nach Hb-Infusion erhöht. Aufgrund des hohen art. Blutgehaltes ergibt sich daraus zunächst jedoch keine Abnahme des c. v. pO_2, da die O_2-Affinität durch die 12 % Lösung nicht verändert wird (p_{50} 27 mmHg, Tab. 2). Alle Tiere überlebten langfristig.

Tab. 1: Veränderungen der Hämodynamik, Blutgase und Blutviscosität bei limitierter Hämodilution (n = 4), Mittelwerte ± SEM

	Hkt %	Hb-Plasma g%	O_2-Kap. Vol %	$AVDO_2$ Vol %	$AVDO_2$ g%	c. v. pO_2 mmHg	p art. mmHg	HZV ml/kg min	Viscosität cP 37°C 230 sec^{-1}	Viscosität cP 37°C 23 sec^{-1}
I	35,0 ± 3,9	- -	15,0 ± 1,7	5,53 ± 0,9	37,5 ± 6,6	51,3 ± 3,7	153 ± 3	123 ± 25	4,2 ± 0,2	6,7 ± 0,6
II	19,4 ± 0,2	2,5 ± 0,4	10,5 ± 0,3	5,13 ± 0,6	48,5 ± 5,7	33,0 ± 2,8	166 ± 4	138 ± 30	2,4 ± 0,1	3,2 ± 0,3
60 min n. II	18,6 ± 0,8	2,4 ± 0,3	- -	- -	- -	25,0 ± 7,2	155 ± 3	104 ± 13	2,4 ± 0,1	3,1 ± 0,2

Tab. 2: Hämodilution nach Hämokonzentration; Veränderungen der Hämodynamik und Blutgase nach akuter Hämokonzentration mit nachfolgendem isovolämischen Blutaustausch von 20 ml/kg gegen 12 % Hb-Lösung

	Hkt %	Hb g%	Hb-Plasma %	O_2-Kap. Vol %	$AVDO_2$ Vol %	$AVDO_2$ g%	c. v. pO_2 mmHg	p art. mmHg	HZV ml/kg min
I	45,3 ± 3,1	15,8 ± 1,5	- -	21,0 ± 2,1	3,1 ± 1,2	14,4 ± 5,8	40,5 ± 7,5	163 ± 1,5	131 ± 2
II	62,2 ± 2,1	23,1 ± 0,5	- -	29,0 ± 1,8	14,3 ± 4,7	49,6 ± 15,3	38,2 ± 5,6	118 ± 19	42 ± 4
10 min n. II	41,7 ± 0,9	17.3 ± 0,8	4,4 ± 0,2	24,1 ± 0,8	9,8 ± 2,6	41,4 ± 12,0	45,4 ± 9,8	138 ± 12	93 ± 9
60 min n. II	37,2 ± 1,9	16,0 ± 0,5	3,9 ± 0,5	- -	- -	- -	36,8 ± 6,0	157 ± 6	85 ± 12

Diskussion: Im Gegensatz zur akuten normovolämischen Hämodilution mit künstlichen Kolloiden (z. B. Dextran 60) wird trotz starker Viscositätssenkung das HZV durch Hb-Lösung nicht gesteigert. Da eine Viscositätssenkung in vivo aber nur bei Normovolämie hämodynamisch wirksam werden kann (4), läßt sich das Ausbleiben der HZV Steigerung in unseren Versuchen durch die progrediente Hypovolämie erklären. Wird diese durch Mehrinfusion von Hb-Lösung vermieden (Austauschvolumina 1:2) steigt das HZV, wie erwartet, auf 180 % an. Der entscheidende Kompensationsmechanismus in diesen Versuchen besteht daher nicht in einer Zunahme der Durchblutung, sondern der $AVDO_2$, wobei das Plasma-Hb sowohl für O_2-Aufnahme wie Abgabe voll wirksam wird. Wie die Überlebensraten zeigen, ist diese Kompensation bis zu einem Hkt von 20 % ausreichend. Der extreme Abfall des c. v. pO_2 bei weiterer Dilution ist primär durch die gleichzeitige Zunahme der O_2-Extraktion bedingt, während der O_2-Affinitätszunahme nur geringe Bedeutung zukommen dürfte. Die vorliegenden Untersuchungen haben gezeigt, daß bei ausreichender O_2-Transportfunktion die intravasale Verweildauer der verwendeten Hb-Lösung noch verlängert werden muß, wenn diese zur endgültigen Normalisierung des BV Verwendung finden soll.

Zusammenfassung: Bei wiederholtem, isovolämischen Blutaustausch gegen 6 % stromafreie Hb-Lösung ergab sich an 8 Bastardhunden eine erhebliche Senkung des BV bei Konstanz bzw. konsekutiver Abnahme des HZV. Kompensatorisch wurde die $AVDO_2$ soweit gesteigert, daß eine Hkt-Senkung auf 20 % toleriert wurde (langfristiges Überleben 3/4), während bei weiterer Dilution (Hkt 7 %) aufgrund der starken Abnahme des c. v. pO_2 alle Tiere nach ca. 160 min verstarben. Nach akuter Hämokonzentration (Hkt 62 %) wurde die gestörte Hämodynamik zwar akut nicht vollständig normalisiert, durch Erhöhung der AVDO2 aber langfristiges Überleben (3/3) ermöglicht.

Summary: Repeated isovolemic exchanges of whole blood for a 6 % stromafree hemoglobin solution in 8 dogs were shown to decrease blood volume substantially whereas cardiac output was unchanged at first but later decreased too. To compensate the $AVDO_2$ was increased to such an extent that longterm survival of limited hemodilution (hct = 20 %) could be achieved, whereas further dilution (hct = 7 %) could not be survived since a marked decrease in c. v. pO_2 was caused by the increase in O_2 extraction, which in part was accentuated by an increase in O_2-hb-affinity. Following acute hemocencentration (hct 62 %) the impaired hemodynamics were not completely restored by an exchange of 20 ml/kg blood for 12 % hb-solution, however, longtime survival was achieved by a marked increase in O_2-extraction.

Literatur

1. BONHARD, K.: In: H. Martin and L. Nowicki: Synthesis, structure and function of hemoglobin. P. 285, Lehmann, München 1972
2. KRAYENBÜHL, H. P.: Die Dynamik und Kontraktilität des linken Ventrikels. P. 35, Karger, Basel - New York 1969
3. MESSMER, K., SUNDER-PLASSMANN, L., JESCH, F., GÖRNANDT, L., SINAGOWITZ, E., KESSLER, M.: Res. exp. Med. 159, 152 (1972)
4. SUNDER-PLASSMANN, L., KLOEVEKORN, W. P., MEßMER, K.: In: Meßmer and Schmid-Schönbein: Hemodilution, theoretical basis and clinical application. Karger, Basel, p. 184, 1972

Dr. L. Sunder-Plassmann
Institut für Chirurgische
Forschung der Universität
8000 München 2
Nußbaumstr. 20

78. Der Einfluß der adrenergen β-Blockade auf die Änderungen der myocardialen Kontraktilität im Stadium der cerebralen Ischämie

F. W. Schildberg, R. R. Olbrisch, W. Isselhard und H. Geppert

Abteilung für Experimentelle Chirurgie (Direktor: Prof. Dr. W. Isselhard) der Chirurgischen Universitätsklinik und Poliklinik Köln-Lindenthal (Direktor: Prof. Dr. G. Heberer)

In früheren tierexperimentellen Untersuchungen war deutlich geworden, daß nach cerebraler Ischämie im Myocard morphologische Veränderungen auftreten: Unter Bevorzugung der linken Ventrikelwand einschließlich des Kammerseptums entstanden kleinherdige Blutungen, daneben auch Muskelzellveränderungen mit Verlust der Querstreifung, verstärkter Eosinophilie und Verklumpungen des Cytoplasmas sowie regressive Kernveränderungen bis zum vollständigen Kernverlust. Diese Veränderungen waren lichtmirkoskopisch 2 Stunden nach Einsetzen der Hirnischämie voll ausgebildet. Es mußte daher angenommen werden, daß sie mit Beginn der Hirnischämie entstehen und durch diese ausgelöst werden (4). Weiterführende Untersuchungen zeigten neben den morphologischen Schäden auch Veränderungen in der Arbeitsweise des Herzens, deren auffallendstes Merkmal die Verminderung der myocardialen Kontraktilität war. Unklar blieb, ob es sich dabei um eine Anpassung des Herzens an den niedrigen peripheren Blutdruck oder vielmehr um das funktionelle Äquivalent der morphologischen Schäden handelte (3).
Dieser Frage galten unsere jetzigen Untersuchungen. In orientierenden Vorversuchen konnten durch cerebrale Ischämie trotz Blockade der Beta-Rezeptoren zwar gleichartige Veränderungen der Kreislaufgrößen wie bei Kontrolltieren mit initialem Blutdruckanstieg und späterem Abfall auf niedrige Werte von 50 mmHg bei gleichzeitiger Verminderung des Herz-Zeit-Volumens (HZV) hervorgerufen werden, die oben beschriebenen morphologischen Veränderungen blieben jedoch aus.

Methodik: Die Versuche wurden an Bastardhunden beiderlei Geschlechts mit einem Gewicht von 20-25 kg in Narkose (Pentobarbital, 100 mg/10 kg) durchgeführt. Die Beatmung (Engstroem-Respirator) wurde durch die CO_2-Konzentration in der Exspirationsluft kontrolliert, die Körpertemperatur konstant gehalten. Die Messung des HZV erfolgte mit Hilfe der Thermodilutionsmethode (Injektionsort: re. Vorhof, Temperaturmessung: Aortenbogen), die intraventriculäre Druckmessung wurde mit einem Druckwandler (Statham SP 37) über einen Stahlkatheter, der durch die rechte A. carotis in den linken Ventrikel eingelegt war, durchgeführt. Die komplette, anhaltende Hirnischämie war durch Injektion eines intravasal auspolymerisierenden Kunststoffes (Methacrylat) gewährleistet (1). Die Blockade der Beta-Rezeptoren erfolgte durch i. v. Injektion von Visken^R in einer Dosierung von 1 mg/kg. Folgende Meßgrößen wurden vor und im Stadium der kompletten, anhaltenden Hirnischämie bestimmt: Herzfrequenz, linksventriculärer Druck, dp/dt, mittlerer Aortendruck und HZV. Daraus ließen sich berechnen: Schlagvolumen, Schlagarbeit, Herzleistungs-Index, peripherer Strömungswiderstand sowie die Kontraktilitätsparameter dp/dt:IP und t-dp/dt max.

Ergebnisse: Nach akut einsetzender Hirnischämie kommt es bei mit Visken^R vorbehandelten Hunden zum Anstieg des mittleren Aortendruckes von 111 ± 35 mmHg auf 220 ± 49 mmHg nach 5 min. Danach fällt ein rasches Absinken des Blutdruckes bis auf sehr niedrige Werte von 54 ± 13 mmHg nach 40 min auf. Dieser Wert bleibt bis 90 min annähernd konstant. Bei den Kontrolltieren ohne Beta-Rezeptoren-Blockade zeigen sich ähnliche Verhältnisse. Jedoch sind hier sowohl der initiale Druckanstieg als auch der spätere Druckabfall sehr viel protrahierter. Der maximale Druck beträgt 188 ± 51 mmHg nach 10 min, der niedrigste Wert wurde mit 47 ± 27 mmHg erst nach 480 min gemessen.
Das HZV nimmt in den ersten 5 min nach Einsetzen der Hirnischämie bei den mit Beta-blockierenden Substanzen vorbehandelten Tieren von 2,8 ± 0,6 l/min auf 2,1 ± 0,6 l/min bei n = 5 statistisch nicht signifikant ab, erreicht nach 10 min wieder seinen Ausgangswert, um dann kontinuierlich bis auf 1,6 ± 0,8 l/min abzufallen. Auch hier liegen bei den Kontrolltieren prinzipiell keine Unterschiede vor, jedoch erfolgt die Abnahme des HZV sehr viel langsamer. Der Ausgangswert von 1,5 ± 0,2 l/min erreicht erst nach Ablauf von 480 min seinen niedrigen Wert von 0,7 ± 0,2 l/min.
Die Herzfrequenz steigt in den ersten 5 min nach Beginn der Hirnischämie von 127 ± 42/min auf 176 ± 12/min und bleibt mit geringen Schwankungen bis zur Beendigung des Versuches nach 90 min auf dieser Höhe. Im Gegensatz dazu zeigen die Kontrolltiere nur initial eine Zunahme der Herzfrequenz von 89 ± 21/min auf 145 ± 30/min nach 10 min. Danach beginnt ein kontinuierlicher Abfall bis auf 69 ± 2/min nach 480 min.
Als Ausdruck des abnehmenden HZV bei gleichzeitigem Frequenzanstieg zeigt das Schlagvolumen eine Verminderung von 22 ± 3 ml auf 9 ± 2 ml, bei Kontrolltieren von 18 ± 2 ml auf 9 ± 3 ml, wobei auch hier wieder die protrahierte Abnahme in den Kontrollversuchen auffällt.
Als Maß für die myocardiale Kontraktilität werden die Parameter dp/dt:IP und t-dp/dt max verwendet (2). Bei den Kontrolltieren zeigt sich eine signifikante Abnahme der Größe dp/dt:IP von 42,1 ± 4,6 sec^{-1} auf 30,1 ± 5,8 sec^{-1} und eine ebenfalls signifikante Zunahme der Größe t-dp/dt max von 45,6 ± 6,7 msec auf 50,0 ± 4,8 msec. Beides spricht für eine Abnahme der myocardialen Kontraktilität. Nach Vorbehandlung mit Beta-blockierenden Substanzen bleibt diese Kontraktilitätsminderung als Folge der Hirnischämie aus. Hier findet sich eine bei n = 5 allerdings nicht signifikante Zunahme der Größe dp/dt:IP von 35,6 ± 5,1 sec^{-1} auf 41,6 ± 5,4 sec^{-1} und bei t-dp/dt max eine Abnahme von 48,6 ± 15,0 msec auf 42,4 ± 11,9 msec. Beides spricht für eine nicht veränderte oder evtl. leicht angestiegene Kontraktilität und schließt eine Kontraktilitätsabnahme aus.
Die Versuche machen deutlich, daß die im Stadium der kompletten, anhaltenden Hirnischämie auftretende Verminderung der myocardialen Kontraktilität als Folge der morphologischen Veränderungen des Herzmuskels aufgefaßt werden müssen. Sie zeigen zugleich, daß die funktionellen und morphologischen Schäden des Herzens durch die der Hirn-

ischämie vorausgehende Blockade der Beta-Rezeptoren verhindert werden können.

Zusammenfassung: Die durch eine akut einsetzende, anhaltende Hirnischämie ausgelöste Verminderung der myocardialen Kontraktilität kann durch Vorbehandlung mit Beta-Rezeptoren-Blockern verhindert werden.

Summary: In brain death myocardial contractility is depressed. These changes may be diminished by pretreatment with ß-blocking agents.

Literatur

1. FISCHER, J. H., SCHILDBERG, F. W., ISSELHARD, W.: Einfache Methode zur Erzeugung einer sicheren, irreversiblen Hirnischämie beim Hund ohne Eingriff in die übrige Kreislauffunktion. Pflüg. Arch. 335, 335 (1972)
2. KRAYENBÜHL, H. P.: Die Dynamik des linken Ventrikels. Bibliotheca Cardiologica 23, Karger Basel - New York 1969
3. SCHILDBERG, F. W., OLBRISCH, R. R., FISCHER, H. J., ISSELHARD, W.: Herztätigkeit und Kreislaufreaktionen nach Ausfall cerebraler Strukturen. Langenbecks Arch. Chir. Suppl. Chir. Forum 1972, 429 (1972)

Dr. R. R. Olbrisch
Chirurgische Universitätsklinik
5000 Köln 41
Joseph-Stelzmann-Str. 9

79. Der akute Verlauf des Gewebesauerstoffdruckes an der Nierenoberfläche des Hundes im Endotoxinschock

M. M. Linder, W. Hartel, J. Lenz und P. Alken[+]

Chirurgische Klinik des Krankenhauses Nordwest, Frankfurt/Main
(Direktor: Prof. Dr. E. Ungeheuer)

In früheren Versuchen wurde das Verhalten des Gewebesauerstoffdruckes an der Nierenoberfläche des Hundes mit einer Mehrdrahtelektrode nach CLARK im hämorrhagischen Schock und bei intravasaler Gerinnung gezeigt (3). Im Entblutungsschock und bei Retransfusion entsprachen die Änderungen des Gewebs-pO_2 den Nierenarterienflußveränderungen. Die Normalisierung des Gewebs-pO_2 wurde erst bei völliger Wiederherstellung des Nierenarterienflusses erreicht. Bei der intravasalen Gerinnung genügte nach Fibrinolysetherapie bereits die Anhebung des Nierenarterienflusses auf die Hälfte des Ausgangswerte, um das Gewebs-pO_2 auf 91 % anzuheben. Da die intravasculäre Gerinnung in der Pathogenese des Endotoxinschocks eine zentrale Bedeutung besitzt, sollte der Verlauf von Nierenarterienfluß und Gewebs-pO_2 bei intravenöser Gabe von Endotoxin im Tierversuch geklärt werden.

Methodik: Die Untersuchungen wurden an 9 Bastardhunden beiderlei Geschlechts mit einem Durchschnittsgewicht von 13, 8 kg durchgeführt. Sie wurden mit 25 mg/kg/KG Pentobarbital i. v. narkotisiert, mit Succinylbischolin relaxiert und mit Zimmerluft kontrolliert beatmet. Es wurden fortlaufend registriert: Arterieller und venöser Blutdruck, Blutdurchfluß in der A. renalis mit einem elektromagnetischen, nonocclusiven Flowmeter (Statham) und der Sauerstoffgewebsdruck an der Nierenoberfläche mit einer aus 5 Feldern integrierenden Platinmehrdrahtelektrode. In verschiedenen Phasen wurden arterielles Blut-pO_2 und das Thrombelastogramm bestimmt. Der Endotoxinschock wurde durch intravenöse Injektion von 40 mg/kg/KG Escherichia Coli suspendiert in 20 ml phys. Kochsalzlösung ausgelöst[++]. Vortests hatten bei dieser Dosierung eine anhaltende Senkung des arteriellen Mitteldruckes auf Werte um 60 mmHg ergeben. 3 Tiere erhielten kurz vor und während des Endotoxinschocks Epsilonaminocapronsäure (4 mg/kg/KG/min) und Protamin 1.000[R] (5 ml/h) zur Hemmung der körpereigenen Fibrinolyse und Heparinausschüttung.

[+] Die Experimente wurden in der Abteilung Pharmakologie der Farbwerke Hoechst (Leiter: Prof. Dr. G. Vogel), Labor Dr. R. Muschaweck unter technischer Hilfe der Herren J. Wesely und W. Sittich durchgeführt.

[++] Herstellung und Überlassung des Materials durch Behring Werke, Marburg

Ergebnisse: Bei der Auswertung der einzelnen Tiere mit und ohne Epsilonaminocapronsäure- und Protaminbehandlung zeigten sich keine Unterschiede, daher stellen die folgenden Ergebnisse Mittelwerte aus 9 Tieren dar (Abb. 1).

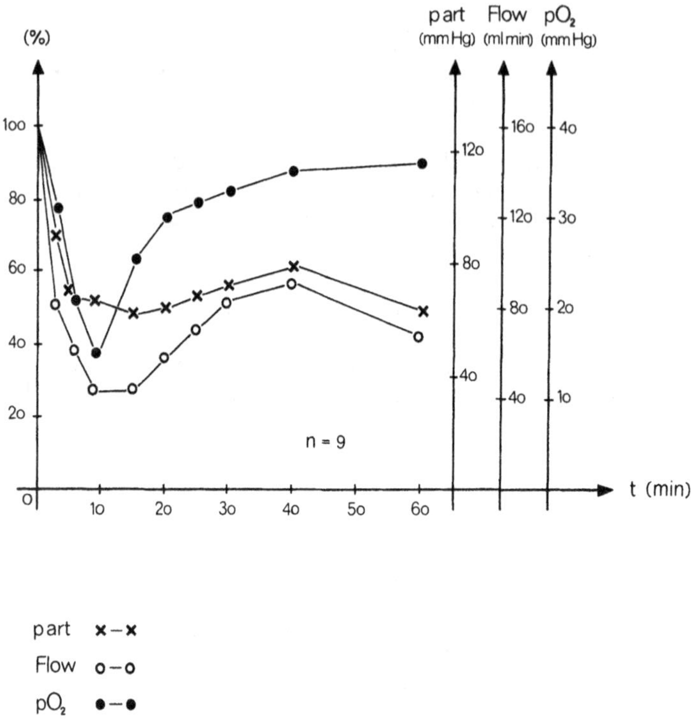

Abb. 1: Zeitlicher Verlauf von Gewebs-pO_2, Nierenarterienfluß und arteriellem Mitteldruck nach intravenöser Endotoxininjektion (t = 0), Mittelwerte aus 9 Hunden

Nach der Endotoxininjektion sank das Nierengewebs-pO_2 von 40, 6 mmHg innerhalb von 9 min auf 15, 1 mmHg (37, 2 % des Ausgangswertes). Parallel dazu fiel der Nierenarterienfluß von 164, 2 ml/min auf 45, 5 ml/min (27, 7 %). Das pO_2-Minimum persistierte für 2-5 min. Danach stieg das pO_2 wieder an und erreichte nach 26, 5 min 80 % und nach 60 min 90 %. Bei Wiederanstieg des Nierengewebs-pO_2 auf 80 % des Ausgangswertes erreichte der Nierenarterienfluß nur 47 %. Nach 60 min war das Gewebs-pO_2 auf 90 % kontinuierlich angestiegen, während der Fluß auf 41 % zurückgegangen war. Das pO_2 des arteriellen Blutes betrug 68 mmHg als Ausgangswert, zur Zeit des Nierengewebs-pO_2-Minimum immer noch 48 mmHg und bei der Restitution des Nierengewebs-pO_2 auf mindestens 80 % des Ausgangswertes 53 mmHg. Im Thrombelastogramm ergab sich nach Endotoxingabe eine Verlängerung der Gerinnungszeit und eine Reduktion der maximalen Elastizität und Amplitude.

Diskussion: Nach Endotoxingabe fällt der Nierenarterienfluß prozentual schneller ab als das Gewebs-pO_2, wie es auch beim hämorrhagischen Schock nachgewiesen wurde (1). In der frühen Erholungsphase des Endotoxinschocks bis zu 60 min fällt eine Diskrepanz im prozentualen Anstieg des Gewebs-pO_2 und des Nierenarterienflusses auf. Innerhalb von 51 min nach dem Minimum erreicht das Gewebs-pO_2 ein Maximum von 90 % des Ausgangswertes bei dem sehr niedrigen Nierenarterienfluß von 41 %. Dieses steht im Gegensatz zum hämorrhagischen Schock, wie in eigenen Untersuchungen an 5 Hunden gezeigt werden konnte. Retransfundiert man ein vorher entnommenes Blutvolumen von 50 % innerhalb von 40 min, so erreichen Gewebs-pO_2- und Nierenarterienfluß-Maxima prozentual annähernd gleiche Werte. Mit dem pO_2-Maximum von 95 % des Ausgangswertes korrelierte ein Nierenarterienfluß von 91 % (Abb. 2).

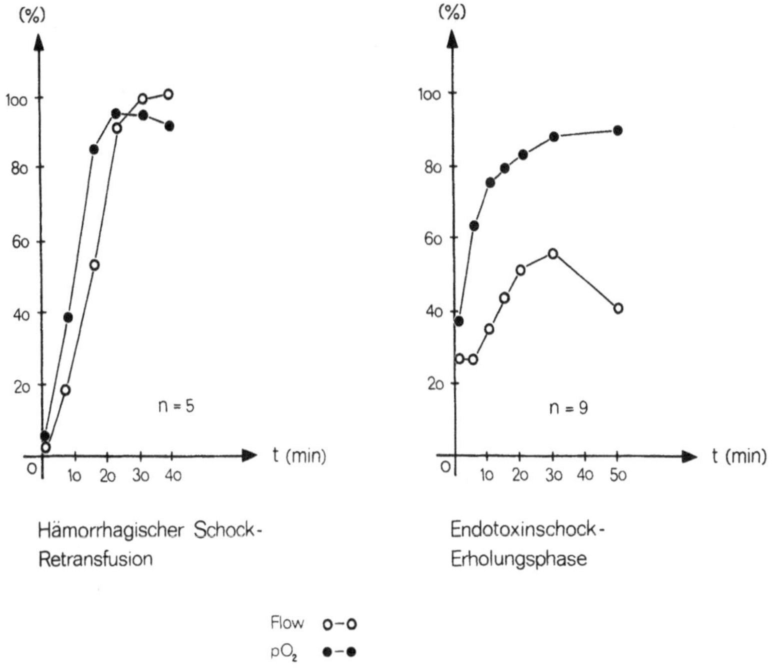

Abb. 2: Zeitlicher Verlauf von Gewebs-pO_2 und Nierenarterienfluß im hämorrhagischen Schock bei Retransfusion (I) und in der frühen Erholungsphase des Endotoxinschocks (II)

Der unterschiedliche Verlauf der Erholungsphase im Endotoxin- und hämorrhagischen Schock, charakterisiert durch die unterschiedliche Korrelierung zwischen Nierenarteriendurchblutung und Gewebs-pO_2, kann mehrere Ursachen haben: Bei endotoxingeschädigten Zellen könnte es zu verringertem O_2-Verbrauch und damit zu erhöhter O_2-Spannung an der Meßsonde kommen. Eine geringere O_2-Abdiffusion durch die endotoxingeschädigte Capillarwand könnte zu einem vermehrten O_2-Angebot an die polarisierte Platinelektrode führen. Schließlich könnte beim Endotoxinschock mit Normovolämie eine stärkere Durchströmung der a. v. -Shunts eintreten, so daß der O_2 aus diesem Gefäßabschnitt bei der Messung miterfaßt wird (2).

Zusammenfassung: Beim Endotoxinschock des Hundes kommt es zu einer raschen Depression des Gewebssauerstoffdruckes an der Nierenoberfläche. In der frühen Erholungsphase normalisiert sich der Gewebs-pO_2 innerhalb von 60 min weitgehend trotz einer weiterbestehenden Einschränkung des Nierenarterienflusses auf 41 % des Ausgangswertes. Dieses steht im Gegensatz zum hämorrhagischen Schock, bei dem sich nach Retransfusion des verlorenen Blutvolumens Gewebs-pO_2 und Nierenarterienfluß im gleichen Maße weitgehend normalisieren.

Summary: In a canine endotoxin-shock model tissue oxygen tension at the renal surface rapidly falls to 37, 2 % of normal. In the early recovery phase tissue pO_2 is almost normalized within 60 min in spite of a continuing depression of renal artery flow to 41 % of normal. This is in contrast to the course in hemorrhagic shock, where both, tissue pO_2 and renal artery flow are similarly normalized following retransfusion of lost blood.

Literatur

1. HARTEL, W.: Tierexperimentelle Untersuchungen über Veränderungen des Gewebssauerstoffdruckes im hämorrhagischen Schock und nach Volumenersatz. Frankfurt 1970
2. LILLEHEI, R.C., DIETZMAN, R.H., MOVSAS, S.: Visceral circulation in shock. Gastroenterology 52, 468 (1967)
3. LINDER, M.M., HARTEL, W., LENZ, J.: Gewebesauerstoffmessungen an der Niere des Hundes unter der Einwirkung vaso- und gerinnungsaktiver Substanzen. Langenbecks Arch. Chir. Suppl. Chir. Forum 1972, 419

Dr. M. M. Linder
Chirurgische Klinik des
Nordwestkrankenhauses
6000 Frankfurt/Main
Steinbacher Hohl 2-26

80. Zeitlicher Verlauf der intravaskulären Thrombocytenaggregation nach 5-stündiger Ischämie einer Hundeextremität

K.L. Lauterjung und W. Stock

Lehrstuhl und Abteilung für Experimentelle Chirurgie (Direktor: Prof. Dr. W. Isselhard) der Chirurgischen Universitätsklinik Köln-Lindenthal (Direktor: Prof. Dr. G. Heberer)

Bei Gefäßeingriffen wie Desobliteration, Aneurysmaresektion, Embolektomie oder Bypass-Operation kann es zu langdauernden Extremitätenischämien kommen. Als deren Folge sind neben der Kreislaufdepression im Sinne eines Tourniquet-Syndroms bzw. declamping-Phänomens pulmonale Komplikationen gefürchtet. In neueren Untersuchungen wird die respiratorische Insuffizienz in diesen Fällen mit einer Mikroembolisierung durch Herauswaschen aggregatreichen Blutes aus der ischämisch geschädigten Extremität erklärt. Tatsächlich fanden sich bei autoptischen Untersuchungen große Mengen von Aggregaten in der Lunge (1). Bisher liegen lediglich semiquantitative experimentelle Befunde über das Auftreten von Thrombocytenaggregaten nach Ischämie einer Hundeextremität von 120 min vor (2). Ziel der Untersuchungen war, mit einer nun entwickelten quantitativen, fotoelektrischen Methode das Verhalten von Thrombocytenaggregaten nach einer 5-stündigen Ischämie einer hinteren Hundeextremität zu verfolgen.

Methodik: Die Versuche wurden an 9 Bastard-Hunden in Pentobarbital-Narkose und automatischer Beatmung mit einem O_2- N_2O_2-Gemisch durchgeführt. Eine Hundeextremität wurde für 5 h durch ein Gummitourniquet von der Durchblutung ausgeschlossen. Die Wiederdurchblutung der Extremität wurde vermittels Durchtrennung des Tourniquets erreicht. Zur Bestimmung der Thrombocytenaggregate im fließenden arteriellen und venösen Blut wurde eine fotoelektrische Methode benutzt (3). Bei dieser Methode wird die relativ höhere Lichttransparenz von Thrombocytenaggregaten zu der sie umgebenden Erythrocytensuspension beim Durchfluß einer Glascapillare in einer Meßkammer registriert. Durch PVC-Katheter wurde Blut zur Bestimmung der Aggregatkonzentration aus der Aorta descendens, der V. cava inferior und der V. femoralis des ischämischen Beins durch identische Meßkammern geleitet und nach deren Passage durch eine Rollerpumpe in die A. femoralis des nicht ischämischen Beins zurückgefördert. 30 min vor Öffnen des Tourniquets wurden die Versuchstiere mit 20 mg/kg Vetren^{R} heparinisiert.

Ergebnisse: Während der Ischämiezeit konnte keine Erhöhung der Aggregatkonzentration, weder im arteriellen Blut noch im Blut der V. cava inferior nachgewiesen werden. Nach Freigabe der Strombahn des ischämischen Beins traten in der Folgezeit alle Zeichen des Tourniquet-Schocks auf (5).
Die Aggregatkonzentration im Blut der V. femoralis der wiederdurchbluteten Extremität stieg initial nach Lösen des Tourniquets auf 220 ± 64 Aggr./ml an, gefolgt von einem manoexponentiellen Abfall mit einer Halbwertszeit von 3,5 min (Abb. 1).

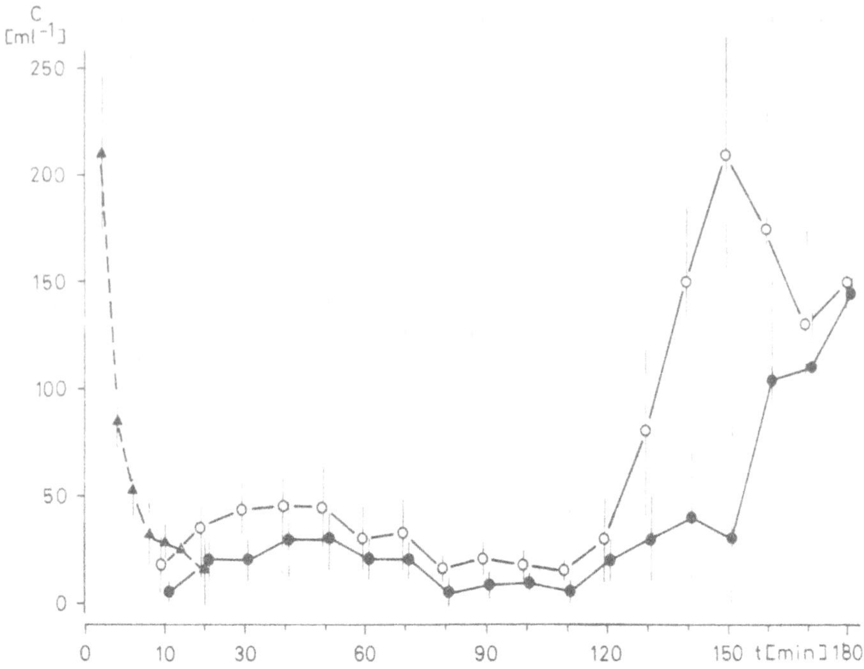

Abb. 1: Zeitlicher Verlauf der Aggregatkonzentration (C) nach einer 5-stündigen Ischämie einer Hinterextremität des Hundes.
▲——▲ Konzentrationsverlauf im Blut der V. femoralis,
0——0 Konzentrationsverlauf im Blut der V. cava inferior,
●——● Konzentrationsverlauf im Blut der Aorta descendens.
Ab der Zeit t = 0 wurde die Extremität wiederdurchblutet

Im Blut der V. cava inferior konnte ein signifikanter Anstieg der Aggregatkonzentration bis 10 min nach Wiederdurchblutung der Extremität nicht nachgewiesen werden.
Der zeitliche Verlauf der Aggregatkonzentration im Blut der V. cava inferior war biphasisch, mit einem Maximum (45 $\pm$ 31 Aggr./ml) in der 40. min und einem 2. Maximum (220 $\pm$ 56 Aggr./ml) in der 150. min nach Beginn der Wiederdurchblutung.
Der zeitliche Verlauf der Aggregatkonzentration im Blut der Aorta descendens erreichte ein 1. Maximum ebenfalls in der 40. min (30 $\pm$ 18 Aggr./ml) und ein 2. Maximum in der 180. min nach Eröffnung des Tourniquets (145 $\pm$ 55 Aggr./ml).
Der Anstieg zu beiden Maxima der Aggregatkonzentration in der Aorta war flacher als der Anstieg zu den Maxima der Aggregatkonzentration im Blut der V. cava inferior.
Zur Zeit der 2. Maxima der Aggregatkonzentration betrug der systolische Blutdruck der Versuchstiere noch 40-50 mmHg.

Diskussion: Nach einer Extremitätenischämie von 5 h Dauer wird aus dem wiederdurchbluteten Gefäßgebiet Blut mit einer hohen Konzentration an Thrombocytenaggregaten durch die V. femoralis ausgewaschen. Diese hohe Konzentration an Aggregaten in der V. femoralis

kann im Blut der V. cava inferior nicht mehr nachgewiesen werden. Zieht man den Verdünnungseffekt durch den Zustrom aggregatfreien venösen Blutes anderer Organgebiete mit in Betracht, so muß eine Desaggregation der initial ausgewaschenen Aggregate angenommen werden. Diese Annahme deckt sich mit den Befunden aus früheren Untersuchungen (4), in denen distal retransfundierten aggregatreiches Blut zu keiner Steigerung der Aggregatkonzentration im rechten Herzen führte. Es kann daher bezweifelt werden, daß diese initial ausgewaschenen Aggregate Ursache eines manchmal zu beobachtenden postoperativen, cardiopulmonalen Versagens sind.
Wie der zeitliche Verlauf der Aggregatkonzentration zeigt, werden in der hypotonen Phase des Tourniquet-Syndroms sowohl in der V. cava inferior als auch in der Aorta descendens eine hohe Konzentration an Thrombocytenaggregaten gefunden. Dieser zeitliche Verlauf der Aggregatkonzentration unterscheidet sich nicht von dem Verlauf der Aggregatkonzentration in hypovolämischer Hypotension, in der ebenfalls ein im Vergleich zum venösen Blut zeitlich verzögerter Anstieg der arteriellen Aggregatkonzentration beobachtet wurde (3) und durch die Filterfunktion der Lunge erklärt werden kann.
Berichte über histologisch nachgewiesene, aus Thrombocytenaggregaten bestehende Mikroemboli in der Lungenstrombahn nach langdauernden Ischämiezeiten und Wiederdurchblutung von größeren Gefäßabschnitten scheinen aufgrund dieser Untersuchungen nicht durch Herauswaschen von Aggregaten aus der ischämisch geschädigten Extremität, sondern vielmehr in der hypotonen postischämischen Phase bzw. durch Massentransfusion entstanden zu sein.

Zusammenfassung: Nach der 5-stündigen Ischämie einer Hinterextremität des Hundes wird aus dem ischämischen Gefäßgebiet durch die V. femoralis sofort nach Lösen des Tourniquets Blut mit einer hohen Konzentration an Thrombocytenaggregaten ausgewaschen. Diese initial ausgewaschenen Aggregate können in der V. cava inferior nicht mehr nachgewiesen werden. Diese Aggregate scheinen im Unterschied zu den im arteriellen und venösen Blut auftretenden Aggregaten in der postischämischen, hypotonen Phase des Tourniquet-Syndroms keine Mikroembolisierung der Lungenstrombahn zu verursachen.

Summary: Although a high concentration of platelet aggregates was found in the femoral vein initially after recirculation, following a 5 hr ischemia of the dog hind limb, no significant increase in aggregate concentration in the lower caval vein could be detected. Platelet aggregates being washed out initially after the ischemic period thus may play a minor rol in pulmonary microembolism. Pulmonary microembolism is more probable during the hypotensive postischemic period when a high concentration of aggregates was found in both, the lower caval vein and the aorta.

Literatur

1. BLAISDELL, F. W., LIM, R. C., AMBERG, J. R., CHOY, S. H., HALL, A. D., THOMAS, A. N.: Pulmonary microembolism, a cause of morbidity and death after major vascular surgery. Arch. Surg. 93, 776 (1966)
2. HIRSCH, H., GAEHTGENS, P.: Die Entstehung von Thrombocytenaggregaten durch Extremitätenischämie beim Hund. Z. ges. exp. Med. 139, 227 (1965)
3. LAUTERJUNG, K. L.: Quantitative and continuous in vivo investigation into platelet aggregation in dogs subjected to acute hemorrhage. Europ. Surg. Res. 3, No 3 - 4, 228 (1971)
4. , ISSELHARD, W.: In vivo-Verhalten von Thrombocytenaggregaten bei hypovolämischer Hypotension. Res. exp. Med. 157, 273 (1972)
5. STOCK, W., KRISTEN, H., EIGLER, F. W.: The role of kinins in tourniquet shock of dogs. Exc. Med. (1973, im Druck)

Dr. K. L. Lauterjung
Chirurgische Universitätsklinik, Abteilung für Experimentelle Chirurgie
5000 Köln 41
Robert-Koch-Str. 10

81. Die leukocytäre Phagocytose im Schock

K. Burkhardt und P. Stanković

Klinik und Poliklinik für Allgemeinchirurgie der Universität Göttingen (Direktor: Prof. Dr. H.-J. Peiper)

ZWEIFACH und FINE (2, 3) zeigten, daß dem reticuloendothelialen System eine zentrale Bedeutung in der Pathogenese des Schockgeschehens zukommt. Sie konnten tierexperimentell nachweisen, daß der Funktionszustand des RES nach schweren Traumen vermindert ist und nach Behebung des Schockzustandes teilweise eine Überfunktion vorliegt. Der Pathomechanismus der Funktionshemmung des RES im Schock ist unklar. Im Vordergrund der Diskussion steht die Beeinflussung durch die Hypoxämie im Schock oder durch eine Toxinwirkung (3). Es war das Ziel unserer Untersuchungen, durch eine klinische Studie an Schockpatienten diese Zusammenhänge aufzuzeigen. Dabei ist zu beachten, daß die im Tierexperiment angewandten Methoden zur Prüfung der RES-Funktion, die teilweise auf eine Blokkade des RES hinauslaufen, bei Patienten nicht anzuwenden sind. Eine Beurteilung der cellulären Resistenzmechanismen gestattet ebenfalls die Erfassung der leukocytären Phagocytose.

Methodik: Zur Phagocytosebestimmung wurde die Methode nach WENDT und FRITZE angewandt, bei der ein Staphylococcus aureus-Konzentrat mit heparinisiertem Venenblut und der zu testenden Substanz (im vorliegenden Fall Schockplasma bzw. beim Messen des Leerwertes 0,9 %iges NaCl) in einer Erythrocytenpipette aufgezogen und anschließend für 30 min in einem Rotationsapparat, der im Brutschrank bei 37° installiert ist, eingebracht. Dabei rotieren die Pipetten in einer Neigung von 65°, um einen guten Kontakt zwischen Staphylococcen und Leukocyten zu gewährleisten und eine Sedimentation der Leukocyten zu verhindern. Nach dem Anfärben eines Ausstriches werden die segmentkernigen Leukocyten, die phagocytiert hatten, im Verhältnis zu einer ausgezählten Gesamtzahl von 100 erfaßt.

Ergebnisse: Ein Vergleich der Mittelwerte eines Kollektivs von 30 Schockpatienten mit denen einer Gruppe von Normalpersonen zeigt, daß die Phagocytoserate bei gesunden Probanden 58 % und bei Schockpatienten 34 % beträgt. Beide Kollektive zeigen statistisch einen hochsignifikanten Unterschied ($p < 0,001$). Die Phagocytoseuntersuchungen bei Schockpatienten wurden 30-60 min nach dem Unfallgeschehen durchgeführt. Da eine Korrelation zwischen Leukocytenzahl und Ausmaß der Phagocytoseaktivität in unseren Patientenkollektiven nicht zu ermitteln war, wurden zur Klärung dieser Frage tierexperimentelle Untersuchungen durchgeführt. In Hundeversuchen wurde dosiert ein Entblutungsschock ausgelöst. Dabei wurden jeweils die Leukocytenzahl und die Phagocytoseaktivität der Leukocyten während der einzelnen Schockstadien bestimmt. Bei einem Blutverlust bis zu 10 % der Gesamtmenge lag ein leichter Anstieg der Phagocytoseaktivität bei gleichzeitigem Leukocytenabfall vor. Bei größeren Blutverlusten bis

zu 50 % des Gesamtvolumens ist dann auch eine stetige Abnahme der Phagocytoseaktivität bei weiterem Abfall der Leukocyten festzustellen. Die Abnahme der Phagocytoseaktivität ist weniger stark ausgeprägt. Eine Parallelität beider Vorgänge besteht nicht. Die Phagocytosefähigkeit der Leukocyten ist ein eigenständiger Vorgang, der weder von der Zahl der angebotenen Bakterien noch von der absoluten Leukocytenzahl im mm^3 abhängig ist.
In klinischen Verlaufskontrollen bei Schockpatienten erfolgte eine Beobachtung der Phagocytoseaktivität bis zum 4. posttraumatischen Tag (Abb. 1).

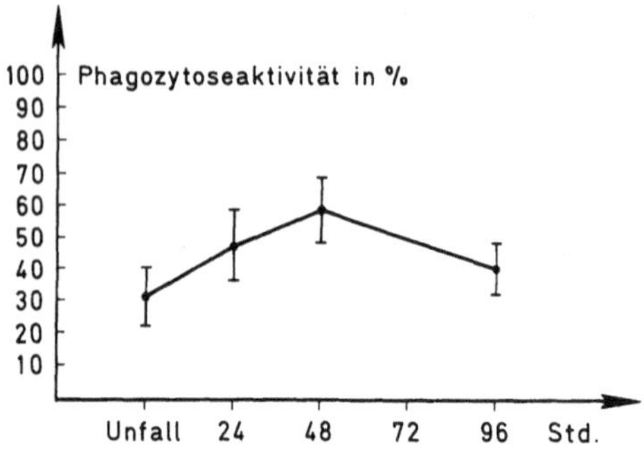

Abb. 1: Phagocytoseaktivität von Schockpatienten unter Volumensubstitution (n = 15)

Im Vordergrund der Schocktherapie dieses Kollektives stand die Volumensubstitution. Eine zusätzliche Therapie mit Proteinaseninhibition oder Cortison fand bei dieser Patientengruppe nicht statt. Die Phagocytoseaktivität wurde bei allen Patienten unmittelbar nach dem Unfall und 24, 48 und 96 Stunden nach dem Unfallgeschehen ermittelt. Dabei ist ersichtlich, daß die Phagocytoseaktivität nach einem zunächst starken Abfall in einem Zeitraum von 6 Stunden anschließend einen stetigen Anstieg aufweist. Dieser erreicht nach 48 Stunden Normwerte und liegt dann 96 Stunden nach dem Unfall im unteren Normbereich. Bemerkenswert ist die Tatsache, daß bei polytraumatisierten Patienten, die an den Unfallfolgen ad exitum kamen, trotz einer entsprechenden Schocktherapie der Zustand der Hypophagocytose bestehen blieb.
Die folgenden klinischen Untersuchungen hatten das Ziel, zu prüfen, ob humorale toxische Substanzen im Schock entstehen und die leukocytäre Phagocytose beeinflussen. In einer Kontrollgruppe, die 20 gesunde Probanden umfaßte, wurde nachgewiesen, daß die leukocytäre Phagocytose von Normalblut unter Zusatz von blutgruppengleichem Plasma, das ebenfalls von gesunden Probanden stammte, weder eine Aktivitätssteigerung noch eine Abnahme aufwies. Bei Verwendung von blutgruppengleichem Schockplasma (Abb. 2) aus einem Kollektiv von 10 Schockpatienten unter gleichen Versuchsbedingungen war eine signifikante Abnahme der Phagocytoseaktivität des Normalblutes zu erkennen ($p < 0,01$). Die Phagocytoseaktivität des Schockblutes zeigt in Analogie zu den eingangs erwähnten Befunden im Mittel eine deutliche Minderung auf. Nach einer 24-stündigen Schocktherapie durch Volumensubstitution war ein Ansteigen der Phagocytoseaktivität insgesamt zu verzeichnen. Die Depression der leukocytären Phagocytose der Normalblutes durch Schockplasma war jedoch noch eindeutig nachweisbar ($p < 0,05$).

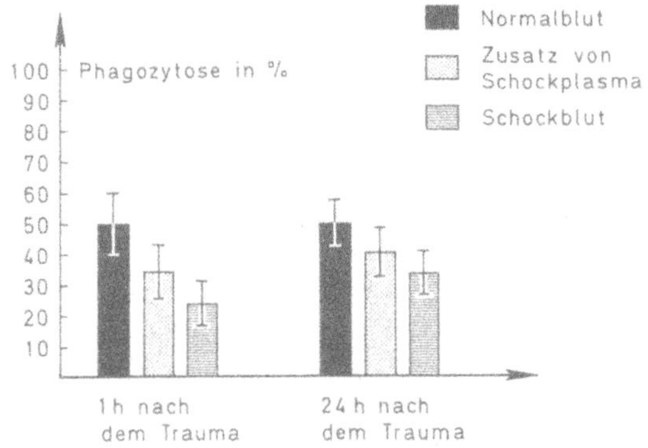

Abb. 2: Beeinflussung der Phagocytoseaktivität von Normalblut nach Zusatz von Schockplasma (n = 10)

Zusammenfassung: Der Funktionszustand des RES ist nach schweren Traumen vermindert. Eine Beurteilung der cellulären Resistenzmechanismen gestattet ebenfalls die Erfassung der leukocytären Phagocytose. In einer klinischen Studie an Schockpatienten wurde das Verhalten der leukocytären Phagocytose ermittelt. Dabei ist ersichtlich, daß während eines schweren Schockzustandes zunächst ein signifikanter Abfall der Phagocytoseaktivität eintritt. Nach 48 Stunden ist unter einer entsprechenden Volumensubstitution eine Normalisierung der Phagocytoseaktivität festzustellen. In weiteren Untersuchungen wurde geprüft, ob humorale toxische Substanzen, die im Schock entstehen, den Phagocytosevorgang beeinflussen. Bei Zusatz von blutgruppengleichem Schockplasma zu Normalblut trat eine signifikante Aktivitätsminderung ein. Diese war auch 24 Stunden nach dem Unfall nachweisbar. Diese Befunde lassen die Erklärung zu, daß im Schock Mediatoren entstehen, die im Plasma zirkulieren, weiterhin übertragbar sind und in den vorliegenden Untersuchungen die Aktivitätsminderung der leukocytären Phagocytose des Normalblutes herbeiführten.

Summary: The function of RES is reduced after severe trauma. The determination of leucocytal phagocytosis allows an estimation of the mechanisms of cellular resistance. In a clinical study the leucocytal phagocytosis was studied in patients with shock. Our results show that under shock primarily the phagocytosis is significantly reduced. After 48 hours, during adequate volume substitution, the phagocytosis activity returns to normal. In further experiments we studied the effect of humoral toxic substances on phagocytosis activity. Addition of blood group identic shock plasma to normal blood resulted in a significant reduction of the phagocytosis activity, which could be found even 24 hours after the accident. These results provide evidence that in shock humoral factors are circulating, which are transferable. These factors reduce the activity of leucocytal phagocytosis of normal blood.

Literatur

1. BURKHARDT, K.: The changes of leucocytal phagocytosis during shock. In: "New Aspects of Trasylol Therapy". F.K. Schattauer Verlag, Stuttgart - New York (1972)
2. FINE, J., RUTENBERG, S., SCHWEINBERG, F. B.: The role of the RES in hemorrhagic shock. J. exp. Med. 547-569 (1969)
3. SMITH, J. J., McDERMOTT, D. J., WIEDMEIER, V. Th.: Reticuloendotheliales System und der Schockmechanismus. In: "Schock, Stoffwechselveränderungen und Therapie" 403-411. F.K. Schattauer Verlag, Stuttgart - New York (1971)
4. ZWEIFACH, B. W., BENACERRAF, B., THOMAS, L.: The possible role of the RES in resistance to each type of shock. J. exp. Med. 106, 403-414 (1957)

Dr. K. Burkhardt
Klinik und Poliklinik für
Allgemeinchirurgie der
Universität
3400 Göttingen
Goßlerstr.

82. Der Einfluß von Änderungen der Blutvolumenverteilung auf die Abgabe von Renin durch die Niere

W. Janzik, E. Knorr, M. Ziegler und F. Gross

Urologische Abteilung der Chirurgischen Universitätsklinik Heidelberg (Vorstand: Prof. Dr. L. Röhl), Pharmakologisches Institut der Universität Heidelberg (Direktor: Prof. Dr. F. Gross)

In früheren Untersuchungen konnte eine indirekte Beziehung zwischen zirkulierendem Blutvolumen und Plasmareninkonzentration (PRC) nachgewiesen werden (3). Die vorliegenden Untersuchungen galten der Frage, ob sich auch Änderungen der Verteilung des Blutvolumens auf die PRC auswirken. Die Änderungen der Blutvolumenverteilung wurden in Anlehnung an GAUER et al. (2) durch Änderungen der intrathoracalen Gefäßfüllung erreicht. Unterdruckatmung geht mit einer Zunahme, Überdruckatmung mit einer Abnahme der Gefäßfüllung im Thorax einher.

Methodik: Die Untersuchungen wurden an Hunden männlichen Geschlechts mit einem durchschnittlichen Körpergewicht von 24,7 kg durchgeführt.
Gruppe A: 6 intakte Hunde (Unterdruckatmung).
Gruppe B: 5 intakte Hunde (Überdruckatmung).
Beide Gruppen wurden ohne Prämedikation mit 1 %iger Chloraloselösung narkotisiert und anschließend intubiert. Blutdruck und Pulsfrequenz wurden fortlaufend über die A. femoralis blutig gemessen, die Urinausscheidung im Abstand von 10 min über einen transurethral eingelegten Blasenkatheter bestimmt. Nach einer Kontrollperiode von 60 min atmeten die Hunde spontan 60 min gegen einen Unterdruck von -10 cm H_2O, bzw. einen Überdruck von +10 cm H_2O. Die Änderung des Atmungsdruckes wurde am gleichen Tier nach Einschalten einer Kontrollperiode von 60 min 2 mal wiederholt. Die PRC wurde in den Kontrollperioden nach 30 und 50 min und in den Perioden bei Über- bzw. Unterdruckatmung nach 10, 20, 30 und 50 min im Blut der V. femoralis nach der von BOUCHER angegebenen Methode (1) unter Verwendung von Schaf-Reninsubstrat bestimmt.

Ergebnisse: Unterdruckatmung (Gruppe A, Tab. 1) ging in allen Versuchsperioden mit einem Anstieg der Diurese und einem Abfall der PRC einher, während Pulsfrequenz und arterieller Blutdruck unverändert blieben. Überdruckatmung (Gruppe B, Tab. 2) dagegen führte in allen Versuchsperioden zur Abnahme der Diurese und zum Anstieg der PRC. Auch in dieser Versuchsserie konnten keine signifikanten Änderungen von Pulsfrequenz und Blutdruck beobachtet werden.

Diskussion: In Bestätigung der Versuche von GAUER et al. (2) konnte eine direkte Beziehung zwischen intrathoracalem Blutvolumen und der Diurese nachgewiesen werden. Sie hatten im Niederdrucksystem des Kreislaufs ein sensorisches Areal nachgewiesen, das wesentlich an der reflektorischen Steuerung des Blutvolumens beteiligt ist. Von diesem im linken Vorhof und an der Mündung der Pulmonalvenen gelegenen Areal mit Barorezeptoren werden Änderungen der Blutfüllung

Tab. 1:

	Art. Mitteldruck (mmHg)	Pulsfrequenz pro min	Atmung pro min	Urinvolumen pro 10 min	PRC ng Angio. pro ml
Kontrolle	115, 7 ± 3, 3	93 ± 7	13, 1 ± 2, 9	5, 3 ± 1, 1	70, 6 ± 20, 6
Unterdruck-atmung -10 cm H_2O	123, 4 ± 4, 7	104 ± 7	21, 2 ± 2, 8	13, 4 ± 3, 5*	40, 6 ± 10, 1*
Kontrolle	121, 2 ± 5, 0	81 ± 17	16, 5 ± 3, 7	6, 7 ± 1, 4	80, 4 ± 19, 7
Unterdruck-atmung -10 cm H_2O	127, 1 ± 6, 4	102 ± 11	22, 2 ± 2, 7	22, 9 ± 9, 6*	49, 1 ± 15, 8*
Kontrolle	127, 3 ± 6, 4	89 ± 8	14, 4 ± 2, 8	11, 5 ± 4, 7	77, 8 ± 25, 7
Unterdruck-atmung -10 cm H_2O	125, 1 ± 4, 6	100 ± 12	17, 9 ± 2, 2	14, 0 ± 1, 9**	53, 6 ± 17, 1*
Kontrolle	120, 4 ± 4, 7	91 ± 11	18, 3 ± 4, 4	5, 7 ± 0, 9	97, 7 ± 30, 8

Mittelwerte ± SE

* $p < 0,05$
** $p < 0,1$

Tab. 2

	Art. Mitteldruck (mmHg)	Pulsfrequenz pro min	Atmung pro min	Urinvolumen pro 10 min	PRC ng Angio. pro ml
Kontrolle	114, 8 ± 9, 9	106 ± 12	10, 3 ± 1, 2	4, 0 ± 0, 9	94, 7 ± 19, 3
Überdruck-atmung +10 cm H_2O	119, 6 ± 11, 8	107 ± 16	6, 6 ± 0, 8	2, 1 ± 0, 5*	218, 7 ± 36, 5*
Kontrolle	117, 3 ± 8, 6	113 ± 14	11, 7 ± 2, 0	8, 2 ± 2, 0	97, 6 ± 23, 3
Überdruck-atmung +10 cm H_2O	119, 3 ± 8, 7	97 ± 9	6, 0 ± 0, 8	2, 5 ± 0, 4*	205, 7 ± 28, 0*
Kontrolle	117, 1 ± 8, 5	114 ± 8	10, 3 ± 1, 4	9, 6 ± 2, 5	103, 6 ± 13, 8
Überdruck-atmung +10 cm H_2O	113, 9 ± 7, 5	102 ± 10	6, 8 ± 0, 8	6, 5 ± 3, 4**	283, 2 ± 84, 2*
Kontrolle	107, 9 ± 7, 0	112 ± 10	11, 7 ± 1, 52	12, 4 ± 2, 6	129, 4 ± 29, 5

Mittelwerte ± SE

* $p < 0,05$
** $p < 0,1$

über im Vagus verlaufende afferente Nervenfasern dem zentralen Nervensystem übermittelt und die Sekretion von antidiuretischem Hormon reflektorisch gesteuert. Unterdruckatmung geht mit einer Abnahme der ADH-Sekretion einher. In unseren Versuchen fand sich unter den gleichen Versuchsbedingungen eine Abnahme der PRC.
In Vorversuchen (4) konnte in Bestätigung anderer Autoren (2) gezeigt werden, daß die Denervierung der Niere auf das Verhalten der Diurese während Änderung des Atmungsdruckes keinen Einfluß hat. Bei Hunden mit denervierter autotransplantierter Niere fand sich jedoch im Gegensatz zu intakten Tieren während Unterdruckatmung keine Abnahme der Plasmareninkonzentration. Diese blieb unverändert oder nahm leicht zu. Während Überdruckatmung war wie bei intakten Hunden auch bei Tieren mit autotransplantierter Niere eine Zunahme der Plasmareninkonzentration zu beobachten.
Das unterschiedliche Verhalten der Plasmareninkonzentration bei intakten Tieren und Hunden mit denervierter Niere könnte so gedeutet werden, daß die intakte Innervation der Niere bei der Abgabe von Renin eine Rolle spielt.

Zusammenfassung: Bei intakten Hunden und Hunden mit autotransplantierter denervierter Niere wurde durch Änderung des Atmungsdruckes (Spontanatmung gegen Unterdruck (NPB) bzw. Überdruck (PPB)) Änderungen der Blutvolumenverteilung erzielt. Dabei fand sich bei intakten Hunden eine indirekte Korrelation zwischen intrathoracalem Blutvolumen und Plasmareninkonzentration (PRC). Bei Hunden mit denervierten Nieren konnte bei NPB kein Einfluß auf die PRC nachgewiesen werden. Dieses unterschiedliche Verhalten der PRC bei intakten Hunden und Hunden mit denervierter Niere während NPB könnte so gedeutet werden, daß die intakte Innervation der Niere bei Abgabe von Renin eine Rolle spielt.

Summary: In normal dogs and dogs with autotransplantats of denervated kidneys, a change of the blood volume distribution was achieved by altering the respiratory pressure (spontaneous breathing by negative pressure (negative pressure breathing (NPB) or by positive pressure (PPB)). We found that in normal dogs an indirect relationsship between intrathoracic blood volume and plasma renin concentration (PRC) exists. In dogs with denervated kidneys no influence of NPB on the PRC was seen. These results show, that the normally innervated kidney probably plays a role in renin output.

Literatur

1. BOUCHER, R., MENARD, J., GENEST, J.: Circulation 34, III-62 (1966)
2. GAUER, O. H., HENRY, J. P.: Klin. Wschr. 34, 356 (1956)
3. ZIEGLER, M., LINSENMANN, P., LUDWIG, G., ROTH, E.: Langenbecks Archiv f. Klin. Chir. 319, 58 (1967)
4. ZIEGLER, M.: Habilitationsschrift, Heidelberg 1969

Dr. W. Janzik, Chirurg. Univ. Klinik, 6900 Heidelberg

Langenbecks Arch. Chir. Suppl. Chir. Forum 1973

83. Die hämodynamische Typisierung der splenorenalen Anastomose

D. Schulz, H. Frommhold, E. Raschke und E. Bücheler

Chirurgische Klinik und Poliklinik der Universität Bonn (Direktor: Prof. Dr. A. Gütgemann), Radiologische Klinik der Universität Bonn (Direktor: Prof. Dr. P. Thurn)

Wenn auch die direkte portocavale Anastomose nach wie vor als Operation der Wahl bei bestehender portaler Hypertension gilt, so hat sich doch unter dem Eindruck der relativ hohen Encephalopathie-Rate in den letzten Jahren eine Hinwendung zur splenorenalen Shuntoperation vollzogen (1-4).
Von allen Autoren wird übereinstimmend angenommen, daß nach Splenektomie und Anlage einer termino-lateralen splenorenalen Anastomose eine teilweise Perfusion der Leber über die Pfortader erhalten bleibt (Überlaufanastomose).
Nach unserer Kenntnis ist der Beweis der erhaltenen Pfortaderperfusion nach splenorenalen Anastomosen bisher jedoch systematisch nicht geführt worden. Aus diesem Grunde haben wir durch angiographische Untersuchung sowohl die erhaltene Pfortaderdurchströmung als auch die Funktionsfähigkeit der Anastomose nachzuweisen versucht.

Methodik: Von 135 Patienten mit Lebercirrhose und splenorenaler Anastomose konnten 45 Kranke postoperativ angiographiert werden. Bei 20 Patienten wurde eine indirekte Portographie durch selektive Kontrastmittelinjektion in die A. mesenterica sup. und anschließende Serienaufnahmen nach Operation kurz vor Entlassung aus stationärer Behandlung vorgenommen.
Bei weiteren 25 Kranken erfolgte die gleiche Untersuchung wenigstens 1 Jahr nach Anlage der splenorenalen Anastomose. Unmittelbar im Anschluß an die Operation hatte 1 der angiographierten Patienten eine Oesophagusvarizenblutungsepisode, die konservativ beherrscht werden konnte. Dieser Patient hat in der Zwischenzeit nicht mehr geblutet. Alle anderen angiographierten Patienten hatten postoperativ keine Blutungen mehr.

Ergebnisse: Anhand der angiographischen Befunde stellte sich heraus, daß die einheitliche Methode der splenorenalen Shuntoperation als Ergebnis 5 verschiedene hämodynamische Funktionstypen zeitigte:
Typ 1 entsprach dem theoretischen Konzept einer splenorenalen Anastomose mit teilweiser Ableitung des portalen Blutes in das Cavasystem und erhaltener Durchströmung der Pfortader (17 Patienten).
Typ 1 a): Sowohl Pfortader als auch Anastomose waren im Angiogramm nachweisbar. Es kam zu keiner Abnahme der Kontrastmitteldichte in der Pfortader während der ganzen Bildserie, so daß ein sehr geringer Pfortaderblutfluß bestehen mußte. Er war nur bei der angiographischen Frühuntersuchung nachweisbar (5 Patienten). Typ 2 war funktionell einer portocavalen End-zu-Seit-Anastomose gleichzusetzen.

Das gesamte Mesenterialvenenblut wurde über Milzvene und splenorenaler Anastomose dem Cavasystem zugeleitet. Es kam nicht zur angiographischen Darstellung der Pfortader (13 Patienten). Typ 3 ließ angiographisch keine Anastomose erkennen, jedoch war die Pfortader im Röntgenbild als einheitliches Gefäß abgebildet (7 Patienten). Typ 4 zeigte weder die Darstellung einer Anastomose noch die eines einheitlichen Pfortadergefäßstammes. Hier war es zu einer cavernösen Transformation der Pfortader gekommen (3 Patienten). Der Typ 2 bietet eine besondere Problematik. Aufgrund der indirekten Portographie ließ sich hier nachweisen, daß keine hepatopetale Pfortaderdurchströmung besteht. Aus dieser Feststellung ergibt sich zwangsläufig die Frage nach dem morphologischen Zustand der V. portae: 1. Liegt eine Thrombose vor? 2. Besteht eine Blutstase? 3. Fließt Blut in hepatofugaler Richtung? Die letzte Frage ist mit der indirekten Portographie nicht zu klären. Sie ist aber durch die im gleichen Untersuchungsgang durchgeführte Hepaticographie (selektive Kontrastmittelinjektion in die A. hepatica) beantwortet. So sahen wir bei 2 der 13 Patienten des Typs 2 im Hepaticogramm eine Kontrastierung der Pfortader. Damit ist bewiesen, daß Blut aus der A. hepatica die Pfortader als Ausflußtrakt benutzt.
Als notwendige Voraussetzung zur Anlage einer splenorenalen Anastomose gilt ein Milzvenendurchmesser von wenigstens 1 cm. In unserem Krankengut schwankten die im präoperativen Angiogramm gemessenen Milzvenendurchmesser zwischen 11 und 29 mm. Statistisch hatte der Durchmesser des anastomosierten Gefäßes keinen Einfluß auf das schließliche Ergebnis der resultierenden hämodynamischen Funktionsform.

Diskussion: Wenn von verschiedenen Seiten (1-5) das bessere Ergebnis im postoperativen Verlauf hinsichtlich der Leberfunktion bei splenorenaler Anastomose der erhaltenen Pfortaderdurchströmung zugeschrieben wird, so kann das aufgrund unserer Untersuchungen nur für einen Teil der Fälle gelten. Hinzu kommt, daß von 45 angelegten splenorenalen Anastomosen nur 35 Blut aus dem portalen Gefäßsystem in den Systemkreislauf ableiteten und damit die Voraussetzungen für eine Drucksenkung im Pfortadersystem gegeben waren. Damit ist noch nicht gesagt, daß es sich um eine wirkungsvolle, quantitativ ausreichende Drucksenkung handelte.
Bei 10 Kranken entsprach das Ergebnis des operativ angelegten Shunts aufgrund angiographischer Untersuchungen entweder einer einfachen Splenektomie, die in der Zwischenzeit zur Behandlung der portalen Hypertension als alleinigem Verfahren verlassen wurde, oder es wurde sogar eine cavernöse Transformation erzielt, die keinerlei weitere operative Möglichkeiten mehr bietet. Im letzten Falle war damit das Ergebnis schlechter als der Ausgangsbefund.
Wenn man sich vorstellt, daß in manchen Fällen bewiesenermaßen Blut in hepatofugaler Richtung durch die Pfortader strömt, dann trägt diese Tatsache sicherlich nicht zur Drucksenkung im Portalkreislauf bei. Diese unerwünschte Möglichkeit der Funktion besteht grundsätzlich bei jeder Form der indirekten portocavalen Anastomose und muß bei der Indikationsstellung berücksichtigt werden. Hinzu kommt, daß ein Angiogramm nur Informationen über den augenblicklichen Zustand der Hämodynamik liefert. Es ist vorstellbar, daß eine als Typ 2 funktionierende Anastomose zunächst eine ausreichende Drucksenkung ge-

währleistet, mit der Progredienz der Lebercirrhose jedoch eine Zunahme der intrahepatischen Blockierung auftritt und schließlich eine Stromumkehr in der Pfortader resultiert, die einen neuerlichen Druckanstieg induziert. Demnach müßten sich Oesophagusvarizen nach Operation zunächst zurückbilden, später aber wieder deutlicher in Erscheinung treten, unter Umständen sogar stärker als vor Operation.

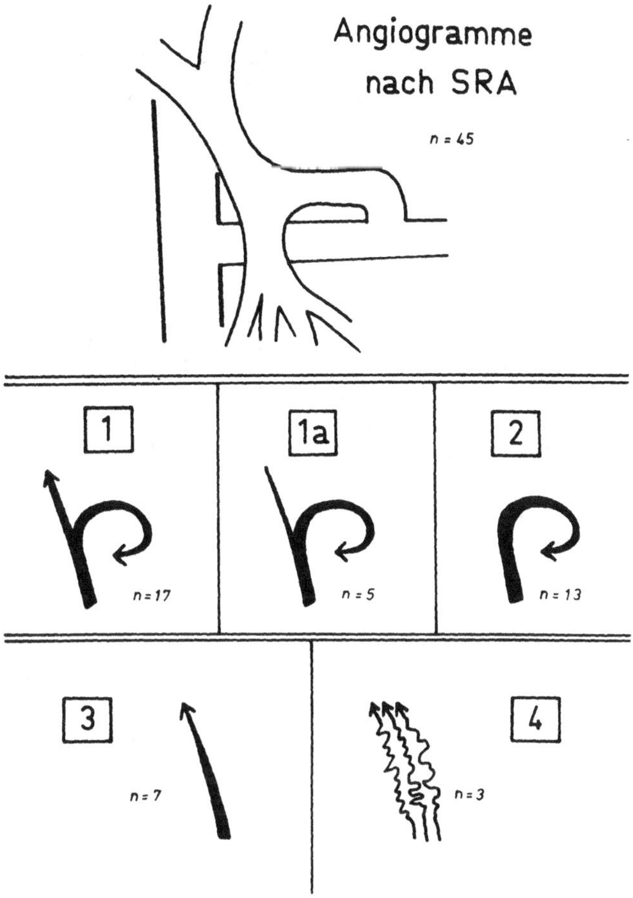

Abb. 1: Hämodynamische Typisierung nach splenorenalen Anastomosen. Typ 1 entspricht einer echten splenorenalen Anastomose. Typ 2 ist funktionell eine portocavale End-zu-Seit Anastomose. Typ 3 und 4 sind hämodynamisch mißlungene Shuntoperationen

Obwohl die vorliegenden Untersuchungen keinen direkten Beitrag zur Frage der Varizenrückbildung, der Varizenrezidivblutungsrate und des postoperativen Langzeitverlaufes hinsichtlich der Leberfunktion liefern, muß man folgern, daß die Methode der splenorenalen Anastomosierung zumindest kein Routineverfahren zur operativen Behandlung der portalen Hypertension sein kann. Ihre Indikation muß speziellen Fällen vorbehalten bleiben.

Zusammenfassung: Nach splenorenalen Anastomosen finden sich 5 verschiedene angiographisch faßbare hämodynamische Funktionstypen. Diese entstehen unabhängig vom präoperativen Milzvenendurchmesser. Von 45 untersuchten Patienten hatten 35 eine darstellbare Anastomose. Nur bei 17 funktionierte diese als echter, dem theoretischen Konzept entsprechender, Shunt. Nach hämodynamischen Untersuchungen kann die splenorenale Anastomose nicht als Routineverfahren zur Behandlung der portalen Hypertension gelten.

Summary: Splenorenal shunting procedures give 5 types of hemodynamic function. The result is not correlated to the preoperative diameter of the splenic vein. Out of 45 patients 35 had an effective shunt and only 17 a splenorenal in fact. Hence we conclude the method of splenorenal shunting not to be a routine procedure for the treatment of portal hypertension.

Literatur

1. BRUNNER, L. et al.: Verlaufsbeobachtungen bestimmter Leberfunktionsproben nach Shuntoperationen. Med. Klin. 61, 55 (1966)
2. GÜTGEMANN, A. et al.: Klinische Erfahrungen zum Pfortaderhochdruck. Bruns Beitr. Klin. Chir. 218, 97 (1970)
3. HOFFMEISTER, H. E. et al.: Portocavale oder splenorenale Anastomose bei Lebercirrhose mit Oesophagusvarizenblutung? Bruns Beitr. Klin. Chir. 217, 679 (1969)
4. KONCZ, J.: Chirurgische Behandlung blutender Oesophagusvarizen. Ärztl. Praxis XXIV Jahrg. Nr. 96 (1972)
5. LINTON, R. R.: A splenorenal or a portovacal Shunt? Surg. Gyn. Obstet. 121, 117 (1965)

Dr. D. Schulz
Chirurgische Universitätsklinik
5300 Bonn 1
Venusberg

84. Die Hämodynamik der selektiven intraarteriellen Vasopressininfusion bei portaler Hypertension

W. Kreuzer, W. Fasching, I. Göber und G. Salem

Allgemeines Krankenhaus der Stadt Wien, II. Chirurgische Universitätsklinik (Vorstand: Prof. Dr. J. Navrátil)

Die i. v. Applikation von Vasopressin zur Bekämpfung der Ösophagusvarizenblutung bei portaler Hypertension ist wegen unerwünschter Nebenwirkungen auf die allgemeine Zirkulation umstritten. DRAPANAS u. MESSMER (1) vertraten die Ansicht, daß i. v. verabreichtes Vasopressin durch generelle Vasokonstriktion zur Verminderung des Herzminutenvolumens (HZV) und zur parallelen Minderdurchblutung der Intestinal-, Leber- und Coronargefäße führt. Die gegenwärtige Untersuchung sollte zeigen, ob durch selektive intraarterielle Infusion kleiner Vasopressindosen in die obere Mesenterialarterie bei gleichzeitiger Senkung des portalen Druckes die unerwünschten Nebenwirkungen auf die allgemeine Zirkulation vermieden werden können.

Methodik: An 10 Hunden wurden nach Erzeugung einer portalen Hypertension über einen feinen Katheter 0, 4 IE/min Vasopressin als Dauerinfusion in die A. mesenterica sup. appliziert und folgende hämodynamischen Parameter erhoben: 1. HZV, 2. Flow der A. mesenterica sup., 3. Flow der A. hepatica, 4. Druck in der Pfortader, 5. arterieller Systemdruck, 6. zentraler Venendruck. Die Durchblutungsmessungen wurden mit einem elektromagnetischen Flowmeter durchgeführt.

Ergebnisse: Als Folge der Vasopressininfusion sank die Durchblutung der oberen Mesenterialarterie um 55, 3 % ($p < 0,001$) ab, einhergehend mit einem gleichzeitigen Absinken des erhöhten Pfortaderdrukkes um 42, 7 % ($p < 0,001$). Mit dieser Verminderung der venösen Leberdurchblutung kam es zum gleichzeitigen kompensatorischen Ansteigen der Durchblutung der A. hepatica um 31 % ($p < 0,05$). Das HZV wurde nur gering gesenkt und der arterielle Druck steigt nicht wesentlich an. Der zentrale Venendruck war unverändert. Die selektive intraarterielle Applikation von Vasopressin führte also lediglich zur selektiven Minderdurchblutung des mesenteriellen Gefäßgebietes ohne wesentlich störende Beeinflussung der allgemeinen Zirkulation. Der kompensatorische Anstieg der arteriellen Leberdurchblutung als Reaktion der Verminderung der venösen Leberdurchblutung stellt einen weiteren therapeutisch günstigen Faktor dar, da es bei einer cirrhotisch vorgeschädigten Leber infolge zusätzlicher Durchblutungsverminderung zu schweren Funktionsstörungen kommen kann.

Zusammenfassung: An 10 Hunden mit portaler Hypertension wurde der Effekt der selektiven intraarteriellen Infusion von Vasopressin in die A. mesenterica sup. auf die allgemeine Zirkulation, auf die Hämodynamik der Leber und auf die intestinale Durchblutung untersucht. Als Folge der Vasopressininfusion kam es zu einem signifikanten Abfall der Durchblutung der A. mesenterica sup. (55, 3 %) und zu einem therapeutisch gewünschten Absinken des Pfortaderdruckes (42, 7 %). Diese Verminderung der venösen Leberperfusion führte zum kompensatorischen Ansteigen der arteriellen Leberdurchblutung. Die allgemeine Zirkulation, insbesondere das HZV, wurde nicht wesentlich beeinflußt. Die therapeutische selektive intraarterielle Anwendung von Vasopressin bei Ösophagusvarizenblutung erscheint aufgrund unserer experimentellen Ergebnisse wirkungsvoll und der i. v. Applikation überlegen.

Summary: The effect of selective intraarterial infusion of Vasopressin into the sup. mes. artery on the haemodynamics of the intestine, the liver and on cardiac output was investigated in 10 dogs with portal hypertension. Following the infusion of vasopressin a significant decrease (55, 3 %) in sup. mes. artery flow and a concomitant decrease in portal pressure (42, 7 %) occured. This decrease in venous liver perfusion was compensated by a significant increase in hepatic artery flow. No major disturbances of CO, syst. arterial and central venous pressure were noted. The selective intraarterial infusion of Vasopressin into the sup. mes. artery as therapy of esophageal varix hemorrhage seems to be feasable and effectful.

Literatur

1. DRAPANAS, Th. et al.: SGO 113, 484-489 (1961)
2. MESSMER, K., LANGE, Th.: Z. ges. exp. Med. 151, 279-289 (1969)

Dr. W. Kreuzer
Allgemeines Krankenhaus
II. Chirurgische Universitätsklinik
A-1097 Wien
Spitalgasse 23

85. Splenoperitoneale Anastomosen nach UV-Bestrahlung und Splenopexie mittels Histo-Acryl-Kleber

B. Domres, H. H. Gruenagel, V. Weber und E. Vatter

Chirurgische Klinik und Poliklinik der Universität Tübingen
(Direktor: Prof. Dr. L. Koslowski)

Bei der portalen Hypertension finden sich gelegentlich gefäßführende Verwachsungen zwischen Milz und Peritoneum der Bauchwand, durch die Blut aus dem Pfortaderkreislauf über die V. epigastrica inferior zur V. cava abfließen kann. Will man derartige Gefäßanastomosen experimentell erzeugen, muß man eine breitflächige Adaptation der Milz mit dem Peritoneum herstellen und so auf die Milzkapsel einwirken, daß sie eine Gefäßsprossung zwischen Milzparenchym und Bauchwand zuläßt. Für die breite Adaptation bietet sich ein Gewebekleber wie Histo-Acryl (1) an. Er bewirkt aber nur eine relativ gefäßarme Vernarbung. Aus eigenen früheren Untersuchungen (2) ist bekannt, daß nach UV-Bestrahlung und Splenopexie mittels Naht ein gefäßreiches Narbengewebe zwischen Milz und Bauchwand entsteht. Es stellte sich daher die Frage, ob das Narbengewebe, das sich bei Anwendung des Histo-Acryl-Klebers bildet, durch UV-Bestrahlung ebenfalls kapillarreicher wird.

Methodik: Bei 140 männlichen Wistarratten wurde nach medianer Laparotomie die Milzoberfläche zur Hälfte mit Histo-Acryl an das Peritoneum der linken Bauchwand geklebt. Bei 70 dieser Tiere wurden vor Auftragen des Gewebeklebers Milzoberfläche und Peritoneum mit der Hanauer Quecksilberdampflampe vom Typ Alpinette bestrahlt. Die Dosis der UV-Bestrahlung betrug aus dem Bereich des UV-A 73, 5 mW/cm^2, des UV-B 72, 0 mW/cm^2 und des UV-C 43, 5 mW/cm^2. Dies entspricht einer vielfachen Erythemdosis der Haut.

Ergebnisse: Histologisch findet sich übereinstimmend bei den bestrahlten und nur mit Acryl-Kleber behandelten Tieren bereits 30 min nach dem Versuch eine Wellung der Milzkapsel infolge mechanischer Verformung durch den Klebstoff. Vom 2. Tag an sind in beiden Reihen Makrophagen und mehrkernige Riesenzellen, beladen mit Klebstoffpartikeln, nachweisbar. Nach 6 Tagen hat sich zwischen Milz und Bauchwand ein breites Granulationsgewebe ausgebildet, das vorwiegend aus großen Fremdkörpergranulomen mit eingeschlossenen Klebstoffresten im Zentrum besteht. Als Folge des UV-Lichtes sieht man bereits während der Bestrahlung makroskopisch zahlreiche petechiale Blutungen auf der Milzkapsel und dem Peritoneum der Bauchwand. Diese Petechien sind 2 Stunden nach den Versuchen mikroskopisch in Form von Kapselaufbrüchen und Blutungen noch sichtbar. Zu diesem Zeitpunkt fällt außerdem an der Milzkapsel ein Kollagenschwund mit Auflockerung und Verlust der Faserstruktur auf. Die Deckzellen der Kapsel fehlen oder sind pyknotisch. 4 Stunden nach Bestrahlung haben die inneren Lagen der Bauchwandmuskulatur ihre Querstreifung verloren. Die exsudative, leukocytäre und fibrinöse Entzündung ist bei den bestrahlten Tieren nach den entsprechenden Zeiten weitaus stärker ausgeprägt als bei den nur geklebten Tieren. Insbesondere reichen nur bei den bestrahlten Tieren die Entzündungsphänomene bis über das Peritoneum in die Muskulatur hinein. Vom 6. Tag an finden sich bei den bestrahlten Tieren an Größe und Zahl bis zum Ende der Versuchszeit nach 7 Wochen zunehmend Kapillaren im Granulationsgewebe. Sie verbinden das Sinussystem der Milz mit den Gefäßen der Bauchwandmuskulatur. Eine eigentliche Milzkapsel ist nach dieser Zeit gegen das Granulationsgewebe nicht mehr abzugrenzen. Das Granulationsgewebe reicht bis zu einer Tiefe von 5 bis 8 Muskelfaserlagen in die Bauchwand hinein (Abb. 1).

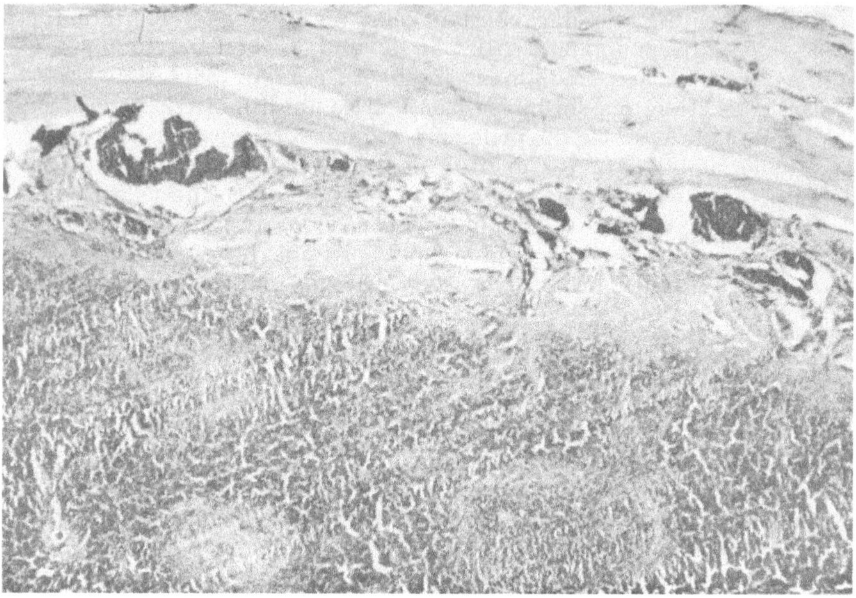

Abb. 1: (HE, 20-fach) kapillar- und gefäßreiches Fremdkörpergranulationsgewebe 45 Tage nach UV-Bestrahlung und Histo-Acryl-Klebung. Die Milzkapsel ist gegen das Granulationsgewebe nicht abgrenzbar. Das Granulationsgewebe reicht bis an die Muskulatur

Dagegen sind bei den nicht bestrahlten Tieren nur vereinzelt kleinere Kapillaren am Rande eines Fremdkörpergranuloms sichtbar. Milzkapsel und Bauchmuskulatur sind intakt geblieben (Abb. 2).
Bei den bestrahlten Tieren kann durch Injektion 70 %igen Angiografins in die Milz röntgenologisch der Abfluß durch die Anastomosen über die V. epigastrica inferior zur V. cava inferior dargestellt werden.

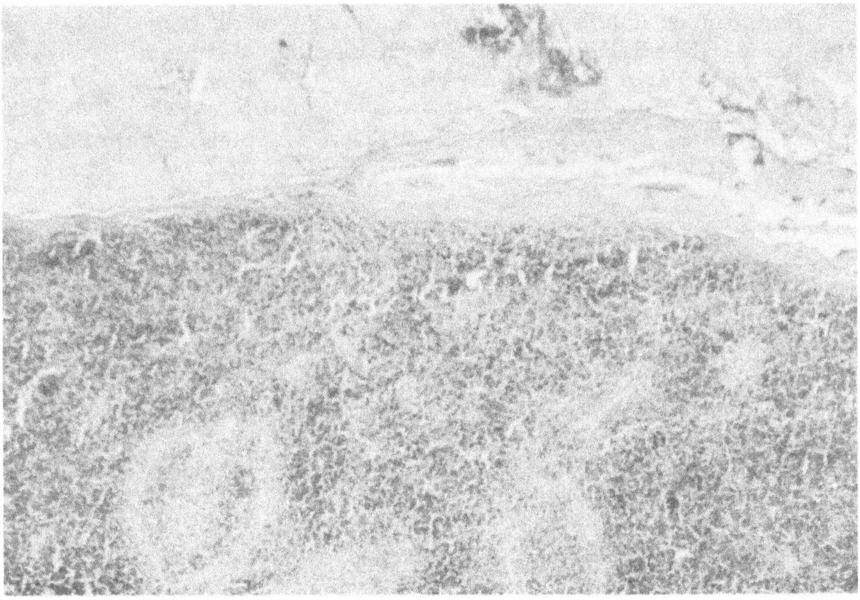

Abb. 2: (HE, 20-fach) 45 Tage nach UV-Bestrahlung. Die mit Histo-Acryl geklebte Hälfte zeigt Fremdkörpergranulationsgewebe. Die geklebte und ungeklebte Hälften zeigen beide eine Kapillararmut. Milzkapsel noch erhalten, Muskulatur intakt

Zusammenfassung: Die Untersuchungen zeigen, daß UV-Strahlen an der Milz zu petechialen Blutungen und zur Schädigung der Milzkapsel führen. Nachfolgend fildet sich ein kapillarreiches Granulationsgewebe zwischen Milz und Bauchwandmuskulatur aus. Über die so entstandenen Gefäßanastomosen kann Milzblut z. B. bei portaler Hypertension über die Bauchwandgefäße abdrainiert werden. Das Fremdkörpergranulomgewebe, das sich nach Anwendung des Gewebeklebers bildet, wird durch vorausgehende UV-Bestrahlung weitaus reicher an Kapillaren und Gefäßen. Dieses interessante Phänomen ist auch für die Wundheilung von Bedeutung.

Summary: The spleen and parietal peritoneum of male Wistar rats were exposed to intensive ultra-violet radiation and stuck to each other by Histo-Acryl in order to create adhesion. The initial reactions to the radiation were hyperaemia, petechial haemorrhages, denaturation of the capsular collagen and oedema. As an effect of Histo-Acryl foreign body granulation tissue was formed. From the fourteenth to the fiftieth day (the end of the experiments) a number of capillary anastomoses were found in all radiated specimen. The histological findings were confirmed by radiology after injection of contrast medium into the spleen. In result of the ultra-violet radiation much more capillaries were built in the granulation tissue which was formed by Histo-Acryl. This ist an interesting aspect in wound healing, too.

Literatur

1. TERNO MATSUMOTO, M. D.: Tissue Adhesives in Surgery. Hans Huber Publishers Bern - Stuttgart - Wien 1972
2. GRUENAGEL, H. H., DOMRES, B.: Anastomosenbildung zwischen Milz und Bauchwand bei der Ratte nach UV-Bestrahlung. Z. exp. Med. 139, 506 (1965)
3. GOTTLOB, R., DONAS, P., LECHNER, G.: Splenopexie mit Rasterklebern. Dtsch. Med. Wschr. 96, 258 (1971)

Dr. B. Domres
Chirurgische Universitätsklinik
7400 Tübingen

86. Vergleich von hepatocellulären Funktionen nach akuter Leberischämie in überlebenden und nicht überlebenden Pavianen

K. Holper, I. Olcay, R. Trejo, R. Miller, A. Kitahama, N. R. DiLuzio, L. Brettschneider und T. Drapanas

Departments of Surgery and Physiology, Tulane University School of Medicine, New Orleans, Louisiana

Die temporäre Unterbrechung der Leberdurchblutung ist obligatorischer Bestandteil während der Transplantation dieses Organes. Sie wird beim Menschen, im Gegenteil zu Hund und Schwein, ohne venöse Dekompression des portalen und cavalen Systems durchgeführt (4). Das ischämische Intervall schädigt sowohl die Parenchym- als auch die Kupfferzellen, den Hauptteil der Zellen des Reticuloendothelialen Systems (RES). Obgleich die Reduzierung des venösen Rückstromes während der anhepatischen Phase hämodynamisch toleriert wird (4), ist von häufigem Auftreten postoperativer Infektionen mit erhöhter Mortalität berichtet worden (2, 3). Verantwortlich gemacht wird eine verminderte Funktion des RES. Darüberhinaus ist unklar, ob und in welchem Ausmaße endogenes Endotoxin, dessen blockierende Wirkung auf das RES bekannt ist (1), zusätzlich schädigend wirksam wird. Der Zweck dieser Versuchsreihe war: 1. Die separate Rolle der beiden funktionellen Hauptkomponenten der Leber nach einer kontrollierten Leberschädigung im Primaten zu prüfen, 2. zu untersuchen, inwieweit deren Veränderungen und das Auftreten zirkulierenden Endotoxins mit dem Ausgang der Experimente, dem Überleben oder Nichtüberleben, korrelieren.

Methodik: Totale normotherme Ischämie der Leber wurde an 18 Pavianen (Papio papio) durch temporäre Occlusion der Leberarterie, der Pfortader und der Hohlvene, über- und unterhalb der Leber, erzeugt. Während des 90 minütigen anhepatischen Intervalls wurde kein venöser Bypass verwendet. 4 weitere Tiere dienten bei gleicher operativer Vorbereitung, jedoch ohne Occlusion, als Kontrolle. Die Funktion parenchymaler Zellen wurde durch die Clearance von Bromsulphthalein (BSP), Substrat- und Enzymuntersuchungen, die phagocytische Aktivität sowie die Leberdurchblutung mit geeigneten Dosen von I^{131}-markierter RES-Test-Fettemulsion bestimmt (5). Zirkulierendes Endotoxin wurde mit dem Limuluslysat-Gelierungstest nachgewiesen.

Ergebnisse: Die Überlebensrate nach 90 min totaler normothermer Leberischämie ohne venöse Dekompression betrug 55 %. Anstiege in Gesamtbilirubin, Lactatdehydrogenase, Glutamatoxalattransaminase und BSP-Retention (Abb. 1) waren in Nichtüberlebenden nicht signifikant verschieden von denen in Überlebenden. Die Freisetzung der hoch leberspezifischen Ornithincarbamyltransferase war in beiden Gruppen nahezu identisch. Im Gegensatz dazu korrelierte der Grad der Verminderung der phagocytischen Aktivität des RES signifikant mit Überleben oder Nichtüberleben. Während die intravasale Clearance-Halbzeit in überlebenden Pavianen 24 Stunden nach der Ischämie nur leicht verlängert war (im Mittel 41 gegenüber 29 min in der Kontrollgruppe), war sie in Tieren, die später innerhalb von 28-70 Stunden starben, im Mittel bis 141 min verlängert. Die Leberdurchblutung, welche die phagocytische Aktivität mitbestimmt, war in beiden Gruppen nur in der frühen postischämischen Phase bis auf etwa 40 % vermindert. Sie war 24 Stunden nach der Ischämie, zum Zeitpunkt der größten phagocytischen Depression, im wesentlichen normalisiert. Es kann daher angenommen werden, daß die verminderte Funktion des RES nicht auf eine Reduzierung der Leberdurchblutung zurückzuführen ist. Ohne Korrelation zur Mortalität wurde bereits kurz nach Beginn der Occlusion in 67 % der Fälle Endotoxin im portalen Blut gemessen (Abb. 2).

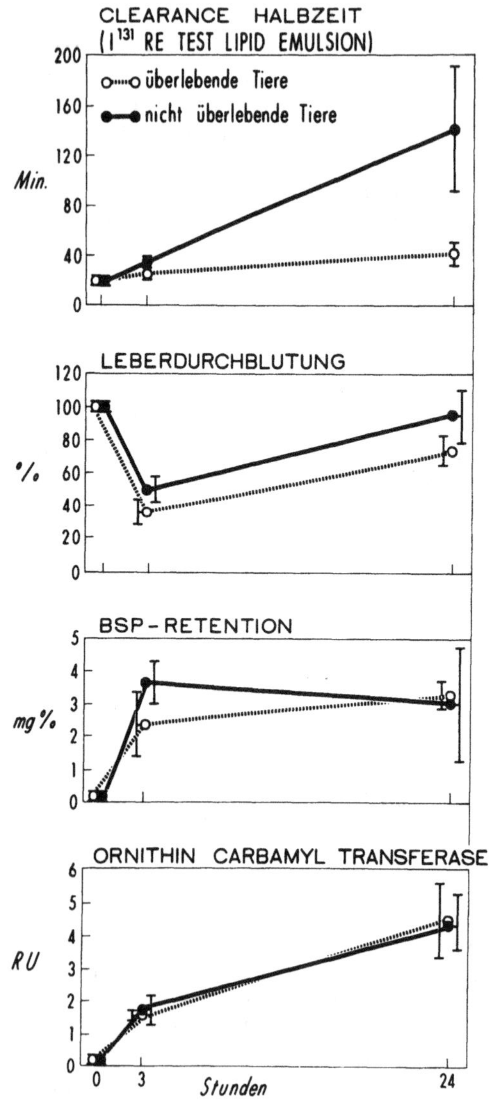

Abb. 1: Veränderungen phagocytischer und hepatocellulärer Funktionen und der Leberdurchblutung nach normothermer Leberischämie ohne venöse Dekompression (Mittelwerte ± SEM)

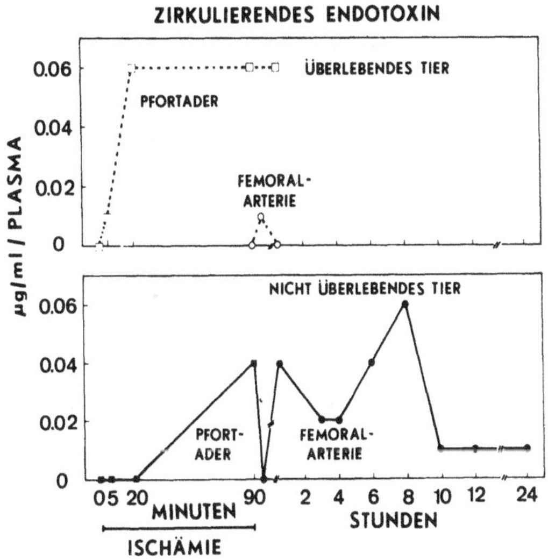

Abb. 2: Das Auftreten zirkulierenden endogenen Endotoxins in repräsentativen Einzelversuchen während und nach normothermer Leberischämie ohne venöse Dekompression

In Tieren, die überlebten, wurden jedoch im arteriellen Blut nur geringe Konzentrationen von zirkulierendem Endotoxin bis 0, 001 µg/ml Plasma/24 Stunden nachgewiesen, oder sie waren endotoxinfrei. Demgegenüber erschien Endotoxin in höheren Titern bis 0, 026 µg/ml Pl Plasma/24 Stunden im arteriellen Blut solcher Paviane, die später verstarben.

Diskussion: Unsere Ergebnisse deuten darauf hin, daß unter den gemessenen Parametern der Funktionszustand der Kupfferzellen von größerer prognostischer Bedeutung für das Überleben nach akuter Leberischämie ist, als der der parenchymalen Zellen. Tiere, die sich von der Ischämie erholten, wiesen eine weitgehend erhaltene phagocytische Aktivität bei fast völliger oder totaler Abwesenheit von Endotoxin im arteriellen Blut auf. Im Gegensatz dazu korrelierte der Grad der reticuloendothelialen Depression und das Erscheinen von zirkulierendem Endotoxin mit der Schwere des Schocks und der Mortalität. Das Versagen der Endotoxin-Clearance und/oder Detoxifizierung infolge der Verminderung der phagocytischen Aktivität scheinen dominierende Faktoren in der Pathophysiologie akuter Leberischämie zu sein.

Zusammenfassung: An 18 Pavianen wurden die Veränderungen hepatocellulärer Funktionen nach akuter Leberischämie ohne venöse Dekompression verglichen und ihre getrennte Rolle in Relation zur Mortalität untersucht. Während die Einschränkung parenchymaler Zellfunktionen bei erhaltener phagocytischer Aktivität toleriert wurde, scheint die mit zirkulierendem endogenen Endotoxin korrelierte Blockade des RES limitierender Faktor für das Überleben nach akuter Leberischämie zu sein.

Summary: In 18 Papio papio baboons a comparative study of alterations of hepatocellular functions following acute hepatic ischemia without venous decompression was undertaken to evaluate their separate role in relation to mortality. While the reduction of parenchymal cell function was tolerated in the presence of adequate phagocytic activity, it appears that the blockade of the RES correlated with the release of endogenous endotoxin become limiting factors for the survival following acute hepatic ischemia.

Literatur

1. BENACERRAF, B., SEBESTEYN, M. M.: Effect of bacterial endotoxins on the reticuloendothelial system. Fed. Proc. 16, 860 (1957)
2. FULGINITI, V. A., SCRIBNER, R., GROTH, C. G., PUTNAM, C. W., BRETTSCHNEIDER, L., GILBERT, S., PORTER, K. A., STARZL, T. S.: Infections in recipients of liver homografts. New Engl. J. Med. 279, 619 (1968)
3. MURRAY-LYON, I. M., EVANS, D. B., FOSTER, W. D., HOLDEN, R. J., RAKE, M. O., STERN, H., CALNE, R. Y., WILLIAMS, R.: Liver transplantation in man. The significance, pattern, and control of infection. Brit. J. Surg. 57, 280 (1970)
4. PAPPAS, G., PALMER, W. M., MARTINEAU, G. L., PENN, I., HALGRIMSON, C. G., GROTH, C. G., STARZL, T. S.: Hemodynamic alterations caused during orthotopic transplantation in humans. Surgery 70, 872 (1971)
5. SABA, T. M., DiLUZIO, N. R.: Surgical stress and reticuloendothelial function. Surgery 66, 709 (1969)

Dr. K. Holper
Department of Surgery,
Tulane University,
School of Medicine
1430 Tulane Avenue
New Orleans, LA. 70112

87. Cross-Circulation beim Verschlußikterus: Tierexperimentelle Untersuchungen zur Nierenfunktion am Hund

E. Lange, D. Maroske, K. Naber, I. Potthoff und B. W. Arnold

Chirurgische Universitätsklinik Marburg (Direktor: Prof. Dr. H. Hamelmann), Urologische Universitätsklinik Marburg (Direktor: Prof. Dr. G. Rodeck)

Trotz aller Bemühungen ist es bis heute nicht gelungen, die pathogenetischen Beziehungen zwischen Nierenfunktionsstörungen und Verschlußikterus aufzuklären. Ob humoralen Faktoren eine kausalpathogenetische Bedeutung beizumessen ist, sollte hier geprüft werden.

Methodik: In 13 Cross-Circulation-Experimenten an Bastardhunden beiderlei Geschlechts wurde der Kreislauf gesunder Hunde (G) (KG: 29,1 ± 6,6 kg) mit dem von Hunden mit komplettem extrahepatischen Gallengangsverschluß (V) (KG: 26,1 ± 4,6 kg) von 65- bis 70-tägiger Dauer gekreuzt und Blut über einen Zeitraum von 240 min mit einer Geschwindigkeit von 1.000 ml/h ausgetauscht. Vor, während und nach der Cross-Circulation erfolgten Nierenfunktionsprüfungen mit der Inulin- und Paraaminohippursäure (PAH)-Clearance. Die 3 bzw. 4 Clearanceperioden vor bzw. nach der Cross-Circulation dauerten 10 min, die 12 Perioden während der Cross-Circulation betrugen 20 min. Dazu wurde eine 8 % Mannitol, 0,12 % Inulin und 0,5 % PAH enthaltende 0,9 %ige NaCl- bzw. 10 %ige Laevulose-Lösung mit einer Geschwindigkeit von 15 ml/min infundiert. Außer den Clearancegrößen wurden Bilirubin, Osmolalität und Elektrolyte (K, Ca, Na) im Serum und Urin bestimmt. Die Blutvolumenmessungen erfolgten mit Chrom-51-markierten Erythrocyten. Der arterielle Blutdruck wurde blutig mittels eines Statham-Elementes gemessen und kontinuierlich aufgezeichnet. Der zentrale Venendruck wurde über einen in die V. cava cranialis gelegten Katheter registriert.

Ergebnisse: Die Kreislaufverhältnisse blieben bei beiden Gruppen während der gesamten Versuchszeit konstant, es traten keine Veränderungen des arteriellen Druckes, des zentralen Venendruckes und der Pulsfrequenz auf. Die Blutvolumenmessungen ergaben am Ende der Cross-Circulation einen mittleren Anteil von Fremdblut in der Gruppe V von 47 % (29 bis 57 %), in der Gruppe G von 38 % (24 bis 75 %). Das Serum-Bilirubin nahm in der Gruppe V signifikant ab und stieg in der Gruppe G deutlich an (Tab. 1). Der Urinflow nahm in der Gruppe V bis zur 40. min um 25 % und bis zur 240. min um 40 % zu. In der Gruppe G fand sich eine Erhöhung des Urinflows bis zur 60. min um 31 %. Die Inulin-Clearance blieb in beiden Kollektiven konstant. Die PAH-Clearance fiel in der Gruppe V um maximal 26 %, in der anderen um 16 % ab. Diese Veränderungen erwiesen sich jedoch nicht als signifikant unterschiedlich von ihren Ausgangswerten.
Die Serumosmolalität stieg bis zum Ende der Cross-Circulation leicht an, es ergaben sich keine Gruppenunterschiede. In der Gruppe V stieg der Mittelwert von 329,4 auf 361,7 mosmol/l an, in der Grup-

Tab. 1: Serum-Bilirubinwerte in mg% 15 min vor Beginn der Cross-Circulation (K), während und 20 min nach Beendigung der Cross-Circulation (K+) bei Hunden mit (V) und ohne (G) Verschlußikterus, n = 13. Angegeben sind die Mittelwerte. Die kritische Mittelwertdifferenz bei 5 % Irrtumswahrscheinlichkeit beträgt in Gruppe V 0, 75, in der Gruppe G 0, 34

	Cross-Circulation-Dauer (min)													
Gruppe	K	20	40	60	80	100	120	140	160	180	200	220	240	K+
V	5, 94	5, 66	5, 05	4, 81	4, 35	4, 22	3, 91	3, 76	3, 65	3, 49	3, 29	3, 34	3, 19	3, 29
G	0, 13	0, 44	0, 70	0, 89	1, 04	1, 20	1, 33	1, 40	1, 46	1, 55	1, 53	1, 50	1, 47	1, 34

Tab. 2: Urinflow, Inulin-Clearance und PAH-Clearance 15 min vor Beginn der Cross-Circulation (K), während und 20 min nach Beendigung der Cross-Circulation (K+) bei Hunden mit (V) und ohne (G) Verschlußikterus, n = 13. Angegeben sind die Mittelwerte. Unter Berücksichtigung der kritischen Mittelwertdifferenz bei 5 % Irrtumswahrscheinlichkeit zeigt sich bei keiner Gruppe eine wesentliche Änderung gegenüber den Ausgangswerten

			Cross-Circulation-Dauer (min)												
	Gruppe	K	20	40	60	80	100	120	140	160	180	200	220	240	K+
Urinflow (ml/min)	V	6,7	7,9	8,4	8,8	8,6	8,7	9,3	8,9	8,8	8,8	8,9	9,0	9,4	9,1
	G	8,1	10,1	10,7	10,6	10,2	10,0	10,3	10,4	10,0	10,3	10,2	10,0	10,1	10,1
Inulin-Clearance (GFR) (ml/min)	V	55,9	55,1	60,4	58,4	59,3	57,0	59,6	57,5	56,6	58,5	57,1	56,0	54,3	52,7
	G	65,2	66,3	70,8	71,2	70,4	67,8	71,7	70,9	68,3	67,3	69,7	64,4	64,4	62,0
PAH-Clearance (ml/min)	V	154,3	153,5	159,7	160,0	145,3	143,9	144,9	144,3	135,0	134,4	128,1	125,2	114,1	119,0
	G	221,3	206,3	196,4	210,3	216,4	190,6	198,4	204,9	192,5	192,4	194,7	184,7	179,6	185,1

pe G von 339,6 auf 365,3 mosmol/l. Die Serum-Elektrolyte (K, Ca und Na) erfuhren ebenfalls keine Veränderungen ihrer Ausgangswerte durch die Cross-Circulation. Signifikant vermehrte Elektrolytverluste konnten weder in der einen noch in der anderen Gruppe nachgewiesen werden.

Diskussion: In Übereinstimmung mit früheren Untersuchungen (1, 3) konnte während eines über 65 bis 70 Tage andauernden Verschlußikterus eine Einschränkung der Nierenfunktion bei Hunden festgestellt werden, ohne daß sich ein wesentlicher Anstieg des Serum-Kreatinins nachweisen ließ. Die aufgezeigten Ergebnisse lassen den Schluß zu, daß während einer Cross-Circulation zwischen Hunden mit langdauerndem Verschlußikterus und gesunden Hunden keine humoral wirksamen Faktoren die Nierenfunktion der gesunden Hunde beeinflussen und andererseits keine Verbesserung der Nierenfunktion bei den Hunden mit Verschlußikterus auftritt. In Übereinstimmung mit GLIEDMAN et al. (2) fanden wir (4) enge Beziehungen zwischen der portalen Hypertension bei der Lebercirrhose und Nierenfunktionsstörungen. Die Verbesserung der Nierenfunktion nach Druckentlastung durch portocavale Anastomose dürfte als ein weiterer Beweis für die Annahme einer funktionellen Ursache der Nierenfunktionseinschränkung bei der Cirrhose angesehen werden (5).

Zusammenfassung: Cross-Circulation-Experimente wurden zwischen 13 Hunden mit Verschlußikterus von 65- bis 70-tägiger Dauer und gesunden Hunden vorgenommen. Der Blutvolumenaustausch betrug während der 240 min dauernden Cross-Circulation durchschnittlich 40-50 %. Arterieller Druck, zentraler Venendruck, Pulsfrequenz, Serum-Elektrolyte (K, Ca, Na) und deren Ausscheidung in Urin, Inulin- und PAH-Clearance veränderten sich nicht. Der Urinflow und die Serumosmolalität stiegen leicht an; es zeigte sich jedoch kein gruppenunterschiedliches Verhalten. Aus den Experimenten ergibt sich daher kein Anhaltspunkt für humoral wirksame Faktoren als Ursache für Nierenfunktionseinschränkungen beim Verschlußikterus.

Summary: Cross-circulation studies were performed between 13 dogs with common bile duct ligation over a period of 65 to 70 days and normal, healthy dogs. The blood volume exchange was 40 to 50 % during the time of 240 min of cross-circulation. Arterial, and central venous pressure, pulse rate, serum electrolytes (K, Ca, Na) and their urinary excretion, inulin and PAH clearance were not altered. Urine flow and serum osmolality increased slightly, however, without differences between the two groups. The results show no evidence for humorally active substances causing renal impaired function in chronic, obstructive jaundice.

Literatur

1. BETTER, O. S., MASSRY, Sh. G.: Effect of chronic bile duct obstruction on renal handling of salt and water. J. Clin. Invest. 51, 402-411 (1972)
2. GLIEDMAN, M. L., CARROLL, H. J., POPOWITH, L., MULLANE, J. F.: An experimental hepatorenal syndrome. Surg. Gynec. Obstet. 131, 34-40 (1970)
3. MAROSKE, D., BICHLER, K. H., NABER, K., HUPE, K., MÜLLER, K. H., OBROWSKI, I., SCHREIBER, H. U., HAAS, J.: Der komplette extrahepatische Verschlußikterus: Tierexperimentelle Untersuchungen am Hund. I. Nierenfunktionsveränderungen. Bruns Beiträge 219, 166-178 (1971)
4. MAROSKE, D.: Zur Pathophysiologie des extrahepatischen Gallengangsverschlusses: Untersuchungen zur Nierenfunktion, Blutgerinnung und Lipidstoffwechsel. Habilitationsschrift, Marburg 1972
5. SCHROEDER, E. T., NUMANN, P. J., CHAMBERLEIN, B. E.: Functional renal failure in cirrhosis. Recovery after portocaval shunt. Ann. Intern. Med. 72, 923-928 (1970)

Dr. E. Lange
Chirurgische Universitätsklinik und Poliklinik
3550 Marburg/Lahn
Robert-Koch-Str. 8

88. Beeinflussung der titrierbaren Pufferkapazität und anderer biochemischer Daten durch Aminosäureinfusionen in der initialen postoperativen Phase nach allgemeinchirurgischen Eingriffen

U. Lips, E. Struck, G. Lay und H. Hamelmann

Chirurgische Universitätsklinik Marburg (Direktor: Prof. Dr. H. Hamelmann)

Nach Eingriffen am Gastrointestinaltrakt ist hinsichtlich der Komplikationsgefahr nicht sicher abzuschätzen, inwieweit eine länger andauernde parenterale Ernährung zu erwarten ist. Daher ist zur Verminderung oder sogar Aufhebung der postoperativ negativen Stickstoffbilanz die bereits frühzeitige Applikation von Aminosäurelösungen zusammen mit einer ausreichenden Kalorienzufuhr anzustreben. In der folgenden Untersuchung soll die mögliche Beeinflussung des Stoffwechsels durch Aminosäuren in den ersten postoperativen Stunden erfaßt und mit der Anwendung von Glucose-, Fettsäure- und Elektrolytlösungen verglichen werden.

Methodik: 40 Patientinnen, die sich einer Strumaresektion oder Cholecystektomie unterziehen mußten, wurden in 4 Gruppen zu je 10 Kranken zusammengefaßt. Zwischen der 2. und 6. postoperativen Stunde wurden in Gruppe I 500 ml physiologische Kochsalzlösung, in Gruppe II 500 ml 5 %ige Glucoselösung, in Gruppe III während dieser Zeit 500 ml kristalline L-Aminosäurelösung (Aminomel LS 8^{R}) (2), und in der Gruppe IV in der gleichen Periode 500 ml 10 %ige Fettsäurelösung (Intralipid 10 %ig^{R}) mittels Infusionspumpe in konstanter Geschwindigkeit infundiert. In der übrigen Zeit der ersten 24 postoperativen Stunden kam eine standardisierte Wasser- und Elektrolyttherapie zur Anwendung. Im peripheren Blut wurden präoperativ, postoperativ und dann von der 2. bis 9. Stunde stündlich sowie in der 12. und 18. postoperativen Stunde die Konzentrationen von Acetacetat, β - Hydroxybutyrat, Lactat, Pyruvat, Glucose, Harnstoff und Gesamtlipiden gemessen. Ferner wurden nach der ASTRUP' schen Mikromethode das Standard Bikarbonat, der Base Excess, die CO_2-Spannung und der pH-Wert bestimmt. Darüberhinaus wurde die Titrationsalkalität als Parameter für die Pufferkapazität des Blutes erfaßt. Dabei wurde die Säuremenge anaerob mit einer automatischen Titrieranlage durch Zugabe von 0, 1 n Essigsäure gemessen, die zur Einstellung des Neutralpunktes notwendig ist.

Ergebnisse: In allen Gruppen war im Vergleich zum präoperativ gemessenen Wert ein Abfall des Blut-pH im Anschluß an den Eingriff zu beobachten und statistisch zu sichern (Gruppe I: $p < 0,0005$; Gruppe II: $p < 0,025$; Gruppe III: $p < 0,0001$; Gruppe IV: $p < 0,005$). Ebenso stieg der pH-Wert bei allen Gruppen im Verlauf der 18-stündigen Beobachtungsperiode wieder auf die präoperativen Werte an, wobei ein unterschiedliches Verhalten der einzelnen Gruppen stati-

stisch nicht zu sichern war. In allen Untersuchungsgruppen zeigte sich ein starker intraoperativer Abfall des Standardbikarbonats und der Pufferkapazität. Dagegen ließ sich der Anstieg des pCO_2 statistisch nicht sichern. Während alle Gruppen im weiteren postoperativen Verlauf einen langsamen Anstieg der Pufferkapazität zeigen (Tab. 1), ist der Anstieg des Standardbikarbonats in den ersten 3 Gruppen etwas verzögert. Es fällt in der Gruppe IV unter der Fettsäureinfusion sogar wieder ab. Parallele Veränderungen zeigten sich im Verlauf des Base Excess. Die Ergebnisse der Ketonkörperbestimmung (Abb. 2) zeigen einen leichten Abfall unter der Glucoseinfusion, einen leichten Anstieg bei der Kochsalzinfusion und einen starken Anstieg im Falle der Fettsäureinfusion. Der zu erwartende Anstieg von Ketonkörpern unter der Aminosäureinfusion (1) aufgrund der in der Lösung enthaltenen ketoplastischen Aminosäuren blieb aus. Anstiege von Blutzuckerkonzentrationen ließen sich infusionsbedingt in Gruppe II und bei Aminosäuregaben nachweisen. Die Lactatkonzentration blieb während der Aminosäureapplikation auf der Höhe des postoperativen Spiegels, während ein leichter Abfall in den Gruppen I und IV zu beobachten war. Die Harnstoffkonzentration stieg unter Aminosäuren und Fettsäuren statistisch gesichert an. Die Konzentration der Gesamtblutlipide ließ sich nur durch Fettsäureinfusion beeinflussen.
In allen 4 Untersuchungsgruppen konnte eine deutliche metabolisch acidotische Stoffwechsellage am Ende des chirurgischen Eingriffes gesichert werden (Abb. 1). Ebenso sprechen die zum Teil sehr unregelmäßigen Verläufe der Metabolitkonzentrationen in den ersten postoperativen Stunden für eine labile Stoffwechsellage. Man kann nach den dargelegten Befunden in der frühen postoperativen Phase bei guten Kreislaufverhältnissen bedenkenlos Aminosäuren verabreichen. Eine Verstärkung der postoperativen Acidose und eine Erhöhung der Ketonkörperkonzentration im Blut (1) war nicht zu messen. Ebenso sahen wir, daß bei der isolierten Gabe von Fettsäuren auch in der - initialen postoperativen Phase keine Stoffwechselentgleisungen zu erwarten sind. Auffällig waren lediglich die Erhöhungen der Ketonkörper (5) und der Gesamtlipide. Da die Verwertung von Aminosäuren für die Eiweißsynthese von einer ausreichenden Kalorienzufuhr abhängig ist, ist anzustreben, Aminosäuren und Fettsäuren parallel zu infundieren (3). Die Beobachtung mancher Autoren (4), daß eine solche Therapie die postoperative Acidose verstärkt, kann auf einen Summationseffekt der von uns gefundenen Ketonkörpererhöhung bei Fettsäuren und Lactaterhöhung bei Aminosäureinfusion. Dieses Problem ist Gegenstand weiterer Untersuchungen.

Zusammenfassung: 40 Patientinnen, die sich einer Strumaresektion oder einer Cholecystektomie unterziehen mußten, wurden in 4 Gruppen untersucht. Innerhalb eines standardisierten Wasser- und Elektrolytinfusionsprogramms erhielt je eine Gruppe zwischen der 2. und 6. postoperativen Stunde physiologische Kochsalzlösung, Glucoselösung, Aminosäurelösung oder Fettsäureemulsion. Es konnten im Säure-Basen-Haushalt keine Veränderungen gefunden werden, die auf eine wesentliche Verschlechterung der Stoffwechsellage durch die Infusion dieser Lösungen hinweisen. Die biochemischen Untersuchungen zeigten lediglich eine Ketonkörpererhöhung bei Fettsäuren und eine

Tab. 1: Abfall und Wiederanstieg der Titrationsalkalität im postoperativen Verlauf. Gruppe I: Physiologische Kochsalzlösung, Gruppe II: Glucoselösung, Gruppe III: Aminosäurelösung, Gruppe IV: Fettsäureemulsion. po. = postoperativ. Der Wiederanstieg ist im Vergleich zu den Daten direkt postoperativ durch den p-Wert definiert. N. S. = nicht signifikant. s = Standardabweichung

Gruppe												
Zeit	mval/l	s	p<	mval/l	s	p<	mval/l	s	p<	mval/l	s	p<
prä OP	14, 34	0, 92	-	14, 34	1, 62	-	14, 97	1, 76	-	15, 49	1, 57	-
post OP	11, 99	1, 62	-	11, 92	2, 50	-	11, 62	2, 40	-	12, 63	1, 45	-
2 Std. po.	12, 67	1, 54	N. S.	10, 59	2, 12	N. S.	11, 60	1, 97	N. S.	12, 68	2, 43	N. S.
6 Std. po.	12, 88	1, 45	N. S.	12, 74	1, 64	N. S.	11, 78	1, 64	N. S.	13, 58	2, 06	N. S.
9 Std. po.	12, 35	1, 40	0, 05	13, 66	2, 00	0, 005	13, 07	2, 01	N. S.	13, 09	2, 27	N. S.
12 Std. po.	13, 62	1, 53	0, 025	14, 46	1, 72	0, 01	12, 94	1, 76	N. S.	13, 88	1, 40	0, 01
18 Std. po.	14, 71	1, 24	0, 0005	14, 78	2, 75	0, 0125	13, 32	2, 59	N. S.	13, 90	1, 62	0, 005

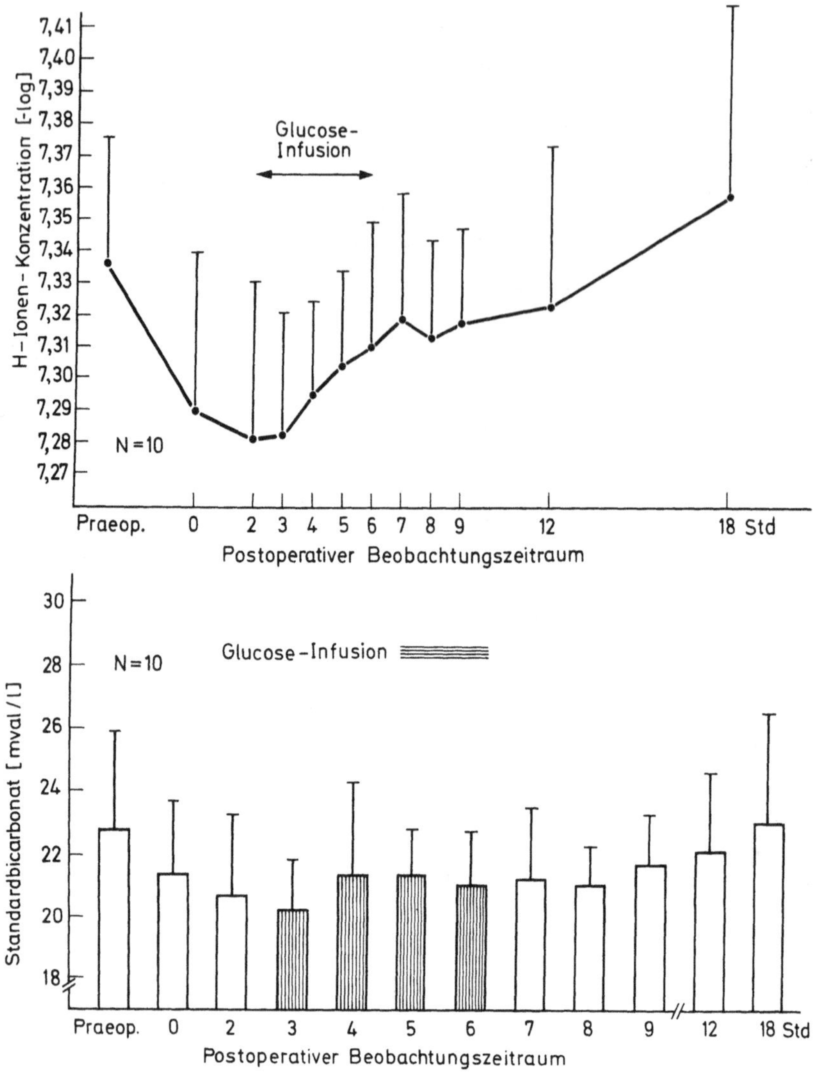

Abb. 1: Postoperative Störungen des Säure-Basen-Haushaltes bei Glucoseinfusion (Gruppe II)

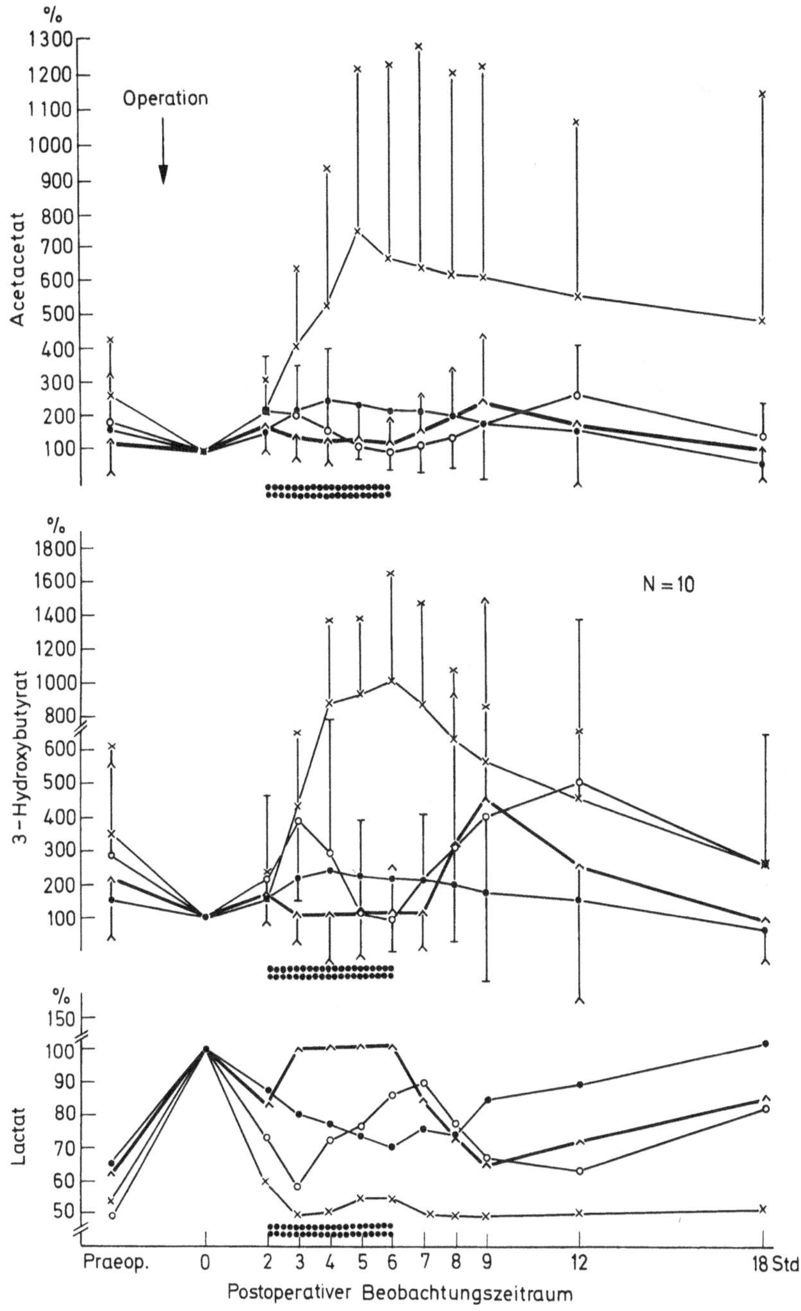

Abb. 2: Prozentuale Änderung der Ketonkörperkonzentration und des Lactats im Vergleich zu den direkt postoperativen Werten bei unterschiedlicher postoperativer Therapie. Physiologische Kochsalzlösung •——• , Glucoselösung o——o, Aminosäurelösung ∧——∧, Fettsäureemulsion x——x, Zeitdauer der speziellen Infusionstherapie ::::

Erhöhung der Konzentrationen von Harnstoff und Lactat bei Aminosäuregaben. Nach diesen Ergebnissen kann im Hinblick auf die postoperativ negative Stickstoffbilanz die Zufuhr von Aminosäuren und Fettsäuren für die frühe postoperative Phase empfohlen werden.

Summary: 40 female patients, who had undergone a strumectomy or a cholecystectomy, were examined in 4 groups. Between two and six hours after the operation within a standardized infusion therapy, the first group of patients was given NaCl 0, 9 %, the second a glucose solution, the third an aminoacid solution and the fouth a lipidemulsion. There were no changes to be found in the acid base status which would point to a significant decrease in the metabolism caused by the infusion therapy. Biochemical findings merely showed a slight increase in the ketonbodies using the lipidemulsion and an increase in urea and using the aminoacid solution. According to these results and with regard to the negative postoperative nitrogen balance the substitution of aminoacids and lipidemulsions is to be recommended during the early postoperative phase.

Literatur

1. BÜNTE, H., BRAUN, U., SCHWEMMLE, K.: Steigerung der postoperativen Acidose durch Aminosäureinfusionen. Chirurg 9, 407 (1970)
2. BUßMANN, J. F., TRÄBERT-KREFELD, E.: Klinische Untersuchung über die Verwertung infundierter Aminosäuren. Langenbecks Arch. klin. Chir. 316, 602 (1966)
3. SCHETTLER, G., SCHWARTZKOPF, W.: Klinische Grundlagen der parenteralen Ernährung. Dtsch. med. Wschr. 52, 2667 (1962)
4. WENZEL, M.: Parenterale Ernährung und Säure-Basen-Haushalt Anaesth. u. Wiederbel. 5, 398 (1968)
5. ZELLER, W., BERG, G., FRANK, H.: Die Ausnutzung des intravenös zugeführten Fettes bei kompletter parenteraler Ernährung. Fette in der Medizin Bs. 6 (1965), Pallas-Verlag Lochham bei München.

Dr. U. Lips
Chirurgische Universitätsklinik und -Poliklinik
3550 Marburg/Lahn
Robert-Koch-Str. 8

89. Neue Erkenntnisse über Konzentrationsverläufe eines Breitbandantibiotikums unter Infusionstherapie

G. Simonis und H. H. Felsing

Chirurgische Klinik der Universität des Saarlandes Homburg
(Direktor: Prof. Dr. H. Lüdeke)

Bei Intensivpflegepatienten beobachteten wir häufig ein Versagen der antibiotischen Therapie bei großen Infusionsvolumina, selbst wenn der pathologische Keim bekannt und das Antibiotikum entsprechend einer Resistenzbestimmung eingesetzt worden war. Wir untersuchten deshalb antibiotische Serum- und Urinkonzentrationen von 17 Patienten, die nach unterschiedlichen antibiotischen Dosierungen und Infusionsvolumina in 3 Gruppen aufgeteilt waren. Als Antibiotikum mit breitem Wirkspektrum verwandten wir Gentamycin[+].

Methodik: Bei allen Patienten wurde Vollblut zur Leerwertbestimmung gewonnen. Dann wurde nach 15, 30, 45 und 60 min und weiter in stündlichen Intervallen nach Therapiebeginn bis zur 12. Stunde eine Blutprobe jeweils vor der nachfolgenden Injektion zur Serum-Konzentrationsbestimmung entnommen. Das in sterilen Röhrchen aufgefangene Blut wurde sofort zentrifugiert. Das gewonnene Serum wurde bei -20°C eingefroren.
Der Urin wurde in 2-stündlichen Portionen gesammelt, das Volumen gemessen und eine Probe zur späteren Aufarbeitung ebenfalls bei -20°C aufbewahrt.
Die Konzentrationsbestimmungen in Serum und Urin erfolgten mikrobiologisch im Agardiffusionstest unter Verwendung von Bac. subtilis ATCC 6633[++].
Bei allen Patienten wurde vor Versuchsbeginn eine Nierenfunktionsprüfung vorgenommen. Sie wurden über die Untersuchungen aufgeklärt und es wurde ihr ausdrückliches Einverständnis eingeholt.
Die von uns untersuchten Patienten litten an verschiedenartigen Infektionen, deren Erreger gentamycinempfindlich waren. Eine 1. Patientengruppe von 5 Kranken erhielt zu Versuchsbeginn eine einmalige i. v. -Injektion von 40 mg Gentamycin, gleichzeitig wurde mit einer parenteralen Flüssigkeitszufuhr begonnen, die in 8 Stunden 3.000 ml betrug. Infundiert wurden physiologische Kochsalzlösung, Laevulose und Elektrolytlösungen. 5 bis 8 Tage später untersuchten wir bei denselben Patienten erneut Serum- und Urinproben ohne Infusionstherapie.
Es muß erwähnt werden, daß Serumkonzentrationen unter 1 µg/ml Serum je nach Erreger schon im subtherapeutischen Bereich liegen können. Eine Gentamycin-Dosierung muß deshalb entsprechend angepaßt werden.
Der 2. Patientengruppe von 3 Kranken injizierten wir 3 x 40 mg Gentamycin i. v. im 8-stündlichen Intervall, simultan dazu lief eine Infu-

+ Refobacin[R] der Firma E. Merck, Darmstadt
++ Herrn Dr. Wahlig, Abt. f. Chemotherapie, E. Merck Darmstadt, sei für die Bestimmung der Serum- und Urinkonzentrationen gedankt

sion mit einem Volumen von ca. 4.000 ml während der ersten 5 Stunden.
9 weiteren Patienten der Gruppe 3 mußten entsprechend den klinischen Erfordernissen innerhalb 10-11 Stunden 5.800 bis 10.000 ml infundiert werden. Auch hier wurden gleichartige Infusionslösungen verwendet. Wegen der erhöhten Infusionsvolumina steigerten wir die Gesamtdosis von Gentamycin auf insgesamt 400 mg, die auf 10 Einzeldosen verteilt wurde. Sie wurden in stündlichen Abstünden i.v. injiziert.

Ergebnisse: Bei Gegenüberstellung der in Gruppe 1 mit und ohne gleichzeitige Infusionstherapie ermittelten Serum- und Urinkonzentrationen konnten keine wesentlichen Unterschiede gefunden werden. Die Serumkonzentrationen 15 min post injectionem erreichten einen Wert von 1,3 bzw. 1,4 µg/ml, fielen jedoch dann rasch ab (Abb. 1).

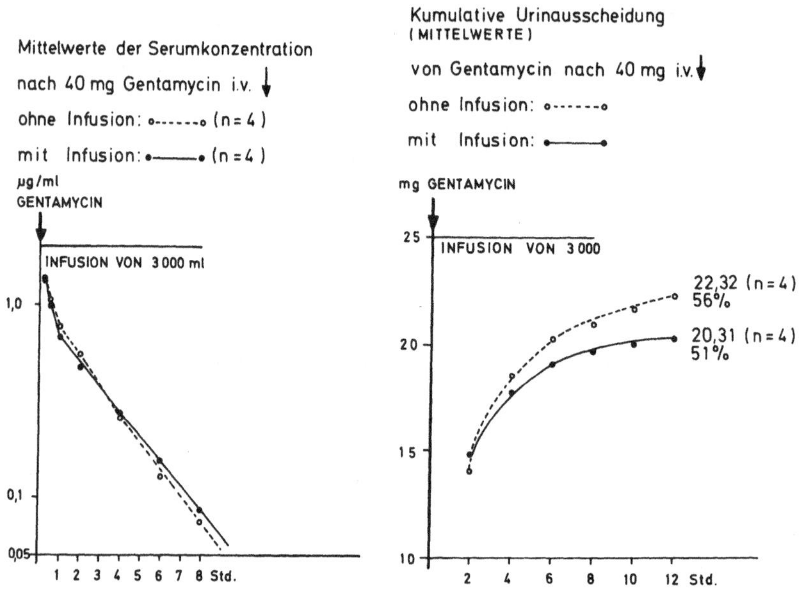

Abb. 1: Serum- (li.) und Urinkonzentrationen (re.) von Gentamycin unter einer Dosierung von 1 x 40 mg/24 Std. mit (.-.) und ohne (o--o) Infusionstherapie

Erwartungsgemäß verläuft die Serumkonzentrationskurve der Gruppe 2 bis zur 8. Stunde annähernd gleich mit der Gruppe 1 (Abb. 2, li. Hälfte). Dies gilt auch für das Verhalten der Gentamycinausscheidung im Urin (Abb. 1, re. Seite). Die Serumkonzentrationen der 3. Gruppe unterscheiden sich während der 1. Stunde von denen der Gruppe 2 kaum. Mit weiteren Gentamycin-Injektionen ist ein Anstieg der Antibiotikum-Konzentration feststellbar, wobei die bestimmten Fußpunkte der Serumkonzentration einen etwa plateauförmigen Verlauf zeigen. Nach Beendigung der Therapie fallen die Serumkonzentrationen ab.

Unter stündlicher Gabe von 40 mg Gentamycin und hochvolumiger Infusion von etwa 1.000 ml/Stunde liegen die Gentamycin-Konzentrationen voll im therapeutischen Bereich (Abb. 2, re. Hälfte).

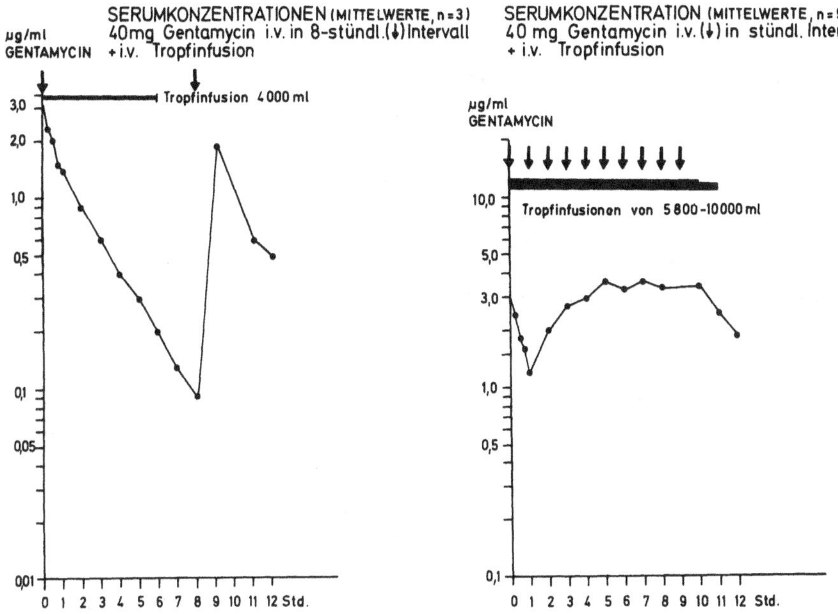

Abb. 2: Serumkonzentration von Gentamycin unter einer Dosierung von 3 x 40 mg/24 Std. (li.) mit einer Infusionstherapie von 4.000 ml/6 Std. und unter einer Dosierung von 10 x 10 mg/10 Std. mit einer Infusionstherapie von ca. 10.000 ml/10 Std.

Der höchste Mittelwert der Fußpunkte lag bei 3,7 µg/ml Serum. Trotz der hohen Dosierung wurde eine Konzentration von 10 µg/ml Serum nicht überschritten; sie gilt als Grenzwert im Serum für mögliche ototoxische Schädigungen des Antibiotikums.
Vergleicht man die kumulative Urinausscheidung der Gruppen 2 und 3, so ist festzustellen, daß die prozentuale Gentamycinausscheidung in beiden Gruppen gleich bleibt und nur die absoluten Werte in der Gruppe 3 höher liegen (Tab. 1) (1).

Diskussion: Die übliche Infusionstherapie, die im allgemeinen bei 3.000 ml/8 Std. liegt, beeinflußt die Serumkonzentrationen und die Pharmakokinetik des Gentamycin nicht. Höher volumige Infusionstherapie bewirkt Serumkonzentrationen, die im subtherapeutischen Bereich liegen und erfordert deshalb eine höhere Dosierung, als sie normalerweise üblich ist. In dem von uns durchgeführten Vorgehen, bei dem etwa 1.000 ml/Std. infundiert wurden, erfolgten die Injektionen von 40 mg Gentamycin i.v. stündlich. Daß es hierbei zu therapeutisch voll wirksamen Serumkonzentrationen, jedoch nicht zu einer Kumulation von Gentamycin kam, läßt sich vielleicht folgendermaßen erklären: 1. Durch die fortlaufende hochvolumige Infusion werden ruhende

Mittlere Urinwerte bei 17 Patienten

	1×40 mg		3×40 mg	10×40 mg
	o. Infusion	m. Infusion		
Leerwert	→ 0	→ 0	→ 0	→ 0
2	12,43	17,08	13,7	→ → 24,6
4	4,02	4,88	3,6	→ → 39,2
6	1,45	1,58	2,5	→ → 45,5
8	0,63	0,65	→ 2,5	→ → 51,6
10	0,60	0,51	17,3	→ 46,3
12	0,70	0,36	6,6	30,6

Tab. 1: Urinkonzentration bei 3 x 40 mg Gentamycin/24 Std. und 10 x 10 mg Gentamycin/10 Std. unter gleichzeitiger Infusionstherapie

Glomerula geöffnet, dadurch wird die Filtration des rein glomerulär ausgeschiedenen Gentamycin erhöht. Es kommt zu einer Verkürzung der Halbwertzeit. 2. Die fortlaufenden Infusionen bewirken eine Erhöhung des intravasalen Volumens, so daß ein Verdünnungseffekt auftritt. 3. Die Infusionstherapie bewirkt eine Vergrößerung des interstitiellen Volumens und vergrößert dadurch auch das Gentamycin-Verteilungsvolumen.

Als therapeutische Konsequenz ergibt sich daraus: Infusionsvolumina von ca. 400 ml/Stunde über einen Zeitraum von 8 Stunden verändern die Serumkonzentration von Gentamycin nicht. Die Gentamycindosierung sollte hier 3 x 80 mg/Tag betragen. Höhere Infusionsvolumina werden insbesondere in der Intensivmedizin benötigt. Indikationen sind hier vor allem großflächige Verbrennungen, septischer Schock und Endotoxinschock. Unsere Versuche zeigen auf, daß höher volumige Infusionen auch eine höhere Gentamycin-Dosierung erfordern. In unseren Versuchen wurde als Einzeldosis 40 mg Gentamycin gewählt, die bei 12-stündiger Versuchsdauer stündlich injiziert wurde. Hierbei konnten Serumkonzentrationen erreicht werden, die voll im therapeutischen Bereich liegen. Bei hochvolumigen Infusionen sollte man vom üblichen Dosierungsschema abweichen. Zum Beispiel kann man Gentamycin mit 6 mg/kg/Tag verabreichen. Diese Tagesdosis sollte, aufgeteilt in gleichgroße Einzeldosen, in 2-stündlichen Dosierungsintervallen als "Bolus" in den Infusionsschlauch injiziert werden.

Literatur

1. WAHLIG et al.: XIII. Int. Kongreß für Pädiatrie, Wien 1971, Proceedings Vol. XIX "Klinische Pharmakologie von Gentamycin in der Pädiatrie", 65-80

Dr. G. Simonis, Chirurgische Klinik, 6650 Homburg/Saar

90. Postoperative Verminderung der Immunglobuline und des Komplements und ihre mögliche Bedeutung für infektiöse Komplikationen*

F. W. Gierhake, D. Plock-Kömnick, E. Torrau, K. Heide und G. Schaper

Chirurgische Universitätsklinik Gießen (Direktor: Prof. Dr. K. Vossschulte)

Die Zunahme größerer und langdauernder Eingriffe in der modernen Chirurgie bei gleichzeitig wachsendem Anteil älterer Patienten bewirkte, trotz Antibiotika, global eine steigende Tendenz postoperativer Infektionen. Bei postoperativen Todesfällen der Jahre 1969 bis 1970 ergab die Sektion als alleinige bzw. mehr oder weniger mitbestimmende Todesursache in 16 % Bronchopneumonie, 15 % Peritonitis und 6 % Sepsis oder floride Endocarditis. Eine erfolgreiche Prophylaxe postoperativer Infektionen ist einerseits zu erwarten von der Entwicklung einer modernen Asepsis, die den verschärften Anforderungen der modernen Chirurgie gerecht wird, andererseits von der Ausschöpfung aller Möglichkeiten der körpereigenen Immunabwehr. Die Wirksamkeit der Immunabwehr vermindert sich nicht nur, wie wir zeigen konnten, im höheren Alter (1). Die Immunabwehr wird generell durch die Operation bzw. damit zusammenhängende Maßnahmen beeinträchtigt. HAIRSTON (2) sah Immunosuppression nach Operationen bei extracorporaler Circulation und vermutete als Ursache Eiweißdenaturierungen in der Herz-Lungen-Maschine. PARK (3) machte für die von ihm beobachtete postoperative Depression des Immunsystems Einflüsse der Narkotika auf den Stoffwechsel der Immunkörper-bildenden Zellen verantwortlich. SABA (4) sah bei Versuchstieren einen erheblichen Abfall der Komplementaktivität nicht nur nach kurzdauernden Probelaparotomien, sondern auch nach 24-stündigem Hungerzustand bei nicht eingeschränkter Flüssigkeitszufuhr.

Methodik: Um weitere Aufschlüsse über Art, Umfang und Ursachen der postoperativen Immunodepression zu gewinnen, haben wir bei 140 Patienten am Tage vor der Operation, am Operationstag sowie am 1. und 2. postoperativen Tag jeweils abends Blutproben entnommen und mittels Partigen[R]-Platten[++]-Technik die Immunglobuline G, A und M sowie die Komplementfaktoren β 1 A und β 1 E bestimmt. Alle Operationen wurden in Halothan-Narkose durchgeführt.

Ergebnisse: Generell war postoperativ bis zu 56 h ein Abfall der Immunglobuline zu sehen, während die Komplementfaktoren nach anfänglichem Absinken wieder anstiegen (Tab. 1).

[+] Die Untersuchungen wurden von der Deutschen Forschungsgemeinschaft unterstützt

[++] Eingetragenes Warenzeichen der Behring-Werke AG, Marburg/Lahn

Tab. 1: Immunglobuline und Komplement in mg/100 ml Serum

	Stunden vor Operation	Stunden nach Operation			
	14	8	32	56	
IgG	1.802	1.719	1.545	1.481	
IgA	257	236	232	228	n = 140
IgM	165	145	139	136	
β1 A	122	118	114	121	n = 110
β1 E	42	39	39	41	

Interessanter als diese Werte für das Gesamtkollektiv erscheint aber eine Analyse einzelner Operationsarten (Abb. 1):

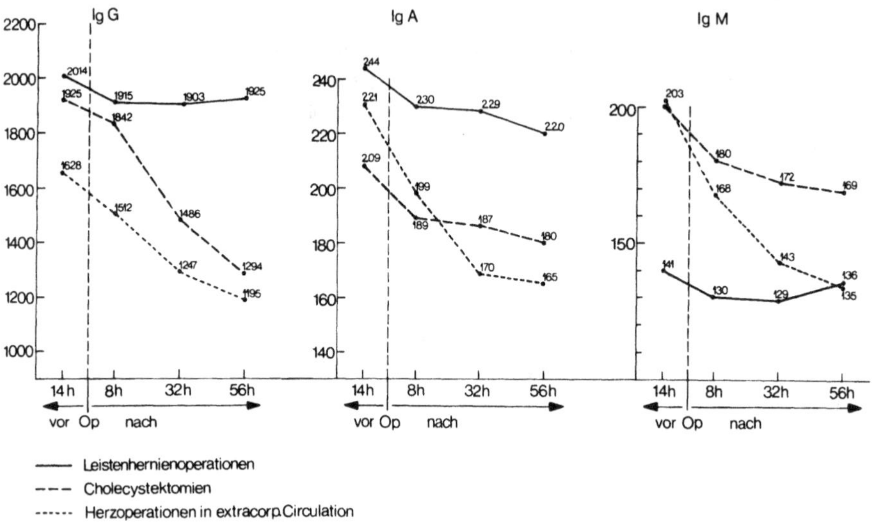

Abb. 1: Unterschiedlich starker postoperativer Abfall der Immunglobuline G, A und M nach verschiedenen Operationen

Nach einfachen Cholecystektomien sank IgG innerhalb von 56 h auf 67,2 % des Ausgangswertes, nach Herzoperationen in extracorporaler Circulation dagegen nur auf 73,4 %. Dieser Befund spricht gegen HAIRSTON's These von der Schädigung der Immunglobulinmoleküle in der Herz-Lungen-Maschine (2), auch wenn sich für IgA und IgM 56 h nach extracorporaler Circulation ein stärkerer Abfall als nach Cholecystektomien fand. 8 h nach beiden Eingriffen, zu einem Zeitpunkt also, zu dem sich eine Schädigung der Immunglobulinmoleküle bereits zeigen sollte, lassen sich für IgA und IgM keine oder nur geringe Unterschiede nachweisen. Ein Hinweis auf eine wahrscheinlich wesentliche Ursache des postoperativen Abfalls der Immunglobuline ergibt sich, wenn man die Werte nach Operationen von Leistenhernien in die Vergleiche mit einbezieht: Die Immunglobuline fallen nach Leistenhernienoperationen nur geringgradig ab und liegen nach 56 h mit 90,5 % (IgG und IgA) bzw. 97,0 % (IgM) wesentlich höher als nach Cholecystektomien und Operationen in extracorporaler Circulation

(Abb. 1). Zwar ist die durchschnittliche Narkosedauer bei den Hernien um 2/5 kürzer als bei den Cholecystektomien, dafür aber bei den Eingriffen in extracorporaler Circulation etwa 1 3/5 mal länger als bei Cholecystektomien (Tab. 2).

Tab. 2: Durchschnittliche Dauer der Narkose bei immunologisch prä- und postoperativ untersuchten Patienten

Art und Zahl der Eingriffe	Leistenhernienoperationen	Cholecystektomien	Herzoperationen in extracorporaler Circulation
	n = 15	n = 21	n = 11
Durchschnittliche Narkosedauer in min	45,7	75,2	192,5

Aus den Relationen der Narkosedauer zwischen diesen 3 Eingriffen läßt sich keine ausreichende Erklärung für das unterschiedliche Verhalten der Immunglobuline ableiten. Dagegen unterscheiden sich die 3 Eingriffe wesentlich durch eine in der Regel 24-stündige postoperative Nahrungskarenz nach Operationen von Leistenhernien und eine 72-stündige nach Cholecystektomien und Operationen im extracorporalen Kreislauf. Wesentliche Ursachen für die Verminderung der Immunglobuline könnte demnach, ähnlich wie in den Tierversuchen von SABA (4), der postoperative Katabolismus des Stoffwechsels sein. Auswirkungen des individuellen Immunstatus auf den postoperativen Verlauf scheinen bei den noch kleinen Zahlen dort schon erkennbar zu werden, wo postoperative Infektionen relativ häufig sind. In unserer Serie befanden sich 8 Patienten mit radikal operiertem Colon- oder Rectumcarcinom. Bei 4 von ihnen kam es postoperativ zu Infektionen. Eine davon führte bei einem 46-jährigen Mann inform einer foudroyant fortschreitenden phlegmonösen Infektion der Bauch- und Thoraxwand, bei gleichzeitiger Peritonitis und Durchwanderungspleuritis, am 4. postoperativen Tage zum Tode. Alle 4 Patienten mit postoperativen Infektionen (Abb. 2) zeigten entweder wie in 3 Fällen präoperativ bereits deutlich erniedrigte Werte für IgM oder wie in 1 Fall bereits am Operationstag einen überdurchschnittlich starken Abfall des IgM.

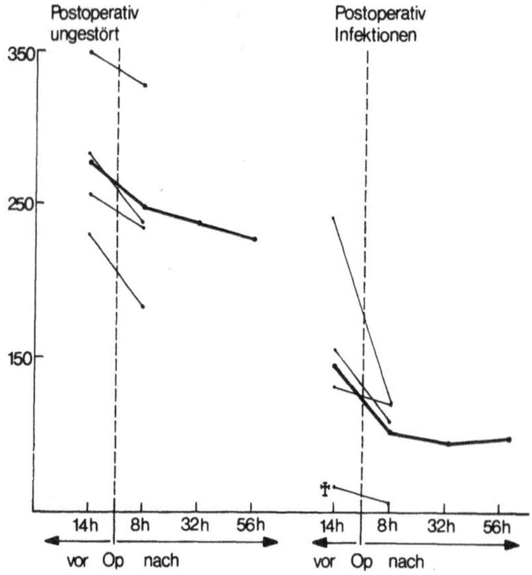

Abb. 2: Patienten mit Infektionen nach Radikaloperationen von Colon- oder Rectumcarcinomen zeigten entweder schon präoperativ stark verminderte Werte für IgM oder am Operationstag einen besonders starken Abfall

Zusammenfassung: Prä- und postoperative Bestimmungen der Immunglobuline und des Komplements wurden bei 140 Patienten durchgeführt. Die postoperative Verminderung der Immunglobuline ist je nach Eingriff verschieden stark. Sie ist nach Herzoperationen in extracorporaler Circulation nicht augeprägter als nach einfachen Cholecystektomien und ist am geringsten nach Operationen von Leistenhernien, was auf die Bedeutung der Dauer der postoperativen Nahrungskarenz als wesentliche Ursache hinweisen könnte. Alle Patienten mit Infektionen nach Radikaloperationen an Colon oder Rectum zeigten entweder schon präoperativ deutlich erniedrigte Werte für IgM oder am Operationstag einen überdurchschnittlich starken Abfall.

Summary: In 140 patients measurements of immunglobulins and complements were carried out before and after operations. The postoperative reduction in immunglobulin estimates differed according to the type of operation. It was not higher after cardiac surgery with extracorporeal circulation than in uncomplicated cholecystectomias and was found to be lowest after repair of inguinal hernias. A possible cause of this difference in immunglobulin levels could be the duration of the postoperative period without oral feeding. In all patients after radical operation of colon or rectum with healing by secondary intention either the preoperative IgM levels were significantly reduced or showed an abrupt fall immediatly after the operation.

Literatur

1. GIERHAKE, F. W., SCHWICK, H. G.: Immunological aspects of postoperative surgical infections. Publ.: XXIV. Congress de la Société de Chirurgie, Moscou 21.-28. Aout 1971. Comptes Rendus, Brüssel 1972, 71-78
2. HAIRSTON, P., MANOS, J. P., GRABER, C. D., LEE, W. H.: Depression of immunologic surveillance by pump-oxygenation perfusion. J. surg. Res. 2, 587-593 (1969)
3. PARK, S. K., BRODY, J. I., WALLACE, H. A., BLAKEMORE, W. S.: Immunosuppressive effect of surgery. Lancet 1, 53-55 (1971)
4. SABA, T. M.: Opsonin depletion after surgery. Nature 228, 781-783 (1970)
5. Involvement of the opsonic system in starvation induced depression of the reticuloendothelial system. Proc. soc. exper. biol. Med. 128, 869-875 (1968)

Prof. Dr. F. W. Gierhake
Chirurgische Universitäts-
klinik und Poliklinik
6300 Gießen
Klinikstr. 37

Forum 1974

beim 91. deutschen Chirurgenkongreß in München vom 22. 5. bis 25. 5. 74.

Laut Präsidiumsbeschluß vom 22. 1. 1972 wird weiterhin genügend Zeit und Raum für freie Vorträge (8 Minuten) geboten, um Arbeiten aus der experimentellen und klinischen Forschung zu diskutieren. Die Sammeltitel der Spezialsitzungen können sich je nach Bedarf auf Schock und Trauma, prae- und postoperative Behandlung, Lunge, Herz, Magen und Darm, Leber und Pankreas, Niere, Gefäße, Knochen, Transplantation, endokrine Organe etc. verteilen. Auch Beiträge von Nicht-Chirurgen sind zur Pflege wichtiger interdisziplinärer Kontakte erwünscht. Die Verhandlungssprachen sind Deutsch und Englisch.
Um vor allem dem chirurgischen Nachwuchs Gelegenheit zu geben, sich rechtzeitig auf diesen Meinungsaustausch vorzubereiten, werden die folgenden

Bedingungen für die Anmeldung

schon jetzt mitgeteilt:

1. Für die Anmeldung ist ein Abstrakt in 6facher Ausfertigung bis spätestens zum 1. November 1973 an die Forum-Kommission der Deutschen Gesellschaft für Chirurgie

   Sekretariat „Chirurgisches Forum“
   Chirurgische Universitätsklinik
   6900 Heidelberg

   einzusenden.

2. Der Abstrakt soll ausschließlich objektive harte Fakten, Ergebnisse und Zahlen der durchgeführten Untersuchungen oder Experimente bringen. Ausführliche Einleitungen, historische Daten oder Literaturübersichten sind überflüssig und erschweren nur eine faire und sachliche Beurteilung durch die Forum-Kommission.

3. Der komplette Abstrakt einschließlich Titel, Namen und genaue Angabe der Klinik oder des Institutes aller Autoren, soll maximal 2 Seiten (doppelzeilig geschrieben mit 4 cm Rand) nicht überschreiten. Die Einsendung hat per Einschreiben zu erfolgen. Evtl. Sammelsendungen ist eine Liste der Einzelbeiträge in doppelter Ausfertigung beizufügen.

4. Die Beiträge können durch die Autoren selbst durch einen besonderen Vermerk für eine der oben zitierten Forumssitzungen vorgeschlagen werden.

5. Die Forum-Kommission wird in der letzten Novemberwoche tagen und über die Annahme entscheiden.

6. Die Autoren der angenommenen Beiträge werden bis zum 1. Dezember 1973 verständigt. Von ihnen muß dann das *endgültige Manuskript* in doppelter Ausfertigung bis zum 15. Januar 1974 an das Forum-Sekretariat der Deutschen Gesellschaft für Chirurgie in der Chirurgischen Universitätsklinik Heidelberg eingesandt werden.

7. Die endgültige Fassung soll wieder in einem eigenen zitierfähigen Forum-Band als Supplement des Langenbecks Archiv zum nächsten Kongreß gedruckt vorliegen. Sie darf den Umfang von insgesamt 3 Schreibmaschinenseiten DIN A 4 mit je 35 Zeilen bei 1 1/2-zeiliger Schaltung nicht überschreiten.

8. Alle Manuskripte müssen eine klare Gliederung mit Zielsetzung, Methodik, Ergebnissen und einer Zusammenfassung *(deutsch* und *englisch)* sichtbar aufscheinen lassen.

9. Die Bibliographie soll 5 Zitate nicht überschreiten.

10. Zusätzlich zu den 3 Manuskriptseiten ist die Wiedergabe von 2 Schwarzweiß-Abbildungen [schematische Strichabbildungen (vorzugsweise) oder Halbtonbilder] und 2 Tabellen möglich. Es werden Originalzeichnungen in tiefschwarzer Tusche in etwa doppelter Endgröße mit einer Kopie erbeten. Der zur Verfügung stehende Satzspiegel ist 12,0 cm breit und 19,5 cm hoch. Die Beschriftungen sollen einer Verkleinerung um 50% entsprechend 4 mm hoch sein. Für Halbtonbilder sollen rechtwinklig beschnittene kontrastreiche Hochglanzfotos eingereicht werden. Für jede Abbildung und Tabelle wird eine kurze prägnante Legende auf besonderem Blatt erbeten. Von jedem Beitrag werden 40 Sonderdrucke kostenlos geliefert.

11. Manuskripte, die bis zum 15. Januar 1974 nicht eingegangen sind, können im Forumband nicht berücksichtigt werden und schließen eine Aufnahme im endgültigen Kongreß-Programm aus.

12. Die sorgfältige Beachtung der redaktionellen Vorschriften ist dringlich. Bei Nichtbeachtung muß sich die Schriftleitung redaktionelle Änderungen im Rahmen der gegebenen Vorschriften vorbehalten.

Forum-Kommission der Deutschen Gesellschaft für Chirurgie
gez. F. Linder - Heidelberg

www.ingramcontent.com/pod-product-compliance
Lightning Source LLC
LaVergne TN
LVHW050430061026
849532LV00013B/168
9783540062721